本书的出版受"湖南省出生缺陷协同防控重大科技项目"资助（项目编号：2019SK1010）。

出生缺陷防治的伦理问题
——基于真实世界的研究

罗 丹 刘 星 主编

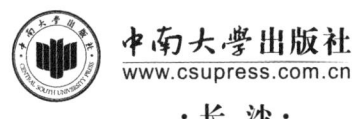

·长沙·

图书在版编目(CIP)数据

出生缺陷防治的伦理问题：基于真实世界的研究／罗丹，刘星主编. —长沙：中南大学出版社，2022.12
ISBN 978-7-5487-5064-2

Ⅰ. ①出… Ⅱ. ①罗… ②刘… Ⅲ. ①新生儿疾病—先天性畸形—防治 Ⅳ. ①R726.2

中国版本图书馆CIP数据核字(2022)第159604号

出生缺陷防治的伦理问题——基于真实世界的研究
CHUSHENG QUEXIAN FANGZHI DE LUNLI WENTI——JIYU ZHENSHI SHIJIE DE YANJIU

罗丹 刘星 主编

□出 版 人	吴湘华
□责任编辑	浦 石
□责任印制	唐 曦
□出版发行	中南大学出版社
	社址：长沙市麓山南路　　邮编：410083
	发行科电话：0731-88876770　　传真：0731-88710482
□印　　装	长沙印通印刷有限公司
□开　　本	787 mm×1092 mm 1/16　□印张 30.25　□字数 750千字
□版　　次	2022年12月第1版　□印次 2022年12月第1次印刷
□书　　号	ISBN 978-7-5487-5064-2
□定　　价	148.00元

图书出现印装问题，请与经销商调换

丛书编委会

◇ 主　编

罗　丹　刘　星

◇ 执行主编

王晓敏

◇ 编　委（以姓氏拼音为序）

陈禹明　李　伦　李亚平　梁　璐
刘激扬　刘　星　刘彦麟　罗　丹
毛新志　王红红　王晓敏　吴　影
肖水源　杨　龙　张　欣　钟瑜琼
周谨平　周　岚

序 言

近年来，我国工业化、城镇化和现代化进程不断加快，人民群众的生育观念发生明显变化，"优生优育"成为社会主流观念。全国两孩政策实施以来，生育水平短期回升，之后迅速回落。受生育行为选择变化等因素影响，2020年，出生人口继续下降，我国总人口增长势头明显减弱，老龄化程度不断加深，预计"十四五"期间将进入中度老龄化阶段，2035年前后进入重度老龄化阶段。为此，2021年6月，中共中央、国务院发布《关于优化生育政策促进人口长期均衡发展的决定》，决定实施"三孩"生育政策及配套支持措施，改善人口结构，落实积极应对人口老龄化国家战略；平缓总和生育率下降趋势，推动实现适度生育水平。

2016年，中共中央、国务院印发了《"健康中国2030"规划纲要》，提出实现国民健康长寿是国家富强、民族振兴的重要标志，也是全国各族人民的共同愿望。推进健康中国建设主要遵循健康优先、改革创新、科学发展和公平公正原则。"十三五"期间，通过制定实施《国家残疾预防行动计划（2016—2020年）》，残疾预防工作取得显著成效，残疾预防法规政策更加完善，遗传和发育、疾病、伤害致残防控及残疾康复服务各项任务有效落实、工作目标如期实现。2018年国家卫生健康委员会印发了《全国出生缺陷综合防治方案》，提出预防和减少出生缺陷是提高出生人口素质、推进健康中国建设的重要举措。坚持政府主导，将出生缺陷防治融入所有健康政策，促进公平可及、人人享有。推进健康中国建设、实现国民健康长寿，不仅需要落实好人口发展和生育计划的长期均衡政策，而且需要关注威胁个人健康、家庭幸福的出生缺陷或先天残疾。

出生缺陷也称出生先天性发育缺陷，是指婴儿出生前发生的身体结构、功能或代谢异常，通常包括先天畸形、染色体异常、遗传代谢性疾病、功能异常，如盲、聋和智力障碍等。倡导每个人是自己健康第一责任人的理念、增强公民个人残疾预防意识和能力是残疾预防的基础工程，残疾预防知识、行为和技能的宣传教育也成为全民普遍应该具有的素养和能力，因为全人群全生命周期的残疾预防策略以及各阶段主要残疾因素的综合干预措施，都依赖于系统的、连续的健康教育和健康促进，依赖于疾病筛查、诊断、治疗和康复的一体化服务。这些预防工作目标的制定和实施，既彰显了出生缺陷防治的重要伦理问题，也促进了我们对出生缺陷相关工作的反省，促进了我们对生命的深层次的哲学反思，其中的主要问题包括健康公正、个体权利与公共善、资源分配合理性、生育控制与优生、知情同意与干预性选择、讲真话与保密、生命价值和生命尊严等。

生育控制的合理性往往取决于对出生缺陷的成功预防。"三孩"时代背景下高龄产妇的增多和生育年龄的增长所导致的出生缺陷发生率的提高，进一步激发了社会对预防和避免严重缺陷、提高人口素质的巨大心理需求。而对缺陷的认定往往事关对优生的理解，无论是积极优生还是消极优生，都需要以遗传优劣来认定，其中的最重要问题是"缺陷"和"有利基因"的医学和社会学标准问题，比如我们通常所说的"无能力者""智力低下"或"残疾"，其背后的依据和判定标准是该个体是否能够被判定为"适者"。但依据当前社会标准的"适者"判定，从长远来看，其适应能力真的永恒成立吗？这是值得怀疑的。另外，如何避免对优生的孜孜追求沦陷为"种族歧视"或"人种歧视"？如何看待人的工具化和目的化？所谓的优势基因积累，真的有利于人类的繁衍和持续生存吗？这些问题是本书重点探讨的内容。整体上本书可分为以下三个方面。

首先，社会资源分配的整体诉求。追求人类健康利益最大化是生物本性，我们的社会在普遍承认优生学价值及其合理性的基础上，依然需要处理有关健康利益的资源分配的公正性问题，也即健康公正的问题，它同样是一个社会性问题。因为我们一旦把优生作为健康诉求，把其作为社会群体的公共价值追求，那么所有健康相关的影响因素就自然而然成了社会的公共问题范畴。正如罗尔斯所言，社会群体并不是在所有方面都享有先天的公平公正，比如出生缺陷和智力、家庭和财富等，都不是出生起点的同一水平，这是自然的生理现象和社会现象。一个公正社会的目标，不是从根本上消除这种自然的不公正，而是建立一个有效的应对不公正社会现象的公正的社会制度。那么，从理论上如何分析资源分配公正性诉求的合理性和面临的挑战，是本书的研究内容。

其次，医疗干预中的个体权利。任何社会在处理公共利益和个人权益时都可能面临相同的问题，即如何把握公共利益和个体权益的平衡。作为一个独立的拥有个体权利的主体，我们呼吁的权利包括知情同意、自主选择、隐私保密以及生命的价值和尊严等，这些权益完全实现的基本前提是它并不违背或危害另一个个体权利的实现，或者不威胁到更大层面的群体或社会利益。也就是说作为一个社会性个体，个人权利不是绝对的，我们不能仅强调孤立的个体权利，而罔顾社会中的个体义务。这里的关键问题是，这种平衡的张力如何把控？具体问题包括生育控制与生育自主、性别选择和生育压力、讲真话与保密、生命价值和生命权利等方面的个体权益的限度。

最后，社会利益和个人权益的共同实现。理论上说，社会利益由个人权益组成，社会利益是个人权益实现的基础和保障，两者相互依存和相互促进。这里存在的问题：当两者利益发生冲突时个体权益伸缩的限度到底如何判定？个体权益得不到保障的情况下是否影响社会整体利益？在优先保障社会利益的前提下，个体权益如何充分实现？比如疾病筛查的伦理正当性，出生缺陷儿的照护、融入和社会认同以及生命质量和尊严，出生缺陷儿父母和家庭的经济、心理和社会负担等问题。社会整体利益的实现并不意味着个体权益的完全丧失，关键是如何精准把握个体权益的限度，当个体权益受损害时如何充分调动社会资源给予必要的帮扶。

本书在分析当前国家出生缺陷防治政策的基础上，利用相关的伦理理论和实践原则以及实证研究方法，从出生缺陷三级预防策略和具体案例出发，重点探讨出生缺陷各个领域中的基本伦理问题。不预设任何可能，通过理论分析和实证调研探讨真实世界中的伦理问题、展现最客观的事实，从而提供决策的陈述性知识，是本书的典型特色，也是我们对实证伦理学研究的最新尝试。

目 录

第1篇 基本的伦理理论和伦理原则

引 言 3

第1章 基本概念和问题 7
1.1 基本概念 7
1.2 问题概况 12

第2章 主要的伦理学理论 17
2.1 效用论 17
2.2 道义论 18
2.3 美德论 19
2.4 正义论 21
2.5 关怀伦理学 21
2.6 原则主义 23

第3章 付诸实践的伦理原则 24
3.1 生命尊严原则 25
3.2 关爱原则 26
3.3 科学原则 26
3.4 公平可及原则 27
3.5 尊重自主原则 29
3.6 有利原则 31
3.7 隐私保护原则 33

第 2 篇 孕前及孕早期综合干预资源的统筹与分配

引　言 41

第 4 章　相关的公共政策概况 43
4.1　国家层面出生缺陷政策的战略转变 43
4.2　国家层面一级预防政策的共同要求 48
4.3　部分省(市)出生缺陷相关政策的主要内容 50

第 5 章　医疗资源的分配现状 56
5.1　一级预防所需医疗资源分配的整体情况 56
5.2　各省(市)服务体系建设现状 57
5.3　婚前优生医学健康资源配置现状 59
5.4　重点病种干预的资源配置现状 61
5.5　信息宣传和健康教育方面的资源配置现状 62

第 6 章　个体权利与公共善 64
6.1　生命伦理学与公共健康伦理学 64
6.2　自由主义的个体权利主张 66
6.3　社群主义的共同善主张 67
6.4　个体权利与公共善的争论 68
6.5　个体权利和公共善的和解 69

第 7 章　资源的统筹分配与公正性问题 73
7.1　资源分配的公正性概念 74
7.2　健康不平等和健康不公平 76
7.3　一级预防资源的公正分配 77
7.4　资源公正分配的政策建议 83

第 3 篇 产前筛查和产前诊断：干预、控制与研究

引　言 89

第 8 章　生育控制与优生 … 91

8.1　优生学 … 91
8.2　生育控制与生育自主 … 96
8.3　生育控制与性别选择 … 101
8.4　优生诉求与生育压力 … 104

第 9 章　知情同意与干预性选择 … 105

9.1　知情同意中的"知情" … 105
9.2　知情同意中的"同意" … 112
9.3　知情同意与干预性选择的伦理困境 … 114

第 10 章　讲真话与保密 … 118

10.1　讲真话与保密的道德基础 … 118
10.2　信息隐瞒与讲真话 … 120
10.3　信息告知与信息保密 … 123

第 11 章　胚胎的生命价值与权利 … 127

11.1　生命价值与生命权的介绍 … 127
11.2　胚胎的地位 … 131
11.3　生命价值与生命权的论争 … 135

第 4 篇　新生儿疾病的早期筛查、诊断和治疗

引　言 … 141

第 12 章　性别与生命权利 … 142

12.1　生命权利的概念 … 142
12.2　缺陷儿的生命权利问题 … 144
12.3　性别与缺陷儿的生命权利 … 147

第 13 章　疾病筛查与决策困境 … 150

13.1　疾病筛查的伦理正当性 … 150
13.2　疾病筛查中的伦理问题 … 156
13.3　新生儿疾病筛查伦理原则 … 160
13.4　疾病筛查的对策建议 … 161

第 14 章　照护、融入与认同 ... 166

14.1　基本概念　166
14.2　责任、负担与照顾　175
14.3　救助、关爱与融入　182
14.4　身份、自由与认同　189

第 15 章　生命质量与尊严 ... 195

15.1　生命质量与尊严的理论　195
15.2　生命质量评估与处置　205
15.3　作为人权的生命尊严　210

第 5 篇　出生缺陷防治的实证伦理研究

第 16 章　出生缺陷疾病的家庭经济负担研究 ... 217

16.1　出生缺陷疾病的经济负担研究概况　217
16.2　出生缺陷疾病的家庭经济负担研究方法　219
16.3　出生缺陷疾病家庭经济负担研究的主要结果　224
16.4　出生缺陷的疾病经济负担　232
16.5　出生缺陷疾病家庭经济负担研究的讨论与建议　238

第 17 章　出生缺陷疾病患儿照料者的照料负担研究 ... 244

17.1　出生缺陷患儿照料者的照料负担研究概况　244
17.2　出生缺陷患儿照料者照料负担研究方法　248
17.3　出生缺陷患儿照料者照料负担调查结果　253
17.4　出生缺陷患儿照料者照料负担研究的讨论与建议　264

第 18 章　出生缺陷防治专业人员的伦理态度研究 ... 268

18.1　专业人员的伦理态度的研究背景　268
18.2　专业人员的伦理态度调查的研究方法　275
18.3　专业人员的伦理态度调查的主要研究结果　282
18.4　专业人员的伦理态度实证研究结果的讨论　298

附　录 ... 305

参考文献 ... 458

第1篇 基本的伦理理论和伦理原则

引 言

罗伊诉韦德案

罗伊诉韦德案(Roe v. Wade)是美国最高法院裁定宪法保护孕妇选择堕胎(人工流产)自由的里程碑式的决定。它推翻了当时许多联邦和州的堕胎法,并在美国引发了一场关于堕胎是否合法以及在多大程度上合法、由谁来决定堕胎以及道德和宗教观点在政治领域应该发挥什么作用的辩论。

该案由家住得克萨斯州的一位孕妇诺尔玛·麦考维(Norma McCorvey,1947—2017)于1970年向美国联邦最高法院起诉,她在法律上的假名是"简·罗伊"(Jane Roe),她在1969年怀上了她的第三个孩子。麦考维想要堕胎,但她住在得克萨斯州达拉斯县,在该州堕胎是非法的(除了为挽救母亲生命必须堕胎外)。她的律师莎拉·韦丁顿(Sarah Weddington)和琳达·科菲(Linda Coffee)代表她在美国联邦法院起诉她的达拉斯县检察官亨利·韦德(Henry Wade),声称得克萨斯州的堕胎法违反宪法。美国得克萨斯州北部地区法院一个由3名法官组成的小组做出了有利于她的裁决,并宣称得克萨斯州堕胎法违宪。接着简·罗伊向美国联邦最高法院提出上诉。

1973年1月22日,美国联邦最高法院以7票赞成、2票反对的结果做出了支持"简·罗伊"(即Norma McCorvey)的裁决。由9名大法官组成的美国联邦最高法院在决定中指出,在美国妇女拥有是否实施堕胎的基本权利,而无须政府不当或过分的限制,并裁定得克萨斯州的禁止堕胎法违宪。

多数派的观点:

美国联邦最高法院的9名大法官中有7名形成了多数,他们一致同意由大法官哈里·布莱克蒙(Harry Blackmun)起草的意见,这构成法院的决定。最高法院引入宪法规定的"隐私权"概念,在几乎没有进一步解释隐私价值的情况下裁定,美国宪法对自由的保障涵盖了保护孕妇决定是否堕胎的隐私权。这一隐私权,已经广泛到包括妇女是否终止妊娠的决定。

法院主张禁止堕胎将侵犯孕妇的隐私权,其理由如下:生不想要的孩子可能会给妇女带来痛苦的生活和未来;生不想要的孩子可能带来迫在眉睫的心理伤害;照顾儿童可能会加重母亲的身心健康负担;生不想要的孩子可能会给各方面带来痛苦。但同时,法院也驳回了这种隐私权是绝对的观点。法院认为,妇女的堕胎权必须与政府其他利益相平衡,例如保护母亲的健康和保护胎儿的生命。这些利益具有足够的说服力,以允许各州对孕妇选择堕胎的权利施加一些限制。国家可适当坚持维持医疗标准以维护健康、保护潜在的生命方面的重要利益。在妊娠的某个时刻，这些各自的利益变得足够有说服力，以维持对管理堕胎决定的因素的监管……因此，我们得出的结论是，个人隐私权包括堕胎决定，但这一权利不是无条件的，必须在监管中与重要的国家利益求得平衡。

得克萨斯州的律师曾争辩说，将堕胎限制在母亲生命处于危险之中的情况是可得到辩护的，因为生命始于受孕的那一刻，因此该州政府保护产前生命的利益适用于所有的妊娠，无论其阶段如何。但最高法院说，没有迹象表明宪法使用"人"（person）一词包括胎儿，并且驳回了得克萨斯州的论据，即胎儿不应被视为拥有法律和宪法赋予的生命权的"人"。法院认为，对于未出生的胎儿何时成为活体，仍然存在很大的意见分歧。我们不需要解决生命何时开始的难题。当那些在医学以及哲学、神学这两个学科受过训练的人无法达成任何共识时，司法机构在人类知识发展的这一点上，就无法推测答案。

为了平衡妇女隐私权与保护母亲健康和产前生命的州政府利益，联邦最高法院提出了下列的孕期框架：(1) 在妊娠的孕早期，当人们认为堕胎手术比分娩更安全时，法院裁定州政府不得对妇女选择堕胎的决定施加任何限制，而只能实施最低限度的医疗保障措施，例如要求堕胎必须由有执照的医生实施；(2) 从孕中期开始，法院裁定，对妇女健康风险不断增加的证据给各州提供了一种令人信服的利益，允许它们颁布关于堕胎程序的医疗法规，只要这些法规是合理的，并且专为妇女堕胎定制以保护母亲的健康的；(3) 从孕晚期开始，即运用20世纪70年代早期可得的医疗技术胎儿可存活那时刻起，法院裁定，一个州保护产前生命的利益变得如此强烈，以至于它可以在法律上禁止堕胎，除非是为了保护母亲的生命或健康。

在完成分析后，最高法院认定得克萨斯州的堕胎法违宪，并将其否决。目前得克萨斯州的刑事堕胎法规，仅将代表母亲挽救生命的手术排除在犯罪之外，而不考虑怀孕阶段，也不承认涉及的其他利益，这违反了《第十四条宪法修正案》的正当程序条款。多数派的3名大法官之一的波特·斯图尔特（Potter Stewart）认为，尽管宪法没有提到选择堕胎不受干预的权利，但他认为最高法院的决定是对实质性正当程序原则的一种可允许诠释，该原则认为，正当程序条款对自由的保护超越了简单的程序，并保护某些基本权利。大法官威廉·道格拉斯（William O. Douglas）认为，虽然最高法院正确地发现选择堕胎的权利是一项基本权利，但这项权利从第九修正案推导出来，将比从《第十四条宪法修正案》的正当程序条款推导出来更好，因为第九修正案说，一项权利未在宪法中具体列举不得被解释为意味着美国人民不拥有该项权利。

少数派的意见：

大法官拜伦·怀特（Byron White）和威廉·伦奎斯特（William Rehnquist）不同意最高法院的裁决。怀特争辩说最高法院没有根据在孕妇与未出生儿童之间互相竞争的价值之间做出决定。他说："我在宪法的语言或历史中找不到任何支持最高法院判决的根据。最高法院只是简单地为孕妇制作并宣布了一项新的宪法权利，在几乎没有任何理由或权力实施的情况下，赋予这项权利充分的实质性根据，以推翻大多数现有的州的堕胎法规。其结果是，剥夺了50个州的人民和立法机构的宪法权利，去权衡一方面是胎儿继续存在和发育，另一方面是对妇女可能产生一系列影响的相对重要性。作为行使一种不成熟的司法权力，最高法院也许有权威去做它今天所做的事情。但是在我看来，它的判决是对宪法赋予本法院的司法审查权力的挥霍和滥用。"

怀特论证说，堕胎"在大多数情况下，应该留给人民和人民设计的来管理他们事务的政治程序去处理"。伦奎斯特详细阐述了怀特的若干论点，并断言最高法院的分析是有缺陷的："为了达到其结果，最高法院必须在第十四条修正案的范围内找到一项修正案起草者显然完全不知道的权利。早在1821年，康涅狄格州立法机关就颁布了第一部直接处理堕胎问题的州法。到1868年《第十四条宪法修正案》通过时，至少有36项限制堕胎的法律由州或地区立法机构颁布。虽然许多州已经修改或更新了它们的法律，但1868年在有案可查的法律中有21条至今仍然有效。"根据实际的历史记录，伦奎斯特在结论中说："当第十四条修正案被通过时，这一条款或任何其他州法令的有效性显然是没有问题的。"正因为如此，"起草者不打算让第十四条修正案撤回各州就此事进行立法的权力"。

美国社会有关堕胎权的深刻分裂：

最高法院对罗伊诉韦德案的判决是美国历史上具争议的判决之一。美国社会政治生活的一个特点是有关堕胎权的争论深入每个家庭，并且往往是民主和共和两大政党每次大选辩论的主题之一。罗伊诉韦德案判决前，各州和联邦法院已经积累了许多有关堕胎的争议案例，罗伊诉韦德案判决后也并未解决美国国内对堕胎是否应该合法的尖锐分歧。虽然罗伊诉韦德案的判决大大鼓励了支持堕胎权的人士，成立了许多支持堕胎权的团体，其中最突出的是"全国流产权行动联盟"（National Abortion Right Action League），反对这一判决的人士也成立了"全国生命权利委员会"（National Right to Life Committee）等组织。两派每年都要举行许多次活动。反对者在每年罗伊诉韦德案判决的周年纪念日，都会沿着华盛顿特区的宪法大道游行到最高法院大楼，参加"为生命而游行"（March for Life）。据估计，2011年和2012年的"为生命而游行"都有40万人参加，而2013年估计有65万人参加。尤其21世纪以来，民调显示，虽然支持拥有堕胎权、反对推翻罗伊诉韦德案判决的仍占多数，但支持否决的人数在有些民调中有所增加。

2022年1月，美国有线电视新闻网CNN的一项民意调查发现，如果罗伊诉韦德案判决被推翻，59%的美国人希望他们的州在堕胎问题上有"更宽容而不是限制"的法律，20%的人希望他们的州完全禁止堕胎，还有20%的人希望有限制但不禁止。在2022年3月的两次民意调查中，61%至64%的美国人认为堕胎在大多数或所有情况下应该合法，而35%至37%的人认为在大多数或所有情况下堕胎都应该定为非法。2022年5月的盖洛普民意测验显示，50%的美国人认为堕胎在某些情况下应该是合法的，35%的人认为堕胎在任何情况下都应该是合法的，15%的人认为堕胎在所有情况下都应该是非法的，支持堕胎的美国人数量也创下了纪录。在多布斯诉杰克逊妇女健康组织案中罗伊诉韦德案件判决被推翻之前，大多数美国人认为罗伊诉韦德案件判决是安全的，不会被推翻。

美国人对堕胎的民意调查显示，两派意见大致相当。包括盖洛普、皮尤和哈里斯在内的组织都进行有关堕胎或罗伊诉韦德案的民意调查。就罗伊诉韦德案判决的整体而言，支持它的美国人多于支持推翻它的美国人。但民意调查机构发现，当民意调查人员描述了罗伊诉韦德案判决妨碍立法机构实施的各种法规时，对Roe案件判决的支持率下降了。与堕胎有关的民意调查结果显示了细微差别，而且往往与受访者自我认定的政治立场不相符。

有人提出了"罗效应"（Roe effect）假说，用以解释为什么堕胎的实践最终会导致堕胎被限制或被宣布非法。这个假说是，在堕胎合法的情况下，支持堕胎权的人将不会生许多孩子，由于孩子的观点往往与父母相似，最终选民将不支持堕胎权（意思是说，支持堕胎的家庭孩子偏少，反对堕胎的家庭孩子偏多，最终人口中反对罗伊诉韦德案判决的人将超过支持的人。）

2021年，ABC新闻和《华盛顿邮报》的民意调查发现，有孩子的家庭中有58%的人希望罗伊诉韦德案得到支持，而没有孩子的家庭中这一比例为62%。All In Together（美国一妇女组织）民意调查发现，有孩子的家庭中只有36%的人反对《德州心跳法》（Texas Heartbeat Act，是得克萨斯州立法机构通过的法律，规定在检出到胚胎或胎儿有心跳活动时禁止堕胎，这大约在妊娠后第6周出现心跳，该项法律简称S.B.8法），而没有孩子的家庭中有54.9%的人反对该法。

最新的裁决：

在宾夕法尼亚东南部计划生育组织诉凯西案（Planned Parenthood of Southeastern Pennsylvania v. Casey, 1992）中，最高法院认定，如果在胎儿可存活之前，对堕胎的限制给妇女带来了"不适当的负担"，那么这种限制就是违宪的。2021年5月，得克萨斯州通过了S.B.8法，有效地禁止了几乎所有妊娠超过胎儿心脏活动（"胎儿心跳"）可以检出的时间或怀孕六周左右的堕胎。S.B.8法授权任何公民可对任何实施堕胎或"帮助或教唆"实施六周以上胎儿堕胎的人提起法律诉讼。S.B.8法对强奸或乱伦居然也没有例外。

关键的伦理问题：

在S.B.8法生效及执行过程中遭遇了各种诉讼和暂停请求，其中围绕的关键主题包括"胎儿可存活期""堕胎的权利""自主选择""隐私权"和"妇女的利益"等，这反映了美国社会在堕胎问题上观点的严重分裂。无论罗伊诉韦德案判决是否成立，其中充斥着的堕胎的伦理争议都是非常明显的：第一，隐私权是否应该包括妇女自主选择堕胎的权利是值得怀疑的，毕竟这与传统的隐私概念是相差甚远的；第二，胎儿是否应该拥有独立的权利，当这种权利和孕妇发生冲突时，如何权衡这两种权利？基于的主要伦理原则是什么？第三，妇女应该拥有哪些个人权利，特别是在堕胎问题上，哪些权利可以赋予孕妇自主地选择堕胎？也即堕胎在什么情况下能够得到辩护，基于什么理论或实证证据可以得到充分的论证？这仍然是一个悬而未决的争议话题；第四，在什么条件下妇女堕胎能够得到伦理辩护，出生缺陷是否是一个必要的道德依据？本书我们尝试着从理论基础和公共政策的角度对上述问题进行系统的分析和讨论。

第1章
基本概念和问题

人口问题是关系一个国家和地区发展的重大问题。一直以来，提高人口素质是世界各国政府和人民群众高度关注的社会问题。一般来说，人口素质有数量和质量两个衡量指标。而出生缺陷的发生直接关系到人口质量，也可间接影响人口数量的变化。预防和减少出生缺陷，是应对人口老龄化、提升人口基本素质并推进健康中国建设的十分重要的举措。

1.1 基本概念

1.1.1 出生缺陷的定义与三级预防

出生缺陷可能导致流产、死亡或残疾等严重后果，严重影响儿童生命健康和生活质量，进而危害家庭和谐幸福以及成为社会经济巨大负担，也会对国家的人口发展目标带来严峻的挑战。如何预防和控制出生缺陷是世界性难题。

出生缺陷即出生先天性发育缺陷，是指新生儿出生前出现的生理结构、身体功能或者是代谢异常。它可能由基因突变、染色体异常等遗传因素或外界环境导致，也可能由二者相互作用引起，通常包括遗传代谢疾病、先天畸形，比如智障、失明等。[1]

出生缺陷的种类有很多，目前已知疾病种类有 8000~10000 种。在临床医学中，出生缺陷包括形态异常和功能障碍两种先天性发育缺陷。目前，我国已发现的外部明显的先天性发育缺陷有 101 种，被我们纳入主要检测目录的有 23 种，包括脊柱裂、先天性脑积水、食道闭锁与狭窄、多指、并指、肢体短缩、唐氏综合征、先天性心脏病等。[2]

出生缺陷防治应当遵循政府主导、部门协作、社会参与的原则，坚持预防为主、防治结合的方针。世界卫生组织提出了降低和减少出生缺陷发生率的"三级预防"策略：

"一级预防"是通过健康教育、选择最佳生育年龄、遗传咨询、孕前保健、孕期合理营养、避免接触放射线和有毒有害物质、预防感染、谨慎用药、戒烟、戒酒等，减少出生缺陷

---

[1] 中华人民共和国卫生部. 中国出生缺陷防治报告（2012）[EB/OL].（2012-09-12）[2022-05-05]. http://www.gov.cn/gzdt/2012-09/12/content_2223373.htm.

[2] 中国妇幼健康监测. 出生缺陷监测表卡及项目数标注[EB/OL].（2021-11-30）[2022-05-05]. http://www.mchscn.cn/BirthDefectMonitoring-25/656.html.

的发生。

"二级预防"是通过孕期筛查和产前诊断识别胎儿的严重先天缺陷,早期发现,早期干预,减少出生缺陷。

"三级预防"是对新生儿疾病的早期筛查,早期诊断,及时治疗、避免或减轻致残,提高患儿生活质量。

1.1.2 产前筛查和产前诊断的定义及技术范围

1.1.2.1 产前筛查

产前筛查,是指通过临床咨询、医学影像、生化免疫等技术对未出生胎儿进行的先天性缺陷和遗传性疾病筛查。[1] 产前筛查服务基于人群筛查,以识别有遗传风险的人或有生育先天性或遗传疾病风险的人。

产前筛查包括:(1)筛查影响胎儿的可能疾病(感染、染色体疾病、畸形、母体糖尿病);(2)遗传风险家族史;(3)常见隐性遗传病携带者人群筛查。

产前筛查广泛使用的三种方法:

(1)生化筛查。在这项技术中,从怀孕16~18周的孕妇身上采集的单个血液样本可用于筛查唐氏综合征和开放性神经管缺陷。这可以检测出大约60%的唐氏综合征孕妇,大约90%的开放性脊柱裂孕妇,以及几乎所有无脑病例。生化筛查测试用于确定那些风险足够高的女性,以证明诊断程序的危害和成本是合理的。

(2)遗传筛查。遗传筛查的敏感性和特异性相当高。分别在8~9周和14~16周通过羊膜穿刺或绒毛取样(chorionic villus sampling, CVS)进行试验。使用标准的细胞遗传学技术,12周时从10毫升羊水中培养羊水细胞是可能的,尽管在此之前成功的培养目前不太可靠。在CVS中,通过内镜活检获得的绒毛膜组织用于羊水细胞培养以进行胎儿诊断。

(3)超声筛查。超声筛查的目标定义如下:降低产前死亡率和发病率和通过定义结构异常,确定适合在子宫内治疗的一组婴儿。

虽然产前筛查意义重大,但是并不是所有的疾病都适于并且可以进行产前筛查。符合产前筛查的疾病要求满足下述标准:①在人群中有一定概率的发生率,并且严重影响特定人群身体健康;②筛查后有确诊方法;③筛查方法简便易行。目前产前筛查及降低出生缺陷率的工作主要可以分为两类:①产前唐氏综合征的筛查(血清学和超声);②开放性神经管缺陷的筛查。

1.1.2.2 产前诊断

产前诊断,是指对胎儿进行的先天性缺陷和遗传性疾病的诊断,包括相应的疾病筛查。产前诊断技术项目包括遗传咨询、医学影像、生化免疫、细胞遗传和分子遗传等。[2]

---

[1] 妇幼健康司. 国家卫生健康委关于印发开展产前筛查技术医疗机构基本标准和开展产前诊断技术医疗机构基本标准的通知[EB/OL]. (2020-01-03) [2022-06-10]. http://www.nhc.gov.cn/fys/s3589/202001/7db164d969474463bba34bebffcc8305.shtml.

[2] 国家卫生健康委员会. 产前诊断技术管理办法[EB/OL]. (2022-01-07) [2022-6-10]. http://www.nhc.gov.cn/wjw/c100022/202201/cc1b3e0cfc0c4e138b2fe4cb986eecc9.shtml.

产前诊断的内涵包括：①产前诊断的对象是胎儿而不是孕妇。而胎儿在母亲子宫内并不具有法律意义上普通公民的权利和义务；②产前诊断的目的是对胎儿所患出生缺陷进行的诊断，而这些缺陷是先天形成的，本身与医疗活动无关；③产前诊断的方法包括对胎儿出生缺陷进行诊断的实验室技术、临床技术以及相关的临床取材技术；④遗传咨询纳入产前诊断项目。这里所指的遗传咨询仅限于与出生缺陷发生风险有关，涉及与生育有关的遗传咨询，而不应该包括仅限于对先证者进行的遗传咨询；⑤产前筛查不是诊断技术，仅将其纳入产前诊断管理。[1]

产前诊断的主要目的：(1)通知婴儿父母做好出生准备；(2)允许在子宫内治疗婴儿疾病或在专门的分娩中心分娩后治疗；(3)允许终止妊娠；(4)提供产前诊断疾病信息。

产前诊断涉及各种类型的疾病：(1)单基因疾病，例如囊性纤维化，是单个基因突变的结果；(2)多基因疾病，例如糖尿病，是各种基因之间相互作用的结果；(3)染色体异常，例如唐氏综合征；(4)先天性畸形，在今天已广为人知，例如单侧肾发育不全。

1.1.2.3 技术范围

产前筛查覆盖范围包括孕妇外周血生化免疫筛查、胎儿体表及重要脏器的超声筛查和相关的产前咨询。产前诊断是胎儿染色体异常产前检测的主要手段，也是临床咨询的"金标准"。产前诊断技术项目包括遗传咨询、医学影像、生化免疫、细胞遗传和分子遗传等技术服务。

产前筛查和产前诊断技术的应用应当以医疗为目的，符合国家有关法律规定和伦理原则。医疗保健机构和医务人员不得实施任何非医疗目的的产前筛查和产前诊断技术。

1.1.2.4 相关政策法规

在出生缺陷防治工作开展过程中，国内外的法律法规也在不断健全和完善，出生缺陷三级预防策略不仅强调法律的"强"约束性，同时也十分重视伦理的"软"规制，在出生缺陷二级预防阶段，重点要求遵循以下几方面伦理原则：

第一，在产前筛查和诊断过程中要遵循知情同意原则。2019年修订的《产前诊断技术管理办法》[2]第十六条强调，对一般孕妇实施产前筛查以及应用产前诊断技术坚持知情选择。《国家卫生计生委办公厅关于规范有序开展孕妇外周血胎儿游离DNA产前筛查与诊断工作的通知》[3]中要求医务人员要按照医学伦理原则，全面、准确告知孕妇相关服务内容，尊重孕妇知情权和选择权，保护孕妇隐私，维护孕妇权益。

---

[1] 张迅，赵小文.产前诊断中的法律与伦理问题[J].实用妇产科杂志.2008，(01)：1.

[2] 国家卫生健康委员会.产前诊断技术管理办法[EB/OL].(2022-01-07)[2022-06-10].http://www.nhc.gov.cn/wjw/c100022/202201/cc1b3e0cfc0c4e138b2fe4cb986eecc9.shtml.

[3] 妇幼健康服务司.国家卫生计生委办公厅关于规范有序开展孕妇外周血胎儿游离DNA产前筛查与诊断工作的通知[EB/OL].(2016-11-09)[2022-06-10].http://www.nhc.gov.cn/cms-search/xxgk/getManuscriptXxgk.htm?id=0e6fe5bac1664ebda8bc28ad0ed68389.

第二，在产前筛查和诊断过程中要遵循隐私保密原则。《中华人民共和国母婴保健法》[1]第三十四条中要求从事母婴保健工作的人员应当严格遵守职业道德，为当事人保守秘密。

第三，在产前筛查和诊断过程中要遵循尊重自主原则。1998年世界卫生组织人类遗传学项目组发布《医学遗传和遗传服务中伦理问题的国际准则》[2]，明确提出产前诊断只对需要这种检查的夫妇提供这种服务，但不得强迫他们接受这种检查，当胎儿患有某种遗传缺陷时，不得根据产前诊断的结果强迫其父母继续或终止妊娠。唯有受试者，而不是医生或政府享有有关生育的决定权。妇女是有关生育的所有问题中最重要的决策者。

第四，在产前筛查和诊断过程中要遵循公平可及原则。《全国出生缺陷综合防治方案》[3]主张要坚持政府主导，将出生缺陷防治融入所有健康政策，促进公平可及、人人享有。《中国出生缺陷防治报告》[4]也认同常规孕产期保健服务的广泛开展，有效提高了出生缺陷防治服务的可及性。

第五，关于产前筛查和诊断过程中的性别鉴定问题，明确禁止非医学指征的性别鉴定。《中华人民共和国母婴保健法》[5]第三十二条提出，严禁采用技术手段对胎儿进行性别鉴定，但医学上确有需要的除外。《中华人民共和国人口与计划生育法》[6]第三十九条提出，严禁利用超声技术和其他技术手段进行非医学需要的胎儿性别鉴定；严禁非医学需要的选择性别的人工终止妊娠。《禁止非医学需要的胎儿性别鉴定和选择性别人工终止妊娠的规定》[7]第三条指出，禁止非医学需要的胎儿性别鉴定和选择性别的人工终止妊娠。未经卫生行政部门或计划生育行政部门批准，任何机构和个人不得开展胎儿性别鉴定和人工终止妊娠手术。法律法规另有规定的除外。

总之，根据国内外颁布的与出生缺陷、产前筛查与产前诊断相关的法律法规，其涉及的伦理规范内容主要包括知情同意、自主选择、保密、信息安全以及公平可及等原则。

---

[1] 国务院. 中华人民共和国母婴保健法[EB/OL]. (2021-10-29)[2022-06-10]. http://www.gov.cn/guoqing/2021-10/29/content_5647619.htm.

[2] 董玉君, 朱平. 医学遗传和遗传服务中伦理问题的国际准则(WHO医学遗传学伦理学会议报告)——世界卫生组织人类遗传学项目组1998[J]. 中国优生与遗传杂志, 2001(02): 10-15.

[3] 妇幼健康司. 关于印发全国出生缺陷综合防治方案的通知[EB/OL]. (2018-09-01)[2022-06-10]. http://www.nhc.gov.cn/cms-search/xxgk/getManuscriptXxgk.htm?id=9644ce7d265342779099d54b6962a4e0.

[4] 中华人民共和国卫生部. 中国出生缺陷防治报告(2012)[EB/OL]. (2012-09-12)[2022-05-05] http://www.gov.cn/gzdt/2012-09/12/content_2223373.htm.

[5] 国务院. 中华人民共和国母婴保健法[EB/OL]. (2021-10-29)[2022-06-10]. http://www.gov.cn/guoqing/2021-10/29/content_5647619.htm.

[6] 国务院. 中华人民共和国人口与计划生育法[EB/OL]. (2018-08-30)[2022-6-10]. http://www.nhc.gov.cn/fzs/s3576/201808/0779015e232d4860a2867439e52018a1.shtml.

[7] 中国政府网. 禁止非医学需要的胎儿性别鉴定和选择性别人工终止妊娠的规定[EB/OL]. (2016-04-20)[2022-06-10]. http://www.nhc.gov.cn/fzs/s3576/201604/53498882be944bf4a51926f059403ac0.shtml.

1.1.3 新生儿疾病筛查的定义及原则

1.1.3.1 新生儿疾病筛查的定义

新生儿疾病筛查作为出生缺陷三级预防中的最后一道防线，是公共卫生项目中至关重要的一项，其主要指在新生儿群体中，采用快速、简便、灵敏的实验室检验方法对一些危害儿童生命、导致儿童体格及智力发育障碍的先天性、遗传性疾病进行筛检，做出早期的诊断判断，在患儿临床疾病症状出现之前给予及时的科学治疗，避免患病儿的身体各器官遭受不可逆损坏的一项系统的医疗保健服务。[1]

1.1.3.2 新生儿疾病筛查的原则及范围

一般情况下，医疗卫生机构应在保护新生儿生命健康和基本权益的基础上，对婴儿期严重危害健康的遗传疾病、先天疾病进行专门的专项检查，并提供科学的医学诊断和治疗。新生儿疾病筛查应该坚持早筛查、早发现和早治疗的原则，例如苯丙酮尿症患儿越早接受治疗，损害越小，经过早期系统治疗的患儿可以和正常儿童一样生长发育。

总的来说，新生儿的疾病筛查工作，应遵循以下基本原则：首先，属于新生儿疾病筛查范围的病种，应具有一定发病率、危害严重，但可以防治，并具有技术方便简单、经济、安全准确的特点；其次，遵循自愿和知情选择的原则，在新生儿筛查对象群体中，用快速、简便和灵敏的检验方法，对一些危及儿童生命、危害儿童生长发育或导致儿童智力障碍的先天性、遗传性疾病进行群体检查，以便对疾病进行早期的医学诊断；然后，医疗卫生机构应为筛查出的病儿提供有效治疗，避免患儿相关器官发生可能的损害，保障他们的身体发育和智力发育正常水平；最后，采取多种形式，向社会进行新生儿疾病的筛查科普宣传和健康教育，动员社会民众积极参与和支持相关疾病筛查工作。

国家卫生健康委员会（原卫生部）在《新生儿疾病筛查管理办法》中规定：全国新生儿疾病筛查病种包括先天性甲状腺功能减退症、苯丙酮尿症等新生儿遗传代谢病和听力障碍。卫生部根据需要对全国新生儿疾病筛查病种进行调整。省、自治区、直辖市人民政府卫生行政部门可以根据本行政区域的医疗资源、群众需求、疾病发生率等实际情况，增加本行政区域内新生儿疾病筛查病种，并报卫生部备案。[2]

新生儿筛查项目的开展情况在某种意义上也代表了某个地区的社会发展程度。根据2016年原卫生部临床检验中心数据，中国新生儿疾病平均筛查率为96.1%，东部地区达99%以上，而西部地区也超过了60%。[3]

---

[1] 中华人民共和国卫生部.中国出生缺陷防治报告（2012）[EB/OL].（2012-09-12）[2022-05-05]. http://www.gov.cn/gzdt/2012-09/12/content_2223373.htm.

[2] 国家卫生健康委员会.新生儿疾病筛查管理办法[EB/OL].（2009-06-01）（2022-01-10）. http://www.nhc.gov.cn/cms-search/xxgk/getManuscriptXxgk.htm?id=6b5542599a3d493fbdd8c66969ade8ec.

[3] 庄丹燕.新生儿疾病筛查生物样本管理专家共识[J].临床检验杂志,2020,38(07):488-490.

1.2 问题概况

1.2.1 全球出生缺陷的总体状况

出生缺陷监测可以了解特定国家或地区人群的出生缺陷发生率以及整体的群体变化情况和发生水平。世界大多数国家均已建立了出生人口的先天性疾病监测系统，据现有可及的数据分析估算，全世界每年约有 790 万严重缺陷儿出生，约占出生总人口的 6%。在这些先天性发育缺陷儿中，至少有 330 万死于 5 岁之前，320 万先天性发育缺陷儿童将发展成为残疾。而这其中 90% 以上的先天性发育缺陷儿和大约 95% 的先天性发育缺陷儿死亡发生在发展中国家。据世界卫生组织（WHO）统计，全球低收入国家的出生缺陷发生率为 6.42%，中等收入国家为 5.57%，高收入国家为 4.72%。出生缺陷在发达国家已成为婴儿死亡的第一位原因[1][2]。

1.2.2 我国的出生缺陷流行病学现况

近年来，随着社会经济的迅猛发展和医疗技术水平的高度提升，我国 5 岁以下婴儿死亡率持续下降，危害儿童生命健康的相关疾病得到了有效控制。但是，与此同时，出生缺陷问题依然十分严重，成了影响儿童生命健康权益和社会人口素质的重大公共卫生问题。目前，在全国范围内，出生缺陷发生率以及出生缺陷疾病类型的分布在地域水平上也呈现了一定的流行病学特征。

1.2.2.1 出生缺陷发生率

我国出生缺陷发生率与世界中等收入国家的平均水平接近，但由于人口基数大，每年新增出生缺陷病例总数庞大。据估计，我国出生缺陷总发生率约为 5.6%，以全国年出生数 1600 万计算，每年新增出生缺陷约 90 万例，其中出生时临床明显可见的出生缺陷约 25 万例[3]。

我们通过出生缺陷监测来了解一个国家或地区人群主要出生缺陷的发生率及其动态变化趋势，并结合相关调查资料来估算出生缺陷的总体发生水平。我国于 1986 年建立了以医院为基础的出生缺陷监测系统，监测期为孕满 28 周至出生后 7 天，重点监测围产儿中 23 类常见的结构畸形、染色体异常及少部分遗传代谢性疾病。该系统获得的围产期出生缺

---

[1] MBURIA-MWALILI A, YANG W. Birth defects surveillance in the United States: challenges and implications of international classification of diseases, tenth revision, Clinical Modification Implementation[J]. International scholarly research notices, 2014: 212874-212874.

[2] World Health Organization. Birth Defects[EB/OL]. (2022-02-28)[2022-05-05]. https://www.who.int/news-room/fact-sheets/detail/birth-defects.

[3] 全国妇幼卫生监测办公室/中国出生缺陷监测中心. 2019 年全国出生缺陷人群监测主要结果分析[J]. 全国妇幼健康监测及年报通讯, 2021, (6): 4-6.

陷发生率主要反映了出生时临床明显可辨认的出生缺陷的发生水平,在一定程度上受到诊断水平、监测期等因素的影响。全国出生缺陷监测数据表明,我国围产期出生缺陷总发生率呈上升趋势,以先天性心脏病为例,2010年全国先天性心脏病发生率为32.74/万,到2019年上升为109.06/万。[1]

据测算,我国每年将新增先天性心脏病超过13万例,神经管缺陷约1.8万例,唇裂和腭裂约2.3万例,先天性听力障碍约3.5万例,唐氏综合征2.3万~2.5万例,先天性甲状腺功能减退症7600多例,苯丙酮尿症1200多例[2]。

1.2.2.2 主要出生缺陷病种的发生现况

我国出生缺陷监测(监测期为孕满28周至出生后7天)数据表明,2000—2011年期间,先天性心脏病、多指(趾)、唇裂伴或不伴腭裂、神经管缺陷、先天性脑积水等10类疾病是我国围产儿前10位高发畸形。2000年这10类畸形占所有出生缺陷病例的72.1%,2011年这一比例下降到65.9%;2011年,先天性心脏病占所有监测发现病例的26.7%。此外,唐氏综合征等一些出生缺陷危害性大,干预措施明确,受到政府和社会关注。调查显示我国唐氏综合征发生率约为14.7/万。2008—2010年全国先天听力障碍发生率分别为19.9/万、21.5/万和21.9/万。2009—2011年全国苯丙酮尿症发生率分别为0.73/万、0.76/万和0.72/万,2010年先天性甲状腺功能减退症发生率分别为4.90/万、4.63/万和4.75/万。此外,地中海贫血在广西、海南、云南、广东、贵州等南方省份高发,其人群基因携带率在广西、海南、云南在20%以上[3]。

最新的出生缺陷监测数据显示,2007—2019年间,先天性心脏病、多指(趾)的发生率总体呈上升趋势;总唇裂和神经管缺陷的发生率呈下降趋势。G6PD(红细胞葡萄糖-6-磷酸脱氢酶)缺乏症、并指(趾)和尿道下裂的发生率呈波动态势[4]。

1.2.2.3 出生缺陷疾病流行病学分布特征

我国城镇和乡村主要先天性发育缺陷的疾病种类发生顺序存在差别。整体来看,农村先天性发育缺陷的发生率略高于城镇,如神经管畸形和脑积水的发生率;先天性心脏病和唐氏综合征发生率则城市高于农村。在2019年,出生缺陷人群监测中神经管缺陷、腭裂、总唇裂、食道闭锁或狭窄、多指(趾)、脐膨出、唐氏综合征、G6PD、小耳等缺陷的发生率农村高于城市;而先天性心脏病、脑积水、直肠肛门闭锁或狭窄、尿道下裂、并指(趾)等缺陷的发生率则是城市高于农村。城乡先天性发育缺陷发生率的差异,提示两区域可能存

---

[1]全国妇幼卫生监测办公室/中国出生缺陷监测中心.2019年全国出生缺陷人群监测主要结果分析[J].全国妇幼健康监测及年报通讯,2021,(6):4-6.

[2]卫生部.中国出生缺陷防治报告(2012)[EB/OL].(2012-09-12)[2022-05-05].http://www.gov.cn/gzdt/2012-09/12/content_2223373.htm.

[3]中华人民共和国卫生部.中国出生缺陷防治报告(2012)[EB/OL].(2012-09-12)[2022-05-05].http://www.gov.cn/gzdt/2012-09/12/content_2223373.htm.

[4]全国妇幼卫生监测办公室/中国出生缺陷监测中心.2019年全国出生缺陷人群监测主要结果分析[J].全国妇幼健康监测及年报通讯,2021,(6):4-6.

在不同的危险因素；同时，也有研究显示两区域先天性发育缺陷的缺陷顺位可能与缺陷的种类的地域分布差异有关。

另外，在先天性发育缺陷的性别分布特征上，总体来看，我国的男性人口的出生缺陷发生率略高于女性，但各地区之间的报道不一致，各病种之间也有所差异。我国2019年的出生缺陷监测数据显示，腭裂、肢体短缩等的发生率女性高于男性；先天性心脏病、脑积水、唇腭裂、小耳、直肠肛门闭锁或狭窄、多指（趾）、并指（趾）、G6PD、马蹄内翻等缺陷的发生率男性高于女性[1]。

1.2.2.4 出生缺陷发生的影响因素

明确先天性发育缺陷的病因才能采取各种有效措施对先天性发育缺陷进行干预，从而达到控制和预防的效果。先天性发育缺陷的原因复杂，一般认为遗传因素占20%~30%，环境因素中由母体疾病及宫内病原体感染所致占5%左右，由环境有害化学物质或药物引起约占1%，其余60%~70%原因不明，据估计是由遗传与环境因素共同作用的结果[2]。

具体而言，影响出生缺陷发生的遗传因素主要包括有家庭遗传史或有染色体异常、单基因突变等。据统计，每120~150个新生儿中就有一个染色体异常者。其中唐氏综合征在新生儿中的发病率最高，为1.2‰~1.7‰[3]。90%的先天性心脏病为多基因遗传病，5%为染色体病，3%为单基因突变[4]。

与出生缺陷发生相关的生物因素主要是病毒、细菌、寄生虫等微生物感染，以病毒感染最常见。有研究报道孕期感染越早，胎儿畸变率越高[5]。例如先天性发育缺失、智力发育缓慢以及听力障碍等疾病都与先天性的人类巨细胞的病毒性感染相关。因此，如果能够在孕早期避免这些病原微生物的感染，那么理论上来说就可以避免或减少此类疾病或缺陷的发生。

一般情况下，化学类和物理类以及药物等物质感染，都能够一定程度上影响出生缺陷。研究表明，随着近现代工业发展和环境污染的不断加重，先天性的出生缺陷以及其发生率可能逐渐上升[6]。比如，有机氯等传统农药的广泛使用及其药物污染，各类塑料和食物添加剂等的使用，都可能导致某些先天性出生缺陷的发生。即便这些污染物被自然界降低，其污染残留程度较低，依然可在早期和中期胚胎中因具雌激素样的活性而导致性别分化方面的障碍，以及生殖系统畸形的发生[7]。甚至有研究表明，工矿城市排污、工业建

---

[1] 全国妇幼卫生监测办公室/中国出生缺陷监测中心.2019年全国出生缺陷人群监测主要结果分析[J].全国妇幼健康监测及年报通讯,2021,(6):4-6.

[2] 张文瑾,刘雪飞,魏若菌,等.态度、行为方式与出生缺陷发生的关系研究[J].中国妇幼保健,2015,30(32):5520-5523.

[3] 吴金华.出生缺陷影响因素研究进展[J].中国优生与遗传杂志,2009,17(1):1-31.

[4] 吴刚,伦玉兰.中国优生科学(第2版)[M].北京:科学技术文献出版社,2000:420-495,978-979,1007.

[5] 孔令斌,张作记,戚厚兴,等.儿童出生缺陷发生危险因素的病例对照研究[J].中国行为医学科学,2004,13(4):435-436.

[6] 严仁英.实用优生学(第2版)[M].北京:人民卫生出版社,1998:122-201.

[7] 王凤兰.中国先天性发育缺陷畸形图谱[M].北京:北京医科大学,中国协和医科大学出版社,1998:123.

筑和制造业都可能导致某些畸形的产生。[1][2] 此外，父母亲的不良生活方式也是出生缺陷发生的主要影响因素。例如，吸烟、饮酒及过度引用咖啡因等饮料，也可能对胎儿发育造成不良的潜在威胁。[3] 比如，烟草中含有很多成分都能危害孕期胎儿发育，从而造成畸形胚胎。另外，乙醇在胎盘和胎儿运转功能、血流量和供血等方面也会产生不良的潜在影响。

1.2.3 我国出生缺陷防治的现状及主要挑战

中国政府一直高度关注妇女幼儿健康工作，将母婴保健作为妇女儿童生命健康权益的重要基础工作。为提高母婴健康水平先后制定并出台了一系列的法律、法规以及政策文件，在这些政策以及资源的保障下，我国的母婴健康水平得到了显著的改善和提升。在2018年，全国孕产妇死亡率下降到18.3/10万，婴儿死亡率下降到6.1‰，人均预期寿命达到77.0岁，优于中高收入国家平均水平。在母婴保健水平取得长足进步和发展的同时，对先天性发育缺陷的预防与控制已经成为当前妇幼健康重点工作之一。[4] 但近年来的出生缺陷发生率一直居高不下，部分区域的出生缺陷甚至呈现上升趋势。如何有效地把控出生缺陷的发生，显然已成为重大的公共卫生问题。[5]

1.2.3.1 出生缺陷成了我国儿童死亡的主要原因

在医疗技术水平获得较大进展，可以一定程度上控制出生婴儿死亡率的情况下，先天性的发育缺陷将演变为婴幼儿死亡的主要原因，这种情况在发达国家比较明显，在我国也呈凸显趋势。例如在全国婴幼儿死因疾病种类中，出生缺陷的排序由2000年的第4位上升到了2011年的第2位，达19.1%，逐渐成为婴儿死亡的重要原因，出现了与发达国家同样的趋势。[6]

1.2.3.2 出生缺陷是我国儿童残疾的重要原因

随着基础医疗技术和卫生保健水平的发展和提高，缺陷儿的生存率也在不断提升。国际研究发现，出生缺陷儿中约30%在5岁前死亡，40%为终身残疾。调研显示，我国残疾人群中，先天性致残者约814万，约占残疾人总数的9.6%，其中，肢体、听力和智力残疾所占的比例较大，分别为28.62%、24.97%和21.57%；在998万智力残疾群体中，先天性

---

[1] 张惠玲.围产儿出生缺陷调查分析[J].中国妇幼保健，2008，23(25)：3609-3610.
[2] 刘守庆，石增宝，张玉启，等.临沂市农药厂环境污染与新生儿出生缺陷的流行病学调查[J].预防医学文献信息，2002，8(3)：273-274.
[3] 李照青，戴亚欣，赵亚玲，等.中国妇女孕期被动吸烟与不良妊娠结局关系的Meta分析[J].中国循证医学杂志，2015(7)：816-823.
[4] 发展改革委网站.关于推进儿童友好城市建设的指导意见[EB/OL].(2021-09-30)[2022-05-05].http://www.gov.cn/zhengce/zhengceku/2021-10/21/content_5643976.htm.
[5] 妇幼健康司.国家卫生健康委关于印发健康儿童行动提升计划(2021—2025年)的通知[EB/OL].(2021-11-05)[2022-05-05].http://www.nhc.gov.cn/fys/s3585/202111/554a64ff0eff4971a37db413a00083a6.shtml.
[6] 中华人民共和国卫生部.中国出生缺陷防治报告(2012)[EB/OL].(2012-09-12)[2022-05-05].http://www.gov.cn/gzdt/2012-09/12/content_2223373.htm.

残疾占 21.36%。[1]

1.2.3.3 出生缺陷的疾病负担巨大

根据我国 2003 年的研究表明，每年因神经管的缺陷导致的直接经济损失超过 2 亿元，唐氏综合征造成的生命周期经济负担超过 100 亿元，新发生的先天性心脏病所导致的经济负担超过 126 亿元。而在医疗保障水平总体较低的情况下，出生缺陷造成的贫困现象尤其严重。在出生缺陷不仅影响儿童生命健康和生活质量，同样会导致家庭严重的经济和精神负担，造成国家总体人口群体生命周期损失的情况下，出生缺陷将可能并不仅只是个体或家庭的疾病问题，也不仅仅是公共卫生领域的健康问题，也已成为当前必须面对的重要社会问题。[2]

---

[1] 妇幼健康司. 国家卫生健康委关于印发健康儿童行动提升计划(2021—2025年)的通知[EB/OL]. (2021-11-05)[2022-05-05]. http://www.nhc.gov.cn/fys/s3585/202111/554a64ff0eff4971a37db413a00083a6.shtml.

[2] 妇幼健康司. 国家卫生健康委关于印发健康儿童行动提升计划(2021—2025年)的通知[EB/OL]. (2021-11-05)[2022-05-05]. http://www.nhc.gov.cn/fys/s3585/202111/554a64ff0eff4971a37db413a00083a6.shtml.

第 2 章
主要的伦理学理论

我们把一定的原则作为判断个体社会行为正确与否的标准,涉及这样的原则的哲学分支被称为伦理学。医学伦理学,尤其是涉及医疗实践领域中的道德原则和抉择,仍然属于伦理学科学的内容。医学伦理学一方面可以作为医疗实践伦理难题的解决依据,另一方面也可以成为医疗实践政策或具体措施的伦理辩护工具,也即伦理理论提供了一种行为辩护的方法。伦理理论试图清楚地解释伦理原则,使这些原则能够成为道德抉择和行为评价的指导和标准。本章我们论述了六种基本的理论。每种理论代表了一种我们道德抉择所依赖的基本原则,也是后文细化原则的基本依据。

2.1 效用论

效用论又被称为功利主义,作为西方社会中重要的道德哲学流派,它在 19 世纪初期以来尤其在西方英语国家中一直占据重要的地位。在 20 世纪 50—60 年代,效用论的统治地位达到了判定某种道德理论是否为"道德体系"的程度。这种情况在 20 世纪 70 年代由于罗尔斯、威廉姆斯等当代哲学家们的大量的和持续的批评而出现了终结,效用论和其他的道德理论处于共享共治的情境。

从古典到现代,功利主义在批判和辩驳中不断修正、完善和发展。功利主义是一种以利益计算结果作为道德评判标准的伦理学说。它从自然主义的人性论出发,预设幸福为人的终极追求、趋乐避苦和追求幸福是人的基本权利,在此基础上提出功利计算作为评判事务和行为道德与否的标准。在功利主义代表人物密尔看来,"功利主义的标准不是指行为者自身的最大幸福,而是指最大多数人的最大幸福"。所以,这个原则又被称为最大幸福原则——以行为后果是否符合最大多数人的最大幸福作为评判行为道德与否的标准。

行为功利主义。传统的功利主义通常被称为"行为功利主义"。行为功利主义的代表人物斯马特认为,"它仅根据行动所产生的好的或坏的整个效果,即根据该行动对全人类的福利所产生的效果,来判断行动的正确或错误"。也即行为功利主义只注重行为的后果并据此行为所产生的好的或坏的效果判定行为是否正确或道德。[1]

规则功利主义。传统的"行为功利主义"存在两个主要困难:一个是违反道德直觉,另

---

[1] 肖凤良.功利主义的现代复兴——行为功利主义与准则功利主义述评[J].湖南科技学院学报,2013,34(06):73.

一个是不能指导行为。因此，为了克服这些困难，一些功利主义者对其理论进行修正，提出了"规则功利主义"。规则功利主义主张：人们应该按照道德规则行事，它既符合道德直觉，也无须进行功利计算；人们所遵循的道德规则是理想的而非实际的，并且理想的道德规则会导致功利最大化；人们不仅应该追求福利的最大化，也应该追求福利的平等化，而且平等主义的分配是福利最大化的。规则功利主义依据在相同的具体境遇里，每个人的行动所应遵守准则的好的或坏的效果，来判断行动的正确或错误。[1]

生命功利主义。该理论判定生命价值的标准是个体生命的赋值及其比较。生命功利主义对生命价值的考察量判，主要基于该个体生命的健康状况、疾病治愈的可能性以及治愈后的预期存活时间等，而不是个体的经济状况、身份地位等外在因素和指标等。也即在生命功利主义者看来，生命存活的可能性及其持续生存时间，是生命价值的评价标准，它以"最大治疗成功机会"和"最长预期寿命"为标准的效用原则作为第一原则，辅之以对相关者"伤害最小化"的补偿原则，两条原则构成了生命功利主义的决策和行动框架。[2]

2.2 道义论

康德一个最重要的观点是，个人行为的道德价值完全取决于这个人的行为所依据的"义务规则"（或"行为准则"）在道德上的可接受性。正如康德所提出的，道德义务取决于决定个人意志的规则，这里的规则是论证该行为正当性的道德上的正当理由。对康德来说，一个人的行为不仅必须符合义务，而且必须是为了义务。也就是说，人的行为要具有道德价值，行为动机必须源于他或她有意识地认识到了道德的要求是什么。[3] 例如，如果雇主将健康风险告诉雇员，仅仅是因为雇主害怕吃官司，而不是因为讲真话很重要，那么，即使雇主实施了正确的行为，雇主也不会因该行为而获得道德荣誉。如果行为主体仅仅因为害怕，因为这么做可以获得快乐，或者因为自私而做道德上正确的事，那么，他们缺乏源于为义务而行动的善良意志。

为了弄清楚康德主义怎样判断一个行为的道德价值，想象一个急需钱的男人，他知道他不可能借到钱，除非他承诺在规定期限内还钱，但是，他也知道自己在规定期限内不可能还钱。他决定做出一个他知道自己将违反的承诺。康德要求我们考察这个人的理由，即他的行为准则："当我知道自己需要钱的时候，我将借钱并承诺还钱，尽管我知道我不可能还钱。"康德指出，这一行为准则不能通过绝对命令的检验。绝对命令告诉我们什么是必须做的事，不管我们的意愿如何。在其主要的表述中，康德把绝对命令表述如下："除非我也希望我的行为准则成为普遍法则，否则我永远也不应当做这样的行为。"康德指出，这一原

---

[1] 姚大志. 规则功利主义[J]. 南开学报（哲学社会科学版），2021(2)：1.
[2] 田广兰，徐艳东. 生命功利主义：意大利COVID-19重症治疗的伦理原则[J]. 东南大学学报（哲学社会科学版），2021，23(06)：29.
[3] BEAUCHAMP T L, CHILDRESS J F. Principles of biomedical ethics(eighth edition)[M]. Oxfrd: Oxford University Press, 2019：362.

则可以论证所有特殊的义务命令的正当性(所有道德义务的"应当"之陈述)。[1]

绝对命令是道德规则可接受性的准绳,也就是说,是判断指导行为的准则之可接受性的标准。绝对命令没有给行为准则的内容增添任何东西,而是决定行为准则的客观性和有效性。绝对命令的作用是检验康德所说的"一致性原则":行为准则必须能够毫无矛盾地得到理解和实现。当考察虚假承诺者的行为准则时,我们发现,根据康德的观点,这个行为准则不产生矛盾是不可能普遍得到理解和实现的。这与它的预想不一致。只有当谎言的对象期望或预想人都是诚实的时候,谎言才奏效,但是,在一个无人打算信守诺言的世界里,这一行为准则将使许诺的目标不可能实现,因为没有人相信这个许诺的人。

康德的绝对命令似乎不止一个,因为他的几种表述的措辞大有不同。他的第二种表述至少与第一种表述具有同样的影响:"我们必须把每个人作为目的而不仅仅作为手段来对待。"人们通常认为,这一原则绝对要求我们不应当把他人当作达到我们目的的手段,但是,这一解释误解了康德的观点。他只是主张,我们必须不把他人仅仅或完全当作实现我们目的的手段。当科学研究的受试者自愿试新药时,他们就是被当作达到他人目的的手段,但是,他们在这件事上有选择权,并拥有生命控制权。康德并不反对利用这些表示同意的人。他只是坚持认为,他们每一个人都应当受到应有的尊重和拥有应有的道德尊严。[2]

在康德那里,义务是动机性与约束性的统一。一个出于义务的行为的道德价值在于行为必依之而行的准则,准则的标准是道德法则。法则具有普遍必然性和强制性,因此,义务也就具有了规范性。义务的动机性来源于义务本身。出于义务的行为就是正当的行为,正当性是行为的理由;那么,义务就是行为的理由,同时也是行为的动机。出于义务的行为的正当性在于它所依据的准则内在地具有可普遍化的法则的形式。法则还要借助于意志本身而起作用,这样才能实现义务的动机性与约束性的统一。统一的意思表现为意志自己给自己立法,并同时愿意去遵守那个法则,这就是意志自律;这样自律便成了义务唯一的可靠的来源,因为它不仅实现了准则与法则的统一、规范性与动机性的统一,并与道德的普遍法则结合起来,从而高扬了人的主体地位,实现了人的自由。

2.3 美德论

美德理论独立于功利主义理论、康德理论和权利理论。无论功利主义者和义务论者有何不同,他们对道德哲学和道德要求的看法是相似的:伦理学始于这样一个问题,即"在道德上我们应该做什么?"然后提供一般义务规则作为行动指南。在以亚里士多德为代表的古典希腊美德哲学中,美德品质的培养被认为是道德的主要功能之一。在18世纪大卫·休谟的美德理论中,即使是对人类行为的道德判断,归根结底也是对某些动机和性格特征

---

[1] BEAUCHAMP T L, CHILDRESS J F. Principles of biomedical ethics (eighth edition) [M]. Oxford: Oxford University Press, 2019: 362.
[2] BEAUCHAMP T L, CHILDRESS J F. Principles of biomedical ethics (eighth edition) [M]. Oxford: Oxford University Press, 2019: 362.

是善还是恶的判断。[1]

亚里士多德在正确行为和正当动机之间做了重要的区分，他分析了外部表现和内部状态的区别。他坚持认为，没有德行的行为也可能是正确的，但只有在正确的心态下，行为才可能是道德的。正确的行为和正确的动机都存在于真正的道德行为中："行为人必须……当他做动作时，要保持正确的状态。第一，他必须知道[他正在行善]；第二，他必须决定它们，并且自己决定它们；第二，他也必须在坚定不变的状态下做这些事，包括正确的情感和欲望状态。正义和有节制的人不是仅仅做这些事的人，而是和正义或有节制的人一样做这些事的人。""美德""邪恶"这两个术语今天在我们的日常道德词汇中比"义务""人权"等更不常见，但美德在伦理理论和医学伦理学的历史上都占有显著地位。对美德的诉求是直觉和理智的：我们赞扬并深深尊重诚实、公平、尊重、公正、关心他人或具有其他各种令人钦佩的品质的人。同样，我们谴责和不尊重那些不诚实、恶毒、冷漠、不公正、不光彩或有其他恶习的人。[2]

"美德是一种性格特质，具有社会价值并可靠地呈现在一个人身上，而道德美德是一种性格特质，具有道德价值并可靠地呈现在一个人身上"。这一定义建立在休谟对美德的一个杰出定义之上，但又有所超越。休谟写道："它是一种自然的，真实属于美德的定义，它是一种思想的品质，被每一个思考或思考它的人所认同或认可。"因此，美德是两个组成部分的融合：①一个人的客观精神品质（一种感情、动机或性格特征）；②所有公正的人对这种精神品质的普遍认可。这里的"一般认同"是指社会对仁慈、友爱、感恩、诚实、同情、公共精神等一种心理特质的认同。在休谟的理论中，公正的道德法官（即他定义中的"每个人"）是认可的来源。一种心理特质之所以是一种道德美德，当且仅当它唤起公正的人普遍的道德认同时；一种心理特质之所以是一种恶习，当且仅当一种精神品质引起公正之人的普遍谴责时。用休谟的话来说，所有道德上正派的人都有能力把某些心理特征看作是值得尊敬的、和蔼可亲的。

美德是一种根深蒂固的、道德上好的、社会上称赞的性格特征，它使人在道德上可靠，而邪恶则是反过来的。我们并不总是从人格特质的角度来考虑德性理论，因为我们的部分词汇中包含了"德性行为"和"德性人"。尽管如此，道德美德本身也是一种性格特征。这些特质使人们倾向于做出正确的行为，仅仅出于义务而行动的朋友缺乏友谊的美德，而没有这种美德，这种关系就缺乏友谊的道德品质。

美德伦理学提供了一个"正确行为"的规范——"一个有德性的道德主体会在这种情况下怎么做。因此，美德理论家认为，以义务为导向的理论试图用规则、规范和程序取代卫生保健专业人员的美德判断——就像已经在最近的许多专业法则中发生的那样——不会产生更好的决策和行动。如果是这样的话，品格比循规蹈矩更重要，应该重视通过教育的互动和榜样的引导来反复灌输和培养这些美德。尊敬、仁慈和公正的人都是那些能可靠地采取正确行动的人。

---

[1] BEAUCHAMP T L, CHILDRESS J F. Principles of biomedical ethics(eighth edition)[M]. Oxford: Oxford University Press, 2019: 373.

[2] BEAUCHAMP T L, CHILDRESS J F. Principles of biomedical ethics(eighth edition)[M]. Oxford: Oxford University Press, 2019: 373.

2.4 正义论

在《正义论》中，罗尔斯建构了以平等为核心理念的正义原则，并提出了有关正义的两条基本原则，第一条是平等的自由原则；第二条是差别原则和机会平等原则。[1] 罗尔斯认为，作为社会机构，其基本职责应是分配公民的基本权利和基本义务、划分民众社会合作产生的利益和负担。因而，对于一个公正的社会来说，需要设计并建立一个合理的处理分配的标准和原则。为此，罗尔斯率先提出了一种新的契约理论，也即纯粹假设的原初状态：在这种原初状态中，在"无知之幕"下，也即每个人都不知道他在即将进入的社会中的阶级、资质、能力和社会地位，也不知道自身的善恶观念、社会经济和政治状况以及心理特征，所有人都可能最理性地倾向于签订一种趋向于最平等的契约，在此契约中人们最可能或最理性的选择方法只能是这种结果，也即按照游戏理论中的最大的最小值规则，每个人选择的最坏结果相较于其他人来说是最好的结果。[2] 照此规则，"无知之幕"下的人们签订的契约的结果必然是下述两个正义原则，也即一个公正的国家和社会机构必须满足以下基本原则：第一条原则要求每个人都被允许享有与其他人相似的、自由程度一致的最大限度的基本自由。第二条原则要求，在理论上允许的社会不平等必须满足两个条件，第一个条件规定，社会初级产品的不平等（如收入、权利和机会的不平等）是可允许的，但前提是允许这些不平等对每个人都有利（"差异原则"）；第二个条件要求，社会职务和职位在机会公平的情况下向所有人开放（公平机会原则）。[3] 换句话说，上述两条原则也可被称之为有关正义的两条原则，第一条也即所谓的平等的自由原则，即每个人应该在社会中享有平等的自由权利，无论其社会地位、健康状况和经济水平；第二条原则也即差别原则与机会平等原则。前者要求在进行分配的时候，如果不得不产生某种不平等的话，这种不平等应该有利于境遇最差的人们的最大利益，就是说，利益分配应该向处于不利地位的人们倾斜；后者要求将机会平等的原则应用于社会经济的不平等，使具有同等能力、技术与动机的人们享有平等的获得职位的机会。

2.5 关怀伦理学

关怀伦理学是道德哲学中的另一个分支，它没有核心的道德原则。它强调亲密人际关系所珍视的品格，如同情、怜悯、忠诚、洞察力和爱。关怀伦理学的支持者特别关注涉及关怀、责任、信任、忠诚和情感的关系。正如许多伦理学理论面临原则冲突和权利冲突一样，关怀伦理学也面临这种情境中的责任冲突。例如传统伦理学理论关注的是对是否说谎

---

[1] 罗尔斯. 正义论[M]. 北京：中国社会科学出版社，2001.
[2] 罗尔斯. 正义论[M]. 北京：中国社会科学出版社，2001.
[3] BEAUCHAMP T L, CHILDRESS J F. Principles of biomedical ethics (eighth edition) [M]. Oxford: Oxford University Press, 2019: 267-277.

或泄密问题的回答。[1] 相反，关怀伦理学不仅关注医生做了什么——例如，他是泄露了秘密还是保守了秘密，它还关注医生是如何实施这些行为的，背后的动机是什么，以及他的行为是促进还是阻碍了积极的关系。

关怀伦理学的支持者对自由主义提出了质疑。其中有两个批评值得特别关注。一是质疑公平原则。关怀伦理学认为，自由主义过分强调孤立的公平，没有看到道德的全貌。这种取向适合于某些道德关系，尤其适合于那些在客观公正和制度约束的公共环境中人人平等的关系。但是，这种疏离使他们丧失了我们最关心的、与我们关系最紧密的依附，例如对集体的忠诚。没有社会和制度的约束，不公平待人，不仅是道德允许的，而且是人们所期望的交往规范，是人类境况中不可消除的特性。如果不显示出不公平，我们就断绝了一些重要的关系，疏远了他人。[2] 自由主义冒着使我们对他人的特别需要以及与他人的关系等视而不见和漠不关心的风险谋求公平。尽管公平在某些情境中是一种美德，但在其他一些情境中则是一种恶德。传统的自由主义忽视了这种两面性，简单地将充分的、熟思的道德判断与道德疏离联系在一起。关怀伦理对父母、朋友、医生和护士等角色更有意义。对他们的情境反应而言，注意细微情节，加深特殊关系，比公平对待更具有道德意义。

二是质疑普遍原则。关注抽象原则和公正方法，也是关怀伦理学的特征。只要原则为自由决定和情境判断留下了余地，关怀伦理学就不必舍弃原则。然而，与许多美德伦理学的支持者一样，关怀伦理学的支持者也发现原则在道德生活中经常是不相干的、不具有推导力的、无效的或者是碍事的。[3] 原则的支持者也许会说，是关怀、同情和仁慈等原则教导我们做出关怀、同情和仁慈的反应。但是，这种说法似乎很空洞。道德经历表明，我们的行为是以情感、同情的能力、友谊感以及如何实施关怀的常识等为基础的。

有两个建设性的观点是关怀伦理学的核心：相互依赖和情感反应。

各种关系的相互依赖。关怀伦理学认为，许多人际关系（例如在医疗和研究中）涉及一些脆弱的、有依赖性的、生病的和羸弱的人，并且可取的道德反应是对需要的依存性关注，而不是对权利的依存性尊重。同情他人和设身处地为他人着想，确立了道德关系至关重要的方面。[4] 因此，关怀伦理学关注责任和各种形式的同情，而权利论在保护个人不受他人侵犯时忽视了这些方面。

情感的作用。从18世纪晚期开始，伦理学理论表现出了一种认知主义倾向，把理论和道德判断看成理性的事，而非情感或激情的事。康德以及伦理学史上的许多学者，如柏拉图，认为情感、感觉、激情和偏好妨碍道德判断。这些哲学家呼吁与欲望、冲动和偏好做斗争，以保证更加理性的思考和行动。[5] 就这些理论而言，出于欲望、冲动和偏好的行为可能是善的，但不是道德的善，因为它们不是根据适当的认知框架而实施的行为。

关怀伦理学通过给情感以道德地位，纠正了这种认知主义的偏见。正如行为的合理动机是道德的相关要素一样，行为所表现出来的某种情感态度和适当的情感是道德的相关要

---

[1] 李伦等.生命医学伦理原则[M].北京：北京大学出版社，2014，8：308-312.
[2] 李伦等.生命医学伦理原则[M].北京：北京大学出版社，2014，8：308-312.
[3] 李伦等.生命医学伦理原则[M].北京：北京大学出版社，2014，8：308-312.
[4] 李伦等.生命医学伦理原则[M].北京：北京大学出版社，2014，8：308-312.
[5] 李伦等.生命医学伦理原则[M].北京：北京大学出版社，2014，8：308-312.

素。如果一个人的行为是出于规则所规定的义务，而不是出于适当的相应情感，例如当朋友遭受痛苦时所做出的情感反应，那么，这个人存在道德缺陷。除了在他们的反应中要表现出他们的情感之外，行为主体还应当关注其行为所指向的人的感受。通常，深入了解他人的需要，关心他人的境遇，更多的是出于情感而非理性。

2.6 原则主义

汤姆·比彻姆和詹姆士·邱卓思是美国当代著名的生命伦理学家，他们在《生命伦理学原则》一书中提出了尊重自主、有利、不伤害和公正这四个生命医学伦理原则，从而确定了极具特色的生命伦理学四原则的理论架构，并以反思平衡方法作为本学科的基本研究和探究实践问题的方法论。

在《生命伦理学原则》的理论体系中，作为学科推理决策过程的基本框架和理论起点，四原则包括以下主要内容：(1)尊重自主原则。自主是指个体行为不受他人的控制性影响，可以自由地做出原本不同的选择的权利；(2)不伤害原则。该原则基于对人的生命是神圣的和具有内在价值的认可，同时追求并尊重人的其他价值，主张在医疗实践中综合权利利弊和风险，从而做出保障生命质量的最佳医疗判断；(3)有利原则。它是指我们在实践中运用行善原则权衡利益、风险和代价，使我们的行为不仅不能伤害他人，还应主动为他人谋取福利；(4)正义原则。正义是指根据某种规则公正、平等和恰当地做出某种决策，包括负担、风险和利益的分配等方面。

原则主义认为，在生命医学领域中的伦理道德问题，与人们现实生活中行为的正当与否的道德规范问题本质上是一致的，因此可以应用一般的伦理道德规范来加以推理和解决。但这种基本理论和原则的应用不是直接的，它们只是提供了解决实际问题的基本起点和框架，在实际伦理问题和难题的解决中，我们依然需要对上述原则进行进一步的细化，从而使它们更具可操作性。例如，尊重原则、自主和隐私保护等基本的道德规范，在具体的生命医学领域中可以细化为如下表述，即"知情同意""保护患者隐私""自由地决定"等。[1]

---

[1]王延光.论比彻姆和邱卓思生命伦理学的共同道德观[J].医学与哲学(A)，2016，37(02)：2.

第 3 章
付诸实践的伦理原则

理论并非指导实践的行为指南，相反一些传统的伦理理论往往是模糊的。因此，为了减少这种模糊性并提高行为实践的规则性和依从性，我们需要把基于上述伦理理论的规则具体化或细化为基本原则。例如，1847 年美国医学协会法典中有一个具有历史意义的版本，它规定医生不得批评以前负责同一病例的同行医生。这样的职业准则有利于提高和增强成员对该职业主流价值的认同。如果这些准则能够有效地把具有说服力的道德规范纳入其中，这些准则就更加有益。不幸的是，有些职业准则却将道德要求过分简单化了，使它们变得僵化，毫无说服力，或者宣称自己具有超出其应当具有的权威性和全面性。结果，专业人员错误地认为，只要他们忠实地遵守这些准则所规定的规则，就可以达到所有相关的道德要求，正如许多人所认为的，只要他们遵守所有相关的法律规定，就完全履行了道德义务。[1]

我们可以也应该问，科学、医学、护理、卫生保健和公共卫生等特殊领域的准则在其领域内是否全面、自洽和有说服力。从历史上看，很少有准则对一些关键的道德原则和规则的含义有较多的说明，如诚实、尊重自主和社会公正等，这些原则和规则是当代生物医学伦理学激烈讨论的主题。从古代医学到当代医学，医生制定了许多准则，但是并没有得到病人和公众的认可。这些准则很少诉诸更一般的道德标准，或诉诸传统和医生判断等之外的道德权威的渊源。这种职业规范的阐明往往更有利于保护职业的利益，而不是提供广泛和公正的道德观点，或解决病人和社会的重要问题。[2]

上述理论只提供了临床医学实践伦理的规范性框架，它们必须被细化之后才能起到更加具体的指导作用。细化旨在减少抽象规范的不确定性，生成对行动有指导作用的规则。无论是公共道德还是特殊道德中的规范，要从何处开始细化，都要从缩小规范的范畴开始，而不是对广义规范进行解释。细化过程中也会增添新的内容。例如，如前所述，对"尊重患者自主权"这一原则的一种细化就是"遵守无行为能力患者在患病前立下的指令"。从理论上来说，细化需要覆盖所有原则和规范，因为正如亨利·理查森（Henry Richardson）所指出的，"道德现象的复杂性常常超出我们用一般规范解释它们的能力"。很多已经细化的规则也需要进一步细化，从而来应对不同场景下的冲突。渐进的细化永无止境，但在细化

---

[1] 李伦等. 生命医学伦理原则[M]. 北京：北京大学出版社，2014，8：4-8.
[2] 李伦等. 生命医学伦理原则[M]. 北京：北京大学出版社，2014，8：16-20.

的过程中也要一直与最初的一般规范有着清晰的联系,这种联系赋予了一系列规范的道德权威。[1]

3.1 生命尊严原则

生命尊严是人性尊严的具体展开,是指个体应享有作为人类共同体的最基本的社会地位、受到社会和他人的最基本的尊重。人性尊严必然要求尊重和保护人的生命。因而,只要是人类成员,其生命就是一个连续统一的过程,不论处于何种发育阶段,不论拥有何等意识水平,都应得到应有的尊重和尊严。

人的尊严不应受到无端侵害,这个理念是当今世界文明的核心组成部分,是保障人类共同体自我生存和延续的精神基础,也是人类在追求自由、平等和正义的生存斗争中获取的重大成果。[2] 因此有学者指出,我们应该把生命尊严作为最高价值和最普遍的价值基准。生命尊严具有绝对的价值标准,没有任何等价物和任何东西可以代替。

中国学者韩跃红提出,生命尊严是生命伦理学中价值理念和行为取向之"内核",否认生命尊严就可能导致将人的尊严伦理消解或抛弃。在理性主义者看来,尊严是指人的精神尊严,也被称之为人格尊严或人性尊严。因为在理性主义者看来,理性及其衍生而出的自由、思想等精神属性,是人区别于动物的最根本的特征。而在某些宗教人士看来,人的尊严是人的实体尊严,涵盖人的生命尊严和精神尊严。[3]

事实上,人格尊严和生命尊严是相互依存的,脱离生命尊严只讲人格尊严,可能导致尊严的无根基化或虚无缥缈,甚至造成尊严原则的绝对化;反之,如果只讲生命尊严不提人格尊严,也可能导致保守僵硬的生命神圣论。因此,在生命伦理学语境中,人的尊严应同时包含生命尊严和人格尊严,生命尊严是人之尊严的内核,而人格尊严是其外围和题中之义。[2]有关尊严的概念,历史上还曾经出现过"属性—尊严说",该学说认为人的尊严得益于人类的物种属性及其应有之义,也即人所特有的超越于其他物种的高贵性和尊贵性。因此,只要是人类,无论其处于什么发育阶段,无论其是否拥有意识水平和感受能力,都毫无差别地享有神圣的尊严。[4] 这个理论很有吸引力,因为它明确地涵盖了所有人,并要求没有人因为某种属性而被排除在外,比如胎儿、大脑损伤或先天畸形者。我们期待一种涵盖所有人,而不制造任意或受操纵的例外的道德理论。这个理论符合这个标准。人类婴儿、智障人士、永久性失去意识的人(持续植物人)的道德地位在此理论中不会受到质疑或遭受挑战。它也很符合我们直观的道德信念,即所有人都有尊严,因为他们是人。

具体来说,在出生缺陷预防实践中,生命尊严原则要求应加强孕前保健、孕期合理营养、避免接触有害物质并拥有健康生活方式,进行孕期筛查和产前诊断,保证新生儿健康出生;同时,除医学目的外严禁对胎儿进行性别鉴定,不放弃治疗,不抛弃生命。强化父

---

[1]李伦等.生命医学伦理原则[M].北京:北京大学出版社,2014,8:4-8.
[2]甘绍平.作为一项权利的人的尊严[J].哲学研究,2008(6):85-92.
[3]韩跃红.生命伦理学语境中人的尊严[J].伦理学研究,2015,01:107-108.
[4]甘绍平.作为一项权利的人的尊严[J].哲学研究,2008(6):85-92.

母关乎后代健康的意识[1]，对新生儿先天性疾病早期筛查，早期诊断，及时治疗、避免或减轻致残，提高患儿生活质量，落实保护人类后代的社会责任。

3.2 关爱原则

"关爱"源自情感和德性，有"关怀""关心""照料"等义。"关爱"是一种存在于行为者的态度或心理状态(如习性、品质、能力等)，或一种行为或行为过程、一种关爱与被关爱的关系，属于美德伦理学范畴。关爱原则要求紧密关注并理解对象的需求、感受和想法。它建立在人类的同情心的基础之上，是一种不由自主的情感反应，对应于人们直觉上对他人的道德义务。

理解被关爱者的需求是主体主动感受他人心理的过程，而非理性认知的事情，它需要对关爱理念的道德承诺[2]。关爱源自情感和德性，主要建立在情感的基础之上，比如"移情"或"恻隐之心"，需要付诸情感而践行或去行动[3]。而主体感受他人感受的能力通常被我们称之为移情，它也是一种不由自主的情感响应，与利他行为之间存在本质的关联，对应于人们直觉上对他人的道德义务。例如，对一个社会而言，如果不能平等地对待女性，社会正义就几乎无从谈起；一个行动者尊重其他个体，当且仅当其在与他们交往过程中表现出强的移情关爱[4]。

在出生缺陷预防实践中，关爱原则要求人们能够对他人处境感同身受，加强沟通与理解，主动关注弱势群体(妇女、缺陷儿等)的身心健康，进而推进宽容和尊重、减少歧视，对有缺陷新生儿要予以格外的关爱和照顾，不得虐待或遗弃有严重缺陷的新生儿。

3.3 科学原则

科学原则要求医学实践必须具有充分的理论依据，接受被普遍认可的科学标准，符合循证医学的科学要求，即遵守医学科学的系统性、客观性和规律性要求，并通过医学实践得到检验和证实。

医学实践中，科学原则与伦理原则是相互关联和相互制约的。医学实践应当遵守相关的伦理原则并具备相应的科学基础。科学性是伦理正当性的基础，没有科学基础，医学实践的伦理正当性就无法得到保障，科学上不可靠的医学实践是不合乎伦理的，这样的实践可能让患者毫无意义地暴露于风险或伤害之中[5]。

---

[1] 妇幼健康司.关于加强婚前保健工作的通知[EB/OL].(2020-05-19)[2022-05-05].http://www.nhc.gov.cn/fys/s3589/202005/0cbc8d5fa18c4710a864e6f0f6ca4d5f.shtml.

[2] 陈真.关爱伦理学与情感主义美德伦理学[J].伦理学研究,2014,01:52-58.

[3] 江畅等.关于仁爱与关爱的对话[J].哲学动态,2019,09:121-128.

[4] 黄伟韬.基于移情关爱的社会正义可行吗——论斯洛特的情感主义正义论[J].哲学动态,2021,05:90-99.

[5] 李宗芳,张欣.医学伦理学实践[M].北京:人民卫生出版社,2021,01:86-90.

导致出生缺陷的因素很多，包括遗传因素、环境因素或者两者的共同因素，甚至有些因素还不为我们所知。随着出生缺陷预防医学技术的发展和进步，特别是遗传疾病产前诊断和筛查方法的多样化，遗传代谢病和结构畸形患儿诊断确诊率正不断提高，但疾病的发生和发展情况是复杂的，疾病预防必须建立在科学性基础之上，实事求是并尊重生命。例如，遗传病这个概念并不像它看起来的那么明确。携带某个特定基因的人一定会患某种特定疾病的概率不大。虽然单基因障碍病（如镰状红细胞性视网膜病变和亨廷顿病）一直是研究的焦点，但是这些疾病大约只占遗传性障碍病的2%。大多数疾病是在各种各样的条件下产生的，诸如：某基因的一种特殊形式（许多基因有几十种甚至成百上千种基因突变）、其他基因的存在和缺失以及特定环境因素[1]。

在出生缺陷预防实践中，科学原则要求出生缺陷相关的健康教育，婚前医学检查、妊娠风险筛查与评估、产前筛查和产前诊断，新生儿疾病筛查和诊断等严格遵守行业规范和循证医学指标，保障充分的科学依据，坚持多学科会诊和分类指导，避免疾病筛查和诊断的过度检查和过度解读。因此，出生缺陷防治相关机构和人员开展出生缺陷相关的健康教育，实施婚前医学检查、妊娠风险筛查与评估、孕前孕期保健，产前筛查和产前诊断，新生儿疾病筛查和诊断等都应坚持医学科学标准，综合评估。例如，医疗卫生机构新生儿出生缺陷的治疗应坚持分类指导，提出不同缺陷处置的精准指导意见；发现新生儿结构异常的或者患有功能障碍性疾病的，应当告知新生儿监护人进行确诊、治疗，并提出治疗和随诊建议。[2]

3.4 公平可及原则

公平可及原则要求每个社会成员都应有相同的机会获得某些社会资源，不会因为其所拥有的社会权利和地位不同而出现差别，即公平机会向所有人开放，坚持公平可及、人人享有的基本原则。[3]

平等主义理论的历史至少和宗教传统一样悠久，它认为所有人都必须被平等地对待，因为他们被平等地创造出来，拥有平等的道德地位。在道德哲学和政治哲学中，至少从洛克和其他17世纪的作者开始，平等主义思想就有了很大的影响力。这些理论在某些方面将人视为平等的，并阐释了平等的思想。哲学家们将公平、应得（理所当然）和权利资格等术语作为阐释公正这一术语的基础。这些说法将公正解释为根据对受影响的个人和群体应得的或欠下的东西而给予的公平、公正和适当的对待。分配公正是指公平、公正和适当地分配由构成社会合作条件的规范所决定的利益和负担。它的范围包括分配利益和负担的政

---

[1] 蒙森. 干预与反思：医学伦理学基本问题[M]. 北京：首都师范大学出版社，2010，10：858-859.
[2] 国家卫生健康委员会. 产前诊断技术管理办法[EB/OL]. (2022-01-07)[2022-06-10]. http://www.nhc.gov.cn/wjw/c100022/202201/cc1b3e0cfc0c4e138b2fe4cb986eecc9.shtml.
[3] 国家卫生健康委员会. 全国出生缺陷综合防治方案[EB/OL]. (2018-09-01)[2022-04-13]. http://www.nhc.gov.cn/jnr/gfxwjm/201809/9644ce7d265342779099d54b6962a4e0.shtml.

策,如资源、特权、机会和作为研究受试者等方面。[1]

罗尔斯著名的平等主义理论认为,"证明公正概念合理的,不是它忠实于一种先在秩序和现实所予,而是它与我们对自己和我们的愿望的更深的理解相一致"。在罗尔斯的论述中,公正理论开始于对人的平等尊重和公平的深思熟虑的判断,这些判断在理论中被细化,以确立关于公正的原则。他认为,公正的人将在两个基本原则上达成一致。第一条原则要求,每个人都被允许享有与其他人相似的自由程度一致的最大限度的基本自由。第二条原则要求,在理论上允许的社会不平等必须满足两个条件:第一个条件规定,社会初级产品的不平等(如收入、权利和机会的不平等)是可允许的,但前提是允许这些不平等对每个人都有利("差异原则");第二个条件要求,社会职务和职位在机会公平的情况下向所有人开放(公平机会原则)。罗尔斯认为,当且仅当它们符合这些基本原则时国家和社会机构(在自由主义民族国家中)是公正的。诺曼·丹尼尔斯(Norman Daniels)主张建立一个主要基于这些原则的公正的医疗系统,并特别强调了罗尔斯所说的"机会均等原则"。丹尼尔斯认为,医疗需求是特殊的,并主张公平机会是任何可接受的公正理论的核心。影响医疗服务分配的社会制度应尽可能地允许每个人获得社会提供的正常范围的公平机会。[1]

丹尼尔斯认为,疾病和残疾是对人们实现基本目标的机会的不应有的限制。需要医疗服务来达到、维持或恢复到适当的或"种属"功能水平,以便个人能够实现基本目标。旨在满足这些需求的医疗服务体系应当防止那些因为减少向个人开放机会的范围而引发的疾病、病患或损伤的发生;医疗资源的分配应当通过公平的机会平等来确保公正。这种受罗尔斯启发的理论对国家的医疗政策有着深远的平等主义影响,或许也对国际医疗政策有着深远的平等主义影响:每个社会成员,无论其财富或地位如何,都有平等的机会获得适当的、尽管不是最高水平的医疗服务——实际的获得水平取决于现有的社会资源和公共决策过程[2]。

医疗资源的公正分配,从普通民众角度来看,就是能够看得起病,但它依然是疾病预防和治疗中无法回避的话题。推动出生缺陷三级预防措施的同时,针对遗传代谢和结构畸形等患儿治疗的高昂医疗费用的救助比例也应不断提高。惠民政策和专项资金很大程度上能够提高出生缺陷预防的有效性。也即出生缺陷不能简单地成为口号、流于形式,必须要真正致力于解决出生缺陷中的个人及其家庭健康负担问题,真正做到健康可及。有差异地根据地区和人群差异,有针对性地提供相适宜的预防措施,才能解决地区和人群因医疗条件和疾病差异产生的出生缺陷特异性问题。在此必须思考与公正有关的福利、自由和德性三个主题维度。

在出生缺陷预防实践中,公平可及原则要求广泛开展形式多样的出生缺陷预防社会宣传和健康教育,普及优生健康知识和技能,提升公众健康素养[3],宣传健康惠民政策,规

---

[1] BEAUCHAMP T L, CHILDRESS J F. Principles of biomedical ethics(eighth edition)[M]. Oxford: Oxford University Press, 2019: 267-277.

[2] BEAUCHAMP T L, CHILDRESS J F. Principles of biomedical ethics(eighth edition)[M]. Oxford: Oxford University Press, 2019: 267-277.

[3] 国家卫生健康委员会. 国家卫生健康委办公厅关于印发出生缺陷防治健康教育核心信息的通知[EB/OL].(2019-09-10)[2022-04-13]. http://www.nhc.gov.cn/fys/s3589/201909/2fbd5a17986c4f3ba6c8f4e0d1527411.shtml.

范开展优质服务，完善服务项目，健全服务网络，优化服务模式，拓展服务内涵，不断扩大服务覆盖面，优化全程服务，提高服务可及性等[1]。

3.5 尊重自主原则

尊重自主原则要求承认自主的个体的价值观和决定权，并使他们能够自主地采取行动。它包括促成或维护他人自主选择的能力，同时帮助他们消除恐惧及其他破坏或干扰自主行动的因素。而对自主原则的不尊重则涉及忽视、侮辱、贬低或无视他人自主行动权的态度和行为[2]。

"自主"一词源于希腊语 autos（"自我"）和 nomos（"统治""支配"或"法律"），它最初是指独立城邦的自治或自我管理。后来，它的含义得到扩展被用于个人。自主的个体可依照自主选择的计划自由地行动，正如自主的政府可以自由管辖它的领土、推行相关政策。反过来说，自主性减弱的个体在相当程度上为他人所控制，他无法根据自己的意愿和计划进行思考或行动。例如，认知受损的个体和监狱的囚犯，其自主性就是不完整的。精神上的无行为能力限制了严重精神障碍者的自主性，而监禁则限制了囚犯的自主性。关于自主性，有两个基本条件至关重要，即自由（不受控制性影响的独立自主）和能动性（进行有意行动的能力）[3]。

有些自主性理论强调自主者的能力、技能或特质等，包括其自治的能力，如理解、推理、思考、管理和独立选择的能力。不过，有关出生缺陷防治的自主性，其焦点是决策，也即自主选择，而非一般的自治和自我管理能力。即使是具有自治能力、能很好地管理自己健康的自主者，因为疾病、沮丧、无知、胁迫或其他原因也会影响到他们的判断或选择，从而导致他们无法就某些特定的选择做出自主决定。例如，若一个具有自主性的人签署了一份知情同意书，但他并没有阅读，也不了解知情同意书的内容，那么，这个人虽然具备自主行为的能力，但实际上并没有做到自主。在这种情况下，我们或许可以把这个人的行为描述为把信任托付给医生，并且自主地授权医生进行决策。不过，即便这样的推论是对的，该具有自主性的人的行为也不属于知情同意过程的自主授权，因为他并不实质性地了解整个过程。反过来说，某些通常不具备自主决策能力的人，有时却能做出自主的选择。例如，有些没有自理能力、被宣布为无行为能力的精神障碍患者，仍可能做出一些自主的选择，例如表达饮食偏好、拒绝服药、给熟人打电话等[4]。

---

[1] 国家卫生健康委员会. 全国妇联关于加强婚前保健工作的通知[EB/OL]. (2020-05-22)[2022-04-11]. http://www.gov.cn/zhengce/zhengceku/2020-05/22/content_5513902.htm.
[2] BEAUCHAMP T L, CHILDRESS J F. Principles of biomedical ethics (eighth edition)[M]. Oxford: Oxford University Press, 2019: 9-112, 217-220, 327-340.
[3] BEAUCHAMP T L, CHILDRESS J F. Principles of biomedical ethics (eighth edition)[M]. Oxford: Oxford University Press, 2019: 99-118.
[4] BEAUCHAMP T L, CHILDRESS J F. Principles of biomedical ethics (eighth edition)[M]. Oxford: Oxford University Press, 2019: 9-112, 217-220, 327-340.

尊重自主的行动者，意味着承认他们有权持有自己的观点、做出选择以及根据自己的价值观和信念采取行动。这样的尊重通过尊重的行动表现出来，而不只是尊重的态度。尊重自主原则所要求的也不仅仅是不干涉他人的私人事务。在某些情形下，它包括促成或维护他人自主选择的能力，同时帮助他们消除恐惧及其他破坏或干扰自主行动的因素。尊重意味着承认自主的个体的价值观和决定权，并使他们能够自主地采取行动，而对自主性的不尊重则涉及忽视、侮辱、贬低或无视他人自主行动权的态度和行为。

尊重自主原则强调的是广义的义务，它不存在类似"我们必须尊重他人的观点和权利，除非他们的思想和行动严重损害了另外的人"这样的例外条款。例外的情况应另外单独列明，但不是在原则本身中说明。不过，这一原则既包含消极义务又包含积极义务。消极义务要求自主行动不受制于他人的控制性约束。作为积极的义务，它要求在告知信息时应持尊重态度，且其他的行动也有利于促进自主决定。尊重自主原则要求从事涉及人的医疗和研究的专业人员有义务告知信息，寻求和确保受试者的理解和自愿，促成受试者的充分决定。正如当代一些康德主义者所主张的，把他人作为目的这一道德要求，要求我们帮助他人实现他们的目的，增强他们作为行动主体的能力，而不只是避免把他们仅仅视为实现我们目的的手段[1]。

尊重自主性的这些积极义务和消极义务，能够支持许多更具体的道德规则，其中一些为本书中所讨论的其他道德原则所证明。这些道德规则包括：说实话；尊重他人的隐私；保护机密信息；获得对患者实施干预的同意；应他人请求时，帮助他人做出重要决定。尊重自主原则只是初始规则，有时可能被其他竞争性的规则或道德因素所压倒。以下例子可以说明这一点：假如我们的自主选择危及公共健康、可能伤害无辜的他人或需要尚无资金购买的稀有资源，那么，他人就可以正当地限制我们行使自主权。总的来说，尊重自主原则无法确定一个人应当自由地知道什么或做什么，也无法确定什么是限制自主性的正当理由。例如，一名无法手术、无法治愈的癌症患者问医生："我没有得癌症，是吧？"医生撒谎说："你的身体和十年前一样棒。"医生的做法可能导致患者未来行为决策关键信息的缺失，违反了尊重自主的原则规范。[2]

尊重自主性的义务不适用于不能以充分自主的方式行事的人，也不适用于因不成熟、无行为能力、无知、被胁迫、被剥削等而无法实现自主的人。婴儿、非理性自杀者、药物依赖者都属于此列。这一立场不等于假定上述个体不该享有道德上的尊重，也即人们常说的对人的尊重。出生缺陷预防本质是解决有关人的生命价值和生命尊严问题，最终目的是服务人，因此出生缺陷预防措施的具体实施不可强行摊派、生硬灌输，出生缺陷知识的学习、预防措施的执行都要体现个体自主性，体现个人及其家庭深思熟虑的理性审慎。

在出生缺陷预防实践中，尊重自主原则要求各级出生缺陷预防的服务、检查和决策，都应在育龄人群或其监护人充分知情的基础上，由其自主选择预防方式。特别是涉及妊娠选择、疾病遗传检测、严重出生缺陷儿的治疗和处置等方面，包括科学备孕、婚前或孕前

---

[1] BEAUCHAMP T L, CHILDRESS J F. Principles of biomedical ethics(eighth edition)[M]. Oxford: Oxford University Press, 2019: 99-118.

[2] BEAUCHAMP T L, CHILDRESS J F. Principles of biomedical ethics(eighth edition)[M]. Oxford: Oxford University Press, 2019: 99-118.

医学检查、孕期用药和产前检查,等等[1]。特别是有关出生缺陷儿的认定、治疗和处置方面,一定是缺陷患儿所在家庭或父母的理性慎思后的自主性决定。出生缺陷一级预防主要解决遗传、环境与疾病表征之间的概率性联系,这种预测的不确定性,以及二级和三级预防措施的安全性和风险,特别是家族性遗传疾病的相关信息,都需要首先获得当事人或其法定代理人的充分知情和自由的同意,甚至是家族其他成员的知情同意。各级出生缺陷防治的服务、检查、防治和决策,都应在育龄人群或其监护人充分知情的基础上,由其自主决定。特别是涉及妊娠选择、疾病遗传检测、出生缺陷儿治疗和处置等方面。

3.6 有利原则

有利蕴含善意和仁慈的行动,包含友谊、慷慨和商量等行为品质。广义上的有利行为,包括所有以造福或促进他人福祉为目标的规范、情形和行为。因而,有利原则是指为他人的利益而行动的道德义务[2],是不伤害原则的更高要求。

在日常英语中,有利是指增进他人利益的行动或为他人利益行动的道德义务。有利原则确立了一个帮助他人增进其重要的合法利益的义务,也即我们不仅要避免伤害他人,更要为他人提供福利。但是,在从不伤害到提供福利的连续谱系中,那种泾渭分明的界限并不存在。其实,相对于不伤害原则来说,有利原则的要求更好,因为行为主体必须主动采取积极的帮助他人的措施,而并不仅仅是做到避免伤害。[3]

有利和仁慈在一些伦理学理论中居于核心地位。例如,效用主义是根据有利原则(效用原则)系统化地建构起来的,增进利益、预防和消除伤害、对一个行为可能带来的利益与该行为的成本以及可能造成的伤害进行权衡等义务,是生物医学伦理学的核心内容。然而,有利原则并非大得可以囊括其他所有原则。效用原则本身是积极有利原则的扩充。这种扩充是必要的,因为道德生活一般不提供只产生利益或消除伤害而不产生风险或不产生成本的机会。正确地说,有利原则一般要求人们确定哪些行为产生的利益足以保证花费的成本是值得的。这一原则也仅限于用来权衡各种可能的行为结果——利益、伤害和成本——以获得最高的净利益。

有利原则在许多方面不同于不伤害原则。不伤害原则是对行为的消极禁止,必须不偏不倚地遵守以及是法律禁止某些行为的道德理由。相反,有利规则表现出对行为的积极要求,不必总是不偏不倚地遵守以及当行为主体未能遵守原则时,很少(如果有的话)成为法律惩罚的理由。[4] 不偏不倚地遵守原则,是特别重要和值得额外关注的。道德禁止我们给任何人造成伤害(一个完全的义务)。然而,道德要求我们帮助或有益于那些与我们有特

---

[1] 国家卫生健康委员会.国家卫生健康委办公厅关于印发出生缺陷防治健康教育核心信息的通知[EB/OL].(2019-09-10)[2022-04-13].http://www.nhc.gov.cn/fys/s3589/201909/2fbd5a17986c4f3ba6c8f4e0d1527411.shtml.
[2] BEAUCHAMP T L, CHILDRESS J F. Principles of biomedical ethics(eighth edition)[M]. Oxford:Oxford University Press, 2019:9-112, 217-220, 327-340.
[3] 李伦等.生命医学伦理原则[M].北京:北京大学出版社,2014,8:161-188.
[4] 李伦等.生命医学伦理原则[M].北京:北京大学出版社,2014,8:161-188.

殊关系的人，但极其普遍的是，道德不要求我们帮助或有益于那些与我们没有特殊关系的人。因此，道德要求我们对那些与我们有特殊关系的人不偏不倚地展示我们的仁慈（一个不完全的义务）。这些区别不是武断的。在任何时候对所有人进行不伤害的行为是可能的，但是，对所有人都做有利的行为通常是不可能的。因此，给他人造成伤害的行为是（初始）不道德的，但是，对某人不做有利的行为通常并非不道德。尽管如此，我们有义务不偏不倚地遵守一些有利原则，如要求在冒着最低风险的情况下努力援救陌生人的原则。甚至，对不援救陌生人进行法律惩罚也可能是正当的。

各种有利原则不仅确立了多种义务，而且这些义务非常强大，以至于这些义务有时凌驾于不伤害义务之上。例如，有利义务要求我们满足效用原则的要求：如果我们可以通过造成微小伤害而产生巨大利益，或者给大多数人带来巨大利益而仅给少数人造成微小伤害，那么有利原则可能高于一切。例如，许多公众健康项目，如预防接种，虽给极少数比例的人带来了伤害，但给绝大多数人带来了巨大利益。强制性征税从而保障贫困人口医疗费用的措施，可能危害到了纳税人的利益，但这是正当的。如果没有有利义务，而只有关于有利的道德理想，那么，这样的行为就是不正当的。因此，不伤害规则不一定凌驾于有利原则之上，或总是比有利原则更优先。[1]

生命医学伦理学中的另外一个核心问题是，尊重患者自主是否比有利原则更为优先？病人自主权的支持者认为，医生对病人有透露信息、寻求同意、保密和保护隐私等义务，这主要是由尊重病人自主原则确立的。其他人则认为，专业人员的义务性有利原则是这些义务的根据。对这些人来说，医生的主要义务是为病人的医疗利益服务，而不是鼓励病人自主决定。自主模式的支持者和有利模式的支持者之间的争论常常一片混乱，是因为没有区分关于有利原则的两种观点：有时有利原则被看作是与尊重自主原则相对的，有时有利原则又被看作与病人的自主选择是一致的（在病人的偏好有助于确定何谓医疗利益的意义上）。例如，主张有利模式优越的两位代表人物佩莱格里诺（Edmund Pellegrino）和托马斯玛（David Thomasma）认为，"病人的最佳利益与他们的偏好密切相关"，从病人的偏好可以"推出我们对病人的主要义务"。有利模式的这一表述与自主模式的表述似乎差不多。如果病人的偏好可以单独决定医生有利行为的义务内容，那么，优胜者是尊重自主原则，而非有利原则[2]。

然而，在别的地方，佩莱格里诺和托马斯玛将有利原则的含义和权威看成与病人的偏好无关（并与病人的偏好可能冲突）："自主和家长主义二者都可以被有利行为之义务取代……在真实的临床医学王国里，除了为病人最佳利益服务的命令之外，没有其他任何绝对的道德原则。"[3]然后，他们提出了有利原则可以正当地压倒病人自主权的几种情况，理由是病人做了不负责任的选择。例如，"如果'病人'拒绝使用青霉素治疗肺炎球菌脑膜炎或流行性脑脊髓膜炎，那就是错误地行使自主权"。后一种感染有生命危险，并且可能产生严重的中枢神经系统损伤。佩莱格里诺和托马斯玛认为，在这个案例中，拒绝治疗是

---

[1] 李伦等. 生命医学伦理原则[M]. 北京：北京大学出版社，2014，8：161-188.

[2] BEAUCHAMP T L, CHILDRESS J F. Principles of biomedical ethics(eighth edition)[M]. Oxford: Oxford University Press, 2019: 217-230.

[3] 李伦等. 生命医学伦理原则[M]. 北京：北京大学出版社，2014，8：161-188.

不负责任的，因此，富有爱心的医生应该否决病人的拒绝决定。我们认为，这是关于有利模式的一个强有力的辩护。关于在医疗实践中哪个原则或模式具有压倒性的争论，是不能通过以线性的方式论证一个原则可以压倒另一个原则或论证一个原则是决定原则来解决的。[1] 无论患者还是医生都没有居第一位的、高于一切的权威；在生物医学伦理学中不存在高于一切的原则，即使为患者最佳利益服务的义务也不是。

出生缺陷三级预防中的安全性涉及多个方面，如疾病预测的准确性、孕期疾病干预的科学性和有效性、新生儿治疗的安全性等，总体来说包括个人生命健康安全、疾病信息安全、个体权利安全、家族遗传信息安全以及种族或国家遗传资源安全等方面。由于不同地区民众受教育程度和医学水平差异，出生缺陷预防意识和检测能力会有所不同，特别是随着国家二孩政策的实施和流动人口的增加，高龄孕产妇数量不断提升，因此，有关群众优生优育、生殖健康的科学知识的普及应因地制宜，预防应注重效率，必要时还应对一级预防的效果和社会经济效益进行科学评估，强调预防工作的综合效用。特别是贫困地区、贫困人口以及出生缺陷高危人群，更应成为出生缺陷预防工作的重点对象。我们认为，在出生缺陷预防实践中，有利原则要求政府的优生优育政策、医疗卫生机构的质量控制与管理以及医务人员的出生缺陷预防措施，都应致力于为他人增利，并减少不必要的伤害或风险。例如，出生缺陷各级预防都应避免、减少或减轻缺陷或致残，以人民为中心[2]，以防治增利为目的，避免商业化，保障孕妇、新生儿健康获益最大化。

3.7 隐私保护原则

隐私是自然人的私人生活安宁和不愿为他人知晓的私密空间、私密活动、私密信息[3]。隐私主要包括信息隐私、生理隐私、决策隐私、关系或交往隐私等，而信息隐私是生命医学伦理学最经常强调的[4]。个人信息是以电子或者其他方式记录的能够单独或者与其他信息结合识别特定自然人的各种信息，包括自然人的姓名、身份证件号码、生物识别信息和健康信息等[5]，人类遗传资源材料和人类遗传资源信息[12]，以及医疗信息等。保密是信息隐私的基本要求，如果某些信息未经当事人授权被泄露或公开，则会发生侵犯隐私权的情况。医务人员有保护个体信息隐私的初始义务，除非出现另外一个压倒性义务，也即隐私保护并非绝对义务，但披露相关信息需要遵守严格的限定条件。

20 世纪 20 年代，美国最高法院采用宽泛的"自由"利益来保护家庭在子女抚养和教育

---

[1] 李伦等. 生命医学伦理原则[M]. 北京：北京大学出版社，2014，8：161-188.
[2] 国务院. 中共中央 国务院关于优化生育政策促进人口长期均衡发展的决定[EB/OL]. (2021-07-20)[2022-04-13]. http://www.gov.cn/zhengce/2021-07/20/content_5626190.htm.
[3] 中华人民共和国中央人民政府. 中华人民共和国民法典[EB/OL]. (2020-06-01)[2022.07.03]. http://www.gov.cn/xinwen/2020-06/01/content_5516649.htm.
[4] BEAUCHAMP T L, CHILDRESS J F. Principles of biomedical ethics (eighth edition) [M]. Oxford: Oxford University Press, 2019: 9-112, 217-220, 327-340.
[5] BEAUCHAMP T L, CHILDRESS J F. Principles of biomedical ethics (eighth edition) [M]. Oxford: Oxford University Press, 2019: 9-112, 217-220, 327-340.

等方面的决策。后来，它采用了"隐私"这一术语，并扩展了个人和家庭在家庭生活、子女养育等其他个人选择领域中的利益。1965年的格里斯沃尔德（Griswold）诉康涅狄格州案（Griswold v. Connecticut），开创了一个先例，即隐私权不仅保护个人信息不让他人知悉，同时也保护个人和家庭的决策与行动不受政府的干涉。安尼塔·艾伦（Anita Allen）区分了四种形式的隐私：信息隐私，这是生命医学伦理学经常强调的；生理隐私，关注的是人及其个人空间，后者常被称为位置隐私；决策隐私，涉及的是个人的选择；专属隐私，强调的是人的财物利益，如个人的肖像或生物材料；关系或交往隐私，包括家庭或其他亲密关系[1]。因此，隐私保护是指，保护个体不愿意被他人获悉或知道的，与公共利益没有关系的私人信息或空间的权利。隐私与个人的羞耻心有关，包括个人秘密、生存与活动空间，私人活动的领域，等等。隐私保护体现出了对人的基本尊重，隐私还是个体人格和尊严形成的基础，对于个人自主和自治意义重大。[2]

关于隐私权的论证，其中有三种论证值得关注。第一种论证是把隐私权归结为一组权利的集合，隐私权是从这些权利派生出来的。朱迪思·汤姆森认为，这组人身权和财产权包括不被窥视，不被窃听，不被施加痛苦（如通过公开某些信息），不被伤害、伤心或折磨（如千方百计获取某些信息）的权利，等等。然而，汤姆森的观点是以几种所谓的基本权利为基础的，而这些基本权利本身都还没有一个确切的地位，例如不被窥视的权利。我们无法肯定这些所谓的权利中的每一个都是一个权利，更为重要的是，隐私权可能是其中某些权利的基础，而非相反。事实上，侵犯每一个这样的"基本"权利都是错误的，因为它涉及不正当地接近个人，也就是说，侵犯了隐私权[3]。

第二种论证是通过明确隐私规则能够实现的种种目的，强调隐私和隐私权的工具价值。更具体地说，各种后果论，包括效用主义，都是根据隐私规则能够实现诸如个人发展、建立和维系亲密的社会关系以及表达个人自由等目的的工具价值来论证隐私规则的正当性的。例如，弗里德认为，隐私是维系尊重、爱、友谊和信任等亲密关系的必要条件。我们不否认隐私具有这样的工具价值；我们通过允许某些接近我们的方式而拒绝另一些接近我们的方式来建立和维系各种关系。但是，我们质疑隐私的工具价值是否是隐私权正当性的最基本的论证。我们认为，最基本的论证是第三种论证，该论证是以尊重自主原则为基础的。通常情况下，尊重他人是指尊重他人的自主意愿，包括不被窥视、接触和侵扰等方面，隐私要求也因而特指对抗未经授权的正当要求。这些权利是通过与尊重自主原则所规定的义务相关的自主选择权来论证的。尊重自主原则包括尽可能地决定在个人身上——个人的身体、个人的生活信息、个人的秘密等——将发生什么的权利。当个人自愿准许他人以某种方式接近自己时，其行为是行使隐私权，而不是放弃隐私权。例如，为了诊断和治疗，我们准许医生接近我们，这就是行使控制接近的权利，这种权利包括准许或拒绝接近的权利。接近方式的不同并不会改变这个结论。例如，医生可能需要了解某些个人隐私活动的经历、接触我们的身体、直接或通过各种仪器观察或听诊我们的身体、检验我们的血液，

---

[1] BEAUCHAMP T L, CHILDRESS J F. Principles of biomedical ethics (eighth edition) [M]. Oxford: Oxford University Press, 2019: 337-342.

[2] 李宗芳, 张欣. 医学伦理学实践[M]. 北京: 人民卫生出版社, 2021, 01: 112-118.

[3] 李伦等. 生命医学伦理原则[M]. 北京: 北京大学出版社, 2014, 8: 248-252.

等等。面对精神病治疗医生，我们会透露我们最隐秘的想法、情感、梦和幻想。在这些情况中，我们通过减少隐私来行使隐私权，以达到其他目的[1]。

有一个例子可以表明我们将如何细化隐私规则和隐私权以及通过权衡隐私利益与其他利益，侵犯隐私可能也是正当的。比如 HIV 感染的筛查和检测，包括强制的和自愿的 HIV 筛查。艾滋病的流行已经导致了全世界数百万人的死亡，造成了人们巨大的痛苦。截至 1999 年 6 月 30 日，向美国疾病控制中心报告的艾滋病死亡人数已超过 420000 人，估计有 650000 至 900000 名美国居民是 HIV 感染者，其中有超过 200000 人不知道自己是感染者。初看，筛查似乎是一个很好的公共健康策略。然而，我们要问的是，社会计划用 HIV 抗体阳性者的个人信息做什么。没有证据表明病毒是通过偶尔的接触传播的，大多数的传播发生在当事人受隐私保护的、双方同意的亲密关系之中。人们习惯将 HIV 抗体的个体检测与人群筛查区分开来，但我们仍将使用筛查这个术语来涵盖这两种情况。能够识别个体身份的筛查必然会导致一定程度的隐私丧失，因为有些人可以获悉这些隐私信息。如果检测是匿名的，隐私的丧失就不会发生。

表 3-1 HIV 感染的筛查范围与授权方式

		授权方式	
		自愿的	强制的
筛查范围	普遍性的	1	2
	选择性的	3	4

HIV 感染的筛查范围与授权方式见表 3-1。目前还没有充足的正当理由要求在公共政策中实施第 1 种或第 2 种筛查。自愿的普遍筛查依靠的是鼓励而不是强迫，因此不会侵犯任何隐私和自主的道德权利。但是，目前的证据无法论证自愿的或强制的普遍筛查的正当性。普遍筛查对保护公共健康并非必要；在参与高风险行为的人群之外 HIV 感染并没有广泛传播；在 HIV 感染低发人群或地区进行筛查会导致高假阳性率；普遍筛查耗资巨大，且成本效益低[2]。

但是，如果各种条件发生变化，例如，如果疾病的扩散导致高危人群的识别非常困难；如果许多人因为他们的伴侣没有将其受感染的信息告诉他们而被感染；如果改进的新技术可以无须过多费用就能大大降低检测的假阳性率和假阴性率；如果研制出了更加有效的抗艾滋病药物；如果筛查项目的成本效益大大提高了；如果社会政策降低了已识别的 HIV 阳性者的社会心理风险，那么，反对第 1 种和第 2 种筛查的做法就会颠倒过来。因此，我们的立场是原则上不反对普遍筛查，但是，对 HIV 感染进行普遍筛查目前还没有正当的理由[3]。

第 3 种即自愿的选择性筛查是正当的，尤其是对那些涉及不安全的性行为、共用毒品

---

[1] 李伦等. 生命医学伦理原则[M]. 北京：北京大学出版社，2014，8：248-252.
[2] 李伦等. 生命医学伦理原则[M]. 北京：北京大学出版社，2014，8：248-252.
[3] 李伦等. 生命医学伦理原则[M]. 北京：北京大学出版社，2014，8：248-252.

静脉注射针头的人而言。但是，仍然存在悬而未解的问题，例如，应当鼓励谁接受检测，谁应当承担这些费用，应该提供什么样的检测前后的咨询服务，以及什么样的情况使做出接受检测的决定是合理的。选择的合理性尤为重要，因为我们必须了解和权衡HIV筛查带来的巨大益处和风险。如果我们假设检测结果是准确的，那么，检测给检测结果为阴性（血清反应呈阴性）的人可能带来的益处包括消除疑虑，提供规划未来的机会，以及促使其改变行为、避免感染的动力。给检测结果为阳性（血清反应呈阳性）的人可能带来的益处包括更迅速的后续治疗，更早地接受抗逆转录病毒药剂，预防或治疗相关疾病，保护其爱人，以及更清晰地认识未来。对血清反应呈阴性的人来说，HIV检测不存在重大风险，但是，对血清反应呈阳性的人来说存在着巨大风险。这些风险既有心理的，也有社会的，二者相互作用。心理风险包括忧虑和沮丧，以及比总体人口更高的自杀率。社会风险包括羞辱、歧视和泄密。社会可以通过建立严格的规则防止泄密，禁止在住房、就业和保险等方面的歧视行为，从而大大减少这些风险[1]。

第四种，其中有些强制的选择性筛查政策是合理的。将其中某些做法称为最严格意义上的强制是不恰当的，因为个人通常可以选择是否进入这种强制性的场合或机构，如自愿服兵役。只要有人参与了给其他无法避免这些风险的人带来风险的行为或行动，有条件的强制筛查是正当的。这样的行为包括血液捐献、精子捐献和器官捐献。对孕妇和新生婴儿进行筛查的政策也会产生伦理问题。对新生儿进行强制性HIV筛查的正当性的论证与美国各州业已实施的对新生儿进行多种遗传病强制筛查的论证相似。各州实施了筛查严重遗传病的政策，因为症状出现之前的干预能够以合理的成本效益比预防危害。新生儿HIV筛查可以用类似的理由来论证，因为我们可以采取更多的措施来延长被感染的新生儿的预期寿命，提高其生命质量[2]。

多年来，母婴传播HIV的风险在25%至30%之间，在关于感染HIV的妇女继续妊娠是否在道德上负有责任以及医生应该提供什么样的建议等问题上存在争议。虽然社会能够就这种情况中道德上负责任的选择达成一致意见，但由于隐私的道德约束，义务的依法履行仍然会呈现更多的问题。例如，研究者进行一项临床试验，来确定叠氮胸苷（AZT）是否能够降低围产期的艾滋病传染率。试验结果表明，在孕期和产后使用AZT能够将传染率降低2/3，即从25%~30%降低到8%。政策争论的条件发生了变化，因为如果孕妇知道自己是HIV感染者并且服用AZT，就有可能极大地降低将HIV传染给腹中胎儿的风险。然而，促成强制性产前检测的努力可能起不了作用，甚至会起反作用。例如，对居住在HIV感染率高的地区、到医院就诊的所有孕妇进行强制性筛查，将置这些妇女于社会风险之中。最尊重孕妇的自主和隐私、最有可能产生令人满意的结果的政策是：在向孕妇提供HIV检测服务的同时，给她们提供相关信息、适当的咨询和支持性的服务，其中最重要的是使她们获得AZT。在公共机构的环境中，也会产生相关问题。在这些机构中，个人进入和离开这些机构的自由程度不一，控制接触风险人群的程度不一。例如，目前对外交部门的求职者、官员、他们的家属，或者进入美国劳工部免费职训团（U.S. Job Corps）的年轻人进行强制筛查的政策在道德上是正当的，这是值得怀疑的。除了体液暴露可能传播病毒的工作场

---

[1] 李伦等.生命医学伦理原则[M].北京：北京大学出版社，2014，8：248-252.
[2] 李伦等.生命医学伦理原则[M].北京：北京大学出版社，2014，8：248-252.

所，在其他工作场所进行强制筛查也是不合适的[1]。

在出生缺陷预防实践中，隐私保护原则要求，一般情况下，出生缺陷防治相关机构和人员有保护服务对象的信息隐私的义务，这些信息包括健康数据、检测结果和生物样本信息等，细指身份和住址、所患遗传疾病、家族遗传信息、生物样本及检测信息、胎儿/患儿的出生缺陷等信息。针对区域重大、高发的出生缺陷疾病，开展出生缺陷高危人群流行病学调查和人群监测，建立高危人群监测档案和高危人群数据库，系统收集高危人群家族信息，分析发病原因并进行有效干预，成为有效预防出生缺陷的重要工作。但在此过程中涉及的个人或家族遗传和缺陷等敏感信息，可能发生泄漏，最大化保护个人和家庭隐私权利，保护个体健康权益和公众健康福利成为一个不可忽视的焦点主题。

综上所述，原则只是出生缺陷预防的规范性指引，其功能的发挥和价值的实现，必须依靠具体情境中不同原则间的相互配合和系统权衡，原则之间的取舍和遵守秩序、价值理念的凸显和悬置隐蔽，以及伦理原则与法律效力的合理对接，都需要我们结合具体情境、借助反思平衡理念进行反复的取舍和权衡。

---

[1] 李伦等.生命医学伦理原则[M].北京：北京大学出版社，2014，8：248-252.

第 2 篇

孕前及孕早期综合干预资源的统筹与分配

引 言

案例

西德尼·艾伯特(Sidney Abbott)需要补一颗牙,但当她告诉缅因州班戈市(Bangor)伦迪穆·布瑞登(Random Bragdon)医生她是 HIV 阳性之后,医生拒绝在办公室实施这一手术。医生告诉她,愿意在医院里为她补牙,但她拒绝了。之后,她提出了诉讼请求,声称因为拒绝为她进行治疗,布瑞登医生已经违反了美国的残疾人法案。这个法案禁止对"残疾"的歧视,并扩展到公共住房、就业、住宿及服务领域。

但是,一个人能够像艾伯特那样,没有出现任何与艾滋病(acquired immune deficiency syndrom, AIDS)有关的虚弱症状,却被认为是残疾的吗?根据相关法令,如果有"身体或精神上的损伤,限制了一种或多种主要生命活动",或者是他们被认为是有这样的损伤,才被认为是有残疾的人,但法令中没有引用病例,也没有列举出疾病或残疾的状况。

艾伯特的歧视起诉得到了缅因州法院及美国波士顿诉讼法庭的支持,诉讼法庭认为艾伯特是有残疾的,因为她的 HIV 状况已经使她不能生育孩子。她举出了她害怕在妊娠过程中把病毒传染给孩子的证据以及她担心自己不能活得久以帮助孩子长大的证据。因此,她在生育这一主要的生命活动方面受到了实质性的限制。

布瑞登医生向最高法院提出了诉讼请求。他的辩护律师的立场是,根据成文法的意思,生育不是一个"主要的生命活动"。而且,那些 HIV 阳性的人可以选择不生育孩子,但争论的焦点是,他们不能把道德决定与身体残疾混淆在一起。

一个名为"平等就业顾问委员会"的商业组织,提交了一份文件摘要来支持布瑞登医生。该摘要声称,把生育当作一个主要的生命活动将意味着把所有不管是因为何种原因而不能生育孩子的人看作是残疾的,那么,绝经妇女和任何不孕症妇女都将被算作是有残疾的。

布瑞登医生的律师也辩解道,因为法律把一个对别人的健康或安全造成直接威胁的残疾人与其他以同样方式被对待的人区别开了,所以,布瑞登医生决定不在他的办公室里为艾伯特实施手术是正确的。

美国医学协会与美国牙科协会(American Dental Association, ADA)提交的文件摘要称,HIV 阳性病人能够在医院或牙医诊所里被安全地实施手术,只要采取标准的程序来预防感染就可以了。但是,美国牙科协会继续说,生育不是一个主要的生命活动,而且更重要的是,对每一个残疾病例应该进行个性化的评估。

最高法院还没有裁决一例关于 AIDS/HIV 问题的个案。在其中考虑到了一个新的因素,那就是在 HIV 感染的人群中,使用联合治疗药物来预防 AIDS 症状的出现取得了成功。如果感染不再被看作是不可逃脱的死亡判决,而是成了一种长期但可以治疗的疾病,像糖尿病或风湿性关节炎一样,那么对待那些 HIV 阳性的人的态度是否将会改变呢?[1]

上述案例将艾滋病感染视为社会构建下的疾病。社会构建理论认为,由于外界社会和环境、社会舆论和气氛等外在因素等,部分残障人士无法主动地或者不能完全意义上地参与社会生活,无法像非残障人士那样共同参与社会活动。[2] HIV 感染者/AIDS 患者由于生理上的不适导致社会活动不便和被外界强加的"残缺""非正常人"等标签,不能仅仅将其理解为他们自身的条件限制,要知道,是社会没有设法为这些需要特别关注的群体搭建社会生活平台,这样,HIV 感染者/AIDS 患者就被贴上难以融入社会的"残障"标签。

上述案例争论的焦点是能否把道德决定与身体残疾混淆在一起,HIV 感染者/AIDS 患者是否具有生育权和在生育方面享受哪些道德权利?我国《妇女权益保障法》规定:"妇女有按照国家有关规定生育子女的权利,也有不生育的自由。"[3] 此法表明,夫妇享有生育权,但没有涉及特殊群体的生育权。《中华人民共和国母婴保健法》(以下简称《母婴保健法》)则对 HIV 感染者/AIDS 患者生育权进行了详细规定,《母婴保健法》第八条提到,"婚前医学检查包括对下列疾病的检查:(一)严重遗传性疾病;(二)指定传染病;(三)有关精神病。"[4] 第三十八条解释本法用语,"本法下列用语的含义:指定传染病,是指《中华人民共和国传染病防治法》中规定的艾滋病、淋病、梅毒、麻风病以及医学上认为影响结婚和生育的其他传染病"。[5] 第九条规定:"经婚前医学检查,对患指定传染病在传染期内或者有关精神病在发病期内的,医师应当提出医学意见;准备结婚的男女双方应当暂缓结婚。"[6]

由此可见,《母婴保健法》对"婚前保健"做出细致规定,而婚前保健属于出生缺陷防治一级预防,即病因预防,"针对疾病发生的生物、物理、化学、社会、心理等因素,提出的综合性预防措施"。[7] 这一级预防措施有着针对范围广泛、投资相对少、成本效益高等特点,主要内容包括卫生立法、环境保护、健康促进或健康教育、改变不良生活习惯、主动远离健康危险因素等,更加具有特异性的预防措施还包括计划免疫、职业预防、对高危人群的保护等。[8]

---

[1]蒙森.干预与反思:医学伦理学基本问题[M].林侠,译.北京:首都师范大学出版社,2010.
[2]Enquiries Centre Human Resources Development Canada. Defining disability: a complex issue [M]. Gatineau Quebec: Human Resources Development, Canada, 2003: 6.
[3]中国人大网.中华人民共和国妇女权益保障法[EB/OL].(2021-10-29)[2022-06-15].http://www.gov.cn/guoqing/2021-10/29/content_5647634.htm.
[4]国务院.中华人民共和国母婴保健法[EB/OL].(2021-10-29)[2022-05-14].http://www.gov.cn/guoqing/2021-10/29/content_5647619.htm.
[5]国务院.中华人民共和国母婴保健法[EB/OL].(2021-10-29)[2022-05-14].http://www.gov.cn/guoqing/2021-10/29/content_5647619.htm.
[6]国务院.中华人民共和国母婴保健法[EB/OL].(2021-10-29)[2022-05-14].http://www.gov.cn/guoqing/2021-10/29/content_5647619.htm.
[7]由娟.疾病预防控制的关键是全民健康教育[J].现代预防医学,2005(11):152-153.
[8]刘珍,周阳文,李小洪,等.出生缺陷防控健康教育专家共识[J].中国妇幼保健,2022,37(05):775-779.

第 4 章
相关的公共政策概况

出生人口健康受多种因素的影响,它不仅是一个医学领域的问题,更是一个公共卫生问题和公共政策问题。对出生人口健康的研究是为了更全面地理解人在出生初期所面临的各种显在的和潜在的健康风险因素,使我们对现有的公共卫生服务体系在促进人口健康方面的能力有一个更透彻的认识,而对公共卫生政策的研究使我们能够更清楚地认识到如何进一步完善相关领域防治政策以促进出生人口健康。[1] 在出生人口健康方面,公共卫生政策会随着生理、心理、社会、环境大健康模式做出相应的战略改变。

4.1 国家层面出生缺陷政策的战略转变

在20世纪90年代,全国各地出生缺陷发病率持续攀高,缺陷儿数量剧增,对个体家庭和社会经济造成了沉重负担,出生缺陷预防和干预成为亟待解决的公共卫生问题和社会问题。为实现出生缺陷干预"降低出生缺陷发病率、降低缺陷儿出生率、提高出生缺陷干预水平"的总体目标,我国政府从20世纪90年代起做了大量的实效工作,颁布了一系列的法律法规和条例文件。[2] 中国结合本国的需求和宏观环境,就推进和强化出生缺陷防治工作,出台了内容、形式各异的规制文本,并根据规制文本的要求推进规制活动,主要聚焦提供安全、有效、适宜的出生缺陷防治服务[3],从"三级预防"的角度,实现避免、减少严重出生缺陷患儿降生,减轻已降生出生缺陷患儿的疾病负担,提升其生活质量的目标。

《中华人民共和国国民经济和社会发展第十个五年计划纲要》对出生缺陷防治做了相关阐述,第十三章"控制人口增长,提高人口素质"中指出,这个时期人口政策是坚持计划生育的基本国策,"稳定现行生育政策,保持低生育水平"。同时,"提倡优生优育,大力开展计划生育服务,改善基层服务条件,开展生殖健康教育和服务。以预防农村地区高发先天性疾病为重点,明显降低出生缺陷发生率"。[4] 《中华人民共和国国民经济和社会发展

---

[1] 孙佳美. 上海出生人口健康及公共卫生政策研究[D]. 上海:复旦大学, 2014.
[2] 厉传琳. 我国产前诊断和筛查技术服务的规制研究[D]. 上海:复旦大学, 2014.
[3] 厉传琳. 我国产前诊断和筛查技术服务的规制研究[D]. 上海:复旦大学, 2014.
[4] 国务院. 中华人民共和国国民经济和社会发展第十个五年计划纲要[EB/OL]. (2001-03-15)[2022-04-18]. http://www.gov.cn/gongbao/content/2001/content_60699.htm.

第十一个五年规划纲要》第三十八章"全面做好人口工作",强调"普及优生优育知识,实施计划生育生殖健康促进计划,加大出生缺陷干预力度,鼓励婚前和孕前医学检查,预防和控制先天性感染、遗传性因素对出生人口健康的影响。采取综合措施有效治理出生人口性别比升高的问题"。[1]《中华人民共和国国民经济和社会发展第十二个五年规划纲要》依旧是在"加强计划生育服务"中提到,"加大出生缺陷预防力度,做好健康教育、优生咨询、高危人群指导、孕前筛查、营养素补充等服务工作,降低出生缺陷发生率和农村5岁以下儿童生长迟缓率"。[2]

为提高生活质量和出生人口素质,根据《中华人民共和国母婴保健法》《中华人民共和国母婴保健法实施办法》及相关法律、法规,制定婚前保健工作规范。2002年《婚前保健工作规范(修订)》指出婚前保健服务内容,包括婚前医学检查、婚前卫生指导、婚前卫生咨询。还涉及婚前保健服务机构及人员的管理,婚前保健服务工作的管理等内容。其中特别提到关于"婚前卫生指导方法","由省级妇幼保健机构根据婚前卫生指导的内容,制定宣传教育材料。婚前保健机构通过多种方法系统地为服务对象进行婚前生殖健康教育,并向婚检对象提供婚前保健宣传资料。宣教时间不少于40分钟,并进行效果评估"。[3] 2005年《中华人民共和国母婴保健法实施办法》第六条规定,"各级人民政府应当将母婴保健工作纳入本级国民经济和社会发展计划,为母婴保健事业的发展提供必要的经济、技术和物质条件,对少数民族地区、贫困地区的母婴保健事业给予特殊支持"。[4] 对我国境内从事母婴保健服务活动的机构及其人员的具体操作进行了规定。对于相关医疗卫生机构来说,界定了母婴保健技术服务包括的事项,婚前保健的内容,并对申请从事婚前医学检查的医疗、保健机构应具备的资质进行了相应的规定。2009年《新生儿疾病筛查管理办法》指出,新生儿疾病筛查是提高出生人口素质、减少出生缺陷的预防措施之一。省、自治区、直辖市人民政府卫生行政部门负责本行政区域新生儿疾病筛查的监督管理工作,建立新生儿疾病筛查管理网络,组织医疗机构开展新生儿疾病筛查工作。[5] 2012年9月,中华人民共和国卫生部发布了《中国出生缺陷防治报告(2012)》。对我国出生缺陷发生现状和过去预防措施成效进行了全面梳理,并从多角度提出了出生缺陷的防治策略。

在"十五"到"十二五"期间,国家关于出生缺陷防治相关法律法规较少,但也处于不断完善和更新的过程中。2015年全国免费孕前优生健康检查目标人群覆盖率达到96.5%,孕产妇系统管理率达到91.4%,新生儿遗传代谢病和听力障碍筛查率分别达到91.4%和77.4%。部分重大高发出生缺陷疾病围产期发生率出现下降,2015年神经管缺陷、总唇裂、肢体短缩、脑积水等出生缺陷单病种发生率降幅与2007年相比分别达到70%、45%、

---

[1]国务院.中华人民共和国国民经济和社会发展第十个五年计划纲要[EB/OL].(2001-03-15)[2022-04-18].http://www.gov.cn/gongbao/content/2001/content_60699.htm.

[2]国务院.国民经济和社会发展第十二个五年规划纲要[EB/OL].(2001-03-16)[2022-04-18].http://www.gov.cn/2011lh/content_1825838_9.htm.

[3]国务院.婚前保健工作规范(修订)[EB/OL].(2001-08-23)[2022-04-11].http://www.gov.cn/banshi/2005-08/23/content_25506.htm.

[4]国务院.中华人民共和国母婴保健法实施办法[EB/OL].(2001-08-01)[2022-04-13].http://www.gov.cn/banshi/2005-08/01/content_19126.htm.

[5]新生儿疾病筛查管理办法[N].健康报,2009-03-05(007).

44%和14%;广东、广西等省区地中海贫血发生率明显下降。[1] "十二五"以来,我国卫生计生部门通过实施免费孕前优生健康检查、增补叶酸预防神经管缺陷、贫困地区新生儿疾病筛查等项目,积极普及优生知识,鼓励开展婚前医学健康检查,推进孕前优生健康检查,不断扩大产前筛查和产前诊断人群覆盖面,出生缺陷防治工作取得明显进展和成效。

我国计划生育政策实施有力,在控制人口过快增长方面取得举世瞩目的成就。自"十三五"开始,我国开始将重点由控制人口数量逐渐转变为提高人口素质。"十三五"实施以来,我国关于出生缺陷预防方面的法律法规也不断完善。《中华人民共和国国民经济和社会发展第十三个五年规划纲要》(以下简称《十三五规划》)提出,"加强出生缺陷综合防治,建立覆盖城乡居民,涵盖孕前、孕期、新生儿各阶段的出生缺陷防治免费服务制度。全面提高妇幼保健服务能力,加大妇女儿童重点疾病防治力度,提高妇女常见病筛查率和早诊早治率,加强儿童疾病防治和预防伤害。全面实施贫困地区儿童营养改善和新生儿疾病筛查项目。婴儿死亡率、5岁以下儿童死亡率、孕产妇死亡率分别降为7.5‰、9.5‰、18/10万"。[2]《十三五规划》已经对加强妇幼卫生保健及生育服务作了细致要求,并提出具体目标。

2016年《"健康中国2030"规划纲要》提出要"加强重点人群健康服务",并将"提高妇幼健康水平"重点体现出来。一方面要加强出生缺陷综合防治,构建覆盖城乡居民,涵盖孕前、孕期、新生儿各阶段的出生缺陷防治体系。实施健康儿童计划,加强儿童早期发展,加强儿科建设,加大儿童重点疾病防治力度,扩大新生儿疾病筛查,继续开展重点地区儿童营养改善等项目。另一方面,提高妇女常见病筛查率和早诊早治率。实施妇幼健康和计划生育服务保障工程,提升孕产妇和新生儿危急重症救治能力。

《中华人民共和国母婴保健法》(以下简称《母婴保健法》)最早于1994年10月27日第八届全国人民代表大会常务委员会第十次会议通过。2017年11月4日第十二届全国人民代表大会常务委员会第三十次会议修订的《母婴保健法》对婚前保健、孕产期保健的相关内容进行了明确规定,界定了婚前保健服务的内容和重要疾病检查项目、孕产期保健服务的主要内容,终止妊娠的情形。《母婴保健法》将婚前医学检查作为母婴保健专项技术服务之一。

2018年国家卫生计生委印发了《全国出生缺陷综合防治方案》,它主要由五个部分组成。一是防治现况。总结防治工作取得的进展和成效,分析了目前存在的主要问题。二是总体要求。明确开展出生缺陷防治工作应该坚持的基本原则,确定了工作总目标和2022年具体目标。三是防治措施。提出落实出生缺陷一级、二级和三级预防措施,加强监督管理,减少出生缺陷发生、严重出生缺陷儿出生和先天残疾发生。四是支撑与保障。要求强化网络建设、人才培养、经费投入、科研和信息支撑,提升防治服务能力和水平。五是组织实施。强调加强组织领导、社会宣传和考核评估,推进各项措施落实。[3]

---

[1]张黎明.在更有力的法律和政策支撑下切实加强出生缺陷防治工作[J].中国计划生育学杂志,2017,25(01):5-7.
[2]国务院.中华人民共和国国民经济和社会发展第十三个五年规划纲要[EB/OL].(2016-03-17)[2022-04-13]. http://www.gov.cn/xinwen/2016-03/17/content_5054992.htm.
[3]国家卫生健康委员会.全国出生缺陷综合防治方案[EB/OL].(2018-09-01)[2022-04-13]. http://www.nhc.gov.cn/jnr/gfxwjm/201809/9644ce7d265342779099d54b6962a4e0.shtml.

2019年全国人民代表大会通过的《中华人民共和国基本医疗卫生与健康促进法》指出，在基本医疗服务内容中，国家发展妇幼保健事业，建立健全妇幼健康服务体系，为妇女、儿童提供保健及常见病防治服务，保障妇女、儿童健康。国家采取措施，为公民提供婚前保健、孕产期保健等服务，促进生殖健康，预防出生缺陷。[1] 在界定医疗卫生机构的职责时特别提出，专业公共卫生机构要提供妇幼保健、出生缺陷防治等公共卫生服务。预防出生缺陷是一项基本医疗服务，应当做到全民普及。2019年发布的《健康中国行动（2019—2030年）》提出国家鼓励实施妇幼健康促进行动，并提出行动目标："到2022年和2030年，产前筛查率分别达到70%及以上和80%及以上；新生儿遗传代谢性疾病筛查率达到98%及以上；新生儿听力筛查率达到90%及以上；先天性心脏病、唐氏综合征、耳聋、神经管缺陷、地中海贫血等严重出生缺陷得到有效控制"。[2] 为促进妇幼健康，从个人、家庭、社会和政府四个层面做出了具体的措施规定。2019年修订的《产前诊断技术管理办法》对产前诊断技术的应用管理、从事产前诊断的卫生专业技术人员资质、申请开展产前诊断技术的医疗保健机构应具备的条件进行了细致规定，并列出了对孕妇实施产前筛查的具体措施。

2020年国家卫健委妇幼健康司发布《关于加强婚前保健工作的通知》，对加强婚前保健工作做了重要指示：一、提高思想认识，强化责任担当；二、强化宣传教育，引导广泛参与；三、推广便民举措，规范服务供给；四、优化全程服务，促进服务可及；五、加强组织领导，密切部门合作。之后又发布了《国家卫生健康委办公厅关于统筹推进婚前孕前保健工作的通知》，提出要推进宣传教育和知识普及常态化，做好大众人群知识宣传，尤其加强重点人群健康教育；指导基层医疗卫生机构将出生缺陷防治知识纳入国家基本公共卫生服务项目健康教育内容，加大出生缺陷防治知识技能等核心信息推广、传播力度。

"十四五"时期是我国全面建成小康社会、实现第一个百年奋斗目标之后，开启全面建设社会主义现代化国家新征程、向第二个百年奋斗目标进军的第一个五年。《中华人民共和国国民经济和社会发展第十四个五年规划和2035年远景目标纲要》指出，"改善优生优育全程服务，加强孕前孕产期健康服务，提高出生人口质量"。[3]

《中华人民共和国人口与计划生育法》最早于2001年12月29日第九届全国人民代表大会常务委员会第二十五次会议通过，并于2021年8月20日根据第十三届全国人民代表大会常务委员会第三十次会议完成第二次修正。最新版的修正案中，国家提倡适龄婚育、优生优育，并在第五章"计划生育服务"中专门提出，国家、各级人民政府和医疗卫生机构应当各自采取措施，提高公民的生殖健康水平。2021年《中共中央 国务院关于优化生育政策促进人口长期均衡发展的决定》指出，要提高优生优育水平，其中一个关键性的举措是综合防治出生缺陷。健全出生缺陷防治网络，落实三级预防措施。这表明我国根据人口发展形势的变化，做出逐步完善生育政策、促进优生优育的重大决策。2021年《国务院关于

---

[1] 中华人民共和国基本医疗卫生与健康促进法[J].中国实用乡村医生杂志,2020,27(10):1-9.
[2] 国家卫生健康委员会.健康中国行动(2019—2030年)[EB/OL].(2019-07-15)[2022-04-15].http://www.gov.cn/xinwen/2019/07/15/content_5409694.htm.
[3] 国务院.中华人民共和国国民经济和社会发展第十四个五年规划和2035年远景目标纲要[EB/OL].(2021-03-13)[2022-04-13].http://www.gov.cn/xinwen/2021-03/13/content_5592681.htm.

印发中国妇女发展纲要和中国儿童发展纲要的通知》提出，在"儿童与健康"发展领域，一个重要目标是"构建完善覆盖婚前、孕前、孕期、新生儿和儿童各阶段的出生缺陷防治体系，预防和控制出生缺陷"。[1] 针对此通知的措施包括：建立多部门联动防治出生缺陷的工作机制，落实出生缺陷三级防治措施，加强知识普及和出生缺陷防控咨询，推广婚姻登记、婚育健康宣传教育、生育指导"一站式"服务。扩大新生儿疾病筛查病种范围，建立筛查、阳性病例召回、诊断、治疗和随访一体化服务模式，促进早筛早诊早治。2021年国家卫健委妇幼健康司发布的《国家卫生健康委关于印发健康儿童行动提升计划（2021—2025年）的通知》指出，提高儿童健康水平的重要行动之一是出生缺陷防治提升行动。

首先要完善出生缺陷防治网络，加强省级出生缺陷防治机构能力建设和全省域业务指导作用发挥。其次，从出生缺陷三级预防的角度推进出生缺陷防治服务。2021年《母婴保健专项技术服务许可及人员资格管理办法》对申请开展婚前医学检查、遗传病诊断、产前诊断的医疗保健机构应具备的条件进行了具体规定。2021年《国家卫生健康委办公厅关于做好妇幼健康领域"证照分离"改革工作的通知》提出，要"优化婚前医学检查、产前筛查审批工作"，并提出重要改革举措，"自2021年7月1日起，将开展婚前医学检查、产前筛查的母婴保健专项技术服务机构的审批权限下放至县级卫生健康行政部门"。[2] 2021年《全国出生缺陷防治人才培训项目培训大纲（2021年版）》对出生缺陷咨询培训大纲进行了完善，主要包括出生缺陷及出生缺陷三级预防、出生缺陷相关伦理问题、出生缺陷咨询简介、婚前保健咨询、出生缺陷相关母体常见慢性疾病咨询、产前遗传病咨询等十二个方面的内容。针对每一项培训内容列出了相应的目的和要求、教学内容。2021年《中共中央 国务院关于优化生育政策促进人口长期均衡发展的决定》，提出"综合防治出生缺陷"。要"健全出生缺陷防治网络，落实三级预防措施。加强相关知识普及和出生缺陷防控咨询，强化婚前保健，推进孕前优生健康检查，加强产前筛查和诊断，推动围孕期、产前产后一体化管理服务和多学科协作。扩大新生儿疾病筛查病种范围，促进早筛早诊早治。做好出生缺陷患儿基本医疗和康复救助工作"。[3]

2022年发布的《国家卫生健康委关于贯彻2021—2030年中国妇女儿童发展纲要的实施方案》提出了到2030年妇女儿童健康要实现的主要目标，其中关于预防和控制出生缺陷的具体目标是："婚前医学检查率达到70%，孕前优生健康检查目标人群覆盖率保持在80%以上，产前筛查率达到90%，新生儿遗传代谢病筛查率和新生儿听力障碍筛查率分别达到98%和90%以上。"[4] 2022年《国家卫生健康委办公厅关于印发唐氏综合征等3种出生缺陷疾病防治健康教育核心信息的通知》指出，先天性心脏病已纳入国家重特大疾病医

---

[1]国务院.国务院关于印发中国妇女发展纲要和中国儿童发展纲要的通知[EB/OL].（2021-09-27）[2022-06-08]. http://www.gov.cn/zhengce/zhengceku/2021/09/27/content_5639412.htm.

[2]国家卫生健康委.国家卫生健康委办公厅关于做好妇幼健康领域"证照分离"改革工作的通知[EB/OL].（2021-07-02）[2022-06-08].http://www.nhc.gov.cn/fys/s3581/202107/565f1f22b71047fd82cc1580f18d045c.shtml.

[3]国务院.中共中央 国务院关于优化生育政策促进人口长期均衡发展的决定[EB/OL].（2021-07-20）[2022-06-08].http://www.gov.cn/xinwen/2021-07/20/content_5626190.htm.

[4]国家卫生健康委员会.国家卫生健康委关于贯彻2021—2030年中国妇女儿童发展纲要的实施方案[EB/OL].（2022-04-09）[2022-06-05].http://www.gov.cn/zhengce/2022-04/09/content_5684259.htm.

疗救助及大病集中救治范围，多数省份已将为孕妇提供胎儿超声筛查在内的产前筛查与诊断、实施先天性心脏病患儿救助项目等纳入当地民生政策，减轻群众就医负担。中国红十字基金会等慈善组织积极参与宣传教育、患儿救助等相关工作，合力提高先天性心脏病患者救助保障水平，详情可到当地医疗机构和卫生健康行政部门咨询。

自"十三五"以来，中国政府高度重视出生缺陷防治工作，坚持出生缺陷综合防治策略，大力推广三级预防措施，相关的法律法规也在不断完善和发展。总的来说，我国目前关于出生缺陷防治出台的相关法规和制度的内容可以归结为以下几个方面：一是如何提供服务，也就是以服务的有效性、适宜性、安全性为基础，以临床指南或者专家共识的形式，对服务提供的流程、技术操作规范等做出具体的规定。二是对服务的提供过程和结果进行监管，也就是围绕服务效率、质量等目标，以管理规定等形式，建立健全监管的组织架构和制度体系，明确责任和义务。从相关法规和制度的具体内容来看，既有注重宏观层次的，也有关注微观层面的，具体包括具有强制力的法律、法规，具有指导性的纲要、文本，具有推动力和引导力的行动规划、专家指南等[1]。并且，随着我国立法的不断完善，未来关于出生缺陷预防将更加有法可依。

4.2 国家层面一级预防政策的共同要求

出生缺陷防治工作在国内已经形成了系统的管理模式。中国已经出台了与三级预防相关的临床指南、技术标准、政策和报告等。各类文本对出生缺陷防治规制的内容有三类共性的陈述。

（1）出生缺陷防治是全程性服务。在出生缺陷防控方面，公共卫生政策发生了从产前—围产保健到孕前—围孕保健的转变。预防出生缺陷是促进出生人口健康方面的重要环节，其预防模式的转变意义非凡。传统的出生缺陷预防模式实际上是一种产前—围产保健预防模式，但是出生缺陷的发生有诸多影响因素，到产前再进行干预为时已晚，对降低出生缺陷发生风险方面的作用就显得微不足道。孕前—围孕保健是一种针对病因、针对多"因"预防多"果"的、基于社会心理生物医学模式的一级预防措施。从产前—围产保健预防模式转变为孕前—围孕保健预防模式是提高出生人口素质、预防出生缺陷的一个重大的战略转变[2]，即从事实上的以二级预防（减少出生缺陷的出生）为重点转变为以一级预防为重点，预防出生缺陷的发生。

2020年《国家卫生健康委 民政部 国务院妇儿工委办公室、共青团中央、全国妇联关于加强婚前保健工作的通知》对婚前保健工作提出的重要要求之一是"优化全程服务，促进服务可及"，"各地要规范和加强人性化服务、精细化管理，将婚前保健与孕前优生健康检查、增补叶酸、避孕药具发放、优生咨询指导等服务有机结合，着力加强婚前、孕前保健咨

---

[1] 厉传琳. 我国产前诊断和筛查技术服务的规制研究[D]. 上海：复旦大学，2014.
[2] 郑晓瑛，宋新明，陈功. 提高出生人口素质的战略转变：从产前—围产保健到孕前—围孕保健[J]. 中国计划生育学杂志，2005(08)：452-456.

询与指导,统筹推进生育全程服务有效落实"。[1] 同时,对于准备结婚的、暂无怀孕计划的男女双方,对于新婚怀孕夫妇,对于高龄、有遗传病家族史的计划怀孕夫妇,各自有不同的针对性服务,目的是确保孕前保健和孕期保健的有效衔接。2022年国家卫生健康委员会发布的《国家卫生健康委关于贯彻2021—2030年中国妇女儿童发展纲要的实施方案》提出,"坚持出生缺陷综合防治策略,落实三级防治措施,促进服务衔接。加强出生缺陷防控咨询,推广婚姻登记、婚前医学检查、生育指导'一站式'服务,推进落实婚前孕前保健服务",[2]加强对出生缺陷的综合防治。

(2)注重多部门参与合作。健康受多种因素共同作用的影响。一是遗传因素,例如近亲结婚会显著增加罕见遗传性出生缺陷的发生率,并会使新生儿和儿童出现死亡、智力障碍和其他异常的风险翻倍。在一些民族内,罕见基因突变携带率较高也是导致出生缺陷发生率较高的重要因素。孕产妇感染梅毒、风疹、寨卡病毒等都被明确是导致出生缺陷的重要因素。二是孕产妇的营养状况,碘缺乏、叶酸缺乏、肥胖及糖尿病等都被证明与出生缺陷有关,如补充叶酸可以显著降低新生儿患神经管畸形的风险。三是环境因素,孕产妇在怀孕期间接触了某些化学品如药物、酒精、烟草、精神药物,或接触放射性物质都有可能会增加胚胎或胎儿出现先天性异常的风险。在预防出生缺陷、减少亚健康出生和降低婴儿死亡率的行动中,需要多部门参与共同合作,把各种危险因素的影响降到最低,才能真正推进提高出生人口素质的工作。近年来,政府主导、部门合作、社会参与的出生缺陷防治工作格局也在不断完善,2012年《中国出生缺陷防治报告》指出,"20世纪90年代以来,国务院先后制定和实施了中国妇女和儿童发展纲要,提出了减少出生缺陷、提高人口素质的目标要求。国务院妇儿工委、卫生部、财政部、教育部、科技部、民政部、人口计生委、全国妇联、中国残联等部门围绕纲要目标,通力合作、齐抓共管,共同推进出生缺陷防治工作"。[3] 国家在法律层面上也规定:加强出生缺陷综合防治,需要"完善多部门联动防治出生缺陷的工作机制,构建覆盖婚前、孕前、孕期、新生儿和儿童各阶段的出生缺陷防治体系。广泛宣传出生缺陷防治知识,营造全社会支持出生缺陷防治工作良好氛围。[4] 完善出生缺陷防治网络,加强省级出生缺陷防治管理中心建设和全省域业务指导作用发挥"。

(3)提倡技术服务的完善和就近获得。2018年《全国出生缺陷综合防治方案》提出,对于出生缺陷防治工作,要加强科研和信息支撑。借力"互联网+医疗健康",为群众提供出生缺陷防治相关的咨询指导、检查提醒、预约就诊、检查检验结果查询等便民利民服务。尤其要规范信息管理,完善网络安全管理制度,加强数据和样本管理,保护公民隐私,保障国家信息安全和人类遗传资源安全。

2007年原国家卫生部关于印发《孕前保健服务工作规范(试行)》的通知提出,提高婚

---

[1]国家卫生健康委员会.全国妇联关于加强婚前保健工作的通知[EB/OL].(2020-05-22)[2022-04-11].http://www.gov.cn/zhengce/zhengceku/2020-05/22/content_5513902.htm.
[2]国家卫生健康委员会.国家卫生健康委关于印发贯彻2021—2030年中国妇女儿童发展纲要实施方案的通知[EB/OL].(2022-04-09)[2022-04-11].http://www.gov.cn/zhengce/zhengceku/2022-04/09/content_5684258.htm.
[3]卫生部发布《中国出生缺陷防治报告(2012)》[J].中国药房,2012,23(39):3693.
[4]国家卫生健康委员会.国家卫生健康委关于印发贯彻2021—2030年中国妇女儿童发展纲要实施方案的通知[EB/OL].(2022-04-09)[2022-04-11].http://www.gov.cn/zhengce/zhengceku/2022-04/09/content_5684258.htm.

前保健和婚前医学检查可及性,加强统筹协调和部门协作,科学优化婚前医学检查场所布局及服务流程,因地制宜推进婚前医学检查场所与婚姻登记场所就近就便设置,积极推广婚姻登记、婚前医学检查、婚姻家庭辅导和优生咨询指导"一站式"服务。同时,2019年《中国妇幼健康事业发展报告》指出,党的十八大以来,中国着力推进供给侧结构性改革,妇幼健康服务体系迎来了跨越式发展。"通过组建妇幼健康服务联合体、远程医疗、对口支援等方式,促进优质妇幼健康服务资源下沉,提高基层医疗卫生机构服务能力。鼓励各级医疗机构间纵向联合,形成分工协作、上下联动的工作机制,提高优质医疗资源可及性"。[1] 并且,积极应用互联网技术和大数据平台,提升信息采集、分析和应用能力。完善自助服务设备和便民服务设施,广泛提供在线预约诊疗、候诊提醒、缴费支付、诊疗报告查询等便捷服务,全面开展预约诊疗服务,推广预约住院分娩,引导群众有序就诊,切实改善群众就诊体验,不断推进"互联网+妇幼健康"服务。

4.3 部分省(市)出生缺陷相关政策的主要内容

(1)增补叶酸的相关规定。育龄妇女在孕期增补叶酸可预防50%~80%神经管畸形的发生。[2] 对育龄妇女开展叶酸增补的相关预防措施,有利于保证新生儿的生命健康。2009年原国家卫生部发布了《增补叶酸预防神经管缺陷项目管理方案》,提出从2009年开始实施增补叶酸预防神经管缺陷项目,对全国准备怀孕的农村妇女免费增补叶酸预防神经管缺陷,并且规定备孕妇女在孕前3个月至孕早期3个月每天服用1片(0.4 mg)叶酸。[3]-[4] 2019年国家卫生健康委员会发布了《关于做好2019年基本公共卫生服务项目工作的通知》,将"增补叶酸预防神经管缺陷项目"纳入基本公共卫生服务内容,提出"让每位准备怀孕和孕早期3个月的农村生育妇女都能享受免费增补叶酸服务,有效降低神经管缺陷发生率,提高出生人口素质"的总目标。[5]-[6] 目前,已有部分地区将免费叶酸发放范围扩大至城市妇女。许多研究表明,在实施该项目后,各地神经管缺陷发生率呈逐年下

---

[1]国家卫生健康委员会.中国妇幼健康事业发展报告(2019)[R].北京:国家卫生健康委员会,2019.

[2]ABU-HAMMAD T, DREIHER J, VARDY D A, et al. Physicians' knowledge and attitudes regarding periconceptional folic acid supplementation: a survey in Southern Israel [J]. Medical Science Monitor, 2008, 14(5): 262-267.

[3]国务院.医药卫生体制改革近期重点实施方案(2009—2011)[EB/OL].(2009-04-08)[2022-04-17].http://www.gov.cn/test/2009-04/08/content_1280057.htm.

[4]卫生部.卫生部办公厅关于印发《2010年增补叶酸预防神经管缺陷项目管理方案》的通知[EB/OL].(2010-06-28)[2022-04-17].http://www.gov.cn/zwgk/2010-06/28/content_1639533.htm.

[5]国务院.关于做好2019年基本公共卫生服务项目工作的通知[EB/OL].(2019-11-15)[2022-04-17].http://www.gov.cn/zhengce/zhengceku/2019-11/15/content_5452431.htm.

[6]国家卫生健康委员会.《关于做好2019年基本公共卫生服务项目工作的通知》的解读[EB/OL].(2019-09-05)[2022-04-17].http://www.gov.cn:8080/zhengce/2019-09/05/content_5427465.htm.

降趋势。[1]-[2] 2019年《健康中国行动(2019—2030年)》在"妇幼健康促进行动"这一部分，对于个人和家庭的要求是"积极参加婚前、孕前健康检查，选择最佳的生育年龄，孕前3个月至孕后3个月补充叶酸"。[3]

甘肃省增补叶酸相关规定和实施现状。甘肃省作为经济欠发达省份，也是出生缺陷高发省份。为减少神经管畸形发生，甘肃省先后出台了多项关于补充叶酸的文件。2011年《甘肃省2011年农村妇女孕前和孕早期补服叶酸项目管理方案》的通知要求在城镇、乡村醒目位置刷写"预防出生缺陷、妇女怀孕免费服用叶酸"等口号，每个县(市、区)、乡(镇)、自然村至少要有一幅墙体标语，广泛深入地开展增补叶酸预防神经管缺陷的宣传，营造浓厚的宣传氛围。甘肃省卫生计生委于2017年发布《关于开展孕育神经管畸形高危人群干预的通知》，"决定在实施农村妇女孕前和孕早期增补叶酸项目的基础上，加强对孕育神经管畸形高危人群的监管和服务，开展对孕育神经管畸形高危人群的筛查、干预及管理工作"。在实施"农村妇女孕前和孕早期补服叶酸项目"的同时，重点加强孕育神经管畸形高风险人群的干预。[4]

自国家开始推广实行免费增补叶酸项目以来，增补叶酸的情况也随之得到改善，叶酸增补率得到了一定程度的提升，但是正确服用叶酸以及自孕前开始服用叶酸的比例仍然有待提高。2011年甘肃农村的研究显示，60%以上的孕妇听说过叶酸，仅有不到40%的孕产妇知道叶酸的作用，能够正确服用叶酸的不足十分之一，25.36%的孕产妇服用叶酸，但从孕前开始服用叶酸的人数仅为4.87%。[5] 2019年甘肃省育龄妇女增补叶酸的依从性及影响因素研究表明，调查对象叶酸规范服用率低，仅有29.33%的调查对象服用叶酸是从怀孕前3个月开始到怀孕后3个月结束，远未达到国家对叶酸服用依从性达到70%的要求，有1.32%的调查对象仅在孕前服用叶酸，而34.22%的调查对象是在怀孕以后开始服用叶酸。[6]

在国家叶酸增补项目的大力推动下，全国大部分地区的孕妇的叶酸知晓率及叶酸增补率较高，但是城市与农村之间以及出生缺陷高发区与低发区之间的情况依然有较大差异。同时，研究普遍发现自孕前开始补服叶酸的人数比例不高，而能够正确服用叶酸的人数更低。除此之外，还有研究发现部分育龄妇女不服用叶酸增补剂的主要原因是对于叶酸作用

---

[1] 曾梦君,熊黎黎,吴颖岚,等.2009—2015年湖南省育龄妇女增补叶酸预防出生缺陷效果评价[J].中国妇幼保健,2017,32(009):1835-1837.

[2] 计国平.安徽省增补叶酸预防神经管缺陷项目的效果评估[J].中国妇幼保健,2017,13(32):11-13.

[3] 国家卫生健康委员会.健康中国行动(2019—2030年)[EB/OL].(2019-07-15)[2022-04-18].http://www.gov.cn/xinwen/2019-07/15/content_5409694.htm.

[4] 甘肃省卫生健康委员会.关于开展孕育神经管畸形高危人群干预的通知[EB/OL].(2017-04-26)[2022-04-17].http://wsjk.gansu.gov.cn/wsjk/c113837/202106/d0381391618543a7801fa005e53087d6.shtml.

[5] 王敏珍,白亚娜,胡晓斌,等.甘肃省农村孕产妇叶酸增补知信行现状调查[J].中国公共卫生,2011,27(06):777-778.

[6] 谢璐璐,朱清,刘畅,等.甘肃省育龄妇女叶酸服用依从性及影响因素调查[J].中国预防医学杂志,2019,20(12):1219-1222.

的不了解,从而对叶酸补服有错误的理解。[1] 国外McGovern[2]的调查发现,妇女对于不服用叶酸增补剂最常见的原因是不知道叶酸补服的好处,而国外的另一项研究表示,有78%的妇女在知道补服叶酸的好处后愿意服用叶酸增补剂。[3] 而也有一部分妇女认为叶酸也是药物的一种,害怕其会影响胎儿发育,[4]还有人表示不在孕期服用任何药物[5],拒绝服用叶酸。

因此,应该加强育龄妇女孕前优生健康检查的广泛宣传动员,提高孕前优生健康检查率,并利用孕前健康检查的契机对育龄妇女及其配偶进行一对一宣传教育,详细告知怀孕前后补服叶酸的目的、孕早期缺乏叶酸可能造成的严重后果,提高育龄妇女对增补叶酸预防新生儿神经管畸形的重要性的认识。[6] 一项研究发现基层专业人员对于增补叶酸的知晓率较高,村级和乡级专业人员对育龄妇女增补叶酸提供的指导更多,但是其对神经管缺陷相关高危人群的认识不足,而专业人员参加相关专题培训则会提高他们的专业性。[7] 因此,研究人员也建议对出生缺陷防治相关专业人员加强出生缺陷相关防治培训,同时提高专业人员对于出生缺陷疾病的相关医学知识的认识,从而使增补叶酸工作得到有效实施。

(2)出生缺陷防治人员配置的相关规定。出生缺陷管理和技术人员知识能力直接关系到能否使服务对象满意,能否动员对象配合进行优生筛查。出生缺陷干预工作涉及多学科和多部门,不仅需要具备专业知识和专业技能的人才,同时需要其具备良好的人际沟通和组织管理技巧,是一项综合性、科学性、技术性和技巧性极强的工作。[8] 2002年《婚前保健工作规范(修订)》关于婚前保健服务人员的配备,"婚前保健服务机构应根据实际需要,配备数量适宜、符合要求的男、女婚检医师、主检医师和注册护士,合格的检验人员和经过培训的健康教育人员。从事外国人、港澳台居民和居住在国外的中国公民婚前保健服务

---

[1]张乐,任爱国,李智文,等.出生缺陷高发区与低发区孕早期妇女叶酸知信行现况比较[J].中国生育健康杂志,2004(05):293-298.

[2]MCGOVERN E, MOSS H, GREWAL G, et al. Factors affecting the use of folic acid supplements in pregnant women in Glasgow[J]. The British journal of general practice : the journal of the Royal College of General Practitioners, 1997, 47(423): 635-637.

[3]FRENCH M R, BARR S I, LEVY-MILNE Y. Folate intakes and awareness of folate to prevent neural tube defects: a survey of women living in Vancouver, Canada [J]. Journal of the American Dietetic Association, 2003, 103(2): 181-185.

[4]BOWER C, BLUM L, O'DALY K, et al. Promotion of folate for the prevention of neural tube defects: knowledge and use of periconceptional folic acid supplements in western Australia, 1992 to 1995 [J]. Australian and New Zealand journal of public health, 1997, 21(7): 716-721.

[5]DE JONG-VAN DEN BERG L T, DE WALLE H E, VAN DER PAL-DE BRUIN K M, et al. Increasing awareness and behaviour towards periconceptional folic acid consumption in the Netherlands from 1994 to 1995 [J]. European journal of clinical pharmacology, 1998, 54(4): 329-331.

[6]谢璐璐,朱清,刘畅,等.甘肃省育龄妇女叶酸服用依从性及影响因素调查[J].中国预防医学杂志,2019,20(12):1219-1222.

[7]徐海港,范思,叶颖,等.江西省三级妇幼保健人员关于增补叶酸项目的行为调查[J].中国妇幼保健,2017,32(06):1124-1126.

[8]李蔚,钟春琍,杨元,等.项目县管理技术人员预防出生缺陷知识、信念和行为观点调查[J].中国妇幼保健,2011,26(15):2320-2324.

人员，要具备一定的外语水平"。[1] 2022年《出生缺陷防控健康教育专家共识》提出，"出生缺陷防控健康教育队伍应有明确的角色定位和分工"，[2]包括健康教育管理者、执行者、专业技术人员及出生缺陷防控专业技术人员。前两者负责出生缺陷防控健康教育的组织管理和具体执行，后两者负责提供健康教育和出生缺陷防控专业知识与技巧。出生缺陷防控专业人员为具有遗传学、生殖医学、产前诊断、妇产科学、围产医学、胎儿医学及儿科学等专业背景经验丰富的医务人员。[3]

2021年《北京市卫生健康委员会关于建立婚前孕前保健转诊网络的通知》提出，北京市卫生健康委员会将加强婚前孕前保健师资力量配备，实施专业人员培训计划，定期组织开展市级培训，逐步完成全市相关专业人员培训全覆盖。市级转诊机构要加强对对口区的孕前优生健康指导，通过定期开展疑难病例分析或安排对口区人员进修等，全面提升基层医疗机构孕前优生健康指导能力。

2020年《广东省出生缺陷综合防控项目管理方案（2021—2023年）》提出，广东省要"规范开展专业人员岗位培训和继续教育，逐步壮大出生缺陷防治人才队伍，不断提高业务水平。依托全省出生缺陷防治人才培训基地和协同单位共同组成的培训网络，建立规范有序的出生缺陷防治培训模式，针对出生缺陷防治薄弱环节，重点开展优生遗传咨询、产前筛查和产前诊断、出生缺陷鉴别诊断和治疗等方面培训"。[4]

河南省近年来妇幼健康水平得到持续提升，孕产妇死亡率和5岁以下儿童死亡率呈持续降低态势并优于全国平均水平，但是与发达地区相比仍存在差距，城市和农村地区之间发展不平衡，仍面临较大挑战。妇幼保健机构尤其是县级机构人才短缺、卫生技术人员学历水平和技术职称结构低，服务能力不足，突出表现为危重孕产妇和新生儿救治能力不足，严重制约妇幼健康服务质量和水平。河南省卫生计生委印发的《河南省妇幼健康服务能力提升计划（2018—2020年）》，提出要"提升妇幼健康服务人员技术能力，重点加强贫困地区妇幼健康服务能力培训，提升贫困地区产、儿科和妇幼保健服务能力"。[5]

2018年《黑龙江省出生缺陷综合防治实施方案》提出，要加强专业人才队伍建设。实施出生缺陷综合防治能力提升项目，加大产前筛查与诊断等技术人员省级以上培训基地系统专项培训力度，不断提高医疗保健机构服务能力和水平，促进产前筛查与诊断和新生儿疾病筛查等干预措施的广泛开展。加强妇产科、新生儿科及儿科、超声科、产前诊断、医学遗传等学科建设，建立激励保障机制，重视学科带头人和技术骨干培养，加快促进学科发展。加强出生缺陷综合防治相关科学技术研究，加大支撑力度，促进成果转化，推广适宜技术。

---

[1] 国务院.婚前保健工作规范（修订）[EB/OL].（2005-08-23）[2022-04-11].http://www.gov.cn/banshi/2005-08/23/content_25506.htm.

[2] SCHOR A, BERGOVOY-YELLIN L, LANDSBERGER D, et al. Multidisciplinary work promotes preventive medicine and health education in primary care: a cross-sectional survey[J]. Isr J Health Policy Res. 2019, 8(1): 50.

[3] 刘珍,周阳文,李小洪,等.出生缺陷防控健康教育专家共识[J].中国妇幼保健,2022,37(05):775-779.

[4] 广东省卫生健康委员会.广东省出生缺陷综合防控项目管理方案（2021—2023年）[EB/OL].（2001-01-05）[2022-05-28].http://wsjkw.gd.gov.cn/zwgk_bmwj/content/post_3166299.html.

[5] 河南省卫生计生委.河南省妇幼健康服务能力提升计划（2018—2020年）[EB/OL].（2018-05-07）[2022-05-20].https://wsjkw.henan.gov.cn/2018/05-07/1278656.html.

(3)出生缺陷防治数字化建设相关规定。"十四五"时期，国家鼓励加快数字化发展。"加强数字社会、数字政府建设，提升公共服务、社会治理等数字化智能化水平"。"提升全民数字技能，实现信息服务全覆盖"。[1] 国卫办 2018 年发布的《出生缺陷综合防治方案》(国卫办妇幼发〔2018〕19 号) 要求：加强出生缺陷监测网络建设，综合多渠道进行出生缺陷的信息收集，动态分析出生缺陷发生和变化趋势，给服务对象提供出生缺陷知识指导、预约就诊、检查检验提醒和结果查询等便民服务。为此，全国不少省份建立了省级妇幼保健信息系统，旨在以信息化作为管理手段，加强围绕妇女儿童全生命周期的健康管理及出生缺陷的监测与管理。

河南省自 2017 年开始建立了覆盖全省的出生缺陷信息管理平台，并制定出生缺陷信息管理相关规划，主要包括：①建立全省互联互通的出生缺陷监控体系，消除信息孤岛。②把出生缺陷监测从监测机构、缺陷类型和时段扩展与国际接轨：医疗机构从目前的部分监测医院扩展到全省所有提供婚前检查、孕前检查、孕期保健和新生儿疾病筛查、儿童保健等的医疗机构；缺陷类型从以往主要监测身体结构异常扩展到包括身体结构、功能或代谢异常的出生缺陷；监测时间段从妊娠 28 周至产后 7 天延长至从妊娠 11 周至 7 岁以内儿童。③出生缺陷综合防治相关民生实事的服务量、服务效果和资金使用的支持平台。④给服务对象提供出生缺陷防治知识的健康教育、预约就诊、检查检验提醒和结果查询等便民服务的工具。河南省出生缺陷信息管理系统承载的出生缺陷一级预防包括：通过母子手册 App 的孕前篇和孕期健康教育、河南省妇幼健康微信公众号的妇幼知识栏目普及出生缺陷防治知识，增强服务对象的自我保健意识和能力，指导科学备孕。[2] 系统中的婚前检查和遗传优生咨询记录服务对象的个案信息、叶酸发放记录和使用指导记录等。

广东省鼓励要以婚前孕前保健人群为重点人群，运用广播电视、海报、互联网、微信公众号和健康讲座等宣传手段，使用广东母子健康 e 手册微信小程序、"互联网+妇幼健康"等传播媒介，在"一站式"婚育健康医学检查场所设立宣传咨询室，大力开展婚前孕前保健知识和出生缺陷防治知识宣传教育，开展家庭、家教、家风知识宣传服务，引导群众树立正确理念，强化父母健康关乎后代健康的意识，提高婚前孕前保健积极性。根据《广东省妇幼信息管理系统建设方案》安排，于 2011 年开始搭建广东省妇幼信息系统。[3] 该系统以服务居民为中心，兼顾业务使用与管理决策需求，已成为妇幼保健相关机构为服务对象提供长期、连续、系统保健服务和开展科学管理的重要技术支撑平台。

出生缺陷防控涉及孕前筛查、孕期产检、产后新生儿筛查等多个环节，时间跨度较长，现在人口流动性加剧，基于手工登记的辖区监管模式已无法满足工作需要，使用信息系统

---

[1]国务院.中华人民共和国国民经济和社会发展第十四个五年规划和 2035 年远景目标纲要[EB/OL].(2021-03-13)[2022-04-13].http://www.gov.cn/xinwen/2021-03/13/content_5592681.htm.

[2]赵悦淑,王梦玲,王蕊,等.利用信息技术提高河南省出生缺陷防治管理水平[J].中国妇幼卫生杂志,2021,12(01)：68-73.

[3]罗灿,王雄虎,钟银莉,等.广东省出生缺陷综合干预项目信息系统的构建[J].中国妇幼卫生杂志,2017,8(03)：49-52.

实现区域妇幼健康管理信息化才能满足项目综合管理需要[1][2]。利用相关信息平台可以完善信息收集、统计和分析，保证信息上报的及时性和准确性，动态掌握出生缺陷发生现状和发展趋势，完善出生缺陷防治全程服务信息，推动数据互联共享。

---

[1]谷英华，陈艳玲，李公明，等.依托卫生信息平台建设妇幼健康服务管理信息系统的探讨[J].中国妇幼保健，2015，30(23)：3934-3935.

[2]王才有."十二五"卫生信息化发展规划研读[J].中国卫生信息管理杂志，2012，9(02)：13-16.

第 5 章
医疗资源的分配现状

据 2012 年的数据显示，我国出生缺陷总发生率约为 5.6%，加上我国人口基数较大，每年新增出生缺陷约 90 万例，[1]是影响我国整体人口素质和群体健康水平的重要公共卫生问题。我国政府历年来十分重视出生缺陷综合防控，颁布了一系列纲领性文件，[2]-[4]随着生育政策形势的更新，对出生缺陷综合防控提出了新的要求。[5] 出生缺陷防控健康科普教育是通过向广大群众宣传出生缺陷防控的基础性知识和技能，鼓励人们积极采纳预防出生缺陷的行为和生活方式，进而整体提高社会的优生优育水平和人口素质，是出生缺陷综合防控一级预防的重要举措，[6]对推进健康中国行动具有重要意义。

5.1 一级预防所需医疗资源分配的整体情况

进入"十四五"时期，妇女儿童的健康主题已经从守护生命安全底线扩展到全面健康发展的更高要求，人们对于健康多元化的需求更强烈，对社会的妇幼健康服务水平、开展模式和健康理念都提出了更高的要求。目前我国社会经济发展水平仍然不高，妇幼保健服务工作面临着地区发展不平衡、服务不到位等问题，社会整体服务资源总量不足，分布不均衡，优质服务资源匮乏。自从生育政策调整以来，高龄、多产次产妇比例增加，妊娠期并发症等危险因素增大，出生缺陷发生风险增大，孕产妇安全和新生儿保健需求迅速提高，妇幼健康工作面临新的难题。[7] 我国出生缺陷一级预防医疗资源分配的特点体现在如下

---

[1] 中华人民共和国卫生部. 中国出生缺陷防治报告(2012)[R]. 北京：中华人民共和国卫生部，2012.
[2] 国务院. 国民经济和社会发展"十三五"规划纲要[EB/OL]. (2016-03-17)[2022-04-13]. http://www.gov.cn/xinwen/2016-03/17/content_5054992.htm.
[3] 国务院. "健康中国 2030"规划纲要[EB/OL]. (2016-10-25)[2022-04-13]. http://www.gov.cn/xinwen/2016-10/25/content_5124174.htm.
[4] 国务院. 健康中国行动(2019—2030 年)[EB/OL]. (2019-07-15)[2022-04-13]. http://www.gov.cn/xinwen/2019-07/15/content_5409694.htm.
[5] 国家卫生健康委员会. 全国出生缺陷综合防治方案[EB/OL]. (2018-09-01)[2022-04-13]. http://www.nhc.gov.cn/jnr/gfxwjm/201809/9644ce7d265342779099d54b6962a4e0.shtml.
[6] 傅华. 健康教育学[M]. 第 3 版. 北京：人民卫生出版社，2017：3.
[7] 国家卫生健康委关于贯彻 2021—2030 年中国妇女儿童发展纲要的实施方案[J]. 中国农村卫生，2022，14(05)：3-7.

方面：第一，医疗资源城乡配置二元化；第二，医疗资源配置区域不均衡。

一方面，医疗资源城乡配置二元化。在落实政策方面，东部地区的各级政府通过加大财政输出贯彻实施国家政策，有的甚至还出台了地区性惠民政策，加大政策的保障和支持力度。比如，江苏省为落实免费婚前医学检查，推动婚姻登记和婚前医学检查紧邻设置，推行婚姻登记、婚前医学检查和生育指导"一站式"服务模式。而中西部地区受经济发展水平限制，相应的政策出台较少，甚至对全国性政策的落实也相对乏力。在出生缺陷防治服务能力和水平方面，东部地区和大城市出生缺陷防治能力较强，而中西部相当一部分地区受基础设施、设备和人员的限制，防治能力相对较弱，出生缺陷监测、筛查、诊断、治疗和康复等服务开展受到严重制约。受经济、交通、信息等因素的影响，西部地区尤其是边远地区的孕产妇在接受保健服务方面也存在较大的困难。[1] 研究表明妇幼保健机构维持在一定水平并有所降低，由2019年的3071所降低到2020年的3052所，其中：省级29所、市（地）级376所、县（区、县级市）级2563所。妇幼保健机构卫生技术人员数由2019年的40.5万上升到2020年的42.9万。关于基层卫生服务，2020年底，全国共有县级医院16804所、县级妇幼保健机构1887所、县级疾病预防控制中心2025所、县级卫生监督所1770所，四类县级卫生机构共有卫生人员336.4万人。2020年底，全国已设立社区卫生服务中心（站）35365个，其中：社区卫生服务中心9826个，社区卫生服务站25539个。与2019年相比，社区卫生服务中心增加265个，社区卫生服务站增加87个。社区卫生服务中心人员52.1万人，平均每个中心53人；社区卫生服务站人员12.7万人，平均每站5人。社区卫生服务中心（站）人员数比2019年增加3.8万人，增长6.1%。[2]

另一方面，医疗资源配置区域不均衡。出生缺陷防治地区间发展不平衡。经济欠发达地区的出生缺陷防治工作明显落后于经济较发达地区，在政府投入、机构数量、专家团队、防治能力等方面都存在较大差距，由出生缺陷导致的因病致贫、因病返贫现象普遍。2019年《健康中国行动（2019—2030年）》提出，"加强婚前、孕前、孕产期、新生儿期和儿童期保健工作，推广使用《母子健康手册》，为妇女儿童提供系统、规范的服务。健全出生缺陷防治网络，提高出生缺陷综合防治服务可及性"。[3] 在区域分布上，出生缺陷防治所需的先进医疗技术等优质的医疗资源主要中心在大城市，但在欠发达地区医疗技术水平相对落后，医疗设备硬件不足。

5.2 各省（市）服务体系建设现状

在国家宏观的免费出生缺陷干预政策的指引下，各地结合自身工作实际，积极贯彻落实政策要求，在梳理和调动多方资源后，有针对性地制定和出台了一系列的政策，倡导和

---

[1] 张黎明.在更有力的法律和政策支撑下切实加强出生缺陷防治工作[J].中国计划生育学杂志，2017，25（01）：5-7.
[2] 国家卫生健康委员会.2020年我国卫生健康事业发展统计公报[EB/OL].（2021-07-22）[2022-06-11].http://www.gov.cn/guoqing/2021-07/22/content_5626526.htm.
[3] 国家卫生健康委员会.健康中国行动（2019—2030年）[EB/OL].（2019-07-15）[2022-04-11].http://www.gov.cn/xinwen/2019-07/15/content_5409694.htm.

支持婚前、孕前、出生缺陷重点病种的排查。针对出生缺陷一级预防，各省、市、区出生缺陷干预项目分别实施了免费孕前优生健康检查和免费出生缺陷重点病种筛查诊断两项重点干预措施。

加强妇幼健康服务体系建设。《中国妇女发展纲要》对促进妇女健康提出了专门的策略措施，"健全以妇幼保健机构为核心、以基层医疗卫生机构为基础、以大中型医院和教学科研机构为支撑的妇幼健康服务网络，提升妇幼健康服务供给能力和水平。省、市、县级充分利用现有资源，加强政府举办标准化的妇幼保健机构建设，全面开展妇幼保健机构绩效考核，强化考核结果应用，保障妇女儿童享有高质量的医疗保健服务。省、市、县级依托现有医疗机构，全面加强危重孕产妇救治中心建设，强化危重孕产妇救治保障。强化县、乡、村三级妇幼卫生服务网络建设，完善基层网底和转诊网络。加强复合型妇幼健康人才和产科、助产等岗位急需紧缺人才的培养使用"。[1] 2012年《中国出生缺陷防治报告》显示，中国政府高度重视出生缺陷防治工作，坚持出生缺陷综合防治策略，大力推广三级预防措施，将出生缺陷防治措施与常规妇女保健，孕产妇、新生儿和儿童保健以及干预项目有机地整合起来，取得了明显成效。[2]

基于出生缺陷防治的特点，全国各省市都十分注重服务体系的建设。明确强化全程化服务和分工合作的理念是服务体系建设的核心。在此，我们以我国东、中、西三个部分划分，列举各地区具有代表性的服务体系建设典范，并试图进行横向对比。

甘肃省作为我国西部地区的省份，2020年发布的《甘肃省出生缺陷防治办法》第十九条提出，"依托现有卫生健康服务体系，建立以乡镇卫生院、街道社区卫生服务机构、村卫生室为基础网底，县级医疗卫生机构为骨干，省市级医疗卫生机构共同参与的出生缺陷防治服务网络"。[3] 北京市2021年制定的《北京市"十四五"时期妇女儿童发展规划》提出，加强出生缺陷综合防治，建立多部门联动防治出生缺陷工作机制，健全婚前、孕前、孕期、新生儿和儿童各阶段的出生缺陷综合防治网络，完善出生缺陷预防、诊断、治疗及追踪的全链条服务。[4] 上海市发布的《2021年上海市妇幼健康工作要点》要求不断完善出生缺陷预防干预三级网络，聚焦重点疾病，探索预防、筛查、诊断、治疗全程服务。建立婚前—孕前—围孕期保健相结合的一体化、规范化、系统化服务管理模式，协同信息部门，基于居民健康档案，整合各类型医疗机构诊疗或体检信息，加强婚前医学检查工作。[5] 2021年宁夏回族自治区印发了《宁夏回族自治区妇女发展规划（2021—2030年）》，提出要建立完善覆盖婚前、孕前、孕期、新生儿和儿童各阶段的出生缺陷防治体系，预防和控制出生缺

---

[1] 国务院关于印发中国妇女发展纲要和中国儿童发展纲要的通知[J].中华人民共和国国务院公报，2021(29)：13-52.

[2] 卫生部发布《中国出生缺陷防治报告(2012)》[J].中国药房，2012，23(39)：3693.

[3] 甘肃省卫生健康委员会.甘肃省出生缺陷防治办法[EB/OL].(2019-12-27)[2022-06-02].http://wsjk.gansu.gov.cn/wsjk/c113462/201912/1269903.shtml.

[4] 北京市人民政府.北京市"十四五"时期妇女儿童发展规划[EB/OL].(2021-11-24)[2022-05-19].http://www.beijing.gov.cn/zhengce/zhengcefagui/202112/t20211215_2561570.html.

[5] 上海市卫生健康委员会.2021年上海市妇幼健康工作要点[EB/OL].(2021-03-16)[2022-05-19].http://wsjkw.sh.gov.cn/zxghjh/20210316/9ac9c64628b94efd92769fea74b9febc.html.

陷,产前筛查率达到80%以上。[1]

由此可见,各级政府提出的临床指南都强调,产前诊断和筛查技术服务的提供注重全程性服务,包括初级卫生保健的内容(如健康宣教、遗传风险的识别、健康行为和生活方式的引导、血清学筛查采血等)、基于医院的转诊服务(如筛查试验阳性者的侵入性诊断、疑难病例的诊断和管理等)和后续的服务(如妊娠结局的随访等)。[2] 总体来看,我国出生缺陷的防治服务层级明晰,出生缺陷的基本指导原则是加强监督管理,规范并建立防治服务体系,包括广泛开展一级预防,减少出生缺陷发生;规范开展二级预防,减少严重出生缺陷儿出生;深入开展三级预防,减少先天残疾发生,等等。

5.3 婚前优生医学健康资源配置现状

婚前保健是对准备结婚的男女双方,在结婚登记前进行的婚前医学检查、婚育健康指导和咨询服务,是母婴保健服务和生育全程服务的重要内容,被实践证明是促进生殖健康、预防出生缺陷、提高出生人口素质行之有效的重要措施。[3] 国家妇幼健康促进行动,倡导主动接受婚前医学检查和孕前优生健康检查,到2022年和2030年,婴儿死亡率分别控制在7.5‰以下和5‰及以下;5岁以下儿童死亡率分别控制在9.5‰及以下和6‰及以下;孕产妇死亡率分别下降到18/10万及以下和12/10万及以下;产前筛查率分别达到70%及以上和80%及以上;新生儿遗传代谢性疾病筛查率达到98%及以上;新生儿听力筛查率达到90%及以上;先天性心脏病、唐氏综合征、耳聋、神经管缺陷、地中海贫血等严重出生缺陷得到有效控制;7岁以下儿童健康管理率分别达到85%以上和90%以上;农村适龄妇女宫颈癌和乳腺癌筛查覆盖率分别达到80%及以上和90%及以上。[4]

目前24个省实行免费婚前医学检查,全国婚检率由2005年的2.9%上升到2018年的61.1%,其中福建、广西、宁夏等地的婚检率已达到90%以上。[5][6]

《母婴保健法》将婚前医学检查作为母婴保健专项技术服务之一。各地加强婚前保健和孕前保健服务,创新工作机制,为农村育龄妇女免费增补叶酸,探索免费婚前医学检查模式,全国婚前医学检查率已由2005年的2.9%上升到2011年的41.0%,其中福建、广西、宁夏等地的婚检率已达到90%以上。2011年,共有889万人进行了婚前医学检查,疾病检出率为9.0%,共检出80万人患有疾病,其中传染病18万人,严重遗传病6140人。国家免费孕前优生健康检查项目,服务内容主要包括优生教育、优生检查项目(病史问询、

---

[1] 宁夏回族自治区人民政府. 宁夏回族自治区妇女发展规划(2021—2030年)[EB/OL]. (2022-04-06)[2022-05-22]. https://www.nx.gov.cn/zwxx_11337/zcjd/zcjd/202204/t20220406_3431275.html.
[2] 厉传琳. 我国产前诊断和筛查技术服务的规制研究[D]. 上海:复旦大学,2014.
[3] 国家卫生健康委员会. 关于加强婚前保健工作的通知[EB/OL]. (2020-05-19)[2022-04-12]. http://www.nhc.gov.cn/fys/s3589/202005/0cbc8d5fa18c4710a864e6f0f6ca4d5f.shtml.
[4] 国家卫生健康委员会. 健康中国行动(2019—2030年)[EB/OL]. (2019-07-15)[2022-04-28]. http://www.gov.cn/xinwen/2019-07/15/content_5409694.htm.
[5] 中华人民共和国卫生部. 中国出生缺陷防治报告(2012)[R]. 北京:中华人民共和国卫生部,2012.
[6] 国家卫生健康委员会. 中国妇幼健康事业发展报告(2019)[R]. 北京:国家卫生健康委员会,2019.

体格检查、影像学检查和实验室辅助检查)、风险评估和咨询指导、早孕和妊娠结局追踪随访等。[1]

国家卫健委于2021年发布《关于统筹推进婚前孕前保健工作的通知》，对全面统筹推进健康教育、婚前医学检查、孕前优生健康检查、增补叶酸等婚前孕前保健服务，提高服务可及性、促进服务均等化等提出具体要求。对于婚前、孕前综合干预阶段提出：提高婚前保健和婚前医学检查可及性，加强统筹协调和部门协作，科学优化婚前医学检查场所布局及服务流程，因地制宜推进婚前医学检查场所与婚姻登记场所就近就便设置，积极推广婚姻登记、婚前医学检查、婚姻家庭辅导和优生咨询指导"一站式"服务。学好用好《民法典》，引导准备结婚的男女双方在结婚登记前主动接受婚前医学检查等婚前保健服务，积极履行健康状况告知义务，维护和保障婚姻当事人健康权益。[2] 鼓励各地改革创新、借鉴经验，通过实施政府民生实事、纳入公共卫生服务项目等多种途径，推进免费婚检和政策普惠，不断提高婚检率和婚检人群受益面。

在具体的出生缺陷一级预防方面，截至2018年底24个省份实行免费婚检，2018年共有1020万名新婚夫妇接受了婚前医学检查，婚检率达到61.1%。实施国家孕前优生健康检查项目，为农村计划怀孕夫妇免费提供健康教育、健康检查、风险评估、咨询指导等19项孕前优生服务，2010年至2018年，共为8349万名计划怀孕夫妇提供免费检查。实施增补叶酸预防神经管缺陷项目，2009年至2018年免费为近1.02亿生育妇女补服了叶酸。[3] 至2020年，全国所有县(市、区)普遍开展免费孕前优生健康检查，为农村计划怀孕夫妇免费提供健康教育、健康检查、风险评估和咨询指导等孕前优生服务。2020年全国共为867万名计划怀孕夫妇提供免费检查，目标人群覆盖率平均达96.4%。[4] 筛查出的风险人群全部获得针对性的咨询指导和治疗转诊等服务，落实了孕前预防措施。

上海市针对一级预防提出社区卫生服务中心应开展孕前、孕产期保健健康教育和指导等工作，对孕前保健进行具体说明，包含健康教育与咨询、孕前医学检查、健康状况评估及健康指导，同时提到孕早期保健在于预防有害/致畸因素对胚胎的影响，及早发现不宜继续妊娠的妇女，及早采取干预措施。具体内容包括孕情监测、早孕建册(孕册)与妊娠风险初筛及健康教育等。重庆市针对一级预防提出，到2022年，出生缺陷防治知识知晓率达到80%，孕前优生健康检查目标人群覆盖率达到96%。开展出生缺陷防治宣传教育；加强婚前保健；落实国家免费孕前优生健康检查项目；科学补服叶酸，预防神经管缺陷；针对不同婚育阶段的目标人群，因人施策，统筹落实地中海贫血筛查、孕期保健等服务；加强女职工劳动保护，避免准备怀孕和孕期妇女接触有毒有害物质和放射线。内蒙古自治区全区基本实现了免费婚前医学检查，婚检率由2012年的73.2%提高到2017年的74.3%。

---

[1] 国务院.中华人民共和国母婴保健法实施办法[EB/OL].(2001-08-01)[2022-05-16].http://www.gov.cn/banshi/2005-08/01/content_19126.htm.

[2] 国家卫生健康委员会.国家卫生健康委办公厅关于统筹推进婚前孕前保健工作的通知[EB/OL].(2021-01-19)[2022-03-18].http://www.nhc.gov.cn/fys/s3589/202101/c98e1d8ff4b74e02866835c61c2649e9.shtml.

[3] 吴少杰.妇幼健康：筑牢全民健康基石[N].中国人口报，2019-09-20.

[4] 国家卫生健康委员会.2020年我国卫生健康事业发展统计公报[EB/OL].(2021-07-22)[2022-06-11].http://www.gov.cn/guoqing/2021-07/22/content_5626526.htm.

5.4 重点病种干预的资源配置现状

2012年《中国出生缺陷防治报告》显示,新增出生缺陷防治项目相继启动。2012年,针对广西、海南、云南等地区地中海贫血高发情况,原卫生部启动实施了地中海贫血防控试点项目,大力推广孕前筛查、产前诊断等地中海贫血综合防控措施,努力降低重型地中海贫血儿出生率。启动了西部农村地区新生儿疾病筛查补助项目,在新疆、广西等地实施新生儿疾病筛查补助,促进新生儿遗传代谢性疾病的早诊早治。[1]

2018年《全国出生缺陷综合防治方案》提出,针对先天性心脏病、唐氏综合征、耳聋、地中海贫血等严重出生缺陷以及重点新生儿遗传代谢性疾病,逐步制订和完善相关防治规范和指南。加强出生缺陷防治相关机构和人员管理,定期公布经批准开展产前诊断等专项技术的医疗机构名单。加强对医学检验实验室开展产前筛查、新生儿疾病筛查等服务的行业监管。加强服务质量控制与评价,建立随机抽查和通报制度,不断提高服务质量。[2] 重大公共卫生项目对地中海贫血重点病种进行了专门的资源配置:福建、江西、湖南、广东、广西、海南、重庆、四川、贵州、云南等10个地贫高发省(区、市)的新婚夫妇和计划怀孕夫妇(含流动人口),可以享受免费健康教育、地贫筛查、地贫基因检测、咨询指导和高风险夫妇孕期追踪、产前诊断、遗传咨询、高风险夫妇妊娠结局随访等服务。[具体服务内容详见《地中海贫血防控试点项目技术服务规范》(国卫办妇幼函〔2015〕873号)]。

在妇幼健康服务方面,我国推行提供全方位的孕期保健服务,普及产前检查,开设孕前咨询门诊,提供生育力评估和备孕指导,教育群众树立科学孕育观念。鼓励助产机构开设孕妇学校,加强孕妇及家属健康教育与健康促进,普及孕育健康知识,提升孕妇健康素养和技能。以《母子健康手册》为载体,免费为孕妇进行5次产前检查,推广生育全程医疗保健服务。全面推行妊娠风险分级管理和高危孕产妇专案管理,实现孕产妇风险管理防线前移。全国产前检查率稳定提升,截至2018年,已达到96.6%。实施增补叶酸预防神经管缺陷项目,全国围生期神经管缺陷发生率由1987年的$27.4/10^4$下降至2017年的$1.5/10^4$,从围生期重点监测的23个出生缺陷病种的第1位下降至第12位。实施地中海贫血携带者筛查,防治成效显著。广东、广西胎儿水肿综合征发生率由2006年的$21.7/10^4$和$44.6/10^4$分别下降至2017年的$1.93/10^4$和$3.15/10^4$。[3]

2020年发布的《甘肃省出生缺陷防治办法》第二十一条提出,"完善省、市、县三级新生儿疾病筛查网络,巩固先天性甲状腺功能减退症、苯丙酮尿症、先天性听力障碍等疾病的高筛查率,加强新生儿疾病筛查、诊断、治疗、康复和随访工作。建立和完善新生儿疾

---

[1] 国家卫生健康委员会.全国出生缺陷综合防治方案[EB/OL].(2018-09-01)[2022-04-13]. http://www.nhc.gov.cn/jnr/gfxwjm/201809/9644ce7d265342779099d54b6962a4e0.shtml.

[2] 国家卫生健康委员会.全国出生缺陷综合防治方案[Z].2018-08-20.

[3] 国家卫生健康委员会.中国妇幼健康事业发展报告(2019)[R].北京:国家卫生健康委员会,2019.

病筛查信息网络,逐步扩大新生儿疾病筛查种类"。[1]

北京市针对先天性心脏病等重点疾病推动产前产后一体化服务管理,科学扩大新生儿疾病筛查病种,完善儿童遗传代谢病诊治平台建设。重庆市针对不同婚育阶段的目标人群,因人施策,统筹落实地中海贫血筛查、孕期保健等服务;加强女职工劳动保护,避免准备怀孕和孕期妇女接触有毒有害物质和放射线。广西壮族自治区实施母婴健康"一免二补"幸福工程(免费婚前医学检查、孕妇产前筛查和新生儿疾病筛查补助)和地中海贫血防治计划,持续实施先天性结构畸形等疾病干预救助项目,预防和减少出生缺陷、发育障碍致残。内蒙古自治区加强对严重遗传性疾病、指定传染病、严重精神障碍的检查并提出医学意见。新疆维吾尔自治区注重对育龄女性的保护,加强女职工劳动保护,避免准备怀孕和孕期妇女接触有毒有害物质和放射线。青海省各地以推广使用《母子健康手册》为抓手,加强孕产妇全程追踪与管理,妇女常见病、多发病筛查诊治等涉及妇女健康的普惠性项目有效实施。湖南省 2017 年出台的《湖南省出生缺陷防治办法》对出生缺陷一级预防工作提出要求:用人单位应当采取措施,改善女职工劳动安全卫生条件,不得安排女职工孕期从事禁忌的劳动,避免从事有毒有害作业;怀孕七个月以上的女职工,不得延长工作时间和安排夜班劳动。[2]

广西壮族自治区出台的《2020年广西出生缺陷防控相关工作实施方案》提出,广西是地贫高发地区,为减少重症地中海贫血患儿出生,实现重型地贫胎儿零出生目标,还将地贫复筛、医学干预服务纳入免费服务范畴,实现地贫初筛、地贫复筛、基因诊断、产前诊断、医学干预"五项免费服务",符合要求的服务对象凭身份证或户口簿即可直接减免。[3]

5.5 信息宣传和健康教育方面的资源配置现状

国家卫健委于 2021 年发布的《关于统筹推进婚前孕前保健工作的通知》提出:要推进宣传教育和知识普及常态化,要以"预防出生缺陷日""世界地贫日"等卫生健康节日纪念日为契机,做好大众人群知识宣传;结合婚前孕前保健和基本公共卫生服务项目,加强重点人群健康教育。指导基层医疗卫生机构将出生缺陷防治知识纳入国家基本公共卫生服务项目健康教育内容。注重健康科普作品的创作与推广,用好用足优秀健康科普作品,提高公众出生缺陷防治知识。坚持宣传教育关口前移,建好用好婚育健康宣传教育便民平台和婚姻家庭健康咨询室,向婚育人群广泛开展宣传教育和咨询指导。[4]

---

[1] 甘肃省卫生健康委员会.甘肃省出生缺陷防治办法[EB/OL].(2019-12-27)[2022-06-02].http://wsjk.gansu.gov.cn/wsjk/c113462/201912/1269903.shtml.

[2] 湖南省卫生健康委员会.湖南省出生缺陷防治办法[EB/OL].(2015-11-19)[2022-06-02].http://wjw.hunan.gov.cn/wjw/xxgk/zcfg/dfxfg/201706/t20170606_4248027.html.

[3] 广西壮族自治区卫生健康委员会.2020年广西出生缺陷防控相关工作实施方案[EB/OL].(2020-05-09)[2022-06-01].http://wsjkw.gxzf.gov.cn/xwdt_49370/mtgz/t5701202.shtml.

[4] 国家卫生健康委员会.国家卫生健康委办公厅关于统筹推进婚前孕前保健工作的通知[EB/OL].(2021-01-19)[2022-05-16].http://www.nhc.gov.cn/fys/s3589/202101/c98e1d8ff4b74e02866835c61c2649e9.shtml.

北京市加大健康核心信息推广、传播力度，提高群众主动接受婚前孕前保健服务意识与婚前孕前健康知识知晓率。以服务婚育人群为出发点，对重点疾病、重点人群，加强针对性孕前优生健康宣传与咨询指导。宁夏回族自治区落实出生缺陷三级防治措施，加强知识普及和出生缺陷防控咨询，开展婚姻登记、婚育健康宣传教育、婚前医学检查、生育指导"一站式"服务，落实婚前医学检查制度，强化婚前孕前保健。西藏自治区由于受地理、环境等自然条件的制约与影响，其边远贫困地区儿童整体发展水平较低，婚前医学检查率低，出生缺陷发生率较高。经过努力，西藏自治区县级免费优生健康检查和出生缺陷干预项目目标人群参检率达到80%以上，出生缺陷防治知识知晓率达到70%以上，参检夫妇建档率达到100%。新疆维吾尔自治区将出生缺陷预防知识纳入生命早期1000天宣教内容。广东省推广使用广东母子健康e手册微信小程序、互联网+孕妇学校和家长学校平台，大力开展出生缺陷防治知识宣传和教育。福建省提出《福建省免费孕前优生健康检查项目实施方案》，呼吁省内各地区应加强与民政、妇联等部门协调配合，利用免费婚前医学检查和孕前优生健康检查等多种途径，组织叶酸发放，加强对育龄妇女的健康教育，提高目标人群增补叶酸知识知晓率和叶酸服用率，确保目标人群叶酸服用率≥90%；免费孕前优生健康检查项目：2018年全省目标人群20.5万对，2018年各地目标人群检查覆盖率需达80%以上。[1]

综上所述，出生缺陷防治需要统筹医疗资源配置。[2] 针对不同疾病类型采取合适的政策措施，对于危害严重并且发病率高，预防、筛查、诊断或者技术成熟，治疗成本较高的出生缺陷疾病，需要以公共卫生服务为抓手带动防治措施落实，加大政府投入和逐步建立普惠制度，推进实现服务均等化。而对于危害严重但发病率低或者较为罕见的出生缺陷疾病，要制定个性化的针对措施，鼓励开发高新技术产品，提高服务水平，保障服务的规范性。

---

[1] 福建省卫生健康委员会.福建省免费孕前优生健康检查项目实施方案[EB/OL].(2011-02-28)[2022-05-27]. http://wjw.fujian.gov.cn/xxgk/zfxxgkzl/zfxxgkml/qtzdxx/201102/t20110228_2335021.htm.

[2] 王巧梅.妇幼健康促进与出生缺陷防治策略[J].中国妇幼健康研究,2020,31(09):1129-1131.

第6章
个体权利与公共善

在社会关系或者个体行为中实现伦理目的,需要考虑到社会整体和单个个体之间的协调。关注社会整体生活的公共善和着眼个体活动的个体善,是从不同层面实现的道德意义上的善。公共善不是将个体善简单地相加,而是对集体权利和成就的追求,对共同体的利益和最大幸福的信奉。[1] 所以,在集体主义框架下阐释共同善,是使得共同体的生活优先于构成共同体的个人生活,并且如果追求共同体的生活能够实现最大多数人的最大幸福,那么这种生活就被认为是正义的,在此条件下,个体权利必须服从于公共善的目的。然而,在出生缺陷以及预防工作实践中,如何在合理处置个体权利的同时把握好公共善的问题,需要从理论和实践两个层面进行探讨。

6.1 生命伦理学与公共健康伦理学

21世纪初,学者开始关注公共卫生健康中的伦理问题,生命伦理学和公共健康伦理学之间的分歧也引发了学者们的广泛关注。例如,丹尼尔·卡拉(Daniel Callahan)和布鲁斯·简宁斯(Bruce Jennings)认为,"在早期的生命伦理学中,个人的善,特别是他或她的自主,而非人口的健康是主导性的论题"。[2] 南茜·卡斯(Nancy Kass)指出:生命医学伦理学"常给予个人自主以很高的优先性,这种优先性并不适合于公共健康实践"。[3] 由此可见,传统的生命伦理学的确对个体权利给予了充分的尊重。"自我决定"(self-determination)或称"尊重自主性原则(principle of respect for autonomy)",被认为是生命伦理学的四大原则之一(其他三条为不伤害、有利与公正)。但是,在生命医学伦理学中,尊重自主原则并不是过分的个人主义或凌驾一切,它也不强调个体权利而忽视或排斥社会责任和公共目标。在美国生命伦理学家比彻姆(Tom L. Beauchamp)看来,许多项目竞争的道德考虑合法地凌驾于尊重自主原则之上。例如,如果我们的选择危及公共卫生,可能伤害无辜的他人,或

---

[1] 周国文. 公共善、宽容与平等:和谐社会的伦理基础[J]. 社会科学辑刊, 2010(05): 28-32.
[2] CALLAHAN D, JENNINGS B. Ethics and public health: forging a strong relationship[J]. American Journal of Public Health, 2002(92).
[3] KASS N E. An ethics framework for public health[J]. American Journal of Public Health, 2001(91).

者需要稀缺并且没有资金的资源,[1]那么个体自主权的行使可以受到道德和法律的合理限制。

公共健康伦理学面向整个社会群体而不单关注个体,它更加关注社会整体健康水平和公共卫生安全。公共善的立足点决定了它所要实现的是公共层面的善,而非个体层面的善。公共健康伦理学使用的术语也更加体现整体层面,比如重视出生缺陷防治、提高优生率,设法降低罕见遗传性出生缺陷的发生率等。因此,公共健康伦理学通常需要进行广泛的健康统计,而在关注社会整体的统计资料中,个体健康情况被群体健康状况所覆盖。比如在出生缺陷一级防控中,个体权利关注的是对个体性选择的解释,自从《婚姻登记条例》修订后实行自愿婚检,这是对个体自主的尊重。而公共健康所关注的是整个社会的集体性选择,如全社会的婚检率、孕前优生检查覆盖率、出生缺陷防治知识科学普及率等。它不是通过解释和关注为什么提倡自愿婚检和免费婚检,并希望找到更好的方法提高优生率,而是关注为什么某段时间或者某些区域的优生率会下降,从原因出发寻找预防措施。"公共健康活动从强调生物医学方面转为强调包括多种因素的社会方面"。[2] 由于社会整体健康水平更多地依赖于社会经济发展水平和政府促进公共健康的举措,要促进公共健康,单靠个体特殊病例的治疗几乎难以达到效果。就像出生缺陷可由染色体畸变、基因突变等不同的遗传因素或环境因素引起,也可由这些因素交叉作用或其他不明原因导致。[3] 因此,针对疾病发生的生物、物理、化学、社会、心理等因素,一级预防提出综合性预防措施,从而达到降低整个社会健康风险的目的。公共健康水平也受到医学技术发展水平影响,如群体健康需要医学技术进行疾病监测,医学技术无法直接提高社会整体的健康水平,更需要从宏观上对公共健康进行预防。

公共健康实践的核心价值提倡个体善必须服从于公共善,公共健康所追求的公共善不是说社会中的每个个体都需要达到相同的健康状况,而是更关注个体善的积累并超过这种积累。比如说,某些特殊群体由于遗传因素更容易患某种疾病,他们相比于其他人来说有着不同层次的健康需求,但是,他们和其他人对公共健康和安全的追求是相同的,所以,从社会整体层面来看,他们的目标是一致的,就是减少公共健康风险。公共善并不会分离于组成它的个体善,也并非意味着所有个体都会从公共善中获益,因为公共善面对的是不确定的人群。

传统生命伦理学与公共健康伦理学的伦理诉求存在着一定程度上的差异,在实践上体现为以医学治疗为基础和以群体健康为基础的差异。医学治疗更加关注的是个体的健康,公共健康更加关注的则是群体的健康。如丹·比彻姆(Dan Beauchamp)和波尼·斯汀博格(Bonnie Steinbock)所言:"在医疗中的患者是个体的病人,而在公共健康中的'患者'则是整个社群或全部人口。公共健康的目标是减少人口中的疾病率与早死率。"[4]公共健康措

---

[1] TOM L, BEAUCHAMP T L, CHILDRESS J F, et al. Principle of biomedical ethics[M]. Oxford: Oxford University Press, 2019.

[2] POTVIN L, GENDRON S, BILODEAU A, et al. Integrating social theory into public health practice[J]. Am J Public Health, 2005, 95(4): 591-5.

[3] 史军. 生命伦理与公共健康伦理的冲突[J]. 湖北大学学报(哲学社会科学版), 2007(01): 20-23.

[4] BEAUCHAMP D E, STEINBOCK B. New ethics for the public's health[M]. Oxford: Oxford University Press, 1999.

施的目的是为了挽救统计学意义上的生命,而医学治疗所要救治的是某个具体的生命。[1]

公共健康实践的目标是保护和促进公众的健康和安全,在实现这一目标的过程中,通常需要个体权利服从于公共善。那么如何协调和解决公共健康领域个体权利与公共善之间的伦理冲突?目前为止有两种具有代表性的理论主张:自由主义的个体权利主张和社群主义的共同善主张。下文将详细论述这两种不同的道德主张。

6.2 自由主义的个体权利主张

自由主义作为当代西方社会秩序理论基础的主流意识形态,以罗尔斯(John Rawls)为主要代表。曼恩(Mann)是权利优先论的代表,他认为维护个体健康权利是提高公共健康水平的最佳途径,强制性的公共卫生措施不仅侵犯了个体权利,还将对公共健康带来不利影响。[2] 在公共卫生政策中,坚持个体权利优先论,至少包含三层含义:(1)个体权利具有绝对的优先性,在任何情况下不得以所谓的公共善之名义压制个体权利;(2)在采取公共卫生预防措施的过程中,应当始终将保护个体权利作为出发点和落脚点;(3)个体之间的健康利益具有平等的价值,而公共卫生政策也应当平等公平地保护这种权利。

个体权利与公共善的冲突归根结底是个体与整体的关系问题。当公共卫生政策一味坚持个体权利时,可能会对社会整体利益造成伤害。同样的,如果过度坚守整体利益,也将对个体权利造成损害。如何平衡个体和整体之间的利益关系?当代美国生命伦理学家恩格尔哈特对此表示了深刻的怀疑和忧虑[3],后现代社会的共同体的道德界限应该规定在什么范围内?不过,集体主义的价值观更加关注社会共同体的利益,很明显这是与自由主义的价值观冲突的。[4] 因为在自由主义者看来,个体权利和价值优先于整体的善,不能为了整体的利益而牺牲个体的权利,自由主义者主张一种个体权力至上的观点。

但自由主义也凸显出严重的困境,最具代表性的是个人主义泛滥。从功利主义和个人权利出发的道德理论几乎完全取代了古典德性在传统社会中所扮演的角色,"共同体作为一种价值"的观念已被削弱殆尽。受个人主义影响的独立自主的个体不再愿意也不被鼓励承担公民义务。个人主义的不断发展,使得人类生活逐渐碎片化。人们逐渐意识到其个体生活与公共生活的割裂性,共同体和个体成了平行关系,它们分属不同领域且由不同规则支配。受这种思潮影响,个体私欲成为首要的善,而共同体的存在也是以个体私利为前提,让人与人之间的合作成为可能。在这种情况下,共同体不过是个体实现私欲的一项工具,它完全脱离于个体目的和利益。[5] 由此出发,在出生缺陷一级预防中,按照自由主义者的观点,人们愿意按照公共政策制定的标准去完成某件事,只是因为他们服从于这些法规背后的个人气质,而实际却无任何可供人评判的标准。

---

[1]史军.遭遇公共健康的生命伦理学[J].伦理学研究,2008(04):17-20.
[2]李红文.个人权利与共同善:公共卫生政策中的伦理冲突及其解决[J].医学与哲学(A),2016,37(09):32-35.
[3]恩格尔哈特.生命伦理学基础(第二版)[M].范瑞平,译.北京:北京大学出版社,2006:132.
[4]李红文.个人权利与共同善:公共卫生政策中的伦理冲突及其解决[J].医学与哲学(A),2016,37(09):32-35.
[5]杨赟,高力克.社群主义对自由主义的三大批判[J].浙江社会科学,2018(03):54-60+34+157.

一级预防是以覆盖人群广、适用性广、人均成本低的优点,通过健康教育、婚前医学检查、孕前保健、遗传咨询、计划生育、最佳生育年龄选择、增补叶酸、孕早期保健(包括合理营养、预防感染、谨慎用药、戒烟戒酒、避免接触放射线和有毒有害物质、避免接触高温环境)等婚前和孕前阶段综合干预,减少出生缺陷发生的行为。中国的法律对于孕前和孕早期的预防已经出台了相关的法律要求,《母婴保健法》2017年最新修订版第十八条规定,"经产前诊断,有下列情形之一的,医师应当向夫妻双方说明情况,并提出终止妊娠的医学意见:(一)胎儿患严重遗传性疾病的;(二)胎儿有严重缺陷的;(三)因患严重疾病,继续妊娠可能危及孕妇生命安全或者严重危害孕妇健康的。但是按照个人自由主义的主张[1],个人可以自由选择参与或者不参与婚前保健、孕产期保健和婚前医学检查"。有人认为,如果我们患病或失能是我们自己没有照顾好自己或去冒了不应冒的风险的结果,那么这不是社会的责任,不应该与其他健康问题同等对待。[2] 每个人都对自己的健康负有责任,从公共卫生视角来看,避免因个人选择而引起的疾病和失能,应该是一个重要的公共卫生致力于公共善的目标取向,其中可能充斥着上文所说的个体权利和公共善的潜在冲突。

6.3 社群主义的共同善主张

社群主义是对当代西方自由主义秩序所引发的深刻政治困境、社会后果和道德危机的理论回应。社群主义代表人物麦金太尔(Alasdair MacIntyre)所提倡的社群主义是倾向道德的。首先,他认为自由主义道德哲学之主体论以个体为基础来界定自我,将自我看作独立的个体导致道德主体的个体化。在他看来,道德主体的个体化意味着个体所扮演的社会角色是个体选择的结果,而不是社会整体作用的结果,个体所追求的道德法则和所认可的道德判断也仅仅是他的偏好表达,没有外在的客观理性标准,进而导致道德实践中的功利主义;其次,麦金太尔认为,自由主义所主张的善被私人化了,因为它把善理解为个人偏好的满足,并且接纳不同个体对于善之态度的歧见性。而善的私人化会导致严重后果:(1)社会普遍认可的道德规则与私人化的善发生分离,人们可以就前者达成一致但无法就后者保持一致。如此,道德规则势必失去目的性。这种非目的性的道德规则必然是非客观的,也就意味着每个人都可以追求自己主观偏好的善,从而产生一种不相容性。由此可知,善的私人化不但无法化解而且可能会加剧人际矛盾和己群冲突;(2)社群主义低估了个体权利和共同善之间爆发冲突的可能性和强度。社群主义的理论前提之一是:个体权利只有在共同体的环境中才能得到实现,它表达的其中一个含义是,个体权利至少在大多数情况下可以和共同善保持一致。实际也的确如此,由于权利的道德基础必然牵涉共同善,所以,多数个体的权利都可以通过个体组成的共同体来实现。社群主义与自由主义正好相反,它强调共同善优先于个体权利,但社群主义的理论基础共同体缺乏一以贯之的道德标

---

[1]国务院.中华人民共和国母婴保健法实施办法[EB/OL].(2001-08-01)[2022-05-16].http://www.gov.cn/banshi/
2005-08/01/content_19126.htm.

[2]翟晓梅,邱仁宗.生命伦理学导论(第二版)[M].北京:清华大学出版社,2020:254.

准，因此无法对共同善本身施加实际约束。

总的来说，自由主义理论和社群主义理论都为公共健康政策干预提供了不同程度的伦理论证。从伦理学的意义上来看，"个体有其内在价值，整体亦有其内在价值，个体有义务为整体做出牺牲，整体则有义务保护个体"。[1] 麦卡·海斯特（Micah Hester）也认为，个体与社会之间的传统紧张关系是一种误解，不应该将个体与群体之间看作是绝对的对立关系，而应当将个人置于社会之中，将个人看作是社会关系的总和。[2] "解除与社会的联系将让自由的个人单独面对自然的肆虐；其他人，不管道德败坏还是令人憎恶，也可能成为不可或缺的资源。没有他们，纯粹肉体的存活也是不可能的"。[3] 以个人主义为核心的个体主体道德在展开过程中暴露了自身不可克服的弊端与局限，并逐渐往自己的对立面发展，但人的社会存在性却要求个体应当将自身置于社会生活之中。当人们试图真切地认识与把握自身存在、自身价值及其实现时，就会关注从狭隘的自我转向更加开阔的社会环境，试图在社会活动和生活中，从整体层面去认识和实现自我。所以，自由主义与社群主义之间也并非冰炭不洽，恰巧说明，在公共健康领域中个体权利与公共善的冲突并非是不能和解的。[4] 正如利己可以经过诸多环节达到利他一样，个人主义也存在经过诸多环节达到集体主义的可能。

6.4 个体权利与公共善的争论

个体权利与公共善发生冲突很常见，受公共健康伦理学的影响，公共卫生政策也将群体的健康利益置于个体利益之上，甚至有时候不得不对个体自由进行限制。有两种限制个人自由的方式：一种是限制个人选择的自由；一种是直接限制个体的活动自由。[5] 一级预防覆盖人群广、适用性广、人均成本低，因为是在疾病尚未发生的阶段进行的干预，从根本上杜绝了疾病的发生，因此它的效果最好、效益最高，是预防疾病的最理想办法。[6] 不仅对社群总体有益，作为社群一员的个体也同样受益。

社会要求人们接受遗传病筛查和咨询是否合理？患有遗传病和缺陷的孩子将花费大量的社会公共基金，功利主义者可能会主张不论人们最后做出怎样的决定，社会有责任保证他们至少掌握自己是否会孕育有缺陷孩子的信息。[7] 但是部分人可能认为社会和政府没有权利限制个人自由，个体可以根据自己的价值取向和偏好来决定是否接受这些信息和干预措施，例如主动向医疗机构询问有关产前遗产监测、婚前医学检查等各类干预措施。他

---

[1] 卢风.应用伦理学：现代生活方式的哲学反思[M].北京：中央编译出版社，2004：140.
[2] HESTER D M. Professing public health：practicing ethics and ethics as practicefC7//Boylan[M]. Public Health Policy and Ethics. Dordrecht：Kluwer Academic Publishers，2004：5.
[3] 鲍曼.自由[M].杨光，蒋焕新，译.长春：吉林人民出版社，2005：69.
[4] 史军，戴庆龙.公共健康领域权利与善的和解[J].医学与哲学(A)，2014，35(04)：22-24.
[5] 雷瑞鹏，邱仁宗.公共卫生中群体健康与个人自由的边界何在[J].探索与争鸣，2020(10)：92-101+159.
[6] 翟晓梅，邱仁宗.生命伦理学导论[M].北京：清华大学出版社，2020：257.
[7] 蒙森.干预与反思：医学伦理学基本问题(三)[M].林侠，译.北京：首都师范大学出版社，2010：890.

们认为，政府不应当对个体自由选择这些技术进行任何强制干预，否则将使得政策转向邪恶的优生学。但是，出生缺陷一级预防的初衷是通过卫生立法、环境保护、健康促进或健康教育、改变不良生活习惯、主动远离健康危险因素等，或者采取更加具有特异性的预防措施，例如计划免疫、职业预防、对高危人群进行保护等，实现投资相对少、涉猎范围广的综合预防，这也将对未来孩子的健康产生有利影响。在这个过程中，如果过分依赖市场选择和个体自主性选择而使得父母无法获知遗传干预信息或无法承担干预费用，都将使得未来的孩子和父母获得不公正对待[1]，所以，在这种情况下，宏观的政策调控是非常有必要的。

公共健康实践通常涉及公共健康目标、公共善，是从社会整体的层面去把握健康政策实施，它通常是由政府实施的，政府在追求这种整体性的公共健康目标时，个体权利往往将被忽略或者难以具体辨明，这体现在公共健康实践对于个体权利和利益的不经意冒犯。而个体在公共健康方面的目标是个人的健康与安全，这一目标的实现需依赖于个体的健康权利得到充分保护。但个体生活在共同体之中，公共健康这一社会的整体健康与安全是凌驾于个体权利之上的，个体权利必须服从于公共健康这一更高目的。在这种情况下，个体的健康目标和追求与社会整体的目标、要求之间存在的冲突在所难免。一方面，个人要求自身的自由、健康等权利得到充分保护；另一方面，公众的健康水平也需要得到维护。[2][3]同样，在孕前及孕早期综合干预中，出生缺陷防控健康教育通过向社会大众传播出生缺陷防控的知识和技能，促使人们主动采纳预防出生缺陷的行为和生活方式，进而促进优生优育和提高出生人口素质，这是在促进一种社会共同体的善。但是，在社会共同体中生活的个体基于经济因素、意愿状况等条件有权利做出自己的选择，个体权利和公共善发生矛盾也是难以避免的。

公共健康政策需要在个体权利与公共利益之间做出选择，那么，公共健康政策要维护和促进的究竟是个体的权利还是群体的健康？当个体的权利与群体的健康利益发生冲突时应如何取舍？国内学者提出，由于公共健康总是以公共善的形式出现，因此公共健康领域的个体权利与公共健康之争，实际上就是个体权利与公共善的争论。从公共善的立场来看，个体权利在实现过程中以仅对公共健康权利不利就应当受到不同程度的限制。所以，实现公共健康和公共善的一大障碍是对个体权利和自由的尊重，这也就预示着，如果我们要求公共健康利益最大化，就可能使个体权利最小化。但共同体的利益等同于将最大多数人的共同利益最大化，并不是将个体利益简单累加。这就使得理解和厘清个体权利与公共善之间所必然存在的"交易"这点变得很重要。[4]

6.5 个体权利和公共善的和解

公共健康视域下，个体权利和公共善具有内在一致性。个体权利与公共善具有内在一

---

[1]张迪.优生学的伦理反思及生殖遗传学技术的伦理探究[D].北京：北京协和医学院，2015.
[2]史军.权利与善：公共健康的伦理研究[D].北京：清华大学，2007.
[3]史军，戴庆龙.公共健康领域权利与善的和解[J].医学与哲学(A)，2014，35(04)：22-24.
[4]李玲.论生命行为管理[D].南京：南京大学，2014.

致性的前提是，人类是社会性动物，而社会是由人类生活和活动组成的。任何一个社会或者集体如果不考虑个体的利益，不尊重个体的自主选择、自由本性、尊严价值，这个社会将早晚会面临瓦解。同时，个人也需要社会。在社会生活中，孤立无援的人难以生存和延续，个体结合为社会并不是将个体之数量简单相加，而是一个多于个体相加的实体。尽管不同个体和不同社会群体的价值观和生活方式是多元的，但是，促进群体健康水平提升的措施，归根结底是有利于组成共同体的个体的健康和自由的。任何一个个体，如果没有健康和安全，自由也就无从谈起。因此，为了健康同时也是为了自由，个体有时需要暂时放弃一些自由。在现实中，个体权利与公共善会存在不一致，这种不一致可能产生于以下两种情况：[1][2]第一种情况是个体不了解公共健康卫生政策和措施对于确保个体和人群健康利益的必要性和重要性；第二种情况是有些公共卫生政策过多地限制或者干预了个体的自由。

个体权利与公共善之间的伦理冲突是现实生活中普遍存在的道德难题。比彻姆(Tom L. Beauchamp)提出两种基本的解决思路，第一条是绝对主义的思路，另一条是情景主义的思路。[3][4]绝对主义的观点主张，在所有或某些特定的情况下，一种权利或价值优先于其他所有权利或价值。绝对主义解决思路的好处在于，在面对复杂问题时能够用单一的思路来解决，具有逻辑上的简单性和清晰性。在公共健康伦理学中，它表现为个体权利的优先性或者共同善的优先性，并且两者只能选其一。这种单一的优先次序观虽然符合人们的道德直观，但也不免具有狭隘性而忽视了复杂问题的多面性。也就是说，不管是个体权利优先论还是公共善优先论，单纯的优先排序都无法解释和体现真实世界的复杂性。[5] 真实世界的一个重要特征就是价值观念多元化，几乎每一种道德理念和观念都有其存在的合理价值，只是某些道德价值不能适用某些场景，所以试图用单一的价值观绝对性地压倒另外一种价值观几乎不太可能，这是绝对主义路径不得不面对的现实困境。

与绝对主义的思路相反，情景主义的思路考虑到了现实世界的道德多样性和价值多元化现状。"对于彼此冲突的道德观念和原则，我们必须考虑各自的重要性和适用场景，进行因具体问题而变的道德判断"。[6] 情景主义的解决思路不能靠单纯的道德直觉，而要结合理性反思才能有效地运用。个体之间由于价值观的差异，对相同的道德情景也难以做出绝对一致的道德判断，并且人与人之间道德直觉的把握能力也不一样，反复权衡取舍之后得出的支撑行动的理由和伦理辩护也不一样。现代社会是一个自由、民主和多元化的社会，自由、价值、尊严、权利等都是人们普遍追求的价值观，它们在公共健康领域的某些场

---

[1] 翟晓梅,邱仁宗. 生命伦理学导论[M]. 北京：清华大学出版社,P257.

[2] 雷瑞鹏,邱仁宗. 公共卫生中群体健康与个人自由的边界何在[J]. 探索与争鸣,2020(10)：92-101+159.

[3] CHILDRESS J F, BERNHEIM R G. Beyond the liberal and communitarian impasse: a framework and vision for public health [J]. Fla Law Rev, 2003, 55(5): 1191-1219.

[4] 李红文. 个人权利与共同善：公共卫生政策中的伦理冲突及其解决[J]. 医学与哲学(A),2016,37(09)：32-35.

[5] CHILDRESS J F, BERNHEIM R G. Public health ethics: public justification and public trust[J]. Bundesgesundheitsblatt Gesund- heitsforschung Gesundheitsschutz, 2008, 51(2): 158-163.

[6] RICHARDSON H S. Specifying, balancing, and interpreting bioethical principles[J]. J Med Philos, 2000, 25(3): 285-307.

景中将成为相互博弈的道德主张,这就需要反复权衡思考。[1] 所以,在情境化的思考中融入反思平衡的方法才是最为理性的措施。在运用反思平衡法时,最重要的是要进行道德辩护,也就是对自己所认定的道德行为和价值进行伦理上的思辨。显然,这种方法超过了简单的道德直觉,而成为一种在理性上可靠的方法。

对公共健康政策进行伦理辩护,至少需要考虑以下四个方面[2]:第一,政策的有效性。所实施的公共卫生政策是否是有实际效益的,是否能够切实保护最大多数人的健康权益。第二,政策的必要性。特别是在对个体的自由进行限制的情况下,要考虑到是否只有它才是唯一的解决办法,如果能够采取既不损害个体权利又能达到最大效益的替代办法,就完全没有必要对个体的自由权利进行限制。大力普及出生缺陷防治知识,增强群众自我保健意识和能力。因此,加强婚前保健、推广婚姻登记、婚前医学检查和生育指导"一站式"服务模式,落实国家免费孕前优生健康检查,推动城乡居民全覆盖是提高出生人口素质、推进健康中国建设的重要举措。第三,措施的风险收益平衡。如果一项公共卫生政策带来的收益远远大于或者至少不少于它所带来的伤害和不良后果,那么它就应该得到支持。第四,公共卫生政策措施的执行必须符合公平正义的要求。它必须对所有人平等、一视同仁,不能有任何歧视和社会排斥,尤其不能歧视少数民族和社会弱势群体。

限制个人自由的伦理辩护。立法机构和行政机构制定相应的法律、条例或规章,由立法机关或政府授权的公共卫生或疾病控制机构据此在全社会范围内或针对目标人群采取促进个体和群体健康的措施。在大多数情况下,这些措施既保护了群体健康也维护了个体健康,并且与个体的自由权利并不产生冲突。但在某些特殊情境下,针对全社会或目标人群的公共卫生措施有时会与个体的行动自由和价值观念产生冲突,其中有些措施是带有强制性的,在一定意义上会强制侵犯个人的行动自由,违反个人的自主意愿。在这种情况下,这些干预措施能够得到伦理学的辩护吗?如果为了其自身利益,例如按照出生缺陷防治的有关规定,强制开展免费孕前优生健康检查,为怀孕夫妇免费提供健康教育、健康检查、风险评估和咨询指导等孕前优生服务,对其行为(不良生活习惯)进行干预,就会侵犯其自主意愿和行动自由,这种干预能够得到伦理学上的辩护吗?当我们为了公共卫生的利益而必须限制个人权利、利益或自由时,一方面,要注意对他人影响的性质和程度;另一方面,也要注意这种限制的性质、程度、规模和持续时间,尽可能地给有关个人带来最低程度的负担和损失,并且对损失给予一定的补偿,避免对有关个人造成伤害。[3] 理论上说,以公共健康的名义干预个人自主的、影响他人的行动,或干预个人伤害自身的行动,是可以得到伦理学辩护的,但必须经过仔细的检查,也要警惕政府机构以国家或社会利益的名义,没有得到伦理学的辩护便轻易地采取强制性措施,侵犯个人的自主性、隐私和自由。

基于公民义务的辩护。美国生命伦理学家、《生命伦理学百科全书》(第4版)主编杰宁斯(Bruce Jennings)认为,伤害原则难以为以公共卫生目的干预个人自由提供完全的伦理

---

[1]李红文.个人权利与共同善:公共卫生政策中的伦理冲突及其解决[J].医学与哲学(A),2016,37(09):32-35.
[2]李红文.公共健康与公共政策:建构一种规范性分析框架[J].哲学动态,2011(4):72-77.
[3]翟晓梅,邱仁宗.公共卫生伦理学的结构和若干基本论题[J].医学与哲学(A),2017,38(07):1-5.

学辩护。[1]。现代公共卫生产生于西方工业化国家,国家行动的伦理学辩护框架主要是由自由论哲学提供的,包括自然权利契约论、经济和公民自由意志论、效用论或功利主义自由论以及人权论等,这虽是一个重要的框架但是仍有缺陷,公共卫生伦理学需要超越这一框架。好比对于一个社会问题,我们把它看作一个私人的麻烦还是把它看作一个公共问题关系到许多人,牵涉到政策、制度、法律等。为了公共卫生目标而施加的必要的、限制个人自由的措施,如果要求公民将此作为公民义务来接受,则必须明确以下论点:(1)公共卫生是公用专业。杰宁斯指出,公共卫生是由一组学科和实践形成的一种公共服务的专业或公用专业。公共服务或公用专业还包括公共管理、政策分析、规划、执法或公共安全以及教育、交通、通信、建筑和法律等。对公共卫生的辩护不能限于个人权利、自由、利益和效用等方面,而是应该直截了当地论证限制和预防感染的进一步传播本身在伦理上是否为值得追求的目的。在这种情况下,公共卫生人员必须谈到公民责任、参与、关怀,公共卫生的目的是使人民更为健康。(2)人在关系之中。公共卫生引起的变化,既有个体层次,也有社会规范和机构层次的变化。然而,个体与群体已经错综复杂地纠葛在一起,个体在性质上已经完全社会化和关系化了,而社会层次的变化归根到底也是来自作为社会生物的个体经验和生活变化,因而公共卫生伦理学需要共济、互惠、相互依赖、社会正义等概念。(3)公共卫生是公共品。公共品使所有人在不同程度上受益,但它们容易被过度使用或支持不足。在公共卫生中,强制免疫接种就是公共品的一个例子,通过连续的儿童强制免疫接种计划来维护群体免疫力。[2] 如果放弃不管,或让私人去负责,那么群体免疫就会遭到削弱,甚至消失,从而使人群处于疫病风险之中。

总之,在公共卫生实施过程中,个体权利与公共善的伦理冲突是不可避免的。

为了有效解决这种冲突,必须采取情景主义的进路,运用反思的平衡法进行道德权衡与伦理辩护。绝对主义的优先论在面对价值多元化的现代社会中是不可取的。就公共卫生而言,其核心价值导向无疑是公共善,这是公共卫生之"公共"的核心思想,否认了这一点,公共卫生作为实现人群公共健康的目标就无法达到。[3] 我们要思考,究竟应当坚持什么样的公共善、以什么立场坚持公共善、如何促进和实现公共善,自由主义给了我们不少启迪,它认为任何以公共善为名义进行的政策和行动都将可能侵害个体自由。因此,在公共卫生领域,在坚持公共善的同时,必须要谨慎对待个体权利,防治公权力的无限放大而损害个体利益。

[1]JENNINGS B. Public health and civic republicanism: toward an alternative framework for public health ethics [M].// DAWSON A, VERWEI J M. Ethics, prevention, and public health. Oxford: Oxford University Press, 2007: 30-58.
[2]翟晓梅,邱仁宗.公共卫生伦理学的结构和若干基本论题[J].医学与哲学(A),2017,38(07):1-5.
[3]李红文.个人权利与共同善:公共卫生政策中的伦理冲突及其解决[J].医学与哲学(A),2016,37(09):32-35.

第 7 章
资源的统筹分配与公正性问题

资源公平分配是医疗卫生服务的基本伦理原则之一,也是医学伦理学研究的一个重要课题。如何合理分配医疗资源,不仅是一个表面上的资源分配公平问题,更是关乎生命公平和健康公平的问题。它不仅关系到人们的生命存在和健康,而且也关系到人类生命的意义。21世纪初,联合国和大多数国家已经将医疗卫生作为一种特殊品,是确保基本人权所必需的。但是,医疗卫生资源的分配受多种因素的影响,包括不同国家的文化和历史因素、不同伦理价值观、可得的经济资源水平等。[1] 出生缺陷防治医疗资源分配不公平将导致医疗卫生资源效率低下、卫生服务质量下降等问题。

据世界卫生组织(The World Health Organization,WHO)估计,94%的严重先天缺陷发生在中低收入国家。[2]许多风险因素在中低收入国家更常见或更严重,包括营养缺乏、孕产妇疾病、先天性感染,如梅毒、弓形虫病等。中低收入国家的出生缺陷诊断技术不高,获得或接受专家医疗服务的机会有限,导致出生缺陷胎儿的高死亡率。[3][4]根据2012年的报告,"我国每年因神经管缺陷造成的直接经济损失超过2亿元,每年新出生的唐氏综合征生命周期的总经济负担超过100亿元,新发先天性心脏病生命周期的总经济负担超过126亿元。在社会保障水平总体偏低的情况下,出生缺陷导致的因病返贫、因病致贫现象在中西部贫困地区尤为突出"。[5] 因此,实现出生缺陷防治医疗资源配置的公平,不仅是解决当前医疗资源配置问题的现实需要,也是实现社会整体发展公平正义、实现健康中国国家战略的必然要求。

---

[1] 翟晓梅,邱仁宗.生命伦理学导论(第二版)[M].北京:清华大学出版社,2020:275.
[2] World Health Organization. Birth defects[EB/OL]. (2016-09-07)[2022-05-16]. https://www.who.int/zh/news-room/fact-sheets/detail/congenital-anomalies.
[3] HIGASHI H, BARENDREGT J J, KASSEBAUM N J, et al. The burden of selected congenital anomalies amenable to surgery in low and middle-income regions: cleft lip and palate, congenital heart anomalies and neural tube defects[J]. Archives of Disease in Childhood, 2015, 100(3), 233-238.
[4] SITKIN N A, OZGEDIZ D, DONKOR P, et al. Congenital anomalies in low-and middle income countries: the unborn child of global surgery[J]. World Journal of Surgery, 2015, 39(1): 36-40.
[5] 中华人民共和国卫生部.中国出生缺陷防治报告(2012)[R].北京:中华人民共和国卫生部,2012.

7.1 资源分配的公正性概念

哲学家使用了不同的术语来解释公正的概念，例如公平、权利、应得等。这些观点根据应得什么或欠什么，将公正解释为公平对待、平等对待和适当对待。只要人们因为特定才能(如效率高)或特定环境(如遭到他人行为的伤害)应获得利益或承担负担时就需要公正标准。根据公正原则，拥有一个有效要求的人就拥有一个权利，因而应当得到某些东西。因此，不公正就是指否决人们有权获得的利益或不公平分配负担的错误行为或不作为。[1] 分配公正这一术语是指由构成社会合作条件的合理规范决定的公平、平等的适当分配，其范围包括分配各种福利和负担的政策，如财产资源、税赋、特权和机会。分配公正是指社会中一切权利和责任的分配，如民事权利和政治权利。[2]

美国医学伦理学家罗纳德·蒙森认为，公正这一术语至少包括两个方面的内容，"务必保证人们得到他们有权得到的，务必使他们的权利得到承认与保护，这就是一般意义上的绝对公正。相反，相对公正更加关注法律和规则的实施，以及负担和利益的分配。在医疗情境中，相对公正所关注的最重要的是分配公正。正如其名所示，分配公正涉及社会利益和责任的分配，诸如医疗服务、福利支付款、公共事务等"。[3] 分配公正的问题是在资源稀缺和人们对资源与利益的追求存在竞争的情况下出现的。例如，如果有充足的净水处理工业废弃物，且这种处理对人类或其他生物不构成后续伤害，那么，就没有必要限制净水的使用。当代许多关于预先付费健康维持计划中的利益公正、为智障者提供公正的医疗服务全民健康保险资金的适当来源等问题的讨论，同样涉及在这些社会条件和竞争环境中形成的这种权衡结果。

尽管不同的公正性理论有着明显的差异，但所有理论中的核心都是"相似的情况应以相似的方式处理"这一基本原理。这个原理表达了这样的概念，即公正涉及待遇的公平。例如，两个在多项选择测试中得分一样的人却被给予了两个不同的奖励，这就是明显的不公平。如果两种情况相同，那么不同地对待它们就是武断随意的或者是不理性的。为了证明待遇不同的合理性，我们必须指出，这两个案例在某个相关的方面并不相同。[4] 与分配公平相关的问题引发了关于公正原则的问题，任何一个单一的原则都无法处理所有的公正问题。

(1)形式公正原则。形式公正原则，之所以是"形式上的"是因为，就像带有空白的句子，它必须用信息来填充。尤其是在决定两种情况是否相似的时候，我们必须知道什么样的因素或特征被认为是与决定有关系的。如果两种情况在某些相关的方面不相同，我们就可以合理地区别对待它们。我们这样做就既不是无理的也不是武断的。[5] 当前出生缺陷

---

[1]比彻姆,邱卓思.生命医学伦理原则(第五版)[M].李伦,等译.北京：北京大学出版社,2014.
[2]比彻姆,邱卓思.生命医学伦理原则(第五版)[M].李伦,等译.北京：北京大学出版社,2014.
[3]蒙森.干预与反思：医学伦理学基本问题[M].林侠,译.北京：首都师范大学出版社,2010.
[4]蒙森.干预与反思：医学伦理学基本问题[M].林侠,译.北京：首都师范大学出版社,2010.
[5]关于印发全国出生缺陷综合防治方案的通知[J].中华人民共和国国家卫生健康委员会公报,2018(08)：103-105.

一级预防广泛认可的形式公正表现为：国家发展母婴保健事业、提高妇幼健康水平，启动实施了免费孕前优生健康检查、增补叶酸预防神经管缺陷、地中海贫血防控、贫困地区新生儿疾病筛查等重大公共卫生项目，广泛开展出生缺陷防治社会宣传和健康教育，逐步将儿童先天性心脏病等出生缺陷治疗纳入大病保障，着力推进出生缺陷综合防治。

所有的公正性理论都有一个最低的形式要求，这一要求在历史上是由亚里士多德提出的：平等应当平等对待，不平等应当不平等对待。这一形式公正原则之所以是"形式的"，是因为它没有详细指出哪些方面应该平等对待，也没有提出对于两人或者多人是否实际平等的判断标准。[1] 这个原则仅仅确定了哪些方面是相关的，在这些方面平等的人应当得到平等对待。

这一形式原则最显著的问题是缺乏实质内容。平等应当平等对待，这不会引起争议。但是，我们应当如何定义平等？在比较个人或群体时哪些差异是相关的？也许所有公民都应当享有平等的政治权利，平等享受公共服务，得到法律的平等对待。但是，平等的范围应当扩大到多大？实际上，所有关于医疗公正的观点都认为，应当使某个阶层的所有成员都能够获得旨在帮助这个阶层(如穷人或老年人)的资源配置项目和服务。拒绝为某些人提供同一阶层中其他人可以获得的福利是不公正的。但是拒绝为这个阶层之外有同等需要的人(如没有健康保险的工人)提供同样服务，是否也是不公正的呢？这就引发了另外的问题和思考。

(2) 实质公正原则。分配公正的理论给我们提供实在的(或实质的)公正原理。该理论给我们提供的论证说明，为什么在决定案例是否相似的时候，应该认为某些特征或因素是相关的。所以，可以参照实质性原理来判断特定法律、实践或公共政策是否公正。实质公正原则在很大的程度上有助于解释在我们社会中现今在应该怎样分配收入、教育和卫生保健等社会"利益"的方法上的分歧。不同的实质性原理本身指导了负担(税收、公共服务等)和利益的分配，但我们将集中关注利益。每个原理回答的基本问题是：谁有权利得到多少份额的社会利益。[2]

对平等对待的相关特征进行调化的原则被称为实质性原则，因为这些原则指明了分配的实质性特征。在出生缺陷一级预防中，相关医疗资源分配的实质公正体现为：在2018年的《全国出生缺陷综合防治方案》中指出，为了全面加强出生缺陷综合防治工作，"在南方10个高发省份深入开展地中海贫血防控项目，逐步扩大项目范围。针对不同婚育阶段的目标人群，因人施策，统筹落实婚前医学检查、孕前优生健康检查、地中海贫血筛查、增补叶酸、孕期保健等服务。针对不同婚育阶段的目标人群，因人施策，统筹落实婚前医学检查、孕前优生健康检查、地中海贫血筛查、增补叶酸、孕期保健等服务"。[3] 为促进实质公正，出生缺陷一级预防的政策会向特殊省份、特殊病种和特殊人群倾斜。

实质原则的其中一个原则是需要原则，该原则认为根据需要分配社会资源是公正的。即一个人需要某个东西，且没有这个东西将会受到不利影响或者伤害。然而，需要原则并不是说要满足所有的需要，也许我们的义务仅限于满足基本需要，也就是说，如果这个基

---

[1] 肖巍, 于沧海. 医疗保健资源公正分配的伦理依据[J]. 中国卫生经济, 2015, 34(04): 13-16.
[2] 蒙森. 干预与反思: 医学伦理学基本问题[M]. 林侠, 译. 北京: 首都师范大学出版社, 2010.
[3] 关于印发全国出生缺陷综合防治方案的通知[J]. 中华人民共和国国家卫生健康委员会公报, 2018(08): 103-105.

本需要得不到满足，将会使得这个人遭受伤害或者不利影响。例如，孕产妇缺乏足够的食物或足够营养的食物，碘缺乏、叶酸缺乏、肥胖及糖尿病等都被证明与出生缺陷有关，或者她们有更高的接触致畸致突变物质的可能性，例如感染、致畸化学物、酒精等，就可能增加出生缺陷风险。

如果我们要进一步了解基本需要这一概念，就需要更加细致地划分实质性的需要原则，使之成为一项关于分配的公共政策。但是，我们在这里不继续细化实质性的需要原则，而仅仅强调需要原则作为一个有效的实质公正原则的意义。需要原则是实质公正原则的一种。如果一个人只接受自由市场分配原则，那么就无法接受把需要原则作为公共政策的基础。所有基于分配公正的公共政策和机构政策最终都取决于接受或拒绝某些实质性原则以及细化、优化或权衡这些原则的某些程序。许多关于正当政策或正当分配的争论产生于包含不同实质性原则的对立的或至少是不同的出发点。

哲学家和其他学者提出的实质性分配公正原则包括但不限于平均分配、按需分配、按付出（努力）分配、按贡献分配、按优势分配、按自由市场交换分配。接受上述原则中一个以上的原则不存在任何明显的障碍，有些公正理论甚至接受将上述六个原则作为有效原则全盘接受。一个似乎合理的道德命题认为，每一个实质原则都设定了一个初始义务；脱离具体情况或适用范围，就无法评判该义务的权重。许多国家在制定公共政策时，采用了其中几个实质性公正原则，在不同的范围和情境中诉诸不同的原则。例如，失业补助、福利发放和许多医疗服务是根据需要来分配的（在某种程度上也根据工作年限等标准来分配）；在许多部门，聘用和晋升是根据个人所取得的成绩和绩效来决定的；根据自由市场的工资标准以及更大的努力、绩效或潜在的社会贡献，允许和鼓励某些人获得更高的收入；另外，至少从理论上来说，接受基础教育的机会应当分配给所有公民。上述原则之间的冲突导致了一个严重的优先性问题，并对旨在包含多个原则的自洽的理论框架的道德体系提出了挑战。

7.2 健康不平等和健康不公平

任何商品或者服务在其供应相对需求短缺时都会引起公平和公正分配的问题。出生缺陷一级预防的健康资源分配应属于宏观水平的分配，由于健康资源有限，我们不得不关注如何分配这些资源才是公正的。这对于国家、政府和医疗机构来说是一个真正的政策问题，也确实可能是一个在可预见的将来会成为普遍存在的问题。本节所指的资源主要是指健康资源、健康（health）、健康公平（health equity）等概念。健康指健康结局、健康绩效或健康成就，健康的关键决定因素包括社会经济因素、社区条件，以及影响这些因素相关的政策和措施。健康公平可界定为不存在不必要的、可避免的、不公平的或不公正的健康差异，或不存在群体之间因社会地位（如财富或权力）导致的系统健康差异。健康水平与社会经济地位相关。[1] 健康不平等（health inequality）系统地使在社会上已经处于不利地位的人进一步在健康方面处于不利地位。

---

[1] 翟晓梅，邱仁宗. 生命伦理学导论（第二版）[M]. 北京：清华大学出版社，2020.

健康不公平有两个最有影响的定义,但这两个定义都有缺点。第一个定义,健康不公平是指不必要和可以避免的、不公平和不公正的健康差异。如果我们认为某一健康不平等是不公正的,那么我们往往已经做出了健康不平等就是健康不公平的论断。有些健康差异不一定是不公平引起的,同时,有些健康差异是不必要的和可以避免的。这个定义的支持者认为,如果健康差异是社会因素引起的,而不是生物学因素决定的,那就是不公平。由于人类活动造成的不平等是可避免的,因为它们是人的因素引起的,而自然引起的不平等不是人类行为引起的,所以,我们不能因为某事是由自然原因引起的,就认为我们对它无能为力或者我们不应该设法止住它。[1] 遗传因素引起的罕见遗传性出生缺陷,我们不能听之任之,即使试图将全社会的健康成就均等化是不公正和不合适的,不能因此就说生而不健康的人就不能根据公正原则来主张社会做出某种变革。例如针对出生缺陷防治,我们可以通过卫生立法、环境保护、健康促进或健康教育、改变不良生活习惯、主动远离健康危险因素等,甚至采取更加具有特异性的预防措施如计划免疫、职业预防、对高危人群进行保护等,减少出生缺陷发生的行为。

在健康不公平的第一个定义中唯一能够站得住脚的是不公正、不平等的概念,这个观念形成了第二个健康不公平定义的核心,即健康不公平是指健康中的那些不平等是不公平造成的或者来源于某种不公正。我们对健康不公平的关注完全是对健康成就分配公正的关注。因此,健康不平等是健康不公平,当且仅当它是这样一种不平等,即一个拥有社会正义的社会无法容忍的不平等。

健康不平等和健康不公平有着本质的区别,前者是用来说明个人和群体健康成就的区别、变异和差距的通用术语,而健康不公平是指不公正的健康不平等。之所以要对两者进行区分,是因为有些健康不平等不是不公正的。例如,在一般情况下,一个社会将允许男人吸烟,而不宽容女人吸烟,我们一般会认为这是不平等的,但是如果这是有益于女性健康的不平等,不能认为是健康不公平。健康公平是社会正义的本质要素,在面临健康不公平时,我们追求平等是应该的,那么在追求健康公平的过程中,何种平等论适合于卫生保健制度的伦理基础呢?

7.3 一级预防资源的公正分配

卫生保健的特殊本质有助于解释为什么它应该以一种公平的方式被所有人享有。但是,如果这一伦理性的结论是为了给获取卫生保健的当前模式和被提议的健康政策提供评估基础,就必须弄清楚正义和平等在这种框架下的含义。"公平的享用权"可以用很多方式来解释:平等之享用权,对个体所需或将受益的任何东西的享用权,或对足够水平的保健的享用权。[2] 平等享用权的观念应该从它的两个主要方面给予定义:所有人都可以获取的保健水平,以及可以强加于那些获取这些服务的人身上的负担的程度。

(1)按贡献分配表示的公平。平等论并不意味着任何人在任何当面的情况下都应该保

---

[1] 翟晓梅,邱仁宗.生命伦理学导论(第二版)[M].北京:清华大学出版社,2020.
[2] 蒙森.干预与反思:医学伦理学基本问题(三)[M].林侠,译.北京:首都师范大学出版社,2010.

持一致,或者认为在任何方面人都应该被同样对待,而是承认人与人之间应当平等相待,但也允许存在某些方面的不平等。按贡献分配表示的公平,是指某个社会、某个地区或者某一群人的贡献越大,获取的报酬更多。然而,健康资源具有其特殊性,无法按照贡献进行分配,只有根据治疗、预防、护理等实际需要来进行分配才是公正的[1],因此,贡献或应得不宜成为社会化卫生保健制度的伦理基础。

健康水平是与社会经济地位相关的,一般来说,一个人、一个社群的社会经济水平越低,其健康水平也越差。美国生命伦理学家丹尼尔斯(Norman Daniels)等指出,许多人对其他方面的不平等并不感到烦恼,但对健康不平等却如此。[2] 健康与社会经济地位相关的一个明显例子是,医疗卫生可及的不平等可导致健康不平等。截止到2020年底,我国共有妇幼保健院(所、站)共3052所,其中:省级29所、市(地)级376所、县(区、县级市)级2563所。2020年底,全国3.00万个乡镇共设3.6万所乡镇卫生院,床位139.0万张,卫生人员148.1万人(其中卫生技术人员126.7万人)。与2019年比较,乡镇卫生院减少350所(乡镇撤并后卫生院合并),床位增加2.0万张,人员增加3.6万人。2020年,每千农村人口乡镇卫生院床位达1.52张,每千农村人口乡镇卫生院人员达1.62人。[3] 这是考虑到社会经济条件影响健康水平所做出的维护社会公平正义的正确举措。

(2)平等表示的公平。平等主义理论在医疗保健领域的重要性就在于为患者提供公平平等地获取医疗服务的机会或者为他们提供发展的能力、满足其基本需要。对于医疗资源分配公正的探讨,平等主义理论学派以能力平等论、需要平等论和积极平等论三种理论来进行自身理论的阐述。

以阿玛蒂亚·森为代表的能力平等论者将社会公共理论建立在个人能力的比较基础上,主张充分考虑个人获取社会资源的能力或者通过建设公正制度保证低能力者提升获取资源的能力,从而达到制度设计的公平性。[4] 能力平等论所提倡的公正能力提升,依赖于经济快速发展带来个人财富和公共医疗资源的增长,以及采取广泛的公共援助消除社会底层人民的弱势能力状况。与此同时,尽管同属于平等主义论者,以伯纳德·威廉姆斯为代表的需要平等论者则以满足人民的医疗需要为基础,认为在考量医疗保健资源分配时的关键应该是基于公民群众的需要,但是这种需要并不是一切的需要,受限于公民群众对医疗保健需求无限性和现实医疗资源的有限性,资源分配政策设计应该以满足公民群众的基本的医疗保健为最根本宗旨。而伴随着时代的发展和现代医疗资源的进一步完善,平等主义论者开始觅求新的路径以解决因天生起点不同而造成资源分配难言公正的社会现象,因而衍生出以约翰·罗尔斯、诺曼·丹尼尔斯为首的积极机会平等主义论者。积极机会平等主义论者把公正作为社会资源分配制度的核心道德内核,进而推论出两大资源分配的原则:一是个人权利的不可侵犯;二是允许缔造平等的自由和公平的机会的不平等分配的存

---

[1] 翟晓梅,邱仁宗.生命伦理学导论(第二版)[M].北京:清华大学出版社,2020.
[2] DANNIELS N, KENNEDY B, KANACHI I. Health and inequality, or why justice is good for our health[M]//ANAND S. Public health, ethics and equity. Oxford: Oxford University Press, 2004: 63-92.
[3] 国家卫生健康委员会.2020年我国卫生健康事业发展统计公报[EB/OL].(2021-07-22)[2022-06-11].http://www.gov.cn/guoqing/2021-07/22/content_5626526.htm.
[4] 德雷兹,森.饥饿与公共行为[M].北京:社会科学文献出版社,2006:15.

在，在实际中最重要的体现在于政府应该在制定资源分配政策时努力利用宏观的手段来为弱势群体、资源获取难度高的群体提供帮助。[1] 他们希望通过制度的设计以保证所有人尽可能接近正常的医疗保健制度和确定合理的资源限度。[2]

有人认为在以下两种情况下可以实现公正，即每个人都被保证获得同等数量的卫生保健费用，或者人们能够享受相同的健康状况。然而，公平作为平等，其最基本的特点就是为每个人提供同等水平的卫生保健。这种观点认为，如果特定的保健可以被一个人获得，那么它也可以被所有人获得。如果把出生缺陷一级预防所必需的卫生保健资源定高了，参考现在能接受的最高保健水平，那么将会导致其他社会福利资源的巨大消耗。而另一种情况是，如果为避免医疗资源的浪费而将标准降低，那么一级预防卫生所必需的医疗资源将会被拒绝提供给那些希望或者迫切需要得到这些服务的人。[3] 换句话说，没有人可以获得比其他人更多或者更高质量的预防服务，即使他们愿意动用个人资源去获得这些服务，因为平等表示的医疗资源分配是绝对平均的。

（3）将卫生保健资源视为特殊品表示的公平。特殊平等论（specific egalitarianism）由美国经济学家托宾（James Tobin）提出，他主张某些特殊品，例如医疗卫生资源的分配不应该比人们支付能力的不平等更不平等。对于那些非基本的奢侈品，我们应该鼓励人们为之去努力、去竞争，然而对于医疗卫生和其他必需品，我们不应该将它们视为刺激经济活动的东西。健康或医疗卫生的分配不应该比一般收入的不平等更不平等，不应该比市场分配更不平等。这种理念是特殊平等论的基础。英国经济学家阿南德（Ariand）指出，各种不平等都令人生厌，然而与收入不平等相比，人们对健康不平等更不能容忍，因为收入不平等有可能会激励人们努力工作，有助于增加社会总收入，从而有利于社会，[4]但激励论证不适用于健康不平等，因为它不能激励人们去改善健康从而有利于社会。人们可以容忍衣着、家具、汽车、旅行方面的不平等，但对营养、健康和医疗方面的不平等感到厌恶。因此，健康或医疗卫生的分配不应该比市场分配更不平等。健康或医疗卫生应该看作一种特殊品（specific good），它理应为每个人享有，而不应该按收入或贡献（例如付更多保险金或对GDP贡献更大）来分配。收入仅有外在（工具性）价值，健康既有内在价值，又有外在（工具性）价值。健康对一个人的幸福（well-being）有直接影响，是一个人活动的前提条件。因此，健康或医疗卫生的公正和公平的分配是社会正义的本质要素。[5]

（4）只以利益或者需要为依据的享用权表示的公平。将公平享用权解释成每个人必须接受所有对他们有益的卫生保健，这也包含一些无法接受的隐义。除非健康是唯一的利益或者资源是无限的，否则对社会来说——对个人来说也一样——承诺不计成本地提供任何有益的卫生保健是不理智的。虽然卫生保健有其特殊的重要性，但它显然不是唯一对人们重要的。所以，出生缺陷一级预防所必需的医疗资源的分配如果仅以利益或需要为依据，

---

[1]罗尔斯.正义论[M].北京：中国社会科学出版社，2003：302.
[2]裴浩骞.新中国成立以来我国城乡医疗卫生资源分配政策的公正伦理审视[D].广州：南方医科大学，2015.
[3]蒙森.干预与反思：医学伦理学基本问题（三）[M].林侠，译.北京：首都师范大学出版社，2010.
[4]ANAND S. The concern for equity in health[M]// Anand S, et al. Public health, ethics and equity. Oxford：Oxford University Press, 2004：15-20.
[5]翟晓梅，邱仁宗.生命伦理学导论（第二版）[M].北京：清华大学出版社，2020.

可能会吞噬所有的社会资源，造成医疗资源的巨大浪费。出生缺陷一级防控所必需的医疗资源的公平享用权应该考虑的不仅仅是它所带来的收益，还要考虑与这些资源可能被配给的其他利益或服务相比的成本。社会将适度地把一些资源投入到卫生保健，但是为其他目标保留大部分资源。

有人可能认为，"需要"的概念提供了一种方法，将享用权限制在那些只带来尤其重要的利益的卫生保健。在这种观点下，以利益为根据的享用权表示的公平对社会资源的要求将比以需要为根据的享用权表示的公平对社会资源的要求更严重。然而，在这种框架下的需求观念也是有困难的。一方面，医疗需要通常不会被狭义定义，而是指代任何医疗治疗可能有效果的疾病。因此，"以需要为根据的享用权表示的公平"就蜕变成为"以任何有利东西为根据的公平享用权"；另一方面，"需要"的范围甚至可能比"利益"还要更宽广。哲学和经济学著作没有在"需要"和"需求"或"偏好"之间做出明确的区分，因为这个词对不同的人表示不同的含义。"以需要为根据的享用权表示的公平"可能成为"对个人需求的任何医疗服务的享用权"。[1] 相反，需要也能被极其狭义地解释为仅包含极低水平的服务——例如那些"阻止死亡所必需"的服务。

（5）足够水平的医疗资源表示的公平。虽然"所需要的一切""所有有利的一切"以及"其他任何人所拥有的一切"，都不是理解公平享用权的可靠的方式，但是卫生保健的特殊本质表明每个人都有某种水平的卫生保健的享用权：获得充足的福利、机遇、信息和人际关切的证据所需要的足够的保健，以便有利于过上合理幸福和令人满意的生活。这种水平可以被表达成"足够水平的卫生保健"，在将这种无形的概念变成健康政策的切实可行的基础时存在着困难。

卫生保健的公平享用权意味着能够保证每个人获得足够水平的卫生保健，这种理解有很多优点。因为足够水平的卫生保健也许要低于"所有有利的卫生保健"的水平，还因为它不要求满足所有的需要。它承认在卫生保健中设定优先权，即在出生缺陷一级预防中哪些医疗资源具有优先性，应当覆盖到每一个地区。这种公平享用权还传递了一种清晰的认识，即社会资源是有限的，除了健康之外还有其他利益。因此，将公平理解为足够水平的卫生保健的享用权不会带来无止境的义务。将出生缺陷一级预防所必需的医疗资源的公平分配设定为所有人的足够水平的获取，避免了一种对医疗资源和社会成本的不切实际的承诺。

另外，因为提供足够水平的卫生保健是一个受限制的道德要求，这个定义也避免了把一些不能接受的限制强加于个人自由之上，公平需要平等的观点体现了这种个人自由。假如每个人都能得到足够水平的一级预防医疗资源，那些更愿意使用他们的个人资源来获取高于足够水平的医疗资源的人，将不会因此而违反任何伦理原则。同样，我们所理解的"足够"的概念是与社会相关的。足够的一级预防医疗资源的内容将取决于特定社会中可以利用的全部资源，并且还能考虑关于期望的共识，这一期望是指一个特定社会在它的特定历史发展时期什么才是足够的。[2] 这使得"足够"的定义能随着社会资源和期望的变化而得到改变。

---

[1] 蒙森.干预与反思：医学伦理学基本问题（三）[M].林侠,译.北京：首都师范大学出版社,2010.
[2] 陈俊.论公共医疗资源的分配正义[J].自然辩证法研究,2013,29(12)：84-89.

但是，把注意力集中在个人所得到的一级预防医疗资源上是不够的，还应当关注他们为了获得这种医疗资源必须承担的负担——包括花在获得这些医疗资源上的时间、金钱、可获取性等成本。公平不仅仅要求所有人都可以获取足够的医疗资源，而且还要求这些负担不可过重。如果个体必须花费过度的时间成本，或者把他们大部分的经济资源都花费在一级预防医疗资源的获取上，有些人将受到这些因素的消极影响而无法获得足够的医疗资源，因此给他们的健康和福利带来不良影响。其他人也许能承受这些负担，但只有以牺牲他们满足其他重要需求的能力为代价。如果提供足够医疗资源的一个主要原因是增加了福利和机遇，那么，要求很多人为了获得医疗资源而放弃食物、住所和教育进步的体系将是自我毁灭的和不合理的。获取一级预防医疗资源过程中"可接受的负担"的概念，与过度的负担相反，在某些方面是与"足够"的概念相平行的。[1] 正如公平不要求平等的享用权一样，获得足够医疗资源所必须承担的负担也不必然对所有人都是一样的，问题的关键在于，负担的变化程度都在可接受的范围之内。

一级预防资源分配改革。邱仁宗教授提出，我国社会化医疗保障制度的伦理基础最好建立在以下三种进路上：特殊平等论、优先平等论、足量平等论。这三种进路在实际工作中是可以相容和互补的。[2] 公共卫生不能交给个人，也不能交给追求利润的企业。在个人和企业无法负责的情况下，政府对公共卫生负有主要责任，政府对公共卫生的责任体现在资源的公正分配上。

基于特殊平等论。出生缺陷一级预防所必需的医疗资源应当被认为是一种特殊品，因为是在疾病尚未发生的阶段进行的干预，从根本上杜绝了疾病的发生，因此它的效果最好，效益最高，是预防疾病的最理想办法，是避免医疗资源浪费的有效方式。基本医疗资源的分配不应该比市场分配更加不公平，因为收入有外在（工具性）价值，健康既有内在价值，又有外在（工具性）价值。出生缺陷一级预防通过健康教育、婚前医学检查、孕前保健、遗传咨询、计划生育、最佳生育年龄选择、增补叶酸、孕早期保健（包括合理营养、预防感染、谨慎用药、戒烟戒酒、避免接触放射线和有毒有害物质、避免接触高温环境）等婚前和孕前阶段综合干预，对一个地区的出生缺陷防治工作具有直接影响。

基于优先平等论。在对严格平等论的批评中，有一种观点认为，如果收入不那么严格地平等分配，那么所有人在物质获得方面可能会更好。这种批评启发了罗尔斯提出差异原则。人们认为，关于何种论证可为不平等辩护，罗尔斯的差异原则为此提供了相当清晰的思路。罗尔斯在原则上并不反对严格平等的制度本身，但他关注的是处于最不利地位群体的绝对地位，而不是他们的相对地位。如果一个严格平等制度使社会中最不利地位群体的绝对地位最优化，那么差异原则就维护严格平等论。除非收入和财富的不平等能提高处于最不利地位群体的绝对地位，否则不平等就应被禁止。这种观点称为优先平等论（prioritarianism）。

优先平等论认为，某一结局的"好"（goodness）取决于所有个体的总幸福，给予最穷的人以额外的权重。优先平等论的提出是为了克服严格平等论的致命缺陷，即忽视最穷的人的绝对状况。优先平等论将优先重点置于使幸福水平非常低的那些人受益上，以此来帮助

---

[1] 蒙森.干预与反思：医学伦理学基本问题（三）[M].林侠，译.北京：首都师范大学出版社，2010.
[2] 翟晓梅，邱仁宗.生命伦理学导论（第二版）[M].北京：清华大学出版社，2020：273.

不幸的人们，而不是去帮助幸运的人们，即使该社会的总体幸福因此会比资源分配给幸运儿的社会总体幸福要低一点儿。优先平等论的一个优点是不容易受到向下拉平论证观点的反对，另一个优点是有希望将幸福最大化的价值与将优先的重点置于穷人身上结合起来。人们争辩说，将优先重点置于穷人，优先平等论强调的已经不是平等了，因为它唯独关注改善穷人的条件，而相对不平等或贫富条件之间的差距不是伦理学关注的问题。[1] 这种论证似乎并不在理，因为拉高穷人的条件是缩小贫富条件之间差距的第一步。优先平等论有助于改善我国目前医疗保险制度中最穷的人待遇最糟的荒谬状况：最穷的人（贫困农民、城镇失业居民）在医疗费用方面报销最少，而相比之下，宽裕的人则报销更多。

我国幅员辽阔、人口众多，对出生缺陷一级预防有着巨大的需求，但东、中、西部省市之间经济发展水平差距较大，造成我国出生缺陷一级防控服务机构的不平衡发展。基于东、中、西部的发展差异，我国通过政策倾斜、财政补贴、人员培训以及远程医疗等多种方式进行支持。在国家重大公共卫生项目中，与出生缺陷防治相关的服务项目很多都向农村地区倾斜，例如增补叶酸预防神经管缺陷项目。它主要的服务对象为全国31个省（区、市）准备怀孕的农村生育妇女，这是基于优先平等论为经济不发达地区提供的资源。

基于足量平等论。在把足够水平的医疗资源这一概念作为一种工具来评估享用权的模式和增进公正的努力之前，它必须得到充实。因为没有一种客观的形式来做到这一点，有理智的人可能对特定模式和政策是否满足对"足够"的需求持不同看法。我们试图更详细地说明足够的医疗资源应当包括什么，这需要考虑伦理以及经济、医疗科学和其他方面的问题。

足够的特性。医疗资源分配只有与个人健康状况相联系才能判断是否是足够的，只关注技术而不关注个人健康状况带来的影响，将导致不正确的政策。但是，人们对一些卫生疾病的护理是否应当被列为足够需求的范围产生了分歧。大多数人认为：为了确保足够医疗资源的享用权，一些疾病不应该包含在社会义务当中。一个相对而言没有争议的例子是非医疗目的的整容。出于同样的原因，有些病况（比如怀孕）的保健被认为是足够医疗资源的重要组成部分。在决定是否足够时考虑人们的福利、机遇、对信息的需求如何受到他们的健康状况的影响是重要的。[2]

严格平等论的另一个替代办法是足量平等论（sufficientarianism）。人们争辩说，问题不在穷人拥有的比富人少，而是穷人没有足量的资源来确保他们过健康的生活。伦理学上重要的不是一些人的条件与其他人相比如何，而是他们是否拥有超过某一阈值的足量资源。这个阈值标志着达到体面、健康的生活质量所要求的最低限度资源水平。对于足量平等论而言，不公正的是有些人的条件低于足量水平。例如，如果不平等主要是一些既不能预防又不能纠正的因素的结果，或者如果不平等主要是个人选择的后果，或者将减少不平等的资源用于促进其他层面的幸福更好，即使在健康方面存在相当大的不平等，这也可能不是不公正。以色列法学家和哲学家拉兹（Joseph Raz）在阐述足量平等论的核心观点时，说明了为什么和在什么条件下对最穷的人的关注应该成为公正的中心："他们的饥饿更严重，他们的需要更迫切，他们的痛苦造成的伤害更大，不是我们对平等的关注，而是我们对挨

---

[1] 翟晓梅, 邱仁宗. 生命伦理学导论（第二版）[M]. 北京：清华大学出版社, 2020.
[2] 蒙森. 干预与反思：医学伦理学基本问题[M]. 林侠, 译. 北京：首都师范大学出版社, 2010.

饿的人、贫困的人、痛苦的人的关注使我们将其置于优先的重点。"[1]关注穷人蕴含着平等。虽然足量平等论与优先平等论一样不将平等本身作为公正的唯一目的,但它拥有优先平等论没有的吸引力,即其明确告知世人应该让最穷的人过上最低限度的体面、健康的生活。

足量平等论可能导致更平等或压缩不平等。足量平等论的潜在问题是,可能难以划定一条足量线,使得一个人超越这条线具有很大的伦理意义。然而,对于健康或医疗卫生来说,我们有无可争辩的例子,说明最低限度的体面、健康水平(即基本医疗)没有得到满足。因此,在医学专业人员的帮助和公众的参与下,人们在最低限度的体面的健康水平(基本医疗)上达成一致意见是有可能的。真正的问题也许是,给予低于这个阈值的需要帮助的人多大的优先权,尤其是当这样做会与高于这个阈值的人发生竞争时。

7.4 资源公正分配的政策建议

公共卫生伦理的目标是公共健康,它无疑是一种公共善,而社群就是公共健康的保证,因为公共健康是"作为一个社会的我们集体行动以保证人们拥有健康的条件"。[2] 所以强调自我的社会性、追求公共利益并赞同国家干预的社群主义理所当然地成为公共卫生伦理的最佳理论资源。在出生缺陷一级预防中,"伦理的钟摆指向了社群主义者的观点,也就是说,在个人权利与公共善之间的冲突上,流行病伦理选择的是公共善对个人权利的优先"。[3][4]在卫生政策制定过程中,既要最大限度地发挥稀缺而又有限的医疗卫生资源的社会功效,又要保障每个大众对健康权利的平等诉求,这种两难的困境既是社会性卫生问题存在的现实,也是制定和实施卫生政策的逻辑前提。

第一,理清公共卫生政策与伦理学之间的关系。卫生政策的制定受到伦理学的选择的影响,在制定卫生政策时,制定者必须要考虑到公共卫生政策将在多大程度上对社会成员的健康利益有利。如何基于个人健康权利的角度思考政府的责任,如何谋求不同的价值冲突的解决方案,上述问题也是当代生命伦理学面临的重大现实问题。因此,提出卫生政策伦理维度的思辨与论证不仅仅源于理论研究的应然诉求,更是基于当下我国医疗卫生保健工作的现实需要。从广义上来说,卫生政策不仅仅关联着对医学研究领域的控制与面临伦理困境艰难抉择时的定夺,更涉及宏观层面对整个医疗卫生保健体系的制度性选择,但无论在怎样的层面和阶段,卫生政策的制定都不可避免地包含着伦理的关涉和介入。[5]

卫生政策的制定和实施,既来源于一个国家政治制度及社会价值理念,也受制于社会变迁等诸多因素,甚至有时卫生工作政策的改变是由一个或多个历史事件综合导致的。价

---

[1] JOSEPH R. The morality of freedom[M]. Oxford: Clarendon Press, 1986: 240.
[2] Institute of Medicine. The future of public health[M]. Washington, D. C.: National Academy Press. 1988: 1.
[3] HONER J S. Ethics and the public health. Ruth Chadwick &MaiLevitt (ed) Ethical issues in community healthcare[M]. London: New York: Amold, 1998: 37.
[4] 史军,肖巍.权利优先还是公共善优先——流行病伦理的社群主义视角[J].中州学刊,2006(02):118-121.
[5] 曾汉君,熊进.卫生政策制定与实施中的伦理关涉研究[J].人民论坛·学术前沿,2016(23):104-105.

值选择的导向性是指定卫生政策本应承载的伦理维度。保障大众健康权利的公正性诉求是卫生政策本应承载的伦理维度，也是公平公正的社会功能在医疗卫生领域的具体体现，卫生政策的实施与运用过程，需要遵循公平、公正原则优先于差别原则。

伦理调节是卫生政策制定和实施过程中无法回避的道德活动。卫生政策是维护和促进社会成员健康权利的行动方针和指南。承认健康权利就意味着当个人的卫生保健需要不能得到合理的满足时，政府有责任提供妥善解决途径。[1] 然而，当今卫生医疗保健资源的有限性和人们对理想健康状态需求的无限性之间的矛盾，除了向社会提出公正问题外，医疗卫生资源的分配还提出了许多有待思考和解决的生命伦理问题。

第二，制定彰显伦理价值的出生缺陷一级预防政策。坚持公益性目标与公正性诉求相结合的原则。出生缺陷一级预防政策的伦理价值目标旨在以提高全体社会成员的健康权利为出发点，使大众能够公平地享有稀缺的卫生保健资源。这就要求卫生政策的制定与实施要遵循公益性目标与利益性诉求结合的原则。现阶段出生缺陷一级预防公共卫生事业的公益性目标特点体现在[2][3]：一是个人的医疗支付水平和承担疾病风险的能力须与国家的经济发展状况相适应，具有大众性和普遍性；二是不同区域、不同社会群体的出生缺陷一级预防的公益性目标、内容、措施迥然相异，具有地域性和差别性；三是公益性的标准具有阶段性和动态性。这些为制定和实施出生缺陷一级预防提供了重要的理论依据。

公共卫生政策一方面要着眼于现实的可行性，另一方面要着眼于伦理的规范性。一是政策的有效性，政策实施能够切实提高人民群众健康素养；二是政策的必要性，对社会发展有明确的利好作用；三是政策风险受益平衡，确保政策实施所带来的收益大于它所产生的伤害和负面影响；[4] 四是政策的公正性，公共卫生政策必须公正无偏地执行，所有区域和群体应一视同仁。[5]

第三，坚持出生缺陷一级预防事业的政府责任的伦理原则。公共卫生政策的制定、实施没有从根本上解决卫生矛盾，没有平衡卫生资源的公平分配，缺乏一种恰当的规范性分析框架，其主要原因是经济发展、科学研究、伦理价值三者的关系没有得到协调与统一，这就使得人们常常处于健康的合理诉求与如何满足这种诉求的矛盾之中。因此，公共卫生政策在制定的过程中要协调好经济发展、科学研究、伦理价值三者间的关系，这是确保公共卫生政策合理性的关键。[6] 加强出生缺陷综合防治，是提高国家人口素质、建设人力资源强国的重要战略任务，是政府义不容辞的责任。政府应深入贯彻落实《母婴保健法》和中国妇女儿童发展纲要等法律法规和政策措施，加强出生缺陷综合防治体系建设，提高防治服务能力；完善政府主导、部门合作、社会参与的工作机制；加强分类指导，把工作重点放到出生缺陷高发地区和高危人群，全面推进出生缺陷综合防治。

建立政府主导、部门协作、社会参与的出生缺陷防治工作机制。各级政府应将出生缺

---

[1] 曾汉君，熊进.卫生政策制定与实施中的伦理关涉研究[J].人民论坛·学术前沿，2016(23)：104-105.
[2] 曾汉君，熊进.卫生政策制定与实施中的伦理关涉研究[J].人民论坛·学术前沿，2016(23)：104-105.
[3] 雍明媛，卢安，高心怡.公共卫生政策伦理学探讨[J].中国医学伦理学，2022，35(03)：255-258.
[4] 李红文.个人权利与共同善：公共卫生政策中的伦理冲突及其解决[J].医学与哲学(A)，2016，37(09)：32-35.
[5] 李红文.公共健康与公共政策：建构一种规范性分析框架[J].哲学动态，2011(04)：72-77.
[6] 曾汉君，邵佳妮.卫生政策的伦理维度审视及其伦理价值诉求[J].湖南社会科学，2015(05)：70-73.

陷防治纳入经济社会和卫生事业发展规划,加强政府领导,密切部门协作,加大投入力度,加强出生缺陷防治经费保障。继续实施免费增补叶酸预防神经管缺陷等有效措施。支持贫困地区实施免费婚前医学检查、产前筛查、产前诊断和新生儿疾病筛查服务。逐步将出生缺陷患儿的治疗和康复纳入基本医疗保障。鼓励和支持社会力量参与出生缺陷防治,动员各方面资源和力量,共同推进出生缺陷防治工作。政府还需要加强宣传教育,动员全社会各方面力量,充分利用广播、电视、报刊等传播媒介,大力宣传党和国家的有关政策和法律法规,普及有关科技知识,增强广大干部和群众对提高人口素质重要意义的认识和自我保健能力。在这方面,计划生育技术服务机构要大力宣传和普及预防出生缺陷科学知识,实施计划生育生殖健康促进计划,加强婚育咨询和指导,要通过新婚培训、人口学校等多种形式,广泛开展宣传和咨询活动,宣传婚前医学检查的重要性。

出生缺陷防治还需要统筹资源。针对危害严重且发病率高,预防、筛查、诊断或治疗技术成熟,成本效益较好的出生缺陷疾病,需要以公共卫生服务为抓手带动防治措施落实,政府投入,逐步建立普惠制度,推进实现服务均等化。针对危害严重但发病率低或者较为罕见的出生缺陷疾病,指导提供个性化的针对性干预措施,政府支持科技创新,开发技术产品,提高服务的可行性,加强行业管理,完善标准规范和质量监管,保障服务的规范性,建立多方筹资机制和医疗保障,提高服务的可获得性。

第 3 篇

产前筛查和产前诊断：干预、控制与研究

引 言

案例

　　一对夫妻，孕 23 周左右时，B 超检查发现胎儿患有法洛四联症。接诊医生告知这对夫妻，与医院有合作关系的一个科研项目，可以对胎儿和孕妇进行免费的无创单基因病筛查。该夫妻得知后详细了解了基因检测及科研项目的基本情况，同意参与免费检测并签署了书面知情同意书。之后该孕妇留取了相应组织标本，并被告知大约在两个月后可得到单基因病筛查的结果。两个月后，医生通知该夫妻，胎儿及母亲的基因测序结果已出来：胎儿存在某基因（KAT6B 基因）突变。该突变会导致常染色体显性遗传病（生殖器髌骨综合征和常染色体显性遗传病 SBBYSS 综合征）。该遗传病可能的表现包括法洛四联症、生殖系统发育异常（如阴囊发育不良、小阴茎、小阴唇增大等）、骨骼发育异常（如髌骨脱位、髋关节挛缩、坐骨发育不全等）、颅脑发育异常、智力障碍等。由于该基因缺陷报道例数过少（全球范围内仅报道 6 例），目前尚难以明确其疾病表征。孕妇本人的基因未见异常。

　　此时，该孕妇孕龄已到 31 周，除法洛氏四联症外，胎儿暂未查出其他该遗传疾病的表征。在进行遗传咨询时，医生建议，如果进一步完善丈夫的基因测序可以明确胎儿的疾病是否遗传自父亲；如父亲基因突变阳性，则胎儿合并其他症状的可能性会下降，但依然有出现多种并发症的可能。

　　该夫妻目前系第二胎，第一胎因 22 三体综合征胎停，孕妇现 31 岁，年龄偏大，胎儿比较珍贵。经医生充分告知患者和胎儿可能面临的情况后，患者夫妻决定视丈夫的基因检查结果再最后决定胎儿的去留。但丈夫的基因测序结果出来需 2 周左右，此时胎儿月龄已有 33~34 周。一般情况下，胎儿月龄满 24 周就不建议堕胎，因为这个时候胎儿已经发育成型，并且流产会给孕妇带来极大的风险和伤害。在案例中，是现在就选择开展人工流产，还是确定丈夫的基因测序结果后再决定胎儿去留，这对夫妻面临艰难的道德抉择，而这一困境是由于产前筛查技术和产前诊断技术的发展而出现的。

　　整个 20 世纪，工业化国家的诊断技术得到了改进，对胚胎、胎儿和母亲的健康有了更多的了解。他们提出了值得我们关注的伦理、政治和法律问题。最初，研究和治疗的重点是围产期护理：母亲在怀孕期间和之后的健康，以及婴儿出生后头几个月的健康。然后将研究转向胚胎，以便更准确地诊断病理。这种趋势的部分原因是传染病的风险在很大程度上已被消除。在 20 世纪 40 年代，A. Hertig、G. Pincus 和 J. Rock 的工作也将科学引向了这个方向。人类核型的描述可以追溯到 1956 年，随着超声检查的发展，体外细胞培养的细胞遗传学和技术得到了发展和改进。一旦有可能在子宫内诊断出有时缺乏产后治疗的病理，在照顾孕妇的丈夫、父母和医疗团队就面临着新的问题：如果病理诊断确定，是继续妊娠还是终止妊娠？以什么名义？以及有利于谁做出这样的决定？产前诊断（PD）包括在怀孕期间进行的诊断程序，以及准父母的孕前筛查（PS）和产前基因诊断（PGD）。所有这些程序的目的是为准父母提供机会来决定是否要生一个患病或残疾的孩子。选择决策决定了什么样的孩子被创造出来；做出这些决定的能力具有巨大的道德意义。它提出了有关生育控制与自主选择、知情同意与干预性选择的相关问题，患者的脆弱性及医疗和咨询专业影响决策的能力，以及将选择概念化为一种公共卫生措施，甚至是优生。带着对这些问题的思考，我们需要进一步地学习和了解产前筛查和产前诊断相关伦理知识。

产前筛查和产前诊断技术是在遗传咨询的基础上，利用现有的科学技术手段和项目对胎儿进行先天性缺陷和遗传性疾病的筛查与诊断。产前筛查和产前诊断作为出生缺陷二级预防策略的有效手段，在提高我国人口素质和生命质量、预防严重缺陷儿出生、实现优生上发挥着重要的作用。但是，科学技术是一把双刃剑，产前筛查和产前诊断技术在实践应用过程中也带了一系列的伦理问题。产前筛查和产前诊断已成为妊娠随访中最常规的程序，也是生命伦理学界争论的热点。

第 8 章
生育控制与优生

生殖控制技术的进步引发了人们对人类自然生殖过程的干预，人类的自然孕育不再是单纯的自然选择的结果，而成为人们自主控制的过程，成为社会"优生"目的实现的过程。出生缺陷自然而然成为产前诊断和产前筛查选择性淘汰胚胎的合理依据，其中充斥着伦理冲突和价值判断。有关优生、生育自主、胚胎干预选择、医务人员职责和生命价值和生命权利的思考，无疑是其中争议最为尖锐和激烈的问题。

8.1 优生学

随着三孩政策的放开、高龄产妇的增多和生育年龄的增长，因年龄因素导致的出生缺陷发生率也随之提高。产前筛查和产前诊断是出生缺陷"三级预防"的重要环节，在预防和避免严重缺陷婴儿出生和提高人口素质方面发挥着重要作用。产前筛查和产前诊断是优生的重要检查手段，其优点是能尽早发现胎儿发育异常，对可治疗的疾病选择合适的宫内治疗时机；对于患有不治之症或影响生活质量疾病的胎儿，我们可以在知情的情况下选择留下还是放弃。

产前诊断是预防和控制出生缺陷儿诞生的重要技术手段之一，在临床应用上有着相当重要的优生价值。当然任何技术都存在着两面性，一旦被滥用就会与最初优生的目的相悖，甚至可能造成严重的社会危害。优生学是研究如何借助遗传手段提高人类生命质量的科学，是建立在遗传学、心理学和社会科学基础上的一门交叉学科[1]。优生学的目标是减少或降低遗传疾病的发生和人群中有害等位基因的频率，从而避免出生缺陷和患有遗传疾病的儿童的出生。[2]

8.1.1 优生学的发展现状

早在古希腊时期，就有关于优生学的意识和思想，柏拉图在《国家篇》中指出："国家负有民族选优的责任，为了使人种尽可能完善，应对婚姻进行控制和调节；要让最好的男

---

[1] 钟筱华. 中国优生学的伦理困惑和伦理准则[J]. 中医药管理杂志, 2010, 18(8): 691-692.
[2] 张咸宁. 发展中的我国基础优生学[J]. 中国优生与遗传杂志, 2019, 27(7): 769-773.

人和最好的女人在一起。"[1]亚里士多德在《政治学》中也阐述了妊娠期卫生问题,这都为优生学的发展提供了思想支撑和理论雏形。

优生学(eugenic)一词源于希腊文,本意是"出身好"或"高贵的遗传"[2],首次出现于1883年英国生物学家高尔顿发表的《人类的才能与发展》一书。高尔顿研究了杰出人物的家族历史,发现他们的家族似乎拥有非凡才能的天才,他得出结论认为,非凡的能力必须是与生俱来的,而不是后天培养的。他认为,如果每年出生的人才比例更高,那么整个社会都会受益匪浅。因此,如果鼓励有天赋的男人和女人更多地匹配和交配,这种情况就会发生[3]。高尔顿将优生学定义为一门通过审慎的婚姻和科学的方法来改善种族并为种族优化提供更好机会的科学。他做了一系列实验,研究在社会控制下的哪些因素可以提高或损害一个种族后代的素质。他认为遗传学不仅要努力提高种族后代的质量,而且要优化种族[4]。此后,美国和德国的优生学运动给优生学投下了不可磨灭的阴影。在美国,优生学实际上已经成为惩罚和抛弃社会边缘、弱势群体以及患者和种族歧视的工具。在德国,优生学一度成为纳粹法西斯的杀人工具。[5]

查尔斯·达尔文的物种起源和弗朗西斯·高尔顿的遗传天才为优生学的生物学理论和应用科学提供了科学基础。作为一个学术领域,优生学涉及对智力、性格和健康的研究,事实上,它在20世纪初的研究推动了心理测量学、人体测量学和统计学的许多重大发展。在其政策应用中,优生学试图用"人工"选择形式取代"自然",例如选择性育种。最近出现的优生思想主张通过使用生殖技术(例如胚胎和基因选择)将人工选择限制在产前干预中。

中华人民共和国成立后,"优生"一直是中国人口政策的重要组成部分,受到党和政府的高度重视。中国优生学是具有中国特色的现代"优生"科学概念,它与旧优生学的种族歧视和民族压迫有着本质区别。中国的优生学一直是一门以"健康生殖"为出发点和落脚点的综合性科学,是"健康中国"的重要组成部分。[6]

8.1.2 优生学的基本分类

优生学是"改进"人类物种的科学,或选择性育种的科学。这是19世纪科学家和其他关注遗传对人类特征和行为影响的人的创新。19世纪末20世纪初,科学家们认识了"遗传的主要功能单位"——基因。因此,遗传学成为20世纪优生学的科学基础。优生学家使用遗传理论和遗传学来"证明"偏离"规范"的心理特征和行为是遗传的。在我国经过长期发展,优生学有了更多新内容,分化成多个支流。

按照现代医学的定义优生学可分为狭义的优生学和广义的优生学。现代意义上的优生学是医学的一个主要分支学科,狭义的优生学是指通过一些医学手段,减少遗传病和出生缺陷发生的生产;而广义的优生学指从孕前着手,避免孕前、孕期任何对于胚胎不利因素

---

[1] 柏拉图. 柏拉图全集:国家篇(第一卷)[M]. 王晓朝,译. 北京:人民出版社,2002:442.
[2] KEVLES D J. In the name of eugenics[M]. Los Angeles:University of California Press, 1985:ix.
[3] SELGELID M J. Moderate eugenics and human enhancement[J]. Med Health Care Philos, 2014, 17(1):3-12.
[4] 王延光. 优生学与克隆技术研究的伦理争议[J]. 哲学动态, 2000(8):6-11.
[5] 王延光. 优生学与克隆技术研究的伦理争议[J]. 哲学动态, 2000(8):6-11.
[6] 张咸宁. 发展中的我国基础优生学[J]. 中国优生与遗传杂志, 2019, 27(7):769-773.

的暴露,尽可能保证健康胎儿出生的生产。[1]

按照优生学的道德性可分为积极优生学与消极优生学。"优生学"在古代(特别是柏拉图时代)被用来作为当时评价积极出生要优于消极出生的有效标准。积极优生学旨在通过增加社会最有天赋的成员的繁殖来产生更多高质量的个体;消极优生学旨在通过减少有缺陷的个体的繁殖来降低人群中不良性状的发生,两者都被视作实现优生目的的方法,为政府、群体和个体所利用。[2] 积极优生学和消极优生学虽然都是以医学遗传知识和技术为基础,通过制定政策、计划、方针或者依据个体的自主意愿来做出应对的策略,但是在实际运用过程中,积极优生学以生育健康和有遗传优势的后代为目标,而消极优生学则是要求对不健康或遗传低劣的胎儿进行减少或者预防出生。[3] 积极优生学希望丰富"有利"基因的频率,而消极优生学希望通过选择性育种来消除"不良"基因。如何区别积极与消极的优生学?第一,积极优生学促进"适合"的繁殖;消极优生学反对"不适合"的繁殖。第二个区别集中在优生政策是提倡还是强制。换句话说,优生学家是仅仅鼓励自愿采用优生实践,还是寻求通过政府或其他方式强制实现优生目标,这一点非常重要。优生学的应用因时间和空间而异,涵盖从倡导到强制的范围。

按研究方向优生学可分为基础优生学、临床优生学、环境优生学和社会优生学。1986年我国第一部《实用优生学》专著出版,把优生学划分为四个领域,即基础优生学、社会优生学、临床优生学和环境优生学,构成现代优生学的完整体系。[4] 基础优生学,从生物学和基础医学两个方面,研究哪些因素会导致出生缺陷及其工作原理,以及如何防止其影响,以达到优生学的目的。对我国遗传和先天性疾病的种类、分布和发病率进行流行病学调查是一项非常有意义的基础优生研究,可以为优生政策、优生立法和优生技术措施提供可靠的基础信息。临床优生学是研究与优生学相关的医疗措施的学科。它可以分为两个分支:一种是预防性优生,又称消极优生或负优生,主要研究如何避免不良后代的出生,预防疾病,消除和淘汰劣生。另一种是演进性优生学,又称积极优生或正优生,其宗旨在于研究考察如何促进具有优秀先天素质的后代出生。两者的目的都是减少不利遗传因素,增加有利遗传因素,提高群体质量。环境优生学作为优生学发展过程中的一个分支,是研究环境中有害的物理、化学和生物因素对生殖过程、胚胎和胎儿发育以及胎儿出生后的生长发育的影响,探讨环境有害因素的发育和生殖毒性以及出生缺陷的条件和发生机制等,为保护母婴健康和后代正常发育提出预防对策的一门学科。[5] 社会优生学从社会科学和社会运动的角度研究优生学。目的是推动优生立法,实施优生政策,开展优生宣传教育,使优生工作大众化、社会化,以达到提高人口素质的目的。

根据优生学的任务可分为预防性优生学和进取性优生学。预防性优生学和进取性优生学都只有一个目的,那就是维护后代的优生优育,两者只是采取的手段不同。中国的优生

---

[1] 医学名词审定委员会全科医学与社区卫生名词审定分委员会.全科医学与社区卫生名词[M].北京:科学出版社,2014.
[2] SELGELID M J. Moderate eugenics and human enhancement[J]. Med Health Care Philos, 2014, 17(1): 3-12.
[3] 张迪.优生学的伦理反思[M].北京:中国社会科学出版社,2018:11.
[4] 安笑兰.环境优生学在我国的提出与发展[J].中国优生与遗传杂志,2003(S1):1-2.
[5] 张敬旭.环境优生学的发展与展望[J].中国优生与遗传杂志,2019,27(9):1025-1027.

学是以预防性优生学为主,以预防和减少不合格人群为目标。从20世纪70年代末中国的优生工作推广至今,中国的优生学实践主要包括降低有缺陷儿出生率、提高人口质量等预防性优生措施。[1]

8.1.3 优生学的伦理争议

巴克诉贝尔案(Buck v. Bell)[2]。1927年,美国历史上臭名昭著的"巴克诉贝尔案"被提交给最高法院。负责弗吉尼亚"无能力者"生活状况的官员巴克·贝尔认为,18岁的卡丽·巴克符合强制绝育对象的标准,要求对其绝育。当时弗吉尼亚州法律规定,一个家族三代都是"智能低下",就应该做绝育手术。美国官员认为,卡丽·巴克及其母亲都是"智能低下",她被强奸后生下的7个月大的女儿也是"痴呆",所以有必要对卡丽·巴克做绝育。最终美国最高法院大法官们以8票对1票裁定对卡丽·巴克实施绝育,理由是"为了让世界变得更美好,应当预防明显不合格者繁衍后代"。1927年9月,卡丽·巴克和她的妹妹一同被强行做了绝育手术。卡丽·巴克成为弗吉尼亚州绝育法合宪性的试验品,此案后,美国的优生绝育大行其道,到1937年时竟有多达32个州通过绝育法。弗吉尼亚州还对认为是"劣生"人群的原住民下手。到20世纪30年代末期,已有约3.5万美国人被迫接受绝育手术。

根据巴克诉贝尔案的判决结果可以看出美国当时优生运动浪潮的高涨,并且已经蔓延至政治和司法领域,"三代弱智"强制绝育的判决处置,反映出美国社会对"劣等人群"的歧视。虽然优生学思想和措施自古即有,且在某种程度上有着积极的意义和作用,但是受二战期间德国纳粹种族灭绝政策和美国优生立法运动的影响,当大多数国际学者谈到"优生学"时,他们往往指的是纳粹德国的种族灭绝或美国等一些国家采取的强制性法律和行动,以减少那些身体上、精神上与社会不适的群体。此外,"优生学"还被定义为"国家强加给个人的社会计划,个人的婚姻和生育由国家强制决定"。1995年出版的著名的《生命伦理学百科全书》将"优生学"定义为一种将"适者生存"强加于"不适者"并限制"不适者"出生、歧视少数民族和少数人群的政治、经济和社会政策。[3] 由此,优生学的推出,不免遭受学者的质疑,是否有堕入纳粹种族灭绝之恶的倾向,也引发了许多关于优生学的伦理争议。

(1)对优生学的批判。在对优生学的历史评价中,许多学者给优生学下了"伪科学"或"坏科学"的结论。关于优生学的批判,集中在以下几个方面:

首先,优生学助长或造成种族歧视。优生学把人分为"优生"和"劣生",把种族分为"优等"和"劣等"种族,这种观念和思想严重违背了各大文明所共同坚持的人类平等的基本价值,尤其反映出其对残疾人的严重歧视和根深蒂固的种族主义。

其次,优生学把人视为工具而非目的。优生学认为人有外在价值或工具性价值,而否认人固有的内在价值。

德国律师卡尔·宾丁(Carl Binding)和阿尔弗雷德·霍赫(Alfred Hoche)博士出版了一

---

[1]刘雪琴.优生学及其伦理争议[J].济源职业技术学院学报,2005(2):33-35.
[2]金点强.灭绝人性! 美国曾有段"优生学"黑历史[Z].红色文化网.hswh.org.cn/wzzx/xxhq/bm/2020-05-15/62908.html.
[3]王延光.优生学与克隆技术研究的伦理争议[J].哲学动态,2000(8):6-11.

本名为《授权毁灭不值得生存的生命》的书。他们在书中写到，"不值得生存下去的人"指的是"那些因为疾病和残疾而不再值得活下去的人，以及那些生命如此劣等，没有生存价值的人"。"一方面，他们毫无价值，另一方面，他们也占用了很多健康的人来照料，这是对宝贵人力资源的浪费。"因此，医生对这些不值得生存的人进行安乐死应该得到保护，杀死这些有缺陷的人也可以带来更多的研究机会，尤其是对大脑的研究。[1]

最后，优生学是对个人生育自由的控制。不必说纳粹暴政和美国历史上的极端绝育法都是对个人权利的侵犯，就是许多国家基于优生法对严重遗传疾病患者的婚姻和生育的限制也被认为是对个人生育权利的剥夺，所以优生学的反对者会以此作为理由，要求推翻优生学及其相关法律。[2] 以优生为目的的强制绝育将会导致：对受害者的身体、精神和社会的长期损害；造成社会长期分裂，形成难以平复的伤痕；实施强制绝育的国家将永远背负着臭名昭著的历史。[3]

（2）优生学的转向。优生学被法西斯主义和种族主义利用，这是引导它的政治和意识形态的问题，不是优生学本身的错误。即是说，优生学对优生、人口健康和幸福的追求，因受到错误的政治和意识形态的引导，才偏离了它原本的方向。[4] 20世纪50至70年代以后，优生学逐渐走上正轨，开始利用医学遗传学技术治疗遗传疾病，改善和提高后代遗传质量。优生学在不同国家呈现出不同的特点，中国的优生工作始于20世纪70年代末或80年代初。[5]《中国医学大百科全书》对优生学的定义是：通过遗传学理论和方法的研究和应用，改进和完善种族遗传，预防缺陷儿童出生，提高人口素质的一门科学。

国际学术界也已对优生学引发的一系列糟糕的历史影响进行了深刻反思，第18届国际遗传大会上提出"优生学（Eugenics）"一词已不再适合在科学文献中使用。同年，中国出版局发布了一份文件，要求出版界不要把中国的"优生优育"翻译成"Eugenics"，而是"healthy birth"。

2000年12月2日，中国基因组社会、伦理和法律问题委员会发表声明，认为人类基因组研究及其成果应用应侧重于疾病的治疗和预防，而不是"优生"；应当始终坚持知情同意或知情选择的原则；保护个人基因组隐私，反对基因歧视；努力促进人人平等、民族和谐和国际和平。这些措施是为了将中国的优生优育与德国纳粹的优生学完全区分开来。我们的优生优育是指作为个体的父母都希望生下一个健康的孩子；纳粹的优生学计划是要消灭一些被认为是低社会价值和劣生者的人群。[6]

8.1.4 优生学的实践应用

为婚前和婚内生育提供遗传学意见或指令的遗传咨询，用于指导临床医疗决策的遗传学诊断、生殖细胞基因治疗和基因增强工程都蕴含着优生学的内容。中国的优生学实践主

---

[1] 弗莱德兰德. 从"安乐死"到最终解决[M]. 赵永前，译. 北京：北京出版社，2000：43-46.
[2] 蒋功成. 伪科学，坏科学？——优生学所受到的批判及其分析[J]. 科学技术与辩证法，2007(5)：83-88.
[3] 雷瑞鹏，冯君妍，邱仁宗. 对优生学和优生实践的批判性分析[J]. 医学与哲学，2019，40(01)：24-29.
[4] 朱彦明. 哈贝马斯对自由优生学的批判及其局限[J]. 自然辩证法通讯，2022，44(01)：69-77.
[5] 严仁英. 实用优生学[M]. 北京：人民出版社，1986：8.
[6] 邱仁宗，张迪.《纽伦堡法典》对生育伦理的人文启示[J]. 健康管理，2016(11)：95-98.

要包括预防缺陷儿的出生和提高人口素质。例如，禁止近亲结婚、婚前检查、产前诊断以及围产期保健等。[1]

优生措施在实施过程中有着具体的规定：在实施婚姻管理措施时，要求医务人员对申请结婚的男女进行婚前检查；在实施节育措施的过程中，有必要对育龄夫妇进行常染色体显性遗传病的诊断；对于伴性遗传病，需要对胎儿进行产前诊断；在实施生殖保健措施过程中，要为育龄妇女和孕妇提供孕产期保健服务。[2] 产前筛查和产前诊断是实现优生优育的有效手段，在防治出生缺陷发生过程中有着重要的作用。医学科学研究表明，孕早期是胚胎各种组织向器官分化的时期，对各种致畸因素较为敏感。在此期间，如果暴露在各种致畸因素下，胚胎容易发生畸形。各种染色体疾病和先天性代谢性疾病的发生也被确定在受精卵卵裂的早期阶段。[3] 因此，孕期产前诊断具有非常重要的优生意义。

8.1.5 优生的伦理原则

事实上，国际学术界对纳粹医学在"优生学"上的教训进行了反思，并在1998年8月于北京举行的第18届国际遗传学大会上达成共识，强调了基因咨询和生育决策中的"有利"和"不伤害"的伦理原则，以及知情同意/知情选择的原则。[4] 在优生学的伦理问题和道德选择上，米伦斯基提出四项基本原则[5]：第一，尊重夫妻的选择；第二，不伤害个人和家庭；第三，产前诊断结果可靠；第四，产前诊断和遗传咨询的自愿性。

2021年7月20日，《中共中央、国务院关于优化生育政策促进人口长期均衡发展的决定》中提出要充分认识优生优育政策，始终坚持以人民为中心、以均衡为主线、以改革为动力、以法治为保障的主要原则，不断提高优生优育的服务水平。在出生缺陷防治上，要健全出生缺陷防治网络，落实三级预防措施。加强相关知识普及和出生缺陷防控咨询，强化婚前保健，推进孕前优生健康检查，加强产前筛查和诊断，推动围孕期、产前产后一体化管理服务和多学科协作。扩大新生儿疾病筛查病种范围，促进早筛早诊早治。[6] 做好出生缺陷患儿基本医疗和康复救助工作。

8.2 生育控制与生育自主

在现代，生育控制引发的伦理争论，首先是这样一个伦理道德问题：人为地阻止一些新生命的孕育和诞生，它是否与人道主义原则所强调的"尊重、珍惜和维护人类生命的价值"的要求相矛盾？换句话说，从伦理学的角度来看，生育控制与人类生命价值的关系是

---

[1] 王延光.优生学与克隆技术研究的伦理争议[J].哲学动态，2000(8)：6-11.
[2] 周桂芳，赫连慧紫.医学遗传与优生的伦理教育[J].中国误诊学杂志，2007(9)：2020.
[3] 章小雷，黄钢.产前诊断与优生责任[J].卫生软科学，1997(3)：32-34.
[4] 邱仁宗，张迪.《纽伦堡法典》对生育伦理的人文启示[J].健康管理，2016(11)：95-98.
[5] MILUNSKY. A genetic disorders and the fetus[M]. New York：Plenum Publishing Corporation，1986：819.
[6] 国务院.中共中央 国务院关于优化生育政策促进人口长期均衡发展的决定[EB/OL].(2021-07-20)[2022-04-13]. http://www.gov.cn/zhengce/2021-07/20/content_5626190.htm.

什么？我们认为，总的来说，在社会人口过度膨胀威胁到一个国家乃至整个人类生存和发展的历史时代，出于社会动机而实施的适当的控制生育措施，并不是要否定人的生命的价值和尊严，而是要肯定、维护和提高人的生命的价值和尊严。[1] 因此，它既是现代人类进步的"道德"要求，也是现代人类生命价值和人道主义伦理的要求和体现。

此外，实行"生育控制"，不仅涉及人类新生命与人类整体生存和发展的关系，还涉及现实生活中实施生育控制的具体主体——现实男女的"生命价值"问题。现代人道主义伦理强调尊重人的价值和尊严，这是对生活在现实生活中的人的尊重。一般来说，人道主义有关"尊重人的价值和尊严"，它包含了非常广泛的社会内容。人类生存和发展所需要的一切，几乎都在人道主义关怀的范围之内，包括对人类"生命价值"的尊重和爱护。那么，生育控制是否会损害那些接受或自觉实行这种控制的人的"生命价值"呢？总体而言，生育控制不仅对节育者的生命价值无害，而且有利于促进节育者生命价值的提高和实现。

第一，从节育技术（包括"人工流产"技术）对人类健康的影响来看，现代节育技术是科学、安全、简便的。一般来说，它不会对人的生命安全或节育者的生命构成威胁，也不会对人的健康构成危害。

第二，从计划生育对生育方式的影响来看，实行生育控制有利于提高人的尊严。生育控制技术的发展和应用改变了过去单纯的自然生育方式，让每个有生育能力的人都可以根据自己的需求选择一定的生育方式，这无疑提高了人类在生育中的主导地位和尊严。

第三，从发展的影响和人生价值的实现来看，对父母和后代都有积极的意义。生育控制的实施可以帮助父母，尤其是母亲，摆脱生更多孩子带来的繁重的照料和抚养事务；对于后代来说，养育和教育的质量不会受到兄弟姐妹太多的影响。

第四，从生育控制后果对个人利益的影响来看，实施有效的生育控制的直接后果是社会依赖和抚养人口数量的减少。这使社会能够将更多的财力和人力资源用于智力开发和医疗卫生事业的发展，也有利于社会成员的发展和健康。[2] 在人类历史的大部分时间里，孩子一直是性的副产品，而不是父母有意识地选择创造具有他们关心的特征的人。随着我们对遗传学的理解以及我们控制繁殖和操纵基因的能力的进步，准父母有更强的道德理由来考虑他们的选择可能如何影响他们的孩子，以及他们的孩子可能如何影响其他人。[3] 随着廉价而有效的避孕方法的出现，以及体外受精、胚胎选择和基因工程新技术的出现，越来越难以在不考虑孩子将拥有的特征的情况下通过生孩子来证明掷遗传骰子的合理性。

尽管人们对筛查导致的疾病风险表示担忧，但是，通常常规疾病筛查本身的道德性是不受质疑的。产前筛查和产前诊断在临床应用上的伦理问题突出表现在其与堕胎选择之间的联系，基于反对选择未来后代的想法而在伦理上遭受谴责。产前筛查和产前诊断虽然是对胎儿异常进行检测的重要环节，但是由于其违反自然规律，通过人为的方式控制自然分娩和生育，违背了人的生育自主而受到道德的批判。那么，提供产前筛查/产前诊断可能会致使堕胎的选择在道德上是否可接受呢？

---

[1] 唐凯麟，龙兴海.简论生育控制和人的生命价值[J].湖南师范大学社会科学学报，1989，(3)：5-8.
[2] 唐凯麟，龙兴海.简论生育控制和人的生命价值[J].湖南师范大学社会科学学报，1989，(3)：5-8.
[3] ANOMALY J. Defending eugenics：from cryptic choice to conscious selection[J]. Monash Bioeth Rev，2018，35(1-4)：24-35.

8.2.1 生育控制目标的争论

产前筛查和产前诊断作为优生优育的手段,如若要从伦理和德性上为人们所接受,首先需要追溯其目的和动机,明确界定内在蕴含的伦理意义和价值目标。产前筛查胎儿异常通常被理解为旨在为孕妇(及其伴侣)提供生殖选择。促进知情选择通常被认为是产前筛查的主要目的和好处。斯蒂芬·威尔金森(Stephen Wilkinson)[1]认为产前筛查(PNS)的一种广为接受的观点是,其首要目标是或应该是能够进行生殖选择,这是纯选择模型。丘卓斯(James F. Childress)等人[2]则认为PNS与大多数其他筛查计划的重要不同之处在于,PNS的目的不是选择本身,而是改善公共卫生(例如,通过检测预防和治疗疾病)或降低医疗保健费用。

支持纯粹选择观点的人否定多元化和公共卫生,认为产前筛查只有一个目标,即是提供选择。德容(Antinade Jong)等人[3]认为提供胎儿异常检测的目的是(或应该)在养育子女或避免孩子患有严重疾病或残疾方面做出有意义的生育选择。这是为了确保堕胎决定仍然是个人的决定,而不是变成社会目标的工具,例如通过减少需要终生和昂贵护理的人数来预防和降低成本。

支持公共卫生多元化的人[4]则认为,PNS计划应旨在减少新生儿人口中疾病和残疾的患病率。如若产前筛查仅仅只是为了促进选择,那么增加选择似乎是与健康无关的商品,它既可能促进健康(增加避孕工具的选择),也可能损害健康(饮酒或其他娱乐性药物变得更容易),因此,它不一定与积极的健康成果挂钩。甚至可以说,如果仅仅是为了增加选择,那么产前筛查和性别选择似乎并没有什么区别。纯选择的观点,如果遵循其逻辑结论,可能会产生令人不快的影响,例如将选择远远扩展到健康筛查之外。艾德丽安·阿施(Adrienne Asch)[5]指出这些检测无助于促进发育中的胎儿的健康或孕妇的健康,而是提供这些信息,以便人们可以决定不成为具有特定特征的孩子的父母,临床医生和政策制定者认为该特征不利于孩子或家庭的令人满意的生活或者可能需要社会资源的投入。

英国皇家医学院(伦敦)制定的基因筛查目标如下:(1)为有可能生下异常孩子的女性和夫妇提供尽可能广泛的知情选择;(2)允许夫妇开始组建一个家庭,知道他们可以通过选择性堕胎避免生下受严重影响的孩子;(3)确保通过仔细诊断对受影响婴儿进行最佳治疗。[6] 安格斯·克拉克(Angus Clarke)提出了三个备选目标:通过流产缺陷胎儿避免医疗费用,避免缺陷儿童遭受痛苦,以及促进自主生殖决策。但是在他看来,三个目标都是存

---

[1] WILKINSON S. Prenatal screening, reproductive choice, and public health[J]. Bioethics, 2015, 29(1): 26-35.

[2] CHILDRESS J F, et al. Public health ethics: mapping the terrain[J]. Law Med Ethics, 2002, 30: 170-178. JUTH N, MUNTHE C. The ethics of screening in health care and medicine: serving society or serving the patient? [M]. Dordrecht: Springer, 2012.

[3] de Jong A. et al. Advances in prenatal screening: the ethical dimension[J]. Nat Rev Genet, 2011, 12: 657.

[4] WILKINSON S. Prenatal screening, reproductive choice, and public health[J]. Bioethics, 2015, 29(1): 26-35.

[5] ASCH A. Disability, equality, and prenatal testing: contradictory or compatible? [J]. Fla State Univ Law Rev, 2003, 30: 315-342, 336-337.

[6] HOEDEMAEKERS R, HAVE H, CHADWICK R. Genetic screening: a comparative analysis of three recent reports[J]. Journal of Medical Ethics, 1991, 23: 135-141.

在问题的,以避免医疗费用为目标而选择流产受到了残疾人权利的批评;与其说是避免未来的儿童遭受痛苦,在现实生活中更多的是消除父母和家庭的痛苦;尽管知情同意和自主选择很重要,但第三个还不足以成为产前筛查的目标。

8.2.2 生育控制与生育自主目标的协调

生育自主在关于生育伦理的辩论中发挥着关键作用,这一道德原则保护人们在生育问题上的利益,并允许他们自行决定是否要孩子、孩子的数量以及孩子的类型。在关于生殖技术、堕胎和避孕的辩论中,人们援引这一点来捍卫这些做法,使其免受限制、法定禁令和其他第三方的干涉。生殖自由是这些辩护的核心[1],因为在生殖问题上行使自由被认为与人们的自主和福祉有关。根据这种自由的捍卫者的说法,生育和抚养孩子是人类的核心活动,对许多人来说,这些活动与人们所珍视的价值观和美好生活的观念相交叉,这些活动也是"个人身份、尊严和人生意义的核心"。

但是生育控制在女性健康中的应用涉及许多伦理问题。如果妇女有机会就性、避孕、堕胎和生殖技术的应用做出自己的生殖选择,则可以提高妇女的健康水平。随着辅助生殖技术的发展,引发伦理困境的主要问题是:生育或再生产的权利;体外受精过程本身——干预生殖过程在道德上是否可以接受?胚胎的道德状况;第三方通过遗传物质捐赠参与生殖过程;代孕的做法,胚胎的冷冻保存;基因操作;胚胎实验、人工流产等引发了与妇女权利与胎儿权利相关的伦理问题。

常规筛查服务很难与生育自主服务的目标相协调,但是在许多国家(如英国、法国、丹麦、荷兰),产前筛查胎儿异常(如唐氏综合征)是作为公共或集体资助的公共卫生项目提供的。但与其他此类计划(如乳腺癌筛查)不同,产前筛查不被理解为旨在预防,即减轻社会疾病负担。相关政策文件强调,作为一项公共卫生服务,产前筛查的特殊目的不是预防,而是实现自主生殖选择。人们认为,这种做法只有这样才能逃避一直伴随其存在的道德批评。如果目的不是减少出生时患有唐氏综合征和其他异常的儿童数量,而是让孕妇或夫妇能够做出自己的生殖选择,那么这将避免人们指责产前筛查将堕胎决定作为公共卫生工具来宣传,从而使堕胎决定变得微不足道。

8.2.3 生育控制中人工流产的道德抉择

产前筛查和诊断决策过程的日益复杂性,使有意义的生殖选择变得越来越困难。人工流产即用人工方法终止妊娠,是避孕失败或不合理妊娠的补救性措施。[2] 产前筛查和诊断允许"一种更实用的遗传咨询方法",在胎儿受影响无法治疗的情况下为夫妇提供终止妊娠的选择(如唐氏综合征)。[3] 荷兰卫生委员会指出:如果在一个社会中(直到怀孕的某个特定阶段)妇女可以选择堕胎作为其特定情况下较小的罪恶,那么如果产前筛查导致孕妇做出这种选择,"筛查结果应被视为她(及其伴侣)做出个人道德决定的理由,而不是道

---

[1] ROBERTSON, JOHN A. Children of choice: freedom and the new reproductive technologies [M]. Princeton: Princeton University Press, 1994: 24.

[2] 姜兰姝. 出生缺陷干预的伦理思考——观念更新与措施跟进[J]. 医学与哲学(人文社会医学版), 2009, 30(4): 21.

[3] SCHMITZ D. A new era in prenatal testing: are we prepared? [J]. Med Health Care and Philos, 2013(16): 357-364.

德上令人遗憾的事件的可避免的原因,因此应该受到尊重"[1]。米伦斯基和莫图尔斯基认为[2],通过产前诊断将先天缺陷胎儿流产,保证了更多健康婴儿的出生,解除了夫妇所遭受的痛苦。

对于轻微出生缺陷胎儿,医务人员往往会通过产前诊断或治疗的处置方式尽可能地保证胎儿的健康和健全。但当面临一个有严重缺陷的胎儿时,是任其出生,还是采取相应的措施终止妊娠,往往使人进退两难。王小艳、周启昌[3]认为对出生缺陷胎儿的决策,取决于胎儿畸形的严重程度、是否有纠治的方法、家庭的经济状况和胎儿出生后的生活质量及胎儿父母的意愿和宗教信仰。

关于出生缺陷胎儿的分类,按严重程度可分为两类:重大缺陷和轻微缺陷。前者是指需要复杂的内外矫正手术的缺陷,而后者不需要复杂的治疗。在临床实践中,二分法过于笼统,往往将出生缺陷分为四类:(1)缺陷不会影响或轻微影响新生儿未来的身体或智力能力;(2)缺陷对新生儿未来的身体或智力能力有一定的影响,但当他们达到一定年龄时,他们有一定的工作能力和自理能力,智力可以达到一定的水平;(3)缺陷严重影响新生儿的身体或智力能力,将来不能自理或智力极低;(4)缺陷对新生儿是致命的,如果不能治愈,他们就会死亡。[4] 关于出生缺陷胎儿处置,研究人员有以下意见。郁凯明[5]认为在产前诊断涉及处理患病胎儿的道德选择问题上,遵循四个基本原则:一是尊重夫妻双方的选择;二是不伤害个人和家庭;三是产前诊断结果可靠;四是产前诊断和遗传咨询的自愿性。肖立、厉碧荣[6]认为医务工作者在胎儿畸形产前诊断与干预处理的临床实践中,应该尽可能符合人类道义精神,遵循两个最基本的伦理学原则:病人利益第一的原则,尊重病人自主选择的原则。黄钢、章小雷[7]认为新生儿的父母是代替新生儿行使死亡选择的权利最佳代理人,在绝大多数情况下,其双亲的意愿最能代表患儿的意愿,能代表患儿的最佳利益。所以在对严重缺陷新生儿的处理过程中,尊重患儿双亲的意见是极其重要的。

陆于宏、张金钟[8]从义务论和功利论的角度探讨,义务论强调只要有产生"自我意识"的希望,无论最终是否实现、代价如何,医务人员都应积极救治;功利论则主张对于那些严重缺陷的新生儿,即使人们有使其产生"自我意识"的向往,但成功率很小,如果不惜一切代价地抢救和治疗,会加重患儿的痛苦,且没有康复的可能或者处于低生命质量状态,社会和家庭还要承受巨大的治疗负担,无论对患儿个人还是对家庭、社会的功利,都是负值,是不可取的。

出生缺陷儿处置遵循的伦理原则。对于产前明确诊断的畸形胎儿,应严格遵循知情选

---

[1] DE JONG A, DE WERT G M. Prenatal screening: an ethical agenda for the near future[J]. Bioethics, 2015, 29(1): 46-55.
[2] 徐宗良,刘学礼,瞿晓敏.生命伦理学:理论与实践探索[M].上海:上海人民出版社,2002:154-159.
[3] 王小艳,周启昌.产前超声检查的相关伦理学思考[J].医学与哲学(临床决策论坛版),2007(2):59-60.
[4] 王丹虹,陈平洋.残疾及有缺陷新生儿救治的伦理思考:案例分析[J].医学与哲学(人文社会医学版),2010,31(9):17-18.
[5] 郁凯明.遗传测试和遗传咨询[J].生命科学,2012,24(11):1277.
[6] 肖立,厉碧荣.关于出生缺陷临床干预的决策与思考[J].医学与哲学(临床决策论坛版),2007(3):11.
[7] 黄钢,章小雷.严重缺陷新生儿处理的伦理思考[J].中国卫生事业管理,2002(12):746.
[8] 陆于宏,张金钟."放弃"或"救治"冲击道德底线[J].医学与哲学(临床决策论坛版),2008(11):75.

择原则，遵循两个基本的伦理学原则，即病人利益第一、尊重病人自主选择的原则，鼓励孕妇做出自己的选择——继续妊娠还是终止妊娠，但医师不得有任何暗示或诱导，以尊重孕妇的自主选择权。[1]

8.3 生育控制与性别选择

在早年，由于科学技术的落后，人们没有选择生男孩还是生女孩的自由；在医学飞速发展的今天，人们利用各种先进的医疗技术完成了人类自由选择生男孩还是生女孩的重大转变。从科学技术的角度来看，不能不说这是人类生殖技术发展和对自身认识的重大进步；但同时也暴露了人类个体需求与社会需求在生育方面的矛盾。[2] 如今，虽然重男轻女的思想在大多数人的观念中逐渐消失，但在很多地方仍然存在，生育者必须面对和处理这方面的伦理问题。

据国家统计局数据，2021年末，我国男性人口72311万人，女性人口68949万人，总人口性别比为104.88∶100。为了缓解出生人口男女比例失衡，《中华人民共和国母婴保健法实施办法》[3]规定，严禁采用技术手段对胎儿进行性别鉴定，需要进行性别鉴定的，由省、自治区、直辖市人民政府卫生行政部门指定的医疗、保健机构按照国务院卫生行政部门的规定进行鉴定。我国法律制度和相关政策明确禁止非医学指征的产前性别诊断，但在现实生活中，仍存在着许多选择性别的人工终止妊娠现象。因胎儿性别不理想，而使用和进行性别选择和终止妊娠是一种极其不道德的做法。

8.3.1 生育控制中的性别选择

产前超声用于医学性别鉴定，可预防与性别相关的遗传疾病的发生，如红绿色盲、血友病等X连锁隐性遗传病，男性的发病率明显高于女性，因此，通过超声进行性别鉴定可以避免遗传疾病的持续遗传。但是现实生活中受传统"重男轻女"观念的影响，一些人利用超声波来识别性别，只是为了达到人为选择后代的目的，比如若是女孩，就选择堕胎等。非医疗目的的性别鉴定会造成严重的社会后果。一方面，它导致了社会中男女比例的失衡，进一步导致了其他社会问题；另一方面，它导致堕胎的滥用，进而导致或增加了胎儿畸形的发生率。因此，应用超声进行非医学性别鉴定，违背了男女的自然比例，势必会给家庭和社会带来严重的威胁和损害，也是对伦理道德原则的违背。2005年，我国已经把利用B超非法鉴定胎儿性别和选择性别的人工终止妊娠手术作为打击非法行医行动的重点。2006年，原卫生部再次发布了《关于严禁利用超声等技术手段进行非医学需要的胎儿性别鉴定和选择性别人工终止妊娠的通知》[4]，力求保护妇女儿童权益，综合治理出生人口性

---

[1]王小艳,周启昌.产前超声检查的相关伦理学思考[J].医学与哲学(临床决策论坛版),2007(2):60.
[2]邢兰瑛,薛翔,卢兴苗.关于产前诊断中性别选择的伦理学研究[J].中国医学伦理学,2004(5):18-19,23.
[3]中华人民共和国国务院.中华人民共和国母婴保健法实施办法[Z].http://www.gov.cn/gongbao/content/2001/content_60953.htm.
[4]王小艳,周启昌.产前超声检查的相关伦理学思考[J].医学与哲学(临床决策论坛版),2007(2):60.

别比及维护社会和谐稳定。

8.3.2 性别选择对人类有利的影响

一例待孕夫妇，丈夫经基因检测后发现为 Y 染色体微缺失，即无精子症因子（azoospermia factor，AZF）区域的缺失。这对夫妻在做试管婴儿的时候，要求不想要 AZF 携带的胚胎。从医学的角度来看，AZF 缺失的男性胚胎发育成活后完全可以健康成长。因为 AZF 缺失的后果是导致男性少精或弱精，这个男孩子以后会面临不育，但他身体其他方面是没有问题的。如果一位 C 区缺失的 AZF 患者，他是有 50% 的机会可以通过辅助生殖拥有自己的后代的。但往往这种 AZF 缺失的患者，在遗传咨询中就希望自己在生育的时候，不要男性的胚胎，而选择女性的胚胎，因为父亲 Y 染色体的异常不会遗传给女孩。生男生女可以由生育者决定，这无疑是人类生育技术发展的一块里程碑。性别选择在伦理学方面的积极意义如下：

首先，有利于控制性别和受性别影响的疾病。利用产前诊断的一些技术可以很容易鉴别宫内胎儿的性别，如 B 超、胎儿镜、绒毛膜取样检查等，从而为性别选择提供了可能。[1] 目前医学性别选择主要是解决伴性遗传病和受性别影响的疾病，如血友病、红绿色盲等与 X 染色体有关，其家族中女性为基因携带者，男性为发病者，如果父母中有血友病患者，则其后代中男孩患血友病的可能性比女孩更大，就应该选择女孩；相反，系统性红斑狼疮则是女性发病为多。

其次，有利于促进家庭幸福。如果夫妇生下一个双方都合意的性别的孩子，父母、子女、家庭就会更加幸福和睦。

最后，保护胎儿和家庭的利益。符合医学需要的性别选择能够保护胎儿和家庭的利益，而非医学目的的性别选择将对人类造成不良影响、性别歧视和人口比例失调。[2] 但是，即使符合性别选择的情况，医务人员的责任仅仅是让当事人理解两种性别胎儿各自的患病风险、致病基因携带者风险和正常胎儿的比例，是否进行性别选择由当事夫妻双方自己决定。

8.3.3 放任性别选择对人类不利的影响

产前诊断的目的是防止严重缺陷生命出生。基因筛查技术自 20 世纪 90 年代初就开始使用，当时其主要目的是在体外受精（IVF）周期中移植之前识别携带遗传疾病的胚胎。该程序涉及胚胎活检和基因分析，可用于检测单基因疾病，如囊性纤维化或镰状细胞病，也可用于确定染色体类型（X 或 Y）和数量。该技术在过去十年中不断发展，准确度和精密度都有显著提高。该测试现在可以传递详细的遗传信息，而不仅仅是全球染色体的存在或缺失。但是，在这项技术的应用过程中，特别是在产前诊断性别确定技术的应用中，由于人们受生育男孩或女孩的意愿的影响，这项技术的应用产生了许多负面影响，其后果是存在着社会人口中男女比例失衡的隐患。虽然确定性别并不是这项技术的初衷，但美国的许多中心将性别选择作为 IVF 和 PGS 的一部分，这被称为非医学性别选择，因为这些夫妇没

---

[1] 刘兰英.关于产前诊断的伦理学研究[J].内蒙古民族大学学报,2008,14(6):63.
[2] 张迅,赵小文.产前诊断中的法律与伦理问题[J].实用妇产科杂志,2008(1):2.

有他们希望避免传给后代的遗传疾病。非医学性别选择的适应症包括"家庭平衡"(生育前代异性的孩子)和个人偏好(选择生男孩或女孩,以获得养育同性孩子的独特体验)或其他。

关于性别选择的辩论引发了各种伦理问题,包括性别刻板印象、对女性的歧视、个人和父母的生殖自主权、堕胎等。出于非医学原因的孕前性别选择是当今生物伦理学中最具争议的问题之一。对社会性别选择最有力的反对意见是基于这样的假设,即它可能严重扭曲自然性别比例并导致社会破坏性的性别失衡。

8.3.4 禁止非医学性别选择的策略

到目前为止,虽然重男轻女的思想在大多数人的观念中逐渐消失,但它毕竟在很多地方仍然存在。性别选择技术的滥用会造成社会性别比例失衡,对社会的危害是深远的。严格控制性别选择技术的应用,既是社会的要求,也是伦理的要求。目前,中国已经制定了相关政策和法律法规,禁止产前性别诊断和出于非医疗需要的选择性人工终止妊娠。[1] 从个体利益与社会共同利益的伦理关系中,我们可以看到性别选择对人类社会发展的利与弊。既然性别选择有利有弊,那么在生育性别选择上,我们应该关注个人需求还是社会需求呢?因此,我们不得不提到个人利益与社会共同利益的关系。

所谓利益是主体对能满足其需要的客体的确认,而社会共同利益是超越一切个人和组织的利益范畴。个人利益与社会共同利益有时看似冲突,但通过思考,我们不难得出结论,每个人的个人利益最终都可以归结为更好的生存和发展,这是不同主体超越时空壁垒的共同利益要求,也是社会的共同利益所在。个人利益实现的社会路径体现了人们利益的相互联系和一致性。因此,社会利益维系着人们的个人利益,是个人利益的代表和体现。人作为利益的主体,总是要实现两种利益:一种是自己的个人利益,另一种是与他人的共同利益,两者是密切相关的。如果个人总是从自己的最大利益出发,它往往会导致对每个人包括自己不利的结果——这是一个普遍存在于人类社会的悖论。这个悖论也存在于性别选择中,以个人为中心的自由放任的生育性别选择虽然可以满足生育当事人及其家庭的个人利益,但却助长和导致了当今社会性别歧视的存在,造成了不良的社会道德后果,同时也会造成人类性别比例的失衡,给人类发展带来诸多不利。

因此,生育中的性别选择不是生育当事人的私事,而是关系到社会发展的问题。我们主张在生育方面,必须以人类社会的发展和需要为中心来调节和控制人口生育性别,即根据人口生育性别构成的规律性和目的性要求,有意识地调节人口生育性别的比例关系,尊重人的性别的自然调节,使人口生育性别构成有利于人类的生存和发展。[2]

如何有效预防和制止性别鉴定技术在产前诊断中的滥用已成为医务人员义不容辞的道德责任。从优生的道德责任来看,医务人员在使用性别诊断技术时应坚持医学标准和社会标准的统一,坚持患者利益与国家利益的统一,坚持技术判断与伦理判断的统一。[3] 站在优化人类生活质量的高度,履行优生的道德责任,自觉地防止胎儿性别鉴定技术在产前诊断中的滥用,为优化人类生活质量做出应有的贡献。

---

[1] 张力,刘兴会.产前诊断的相关伦理学问题[J].中国实用妇科与产科杂志,2008(2):114.
[2] 邢兰瑛,薛翔,卢兴苗.关于产前诊断中性别选择的伦理学研究[J].中国医学伦理学,2004(5):18-19,23.
[3] 章小雷,黄钢.产前诊断与优生责任[J].卫生软科学,1997(3):32-34.

8.4 优生诉求与生育压力

常规产前筛查是大多数现代医疗系统的组成部分。这种常规产前筛查通常是这样一个过程，即作为产前护理的一部分，定期为妇女提供非整倍体等情况的筛查测试，并暗示她们在大多数情况下接受这些筛查。这不是强制性筛查，但涉及使这些筛查测试成为所有获得医疗保健的妇女产前保健的常规部分。PST（prenatal screening and testing，产前筛查和检测）的发展、建立和持续提供通常被描述为受女性需求的推动。最近的发展，例如将非侵入性产前检测（NIPT）引入现有的常规筛查，引发了一场关于常规产前筛查对女性自主选择带来挑战的长期争论。

优生学的影响在广泛使用产前筛查技术之前和开始时就已经存在。通过研究直到20世纪60年代的相关历史证据，人们发现优生学运动，无论是明确的还是隐含的，在科学兴趣、好奇心和巧合的同时，在产前诊断技术的发展中发挥了重要作用，并且缺乏女性的要求或以女性选择赋权为动力的理念。我们不免反思，一旦产前筛查技术变得常规化并且不断开发和扩大功能，是否会一定程度上侵犯女性的生育选择和自由？

优生带来遗传焦虑。产前筛查和产前诊断除了在怀孕早期诊断异常的好处之外，还有一些潜在的心理代价。其中包括焦虑、对怀孕失去信心以及对婴儿的负面态度。芭芭拉·罗斯曼（Barbara Rothman）在其著作《试探性怀孕》中坚持认为，正是医学界通过创造她所说的"遗传焦虑"，创造了对产前诊断的需求，从而利用了女性对生下一个"有缺陷的、社会上不可接受的"孩子的正常恐惧，正如除臭剂和漱口水公司在推出产品之前，首先必须对社会上不可接受的体味产生焦虑。然而，如果真的有一种正常的恐惧，害怕生下一个"有缺陷的、社会上不可接受的"孩子，那么医疗保健专业人员就有责任找到解决办法。

优生成为生育义务。产前筛查和产前诊断存在的主要问题是对于缺陷胎儿去留的选择过于残酷，也涉及胎儿保护及反复引产带给母体的心理与身体伤害等。社会强调和突出"优生"，无形中增加了妇女的生育压力，形成"优生是母亲的义务、劣生是母亲的责任"的观点，如果高预期没有得到实现就会引发母亲强烈的自责和负罪感。[1][2] 目前，女性背负了大部分生殖健康的负担。

---

[1] 睢素利.我国遗传服务和出生缺陷干预相关问题探讨[J].中国医学伦理学, 2013, 26(2): 252-254.
[2] 孙宏亮, 唐沛妍, 等.从关怀伦理的视角审视出生缺陷干预[J].中国医学伦理学, 2017, 30(4): 428.

第9章
知情同意与干预性选择

知情同意原则是以患者在个人价值取向上享有"主权"为假定前提,充分保护孕妇权益的医疗原则。知情同意至少要求患者拥有足够的相关信息,并且他们的决定是自愿的,不受外部压力的影响。依据我国的相关法律法规要求,胎儿产前筛查和产前诊断应当严格遵循知情同意、自主选择和自愿的原则,切实保障孕妇及其家庭基本的知情权和自主选择权。[1] 知情同意包括患者的知情权、选择权、同意权和拒绝权,只有通过医患沟通与协商,共同决策,患方才能真正理解、接受和践行知情同意,消除不同意,进而实现医患同心合力的医疗目标。

9.1 知情同意中的"知情"

9.1.1 遗传咨询中的信息告知

遗传咨询(genetic counseling)也称遗传商谈,是咨询医师和咨询者就某一遗传病在该家系发生的原因、诊断、遗传方式、预后、再发风险等问题进行一系列解答、讨论和商谈的过程。[2] 通过遗传咨询,医生可以对患有遗传疾病的患者或亲属进行婚姻指导和生育指导,也可以通过产前诊断,及早发现并终止妊娠,防止患有遗传疾病的孩子出生。在以上每一个环节中,都要求咨询师明确哪些是应该做的,哪些是不应该做的,并要求咨询者提供患者家系成员的病史或提供样本进行检查,因此,可能会引起一系列的伦理问题。

遗传病门诊咨询的常见对象:(1)婚前男女,其中一人或其亲属为遗传病患者;(2)有遗传病、先天性畸形子女的父母;(3)原因不明的反复流产夫妇;(4)婚后多年仍不能生育的;(5)接触致畸因素,需要生育的育龄男女;(6)性器官发育异常或者行为发育异常者;(7)35岁以上高龄孕妇。[3]

理想咨询。在理想的咨询中,父母应该被告知所做的决定没有对错之分,并且应该清楚地表明,无论他们的决定是什么,都会得到支持。他们还必须清楚这是筛查检查还是诊

---

[1] 杜治政.从知情同意走向医患同心合力:兼论知情不同意[J].医学与哲学,2019,40(20):1-7.
[2] 刘权章.遗传咨询[M].哈尔滨:黑龙江科学技术出版社,1999:148.
[3] 徐艳岩,安郁宽.关于遗传咨询的伦理探讨[J].中国医学伦理学,2003(5):40-41.

断检查，以及在他们特定情况下的准确度。他们需要意识到怀孕的风险，以及处理检查提供的信息可能产生的后果。要提供这种理想的咨询，首先必须有足够训练有素的保健专业人员。提供这些服务的单位还必须提供适当的培训机会，并满足产前检查服务对象的期望。

查德威克建议，"基因咨询"包括以下几类活动：a) 在受孕前，向成年人告知他们怀上遗传疾病孩子的可能性；b) 建议成年人受孕后以及某些胎儿筛查方法的结果，告知胎儿是否患有遗传疾病；c) 提醒他们可以选择的选项。[1]

《上海市遗传咨询技术服务管理办法（2018版）》[2]指出，开展遗传咨询技术服务的医疗机构遵循的伦理原则包括知情同意原则、保护隐私原则、非指导性咨询原则和情感支持原则。在建议咨询对象进行相关遗传检测前，应遵循知情同意原则，在自愿前提下，由咨询对象或其家属签署相关知情同意书。知情同意的主要内容应包括遗传检测的目的、有效性、技术的局限性、潜在的风险、其他可处理方式和咨询过程中可能发现的其他遗传疾病等。

倾向性引导。产前筛查服务提供者和使用者之间的利益冲突清楚地反映在咨询过程中。在筛查的所有阶段，咨询都有系统地偏向于鼓励女性接受检测，并在发现异常时倾向引导进行堕胎，而不是向女性提供她们做出知情选择和避免不必要痛苦所需的信息和支持。有些遗传咨询师为了避免麻烦，尤其是对生育二胎的夫妇，可能直接会给出终止妊娠的倾向性建议[3]，但这样就违背了不伤害和尊重的医学伦理原则，没有充分知情同意，也就不能给患者真正自主选择的权利。

非指导性咨询。在产前诊断前，遗传咨询尤为重要。在结果提示胎儿受累后，可以确保做出充分知情的选择。WHO认为目前遗传咨询的理想状态应该是非强制性咨询，它要求：一是提供准确、完整和无偏倚的信息，以便咨询者和他们的家人根据这些信息做出决定；二是理解和同情咨询者的处境，提供帮助，让他们自己做出决定。WHO要求咨询提供者应该避免提供有目的和有偏向的信息，致使人们做出咨询提供者认为的最佳决定；WHO还认为咨询提供者不需要告诉人们该做什么，决策将由咨询者和他们的家人做出，咨询提供者应该尽可能支持所有的决定。

在咨询过程中，遗传咨询人员应客观陈述信息，供咨询对象参考，把最终决定权留给未来孩子的父母是很重要的。医生不应该把自己的道德态度强加给病人。如果他们发现自己不同意患者在这些问题上的道德立场，他们应该解释自己的情况，并建议患者咨询临床遗传学家。

遗传信息传递。遗传咨询实践中经常出现的一个问题是，我们应该何时以及如何帮助、鼓励甚至说服患者与亲属和与他们亲近的人分享他们的个人医疗和遗传信息？出于多种原因，关于一个人的重要医疗信息可能与其家人有关，例如，如果发现家庭中的一个人有患癌症或严重心脏病的风险，那么医学监测可能有助于降低其他人的发病率和/或死亡

---

[1] CHADWICK R F. What counts as success in genetic counselling? [J]. Journal of Medical Ethics, 1993, 19: 43-46.
[2] 上海市卫生和计划生育委员会. 上海市遗传咨询技术服务管理办法（2018版）[Z]. http://shzw.eastday.com/shzw/n1102226/n1137892/u1ai11772337.html.
[3] 陆小溦. 非严重遗传病产前诊断及PGT的伦理思考[J]. 医学与哲学, 2020, 41(20): 27.

率。亲戚可能还想知道他们是否有患上迟发性神经退行性疾病(如亨廷顿病)的风险,或者他们的孩子是否有患严重疾病或可能导致疾病的遗传疾病的风险,当然,这些信息,当它可能与家庭成员相关并且向患者解释时,通常会传递给亲属。如果未受影响但有风险的亲属可以采取行动避免至少一些可能的问题。例如,他们可能能够筛查乳房或肠道的恶性肿瘤,或心肌或节律紊乱,或者他们可能会在异常早期观察潜在的无症状并发症,例如高血压,例如多囊肾疾病或 I 型神经纤维瘤病。对这些问题的认识可以大大改善人的可能预后。

如果没有已知的干预措施可以改善遗传病患者的前景,那么将信息传递给亲属可能会更加困难;这适用于(至少目前)受亨廷顿病和其他神经退行性疾病影响的家庭。告诉亲戚他们可能有这种情况的风险,但没有治疗方法,因此"对此无能为力",可能是一个吃力不讨好的事情,亲戚可能会变得愤怒、害怕和怨恨。因此,家庭知情人可能决定等到"时机成熟"后再传递不受欢迎的信息。但可能永远不会有一个"正确"的时间。

相反,当能提供有帮助的干预时,传递信息的动机就会更强。当医疗利益明确时,家庭通常愿意让医疗服务机构直接与他们的亲属联系,例如家族性高胆固醇血症。另外,当这种情况不被视为非常强烈的遗传,而是任何人管理自己的胆固醇水平的常规问题时,将信息传递给亲属的动力可能会减少。

9.1.2　产前筛查中的风险告知

技术风险告知。产前筛查技术虽然更精细化,但是仍然存在着不确定性,会存在假阳性和阳性未筛查出来的情况。此外,基因筛查只是提供遗传缺陷传递给下一代的概率,这就导致准父母在做决策的过程中难以判定,甚至导致严重缺陷胎儿的出生。

由于超声仪器的局限性,在操作过程中会产生较多的伪像,导致诊断结果出现假阳性或假阴性。因此,超声检查的准确性仍然非常有限,存在不确定性,检查前应明确告知孕妇及其家属,这是患者的权利。如果孕妇及其家属不能理解,可以放弃检查,这充分体现了尊重患者自主选择的原则。如果胎儿有严重缺陷,或继续妊娠可能严重危及孕妇健康或危及孕妇生命安全,超声医生应以患者利益优先为原则,严格遵循知情选择原则[1],以务实的态度和高度的责任感,根据检查结果和临床分析,告知夫妻胎儿的可能病因和预后、胎儿畸形的性质和严重程度、目前是否有医学治疗方法、胎儿出生后可能产生的后遗症、可能的遗传方式等,耐心解答孕妇及其家人的咨询,充分尊重孕妇的选择,保障孕妇权益。

额外风险告知。在胎儿异常产前筛查的背景下,存在扩大检测范围的趋势。产前筛查的另一种形式是常规的中期胎儿异常扫描,其中广泛的可能发现及其对未来儿童健康前景的不同影响挑战了提供充分的预测信息和实现自主选择的可行性。但这种扫描也可能是出于其他原因造成的,包括妊娠监测和母胎结合,这可能导致这个问题在很大程度上被忽视,或者更多地被视为确认规则的例外,而不是揭示自主范式的局限性。

卫生专业人员偶尔面临的一个特殊问题是通过基因检测发现错误的亲子关系。虽然伦理论据在很大程度上支持向"社会父亲"以及来测试的夫妇中的母亲披露这一点,但在实践中,专业人士通常会尽量避免引发冲突和夫妻之间的冲突。从这些经验中吸取的一个教训

---

[1]王小艳,周启昌.产前超声检查的相关伦理学思考[J].医学与哲学(临床决策论坛版),2007(2):59-60.

是，在讨论可能揭示错误的亲子关系的基因测试时，请提前向相关人员说明。

9.1.3 产前诊断中的技术告知

对一般孕妇实施产前筛查以及应用产前诊断技术坚持知情选择。对于产前诊断技术及诊断结果，经治医师应本着科学、负责的态度，向孕妇或家属告知技术的安全性、有效性和风险性，使孕妇或家属理解技术可能存在的风险和结果的不确定性。[1] 产前诊断在性质上应是自愿，未来孩子的父母有权决定某一遗传病是否需要进行产前诊断及受累胎儿是否堕胎。医生应向孕妇或夫妇公布所有相关的临床结果，包括该病临床上可能出现的所有情况，即尊重自主权原则。[2] 在家庭、法律、文化和该国社会结构许可的范围内，有关受累胎儿的选择，应由孕妇及其配偶而非医务人员做出决定，并应尽可能尊重并保护该夫妇的决定，即尊重自主权原则。

产前诊断的实施应充分尊重当事人的意愿、人格和尊严，确保当事人在充分了解和完全理解产前诊断相关信息后，自主选择是否实施产前诊断，给予知情同意并签署知情同意书。因此，医务人员应尽可能向当事人提供产前诊断的信息：产前诊断的方法和目的、实施程序、对母亲和胎儿可能造成的危害和风险、降低风险的措施、成功率、失败的可能性等，还应提供所实施技术的准确性、局限性、成本和其他相关信息。知情方应为夫妻双方，因此，知情同意书必须由夫妻双方同时签署。介入产前诊断可能会对孕妇和胎儿造成伤害，而一些非介入产前诊断，如X线、CT，可能会对胎儿造成伤害。因此，为了母婴的安全与健康，医务人员应采取科学的态度，按照趋利避害、利于母婴的伦理原则，根据产前诊断的适应症选择产前诊断方法，尽量采用低风险、高精度、低成本的诊断方法。[3] 我们应该完全避免因为人为因素而选择或不得不选择风险更大的产前诊断方法，比如我们本可以选择羊膜穿刺术，但是出于预约时间的原因，不得不选择脐带血穿刺技术。

9.1.4 知情权利和不知情权利

产前检测的过程可以分为两个主要阶段：产前筛查(PS)和产前诊断(PD)。产前筛查的作用是预估胎儿可能出现异常的风险，可以通过对母体血液进行非侵入性检测来完成。产前筛查本身可能不会引起有关父母不知情权的道德问题。然而，该测试的应用可能会导致伦理问题，因为风险的初步识别将导致是否执行确认产前诊断的问题，这涉及更多的侵入性测试。如果筛查测试的结果表明孩子有出生时出现某些异常的风险，则可能会向父母提供胎儿DNA的详细分析。PD仅在来自胎儿的遗传物质上才有可能，其侵入性特征会产生一些流产或对胎儿造成伤害的风险。由于PD是在收到一些初步结果和母体血液检查结果后进行的，因此可能是对未来孩子的遗传疾病的确认。产前筛查过去主要提供给有生育严重遗传异常孩子风险的女性(即35岁以上、有过流产史或家族遗传问题史的女性)。无创检测的引入为所有孕妇提供了产前筛查的可能性。然而，缺乏100%肯定的测试结果以

---

[1] 国家卫生健康委员会. 产前诊断技术管理办法(2019修订)[Z]. http://www.nhc.gov.cn/wjw/c100022/202201/cc1b3e0cfc0c4e138b2fe4cb986eecc9.shtml.

[2] 张力, 刘兴会. 产前诊断的相关伦理学问题[J]. 中国实用妇科与产科杂志, 2008, (2): 114.

[3] 张迅, 赵小文. 产前诊断中的法律与伦理问题[J]. 实用妇产科杂志, 2008(1): 2.

及这种测试可能对未来父母造成的心理负担表明，即使测试是非侵入性的，它们也不应该被视为无害的产前工具。可以说，越来越多的母体 DNA 非侵入性测试将导致更频繁地面临是否以 PD 形式进行进一步筛查的问题。这直接导致了父母是否可以拒绝对他们未来的孩子进行这项测试的问题，以及支持他们不知道的权利的伦理论据。

"知情权利"。父母的"知情权利"是一种规范方法，源于这样一种论点，即父母有道德理由去发现他们未来孩子的任何可能的异常，以保证他或她过上最好的生活。[1] 可以说，知情的权利是父母知道他们未来孩子潜在遗传异常的权利的道德版本。知情权利不是具有法律约束力的父母责任的表达，这项权利仅被视为一种道德义务。但是，可以假定，与新生儿筛查类似，它可能在未来会发展为一项法律义务。

从经济角度来看，这一想法会得到政策制定者和保险公司的广泛支持。对于产前诊断，目前在确认遗传异常的情况下唯一可以采取的行动是终止妊娠。可以想象，加强知情权利的做法可能会导致父母出于与新生儿检测类似的原因而在法律上有义务进行产前检测的情况。在这种情况下，产前的一些治疗是可能的。

从道德角度来看，通过 PD 可以提前知情孩子未来的生活质量及应对措施。由于有可能评估怀孕的潜在风险，准父母在道德上似乎有义务利用这个机会了解他们未来孩子的生活质量。如果确认胎儿异常，父母必须决定什么对他们未来的孩子最好。在某些情况下，诊断可能会得出这样的结论：孩子最好不要出生。此外，即使在出于法律原因不允许堕胎的情况下考虑到这一论点，这一论点也可能不会失去其有效性。父母可以利用产前检查的结果为孩子出生后必须面对的情况做好准备。根据"知情权利"的理念，他们应该采取一切可能的行动，确保他们的孩子出生后能过上最好的生活。

从规范的角度来看，在 PD 的情况下，知情的权利是一种有道德的父母身份的表达——成为一个好父母意味着照顾未来后代的福祉。良好父母的美德包括对未来孩子的责任、关心和爱等特征。为未来的孩子提供最好的生活可以表达父母的爱。这个论点在关于植入前基因诊断的讨论中被更准确地提出，因为选择最好的孩子有更多的控制和更大的可能性。

讨论父母有义务执行 PD 的主要原因是担心未来孩子的生活质量。生孩子是一种比过去更容易预测的行为。由于科学的进步，怀孕是一个经过充分研究的过程。这就是为什么"预测未来"的可能性创造了一个机会，随后就有义务为未来的孩子选择最好的生活。显然，每个父母都希望有一个健康的孩子。PD 让父母有机会避免生下一个会受苦且幸福感极低的孩子。尽管生活质量的概念在应用于未来的孩子时颇具争议，但许多父母可能会被这种扩大生育自由和选择的可能性所吸引。有些父母害怕生一个有严重身体或精神残疾的孩子，除了生活质量之外，他们主要关心的是孩子的未来，他们将无法再提供照顾。因此，人们注意到 PD 扩大了许多父母的选择范围，这些父母宁愿没有怀上严重残疾的孩子。

反对"知情权利"。关于父母责任论点的反驳。不可预测性是怀孕的一部分，尽管现在关于未来孩子的未知信息量与过去相比相当少，但仍然不是一切都可以预见。医学是否应该旨在为父母提供有关他们未来孩子的所有可能的遗传和其他健康信息？但是，父母也可

---

[1] SAVULESCU J, KAHANE G. The moral obligation to create children with the best chance of the best life[J]. Bioethics, 2009, 23(5): 274-290.

能会遇到无法通过 PD 诊断出的疾病,不幸的是,很难将其纳入准父母的决策过程中。这就是为什么必须仔细考虑责任的概念并且还需要考虑风险因素。作为父母的身份是对孩子的某些道德义务的来源。然而,父母对孩子的责任感并不是因为他们有义务去承担,而是因为他们爱自己的孩子,关心他们。我们可以说 PD 是父母爱的表达吗?像这样的陈述可能会导致这样的假设,即不决定进行 PD 的父母,或者尽管确认基因异常但不决定堕胎的父母,对他们未来的孩子缺乏爱。

产前检测虽然在应用上变得更容易获得,但仍然是发达国家的领域。发展中国家获得孕产妇保健的机会稀少,PD 机会的有限,表明父母责任义务的另一个缺陷。是否意味着发展中国家的父母在决定追求孩子的愿望时就没有那么负责任了,因为他们知道他们无法尽一切努力确保他们的孩子过上最好的生活?此外,引入 PD 是为了检测严重的残疾,然而,随着未来科技的进步,严重的残疾等级也可能会降低,这是很难设定界限的。这种缺乏明确界限可能会加剧残疾儿童父母的消极态度,因为他们可能被认为没有采取足够的措施来防止他们的孩子遭受痛苦,它还可能强化社会上对残疾人,尤其是智障人士的有害观点。

可以提出反对知情权利的最后一个论点,将这种义务称为社会义务。这不是一个强有力的立场,任何捍卫它的企图都可能导致优生学的指责。如果 PD 是强制性的,则可能导致危险的误用。也就是说,保险公司可以要求提供这些信息,国家也可以这样做。直接地,有残疾儿童的父母和残疾人本身会受到影响,因为这会导致非常有害的歧视。

"不知情权利"。在 PD 的情况下,父母不知情的权利主要有两个方面。第一个方面是 PD 的一般适应症。它关注的问题是,接受过产前筛查并属于高危人群的女性是否可以拒绝接受这一程序。需要考虑的第二个角度与无创测试有关,目前,大多只是理论上的讨论,然而,随着基于母体血液分析的检测的发展和这些程序的日益普及,父母是否有道德权利不接受该测试的问题也将被带到讨论中。对母体血液的胎儿 DNA 检测也提出了一个关于人的遗传无知权和儿童不知情的权利的问题。[1] 未来几年,父母的不知情权问题可能会变得越来越重要。

在从医学上的家长式方法转向尊重患者自主权的方法之后,可以说,不知情权是自主权的一种表达。尽管拒绝知情,但这种行为可以被视为知情同意——知情拒绝接收信息。[2] 根据世界医学协会(WMA)患者权利里斯本宣言,患者有权不被告知其明确要求,除非是为了保护他人的生命。然而,在 PD 的情况下,不知情权是一个十分复杂的问题。如果我们把胚胎看成一个病人,很明显这个权利是不能行使的,因为"明确要求"的条件不能满足。胚胎的道德地位一直是生物伦理学辩论中的热门话题。

从实践的角度来看,在任何情况下都不接受终止妊娠的父母的情况是相当清楚的。他们不想做 PD,因为他们将收到的结果会导致他们在最悲观的情况下考虑堕胎,似乎向他们提供孩子遗传残疾的信息只会造成不必要的心理负担。有人可能会争辩说,一些不考虑堕胎的父母仍然想参加这项测试,这样他们就可以更好地准备照顾他们的残疾孩子。然

---

[1] SIERAWSKA A K. Prenatal diagnosis: do prospective parents have the right not to know? [J]. Med Health Care Philos, 2015, 18(2): 279-286.

[2] ANDORNO R, LAURIE G. The right not to know: an autonomy based approach [J]. Journal of Medical Ethics, 2004, 30(5): 435-440.

而，这并不一定意味着他们这样做是为了孩子的最大利益。如前所述，根据知情权利概念，当允许堕胎时，不让孩子出生可能是最理想的解决方案。另一方面，不反对堕胎的父母应该仍然有权不知道他们未来孩子的遗传信息。因为，接收这些信息可能侵犯了他们的生殖自主权；他们将面临更多选择，以及道德和心理挑战。如果我们将孩子视为"父母项目"，在某种意义上说，直到出生的那一刻，它都完全依赖于父母，那么父母应该被赋予不知情的权利。未来孩子的生活不能战胜父母的自主权，然而，在这种考虑中缺少的是孩子的最大利益。

在讨论父母的不知情权时，越来越多的妊娠医学化是另一个需要考虑的负面因素。在大多数发达国家，分娩不再与纯自然行为相关联。孕妇是病人，不仅仅是孕妇，一旦确认怀孕，她们就必须改变饮食，定期检查血液并进行其他检查。尽管医学的发展大大提高了怀孕的安全性和舒适度，但对正常分娩的不必要干预的数量正在增加。妇女可能会对必须遵循的护理、建议和指示感到不知所措，因此她们的生育自主权和参与决策的机会减少，扩大无创产前检测的使用可能只会导致情况恶化。增加怀孕期间的医疗会导致不必要的医疗干预，将 PD 推广为必要程序可能只会加强这一消极过程。为了平衡药物的参与，重要的是要接受父母的不知情权，让他们享受最好的怀孕时间。

准父母经常感到困惑、兴奋、不安全，因此很脆弱。增加获得产前检测的机会带来了他们必须面对的额外问题。在整个过程中，重要的是不要忘记他们才是真正无条件地爱和抚养孩子的人，而是应该相信他们有能力为未来的后代做出正确的决定。因此，让他们在 PD 的情况下行使不知情权是尊重他们的自主权。

9.1.5 知情权利与不知情权利的道德界限

病例 A：一名之前选择不进行 21 三体筛查的女性在胎儿心脏左心室发现回声灶。回声灶是唐氏综合征风险增加的标志，并且没有功能意义。超声医师不确定是否将这一发现传达给患者。考虑到该女性之前关于筛查的决定，沟通似乎是错误的，但如果面对这一发现，她会改变主意吗？

案例 B：一名妇女因妊娠 12 周出血而被医生转介进行超声检查。扫描显示胎儿健康，颈部透明带增厚。她被告知患 21 三体的风险为八十七分之一。该妇女接受了绒毛膜绒毛采样（chorionic villus sampling，CVS），但她对被告知患 21 三体的风险表示愤怒——她不想筛查 21 三体的风险并且不确定她是否会终止受影响的胎儿。尽管核型正常，但她仍然对管理感到愤怒。[1]

在这些情况下，"过分热心"的超声检查会给女性带来痛苦或潜在的痛苦，如果可以选择，她们可能会选择不太详细的扫描。

当今时代，为怀孕夫妇提供了越来越多的关于胎儿健康的信息，准父母可以根据这些信息做出生育决定。这些信息对胎儿的健康可能具有或大或小的意义，或者有时具有不确定的意义。夫妻并不总是知道产前诊断检测可以提供什么信息；事实上，他们可能根本不知道计划中的检测可以提供有关胎儿健康的信息。如果夫妻需要有关其胎儿的信息（并且

---

[1] BOYLE R J, De CRESPIGNY L, SAVULESCU J. An ethical approach to giving couples information about their fetus[J]. Hum Reprod, 2003, 18(11): 2253-2256.

如果为他们提供适当的检测在经济上是合理的），那么他们有权获得该信息——无论是关于"轻微的"或"重大的"异常。他们也有平等的权利在获得此类信息后做出生殖决定，无论是否发现"严重的""轻微的"或未发现异常。然而，同样重要的是不要将不需要的信息强加给没有要求的夫妇，因为这种"意外"结果可能会迫使他们做出艰难的选择和/或在出生后对他们对孩子的态度产生不利影响。

信息通常是赋予人的自主权和有益的。但是，在产前检测中，它可能对父母或家庭的未来产生重大影响，当此类信息不受欢迎时，它可能是有害的，要么迫使夫妻就继续妊娠做出艰难的选择或影响他们未来与"缺陷"孩子的关系。它还可能通过引起对自己健康的担忧，或通过似乎对他们的生命价值发表声明来伤害家庭中的其他人。

产前检查的一些信息可能会对一对夫妇或他们未出生的孩子造成伤害。这种伤害可能不会超过信息的好处，因为提供信息通常是好的，可以进行更有效的计划，并且还可以促进自主选择，拒绝相关信息会阻碍自主选择。但是，夫妻有权保持无知，也有权拒绝提供信息，尤其是在可能造成伤害的情况下。产科医生和遗传学家既不需要在产前诊断时保护夫妇免受"琐碎"或"令人困惑"的信息的影响，也不需要向他们传递所有信息。夫妻只需要一个机会在接受测试之前告知专业人士他们的意愿，他们应该经常有这个机会。

如何在知情的权利和不知情的权利之间把握平衡？这是我们在进行产前筛查和产前诊断过程中所需要关注的前提，这个问题考虑的重点在于准父母的意愿和需要，应当尊重他们的自主性，在他们的主观愿望基础之上，把握好知情与不知情的界限，再接受下一步的诊断程序。

9.2 知情同意中的"同意"

9.2.1 知情同意中的人文关怀

在怀孕初期（4周），一名妇女在得知她的第一个儿子天生耳聋后要求进行咨询。基因检测表明，耳聋是常染色体隐性基因的结果，传播的风险为25%。患者随后申请产前诊断，并告知遗传学家，如果诊断结果不能证明药物流产是合理的，她打算进行选择性流产。然而，医疗团队拒绝了患者的产前诊断请求，因为在法国，耳聋不被认为是药物流产的理由。接下来，医疗团队与患者进行了一系列激烈、频繁的对话。最后，他们达成了道德共识：该小组将进行产前诊断，因为患者引用了心理原因和特定的家庭背景来证明她的决定是正确的。检测结果在患者怀孕20周时可获得，并且似乎表明胎儿受到了影响。尽管如此，尽管她最初的态度，患者还是决定继续怀孕。与医疗团队的持续交流使她对未来的孩子有了更开放的认识。同样，时间和对话的价值对医疗团队来说比以往任何时候都更加清晰。[1] 因此，知情同意中出于善意的人文关怀和良性沟通，更有利于出生缺陷患者父母或家庭的决策。医务人员应做好关怀和有爱的工作，具体表现在以下几个方面：

---

[1] GAILLE M, VIOT G. Prenatal diagnosis as a tool and support for eugenics: myth or reality in contemporary French society? [J]. Med Health Care and Philos, 2013, 16: 83-91.

提供道德支持。对于那些因诊断出胎儿异常而决定不终止妊娠的父母来说，他们必须面对各种困难，包括应对残疾胎儿/儿童的痛苦，以及在卫生专业人员面前捍卫自己决定的心理和情感斗争。在理想的产前检查程序中，医疗保健专业人员应该加强他们作为他们所照顾的家庭的支持提供者的作用。他们应该为那些在有畸形或疾病风险的情况下终止胎儿的人和那些选择不这样做的人提供道德支持和实际帮助。

提供准确而无偏倚的信息、尊重个人的决定。实践中，对于疾病传递规律与个人责任，咨询师要谨慎对待。尤其对于 X 连锁的遗传疾病，在表达遗传信息的时候，尽量淡化个人责任，鼓励家庭共同承担责任，以保护女性和维护家庭的完整。

缓解心理压力。研究表明，在侵入性手术前，孕妇的焦虑反应增强可对胎儿脐动脉血流量产生影响。医疗人员应掌握与孕妇的沟通技巧，在操作前应尽量平复孕妇的焦虑情绪，操作中适时安抚孕妇，以尽量避免产前诊断并发症的发生。不仅如此，医护人员在术后也应注重与孕妇的交流，详细告知其注意事项，减轻其心理压力及负担，这些均有利于患者的术后恢复。[1]

9.2.2 自主选择中的道德决策

纳菲尔德生物伦理委员会(英国)指出，尽管产前诊断主要目标似乎是改善患有遗传疾病的人们的健康，但是有利之处应包括使个人能够在自己的生活中考虑这些信息，并使他们作为准父母能够就生育孩子做出明智的选择。就自主性范式而言，这可以被视为一种道德收益，因为这意味着可以帮助更多的女性做出对她们来说有意义的生育决定。

个人自主选择原则要求医务人员或研究人员在选择诊断与干预治疗前应取得孕妇的知情同意。知情同意包括三个因素：(1)孕妇在做出接受诊断与干预治疗的决定前，应知道诊断与干预治疗的性质、持续时间、目的、方法手段、可能发生的不方便和危害以及对她的健康和个人可能产生的影响；(2)孕妇已经准确理解医师所建议的多种诊断与干预治疗方案的利与弊；(3)孕妇根据个人的价值观和信仰自主决定选择何种方案。例如：当一个胎儿在宫内检出胎儿畸形后，如果孕妇已经决定将宫内畸形胎儿引产，那么这个胎儿就不再被视为病人，因此产科伦理学上，妊娠中期堕胎是完全道义和允许的。如果孕妇选择继续妊娠，应当告知孕妇今后所面对的情况，使孕妇对胎儿今后的生活有所计划和安排。尊重孕妇自主权，意味着医师不应当去猜测和评价孕妇为何选择流产或继续妊娠。同时也应当充分体谅孕妇在做出决定时所面临来自其丈夫、公婆甚至整个家族的压力。应当告知孕妇具有优先决定权，不管其亲属的意见如何，仍应积极鼓励由孕妇本人做出最终决定。[2]

此外，当前很多出生缺陷筛查技术并不完善，对于缺陷筛查未显示异常的胎儿也有可能在分娩后发现缺陷，给新生儿家庭带来猝不及防的打击与伤害。这种情况下就要求计生工作人员进行详细的解释说明，告知孕妇及家属可能发生的情况及意外，让孕妇在充分知情同意的前提下，自主做出科学、有利的选择。[3]

---

[1]刘娟,程琳,等.产前诊断中的伦理问题[J].中国医学伦理学,2018,31(12):1525.
[2]肖立,厉碧荣.关于出生缺陷临床干预的决策与思考[J].医学与哲学(临床决策论坛版),2007,(03):21.
[3]孙宏亮,唐沛妍,等.从关怀伦理的视角审视出生缺陷干预[J].中国医学伦理学.2017,30(04):430.

9.2.3 自主选择中的信息超载

信息超载(information overload)可以最好地理解为当有如此多的相关和潜在有用的信息可用时出现的情况,它变成了障碍而不是帮助。当信息水平高于个人的信息处理能力时,就会出现信息过载,这种情况称为"信息超载"[1]。信息超载是指决策者面临一组信息(即具有信息特征的信息负载,如数量、复杂性和冗余、矛盾和不一致水平)的状态,包括不同大小和复杂性的单个信息线索的累积,这些信息线索抑制决策者以最佳方式确定可能的最佳决策。在过去的几十年中,相关健康信息的数量不断增长,尤其是通过互联网资源,加剧了健康信息过载的问题。

在出生缺陷防治过程中,信息超载现象普遍发生。孕妇及其伴侣,甚或是家庭成员,他们绝大多数都没有医学背景和充分的医学知识,因此需要医疗保健人员详细地告知相关信息,特别是在产前筛查和产前诊断过程中,知情同意对于缺陷胎儿的抉择有着重要和严肃的作用。但是在现实实践过程中,由于孕妇及其家庭成员较大的心理压力,超载的信息量将"阻碍而不是服务于自主选择的目标",呼吁"专业人士和其他利益相关者"要定义"有意义的选择范围"[2]。意义不明确和信息超载的发现可能会导致破坏而不是促进此类选择。

医学科学技术的进步为筛查开辟了越来越多的可能性,不仅针对严重疾病,还针对较轻的疾病,甚至根本不是疾病的疾病。可以预期,与筛查(和公共卫生)相关的问题将越来越多地出现在医疗和其他卫生保健伦理的议程上。限制筛查服务的原因包括让社会负担得起这项服务,避免信息过载,以及尊重未来儿童的自主权利。但是,产前基因诊断确实可以提供有关胚胎或胎儿遗传状况的信息。从自然科学家的角度来看,尽可能多地了解初始情况很重要,因为这通常会提高决策的质量。想要更多信息几乎不会是错的,信息和知识本身确实有价值。这种理解中的伦理问题集中在滥用信息的后果和负面影响上,而不是质疑信息的生成是否首先有意义。[3]

9.3 知情同意与干预性选择的伦理困境

自20世纪80年代以来,针对包括唐氏综合征在内的少数特征的产前筛查测试已变得常规化,其方式可能会破坏知情同意。具体而言,研究表明,女性接受了产前基因筛查和诊断测试,但对测试可以返回的信息的适应症和后果了解有限。研究各种产前筛查方法的医学人类学家发现,常规化还可能包括筛查可以改善胎儿健康的"集体虚构"和对阳性筛查结果最终可能导致流产决定这一事实的"集体沉默"。产前检测逐渐作为一种常规化的默

---

[1] EPPLER M J, MENGIS J. A framework for information overload research in organizations[J]. Università della Svizzera italiana, 2003.

[2] DE JONG A, DONDORP W J, FRINTS S G, et al. Advances in prenatal screening: the ethical dimension[J]. Nature Reviews Genetics, 2011(12): 657-663.

[3] SCHMITZ D. A new era in prenatal testing: are we prepared? [J]. Med Health Care and Philos, 2013(16): 357-364.

认程序,不断侵蚀"知情同意"的领地,进而消融知情同意的意义与作用。

9.3.1 强家长主义和弱家长主义

医疗家长主义是指建立在传统医学模式基础上,基于医生与患者之间知识的不对等状况,主观上认为患者所患疾病只是躯体结构上异常、生理功能上障碍的客观存在,医生在医疗活动中完全代理患者进行决策。自希波克拉底以来,医疗家长主义成为医疗实践的主要范式。医疗家长主义主要分为强弱两种类型。[1]

强医疗家长主义指医生为了维护患者的最佳利益,可以强制患者做出与自己的真实偏好并不相符的决定。在医疗实践中,如果一个生命垂危的患者想要有尊严地死去,在意志清醒时立下预嘱拒绝让医生在自己身上使用插管、呼吸机等急救装置,医生明知患者的预嘱却仍然对患者实施抢救,挽救患者的生命,这便是强医疗家长主义最好的例证。然而强医疗家长主义使用的是强制手段限制人们的自主行为,侵犯了患者的自主权利,因而无法在建构和谐医患关系中发挥积极作用。

弱医疗家长主义是指受医学的复杂性和专业性影响,即使患者的真实偏好是希望获得最佳利益,也不能保证他们的自主决定是符合这一真实偏好的。例如当一个人在并不知道一座桥有安全风险的情况下想要过河,知情人给予告知并阻止此人的过桥行为。这种弱家长主义的行为被认为是正当的。因为在当事人不知道桥是否危险的情况下很难判断他的过河的选择是否是他真实意愿的表达。如果当事人事先得知桥是破损的,过河并不安全,那么当事人也许会自主选择放弃过河这一行为。因此,当一个人缺乏获得相关信息的渠道,无法对行为后果做出正确的判断时,个人所谓自主做出决定并不能反映其真实的偏好,这样的自主选择就应当得到限制,否则将有可能使个人利益受到损害。因此,弱家长主义实质上并不是反对自主,而是更好地保护了当事人的自主选择权。弱医疗家长主义正是家长主义在中国传统社会医疗领域的现实演绎。

中国传统医疗家长主义是指在中国传统社会儒家文化的背景下,医者以仁爱之心救治患者,把患者的生命放在首位,一切医疗实践都以患者的利益为重;同时又通过尊重生命、尊重患者,了解患者的心理和情感等方式尊重患者的自主权。中国传统医疗家长主义在维护患者利益的同时又兼顾患者的自主,是一种弱的家长主义。中国传统医疗家长主义的形成主要有三个方面的原因:第一,中国传统文化里重身贵生、乐生恶死的生命观思想成为古代医疗家长主义形成的理论基础。第二,中国古典医德中,医者对患者的仁爱、医术的精益求精以及对道德的忠诚是医疗家长主义形成的必要条件。这也是古代医生能够在医患关系中处于权威地位的关键。第三,中国传统社会的医患互信模式表明了中国传统医患模式能够容纳患者自主。即使在当代,这种医患互信的医疗家长主义思想在解决医患纠纷问题上仍然具有重要的价值。

9.3.2 医生的职责和义务

救死扶伤、治病救人,保障人民群众的身体健康和生命安全,这是每个医生的职责。职责有广义与狭义之分,狭义的职责通常是指义务,而广义的职责则包括权利与义务。医

---

[1] 马小川,王建光.中国传统医疗家长主义的伦理意蕴及价值[J].中国医学伦理学,2020,33(02):198-203.

生的职责应从广义上来理解，即从事医疗职业，他享有一定的权利，也承担一定的义务。

医生的权利是较为广泛的：他有权对病人的疾病做出诊断，并根据自己的临床经验采取必要的治疗措施；有权根据病情的需要，开具诊断证明，让病人进行适当的休息和治疗；有权要求病人施行某种行为，如让病人住院治疗，或卧床休息。倘若治疗需要，医生还有权对病人的某种合法权益采取必要的"侵害"，如切除某个脏器，或截除其某个肢体等。医生的这些权利是法律赋予的，其他人则无权实施，否则将要承担法律责任。

医生在执行其公务时所享有的权利不同于公民以个人资格所享有的权利。公民个人所享有的权利是指法律规定和保护公民具有从事一定行为的能力和资格，但并不意味着法律要求他必须实施这一行为，公民的权利可以转让，如将自己的财产赠予他人，有的也可放弃，如放弃继承权。但医生所享有的职业权利不仅是指法律规定他有从事一定行为的能力或资格，而且意味着法律要求他必须从事这一行为，既不能转让，也不能放弃，否则就是失职或违法。例如，医生享有诊断治疗权，但如果病人前来就诊，医生不给其看病，没有做出诊断和采取必要的治疗措施，那么，医生的这种行为就是一种违法失职行为，将要承担其不作为的法律责任。再如，医生享有开具诊断证明权，但假如病人有病确需休息和治疗，而医生不让他休息，一旦病人发生不良后果，医生同样需要承担法律责任。因此，从这个意义上讲，医生所享有的职业权利，同时也是他所必须履行的职业义务，医生这种职业上的权利与义务就是医生的职责。[1]

9.3.3 干预性选择的论争

干预存在着两个方向，一是疾病性干预，二是非疾病性干预。疾病性的干预是指通过技术手段进行临床治疗，帮助患者恢复健康。非疾病性的干预则是试图利用技术手段进行身高、智力、性格等非疾病性基因的增强与改造。在基因筛查中，人们期望通过基因技术改变人类存在的基因缺陷，希望通过改良所谓的不良基因以提高人类健康水平，保证优生。这引起伦理争议，尤其是越来越多地运用于临床的婴儿出生之前的胎儿遗传学测试，倘若测试结果不利于受测试者，堕胎往往是孕者夫妇采取的唯一一种所谓优生的有效医疗措施。这种通过基因测试干预胚胎或胎儿的生存权的做法，给伦理道德带来新的挑战。

支持干预性选择。迈克尔·塞尔格利德(Michael J Selgelid)[2]认为有生育先天性疾病后代风险的孕妇通常会接受胎儿基因检测，当此类测试显示准孩子患有严重的遗传疾病时，他们通常会寻求堕胎。对于那些出于宗教原因并非绝对反对堕胎的人来说，产前诊断和选择性堕胎通常被认为在道德上是可以接受的，至少在我们谈论预防最严重的遗传疾病时，例如 Tay Sachs 和 Lesch-Nyan 病。这种疾病注定了它们的受害者短暂的悲惨生命，它们会在婴儿期或幼儿期导致极端的精神和身体残疾、极度疼痛和死亡。患有 Lesch-Nyhan 病的人容易自残。在此类严重遗传疾病的背景下，产前诊断和选择性流产背后的主要动机是预防极端痛苦。除了因强奸或威胁母亲生命而怀孕的情况外，旨在预防严重残疾后代的堕胎通常被认为是终止妊娠在道德上可接受的最明确的情况。朱利安·萨武列斯库(Julian

---

[1]王汉亮.医生的职责与病人的权利义务——兼与邱仁宗同志商榷[J].医学与哲学,1988,(03):50-52.
[2]SELGELID M J. Moderate eugenics and human enhancement[J]. Med Health Care Philos, 2014, 17(1): 3-12.

Savulescu)和盖伊·卡哈内(Guy Kahane)[1]认为,如果夫妇(或单身生育者)决定要孩子,并且选择是可能的,那么他们有一个重要的道德理由来选择自己可能拥有的孩子,根据相关的生活可以预期孩子可用的信息,最好或至少不比任何其他人差。

反对干预性选择。迈克尔·桑德尔(Michael Sandel)[2]则认为这种将健康视为其他事物最大化的观点,是带有工具性色彩的、是错误的。他主张把孩子当作上天赐予的礼物来珍惜,即全心全意地接受孩子原本的样子,而不是把孩子当成自己设计的物品、父母意志的产物、满足抱负的工具,因为父母对孩子的爱并不取决于孩子恰巧具备的天赋和特点。尽管我们选择朋友和配偶,至少部分原因是基于我们认为他们有吸引力,但我们自己不能选择孩子。孩子的性格是不可预测的,即使是最认真、最负责任的父母,也无法对自己生出什么样的孩子负全责。尤尔根·哈贝马斯反对优生学的观点,他认为基因干预用来选择或改良孩子直接侵犯了自主和平等的自由原则;之所以违反自主权,是由于基因计划养成的人无法把自己看待为"个人生活史的唯一作者";而逐渐削弱了的平等,则是因为破坏了亲子之间"人与人原本自由和平等的对称关系",作为孩子设计者的父母,无可避免地需要对孩子的人生负责。

---

[1] SAVULESCU J, KAHANE G. The moral obligation to create children with the best chance of the best life[J]. Bioethics, 2009, 23(5): 274-290.
[2] 桑德尔. 反对完美:科技与人性的正义之战[M]. 黄慧慧,译. 北京:中信出版社,2013: 45.

第 10 章
讲真话与保密

根据中国的文化传统，医生在诊治疾病的过程中，对病人所患疾病的诊断、治疗和预后等有关信息是否告知病人真相，视病人的具体病情和心理状态而定。也就是说，对病人讲真话不作为绝对义务，即对有些病人讲真话，而对某些病人也可以保密。

产前诊断的所有信息是一种非常特殊的信息，涉及当事人或其家庭的隐私。因为当事人所携带的遗传信息不仅对个人有影响，也可能对其亲属有影响。因此，医务人员的基本责任是为其保守秘密，避免由于产前诊断的结果给当事人或亲属带来不良后果[1]。但如果产前诊断的结果所涉及的遗传风险可能影响当事人亲属，医务人员有义务将对亲属的可能影响告知当事人，并向他们陈述有关的道德义务，由他们自己决定是否告诉有关亲属。

10.1 讲真话与保密的道德基础

是否讲真话或披露所有获得的信息的问题也与护理人员的家长式做法有关，这种做法旨在保护患者免受伤害，而不是剥夺患者的一些额外利益。尽管包含善意，但家长式作风在生物伦理学中主要被认为是不道德的。善意并不能证明家长式行为本身是正当的；它在道德可接受性方面需要特别的理由[2]。在医学伦理学中，家长式作风被描述为在使她/他受益或保护她/他免受伤害的基础上，故意凌驾于自主人的偏好、选择或决定之上。从这个意义上说，由于医疗保健专业人员拥有或相信自己拥有的道德义务，家长式作风与有利和不伤害原则密切相关。许多生物伦理学家将家长制的历史追溯到希波克拉底誓言。

家长式作风的正当性是生命伦理学中的一个重要主题，因为家长式作风会在尊重自主和有利之间产生冲突。家长式作风有不同的种类，可能在不同程度上会侵犯患者的权利，家长式作风的种类、侵权的严重程度以及家长式行为的后果决定了家长式作风的正当性。虽然家长式行为可能是出于善意，但如果它违反或不包括该患者的同意，则在道德上是不可接受的，家长式行为需要正当理由。

结果论通过结果来决定道德。当行为产生好的结果时，它们被认为是道德上的正确，

---

[1] 张迅, 赵小文. 产前诊断中的法律与伦理问题[J]. 实用妇产科杂志, 2008, (01): 2.
[2] BERNARD G, CULVER C M, CLOUSER K D. Bioethics: a systematic approach[M]. 2nd ed. Oxford: Oxford University Press, 2006.

如果它们不能产生好的效果，则被认为是道德上的错误[1]。这种道德理论使用归纳推理并专注于行动的后果，而不是在开始执行行动时制定特定规则。在结果主义理论中，主要关注点是结果。只要结果是好的，这些行为就被认为是道德上可以接受的。然而，这种方法给善的事物带来了道德挑战，良好一词包含主观判断，好的对于不同的人来说，可能指的是完全不同的感官。例如，对柏拉图来说善意味着正义，对亚里士多德来说善是幸福，对霍布斯来说善是和平。

从功利主义的角度来看，善是"被翻译为快乐、幸福以及相反地免于痛苦"的效用，或者它可以被解释为"福祉、福利和利益"[2]。在这一点上，霍兰德强调了功利主义方法的两个要点。首先，功利主义并不根据受益人的身份来决定后果的可接受性，它具有公正的立场，平等地重视每个人的效用。其次，功利主义关注效用的伟大，而不是从行动中受益的人数的伟大。虽然目的是使最大数量的个体的利益最大化，但在不同个体的利益发生冲突的情况下，功利主义关注的是利益的质量而不是受益者的数量。例如，挽救一个人的生命的效用大于缩短许多人从可治愈疾病的恢复期的效用。

此外，社会、文化和宗教因素在很大程度上被认为对特定情境的正当性至关重要。阿德兰[3]提出一个有趣的讲真话相关案例，该案例包含社会、文化和宗教成分，以评估是否讲真话的后果。该案表明，对一名十三岁女孩的基因研究揭示了父女之间不相容的亲子关系。进行遗传研究的目的是检测女儿精神和身体疾病背后的遗传原因。尽管作者没有明确提及，但他们使用了结果论的观点，主要关注宗教背景、部落社会结构和文化氛围的后果。他们表示，尽管在说真话和自主权的范围内鼓励告知父亲，泄露这些信息会侵犯母女俩的福祉以及母亲的隐私权。阿德兰认为，由于现有的宗教、社会和文化环境，告知父亲的后果可能非常严重，甚至危及生命，其后果超过了说真话的好处。正如这个案例所表明的，基于结果主义的辩护需要通过一个广泛的框架来看待所有相关方的利益。

道义论是一种基于道德规则的非结果主义理论，并将道德归因于某些规则的存在，而不是规则或规则驱动的行为的后果[4]。结果论通过后果来决定行为的对错，换句话说，后果证明行动是正当的。相反，道义论重视行动的性质，而不考虑其后果。如果一个行为的性质本身在道德上是正确的，即使结果不好或不合意，该行为也会被认为是正确的，但是当一个行为本身在道德上被认为是错误的时，即使结果非常好，它也将被视为道德上不可接受的。

德国哲学家伊曼纽尔·康德是道义论最杰出的代表，他用绝对命令的概念来解释道德。他强调，行动及其结果并不重要；唯一重要的一点是行动的形式和他们的心理倾向。此外，康德认为基于绝对命令的行为是无条件的绝对必要性，不是因为它们的后果，而仅仅是由于它们自己的行为。康德还将他以责任为导向的严格道义论方法应用于说真话的问

---

[1] HOLLAND, STEPHEN. Public health ethics[M]. Cambridge: Polity Press, 2007.
[2] HOLLAND, STEPHEN. Public health ethics[M]. Cambridge: Polity Press, 2007: 8.
[3] ADLAN, ABDALLAH A, HENK A M. The dilemma of revealing sensitive information on paternity status in Arabian social and cultural contexts: telling the truth about paternity in Saudi Arabia[J]. Bioethical Inquiry, 2012(9): 403-409.
[4] CAIN M, ROGER A. Deontology, consequentialism, and rationality[J]. Review of Social Economy, 1991, 49 (2): 168-195.

题,即使说真话会带来致命的后果,他也没有理由说谎。康德断言,无论后果如何,在任何情况下都对每个人说真话是人的义务(源于契约)。从这个角度来看,如果一个人在另一个人的房子里避难,还有一些人想要杀死避难的人,就来询问这个人是否在家里,即使房主知道如果门口的男人找到/抓住了这个避难的人,他们会杀了他,房主也应该说实话。

根据康德的说法,在说谎时防止潜在危险的意图是建立在邪恶会发生的假设之上的。尽管如此,也许无论如何都不会出现可能的不法行为,或者一些新的事件将排除邪恶。此外,善意或预期的不良后果并不能成为不说真话的理由,在说真话的情况下,即使出现一些不良后果,说真话的人也不会对不受欢迎的后果负责。但是,如果撒谎,撒谎的人将被指控任何直接或间接的不良后果。因此,"在所有声明中保持真实(诚实)是一种神圣的、无条件支配的理性法则,它不承认任何权宜之计"[1]。从这个角度来看,说真话是对每个人都具有约束力的绝对要求。

10.2 信息隐瞒与讲真话

在预后不佳的情况下,外科医生经常面临在说真话和维持希望之间取得平衡的挑战。这种伦理困境源于对自主原则和不伤害原则的相互冲突的诉求,在这些原则中,必须权衡患者被告知重要医疗信息的权利与可能因了解不利诊断而造成的潜在伤害。检测和手术中讲真话引发了关于真相本身的性质、应该分享多少信息、可以隐瞒哪些信息以及医生应该如何与患者分享悲剧性知识的问题。

10.2.1 "信息隐瞒"的正当性

当医生欺骗病人时,家长式作风的局限性问题最为突出。如果有的话,什么时候医生欺骗她或他的病人是正当的?家长式的回答是,当医生的欺骗符合患者的最佳利益时,它是合理的。例如,假设移植外科医生检测到刚刚接受供肾的患者出现组织排斥的迹象。外科医生几乎可以肯定,在一周内,肾脏将不得不通过手术切除,患者将再次进行透析。虽然没有立即的临床危险,但该患者患有术后抑郁症,完全有可能的是,如果患者在此时被告知移植似乎失败,他的抑郁症会变得更严重,这反过来可能导致患者身体状况恶化,甚至可能危及生命。

最终,患者必须被告知需要再次手术。但到需要的时候,他的心理状况可能已经有所改善。当病人询问他的病情时,外科医生是否有理由避免直接和诚实地回答他?在外科医生对情况的评估中,答案可能会对患者造成伤害。因此,作为一名医生,他的职责似乎要求他欺骗病人,要么对他撒谎(一种行为),要么让他相信(一种不作为),他的病情是令人满意的,移植是成功的。

然而,病人难道没有权利从他的医生那里知道真相吗?毕竟,他的生命正受到威胁。难道不应该告诉他目前的情况如何,以便他能够做出影响自己未来的决定吗?外科医生没

---

[1] KANT, IMMANUEL. Grounding for the metaphysics of morals on a supposed right to lie because of philanthropic concerns[M]. 3rd ed. Indianapolis: Hackett Publishing Company, 1993: 65.

有超出病人赋予他的权力范围吗？这位病人肯定无意将自己的自主权完全交给外科医生。问题是"讲真话"医生是否总是有义务告诉病人真相？一些学者区分了对患者撒谎和仅仅是无反应或回避。[1] 但这真的是一种与道德相关的区别吗？在这两种情况下，真相都对患者保密，但这两个似乎都是医疗家长式作风的例子。

对病人要保密，即对病情从轻告知或说假话。虽然这是一种欺骗，不过是动机无害于病人的欺骗或善意欺骗。诚然，病人被欺骗，即使是善意欺骗也是一种伤害。然而，这种伤害比告知病人造成的伤害要轻。对病人保密虽然违背了医生的义务和尊重病人自主权的道德原则，但是中国有家庭本位的传统观念，在某些情况下对病人保密而告诉其家属真相，多数病人是能够理解和接受的。因为他们认为家属完全可以代表自己的利益，因而不会责怪医生没有尽义务或自己的自主权被剥夺，从而也不会发生医患纠纷。相反，如果医生对有些病人需要保密而讲了真话，不但会造成病人自身的悲观失望，甚至有些病人会拒绝治疗或寻求自杀，也会引起家属的手足无措，从而容易引发医生与家属的纠纷，并且家属可以医生违犯医疗保护制度为由状告医院。

《中华人民共和国执业医师法》第 26 条规定：医师应当如实向患者或其家属介绍病情，但应避免对患者产生不利的后果。[2] 这条规定强调了医师对病人的病情应该讲真话，但可以是对病人，也可以是对家属，并把握告诉谁对病人更有利。上述的对有些病人应该讲真话，而对某些病人要保密，正是考虑到对病人是否有利。因此，因人而异的对病人讲真话或保密，可以得到中国现行法律的支持。

10.2.2 "讲真话"的义务

讲真话是医患沟通的核心。随着以患者为中心的护理方法的扩展，说真话的态度和实践随着时间的推移发生了重大变化，转向何时以及如何在临床实践中向患者说真话。决策过程包括考虑医生和患者之间共享的权力和控制，以及医生应该与患者共享信息的程度。在产前筛查和产前诊断过程中，医患双方存在着医疗信息分布和掌握的不对称，这种情况直接影响着医患信任的建立和患者对医疗效果的评价。

讲真话的辩论是当代生物医学伦理学的核心，在文化变量的影响下，说真话的差异源于医学中自主与仁慈之间的微妙相互作用。说真话是尊重患者自决的重要组成部分，但在爆出坏消息的背景下，这也是一项令人痛苦和艰巨的任务。说真话被认为是尊重患者自决的重要组成部分，即使在坏消息的情况下，患者自己也通常更喜欢讲真话。然而，在发布坏消息的情况下，说真话也是一项令人痛苦、困难的任务，在极少数情况下甚至是一项危险的任务，如果没有足够的技巧或谨慎的操作，可能会出现毁灭性的错误。打破坏消息不仅仅是说真话；它还必须包含诸如如何管理患者情绪、如何使用适当的沟通技巧以及如何预测所披露信息对患者及其家人的影响等要素。最近的一项综合研究表明，在突发坏消息的情况下，医生需要适应与微观系统和宏观系统相关的各种因素：他们与患者的关系、患者的家庭、机构背景和文化环境。然而，说真话仍然是突发坏消息的核心组成部分。这是

---

[1] MUNSON R. Intervention and reflection: basic issues in medical ethics[M]. Wadsworth Publishing Company, 1992: 108.
[2] 李本富. 对病人讲真话与保密的伦理思考[J]. 中国医学伦理学, 2003, (01): 3-4.

一项复杂的任务，需要多种沟通、理解和移情技能。[1]

现代文明社会要求每一位公民诚实行事，不说假话。不欺诈是人际交往中道德力量的一种默许。医务工作者应如实告诉患者关于病情的诊断，除非患者明确表态要回避。[2]对病人讲真话即诚实，诚实是维系医患关系的纽带，它有利于医患之间的相互信任与配合。因此，当医生的诚实不会引发病人的悲观、绝望心理，并能够调动其主动参与诊治的积极性时，医生应坚持讲真话。"真实性"是对信息内容的关注，而"讲真话"则包括对信息如何传达以及接收到的信息真实程度的关注。说真话需要同理心、适应病人和适当的情绪管理，这既是为了病人的福祉，也是为了对情况有一个现实的理解。

10.2.3 信息隐瞒与讲真话的价值优先性

比彻姆（Beauchamp）和丘卓思（Childress）[3]认为，作为尊重自主原则的一个组成部分，说真话是一种道德准则。他们认为说谎违反了对自主权的尊重，但他们也承认某些形式的不说真话或说谎可能基于善意原则被认为是正当的。韦奇（Veatch）[4]用尊重人取代了尊重自主的原则，并强调了在尊重人的总体框架中真实性以及忠诚、自主和避免杀戮的重要性。此外，由于将这四个组成部分中的每一个都视为一个单独的原则，韦奇（Veatch）接受真实性作为生物伦理学中的一项独立伦理原则。琼森等人[5]将说真话视为患者的权利。他们指出，反对说真话的基于伤害的想法可能基于假设，而隐瞒信息可能会削弱患者和临床医生之间的信任和关系。

从这些角度——道德规则、伦理原则或权利——说真话是患者和医疗保健专业人员之间关系的重要基础。在替代决策的情况下，任何未能将信息从护理人员彻底准确地传递给患者或代理人的情况，都会导致道德侵犯。然而，尽管真实性的重要性很明显，但人们普遍承认真实性不是绝对的规则或原则，是一项表面上的义务。这意味着真实性"必须得到履行，除非它与同等或更强的义务相冲突"。出于这个原因，真实性与/对其他道德规则和原则的相互作用和影响对于划定说真话的界限非常重要。

此外，还有一些方法不承认说真话是主要价值。例如，根据Thomasma[6]的说法，在临床关系中，"真相是次要的善，虽然很重要，但其他主要价值观优先于真相。这些价值观中最重要的是"个人和社区的生存"。知情同意是满足尊重自主权和实现自决权要求的主要工具，这需要患者和护理人员之间的相互信任和有效沟通。说真话是医学伦理的核心价值，也是知情同意的基本组成部分。然而，在特定的社会和文化条件下，说真话可能会给

---

[1] HURST S A, BAROFFIO A, UMMEL M, et al. Helping medical students to acquire a deeper understanding of truth-telling [J]. Med Educ Online, 2015, 20: 28133.

[2] 陈仁彪. 医学伦理学(7)——医学遗传服务中的伦理准则[J]. 诊断学理论与实践, 2006, (04): 24.

[3] BEAUCHAMP T L, CHILDRESS J F. Principles of biomedical ethics[M]. 7th ed. Oxford: Oxford University Press, 2013.

[4] VEATCH, ROBERT M. Hippocratic, religious, and secular medical ethics[M]. Washington, DC: Georgetown University Press, 2012.

[5] JONSEN, ALBERT R, SIEGLER M, et al. Clinical ethics: a practical approach to ethical decisions in clinical medicine[M]. New York: McGraw Hill Medical, 2010.

[6] THOMASMA D C. Telling the truth to patients: a clinical ethics exploration[J]. Cambridge Quarterly of Healthcare Ethics 3, 1994: 381-382.

相关个人带来严重和迫在眉睫的风险。从后果论的角度来看，某些违反道德的行为应该以生命的维护和完整性为理由，这凌驾于说真话的价值之上。出于这个原因，考虑到社会和文化因素，医生在决定是否披露敏感信息之前，应该考虑到说真话可能带来的并发症。

10.3 信息告知与信息保密

希波克拉底誓言中的一条写道："无论我在职业上或私下里看到或听到什么，都不应该泄露，我都会保密，不告诉任何人。"作为尊重个人自主权的一种方式，诚实被认为是医生对患者的信托责任的一个重要方面。然而，在考虑说真话和维持希望时，自主和不伤害的伦理原则可能会发生冲突。

10.3.1 信息告知与尊重自主

信息告知的范围问题。信息的完全告知要求在咨询中向求咨者告知所有与健康有关的信息，适当的信息是求咨者可以做出自由选择的前提，也是遗传咨询提供者与求咨者之间公开交流与信任所必需的。披露相关信息是知情同意的基本要求，然而，信息披露的范围和内容是值得商榷的。是否应在任何情况下披露所有相关信息，或在某些特定情况下隐瞒某些信息是合理的，这需要进一步讨论。

披露信息的另一个关键问题是确定哪种信息与特定情境相关。例如，格特（Gert）等人以检测胎儿为例，证明丈夫不是胎儿的亲生父亲，并讨论医生是否应该向丈夫透露这一信息。在格特和他的同事看来，"当医生有义务提供该信息时，他的隐瞒信息就是一种欺骗"，并且"医生没有义务提供与治疗无关的非医疗信息"。在这种情况下，如果是亲子鉴定，自然有关亲子鉴定的信息是相关的。如果只是筛查测试，主要信息将是关于胎儿/未出生的孩子是否有任何遗传疾病，而与亲子关系相关的信息将是次要的。

然而，此类情况也可能被视为与保密相关而不是知情同意。保密要求护理提供者未经患者许可不得将患者的个人和医疗信息泄露给他人。保密性是尊重人的要求和效果，是在患者和护理人员之间建立信任关系的要求和效果。自希波克拉底誓言以来，对患者的个人和医疗信息保密一直是一项基本价值。然而，传染病，尤其是人类免疫缺陷病毒（HIV）和遗传病相关信息的保密问题带来了伦理挑战。这些情况会在患者和第三方（例如配偶和家庭成员）之间产生冲突，因为患者的病情直接影响第三方的利益。例如，艾滋病毒阳性患者的情况可能对配偶或伴侣构成迫在眉睫的严重威胁。

信息告知的态度问题。在遗传咨询过程中，有的医师会有一些不尊重患者的行为。比如用非医学术语来描述患者的症状，对病人表现出厌恶的情绪或者厌烦患者提出的简单问题，当患者过多地询问时，会受到粗暴的训斥。此外，受中国传统文化的影响，医务人员在发现一些问题时，更愿意向育龄女性的家人进行传达，而对孕妇保密，忽视孕妇的知情权。

另一个重要的问题很难精确地描述，但它与医生对待患者的态度和行为有关。患者经常觉得医生对待他们的方式简直是家长式的，医生对待他们就像对待孩子一样。医生能够帮助病人减轻痛苦，恢复健康，因此有时被视为控制着自然的有力量的和神秘的人物。一些医生喜欢这个角色,并按照它行事。他们怨恨自己的权威受到质疑,未能以尊严和尊重对待患者。更严重的是,许多医生没有做出真正的努力来教育患者他们的健康状况、实验室检查结果的重要性,或者采集药物或其他治疗处方的原因。患者不仅要遵守医嘱,而且要做到毫无疑问。实际上,患者被剥夺了拒绝治疗的权利,同意被认为是理所当然的。

尊重自主原则。20世纪以来,自主作为一项重要的伦理原则,极大地塑造了现代医学心态。自主意味着对人们理性的内在尊重,也意味着个人有权根据自己的意志、思想和行动来决定或指导自己的行动。它表明理性的人可以根据他们的想法和推理来决定、思考和行动。当患者被视为独立个体时,患者的尊严和权利将得到体面的尊重,无论其文化和种族背景、性别、年龄、性取向、国籍、疾病和残疾如何。在医疗保健领域,自主原则受患者自主能力的影响,这与患者相关的内部和外部约束有关。影响患者自主权的内在因素包括心理能力、年龄、疾病状况和意识水平,而外在因素包括治疗环境、护理资源、经济能力和信息披露量。在说真话问题上,自主原则认为当事人有权独立做出选择,不受医疗专业人员或家属的干涉。为实现自主权,应告知当事人充分的病情信息,以支持正确的决策。信息应包括诊断、预后、所涉及治疗方法的优缺点、对功能和生活质量的影响、支出和有效性,以及与个体相关的其他信息[1]。只有当医疗护理人员向他们提供足够的信息时,患者才能就适当的治疗方案做出决定[2]。在美国和欧洲国家,说真话被认为是标准做法,这意味着说令人沮丧的真相不太可能引起冲突,自主原则得到了足够的尊重,即使是在有利原则可能受到损害的情况下。

如果患者有权决定他们的治疗,医生有义务向他们提供他们的选择,以及他们做出合理选择所需的信息。[3] 因此,有尊严地对待患者需要承认他们作为自我主体的地位,并确保他们的自由和知情同意。

10.3.2 信息保密与隐私权

遗传咨询中的信息保密问题。由于遗传疾病有家族史,可能会传给后代,在遗传咨询的过程中不可避免地会涉及许多相关的伦理问题。因此,作为一名遗传咨询医生,必须要符合法律法规规定的条件,具备相应的知识水平和遗传咨询技能,取得相关资质,才能保证遗传咨询服务的质量。此外,许多医院对遗传咨询门诊没有相应的保密规定或措施,诊室内常常人员混杂。医师为了确定疾病是否遗传及其遗传方式,常要详细询问整个家族成员的病史。而其他患者及家属看病心切,拥在诊室内,使咨询者不得不在众目睽睽之下向医师诉说不愿为他人所知,甚至难以启齿的病史。细胞遗传和分子遗传检查的结果,跟普通化验单一起放置,任由他人查找、翻阅,无意中侵犯了当事人的保密权和隐私权。[4] 很多咨询门诊还没有条件为每一位从事遗传咨询的临床医师提供一个单独的门诊房间,通常

---

[1] ROSVEH A K, AMJAD R N, ROZVEH J K, et al. Attitudes toward telling the truth to cancer patients in Iran: a review article[J]. International Journal of Hematology-Oncology and Stem Cell Research, 2017, 11(3): 178-184.

[2] ZOLKEFLI Y. The ethics of truth-telling in health-care settings[J]. The Malaysian Journal of Sciences, 2018, 25(3): 135-139.

[3] MUNSON R. Intervention and reflection: basic issues in medical ethics[M]. Wadsworth Publishing Company, 1992: 110.

[4] 徐艳岩,安郁宽.关于遗传咨询的伦理探讨[J].中国医学伦理学, 2003, (05): 40-41.

是2位或3位医师共用一间诊室，在这种情况下患者的一些个人隐私难以得到充分的保护，也不利于遗传信息的保密，并且还存在着个别医师保密意识不强，无意中会泄露患者隐私的情况。[1]

基因检测中的隐私保护问题。系谱分析和家系调查是判断遗传规律的必要步骤，而遗传病患者及亲属，心理创伤较重，多不愿向他人透露病残、涉及婚育家庭的问题。因此，在做系谱分析和家系调查时，要遵循保密原则。基因检测是运用基因分析鉴定个体是否携带致病突变基因的方法，利用基因诊断技术可使致病基因携带者生下健康的孩子，但也存在个人遗传信息泄密或被误用的风险，基因隐私必须得到严格保密，因为他们本人也许就是遗传病患者或者缺陷基因携带者。

隐私保密原则。隐私包括两方面：一是病人的身体，另一是有关病人的机密的信息。其一，医生对他所知道的病人身体的情况应该保密；其二，病人有些机密信息，往往涉及一些个人隐私问题，医生也应该为病人保密。

疾病是患者的个人隐私，医务工作者应对患者透露的病情信息保守秘密。在产前诊断中还涉及孕妇的隐私保护问题，前来咨询或行产前诊断孕妇的个人信息、辅助检查报告等均应严格保密。医疗机构应设立独立的咨询室及产前诊断手术室，确保孕妇及胎儿的隐私得到保护，对于诊断结果的告知，也应做好保护孕妇及胎儿隐私的工作。[2] 在进行家系调查时，医师应与咨询者在专门的房间内单独谈话。咨询时，除必要的医护工作人员外，避免无关人员进入。

任何检查诊断的结果只向受检人报告并为受检人保密。如果病人使用供精或供卵进行辅助生殖治疗，则应供方与受方夫妇保持互盲、供方与实施人类辅助生殖技术的医务人员保持互盲、供方与后代保持互盲；机构和医务人员对使用人类辅助生殖技术的所有参与者（如卵子捐赠者和受者）有实行匿名和保密的义务；医务人员有义务告知捐赠者不可查询受者及其后代的一切信息，并签署书面知情同意书。例如某女，大学本科毕业，在某外企工作，有乳腺癌和卵巢癌家族史。她去某医院行遗传咨询，检查发现自己也是BRCA基因突变的携带者。公司因此将她辞退，保险公司拒绝提供保险服务。在此病例中，首先，该医院没有为患者保密，没有当事人的知情同意，遗传信息不能透露给任何人或者机构，比如雇主、医疗保险商、学校和政府部门，因此，医院应承担相应责任；其次那家外国公司和保险公司也违背了公平和正义的原则：每个人都有根据自己的努力和资历获得工作的权利和获得健康保障的权利，这种权利不应因一些本人无法控制的情况而改变或剥夺。[3] 我们只有尊重患者的隐私和尊严，做好保密工作，才能使医师在短时间内与咨询者建立起相互信赖的医患关系，使医师掌握的病史资料、家系资料和绘制的系谱更为完整、准确、全面，做出的诊断和发病风险的计算更为可靠，使咨询者根据医师的建议，正确、合理地安排婚姻、生育计划。

---

[1]睢素利.关于遗传咨询及其相关伦理问题探讨[J].中国医学伦理学，2012，25(02)：154-156.

[2]刘娟，程琳，等.产前诊断中的伦理问题[J].中国医学伦理学，2018，31(12)：1526.

[3]贺静，卢光琇.辅助生殖与遗传咨询若干伦理原则实施之探讨[J].医学与哲学(人文社会医学版)，2010，31(12)：25-28.

10.3.3 讲真话与保密的权衡

尊重自主权的原则要求充分和适当地告知患者有关诊断、治疗和预后的信息。然而，一些临床案例可能会导致说真话的伦理困境。特别是在某些文化、社会和宗教情况下，向所有相关方披露所有相关信息可能会产生有害影响。在预后严重令人不安或存在很大不确定性的情况下，是否披露真相可能成为更难做出的决定[1]。除此之外，即使涉及类似的场景，也有许多不同的细微差别、道德冲突的各个方面以及决策中需要考虑的一系列影响因素。在这方面，任何与说真话相关的绝对主义都容易产生偏见，并且不太可能产生可行的解决方案来以适当的方式解决给定的道德冲突。此外，出生缺陷信息告知中还充斥着生命健康权与知情同意权的平衡、个人自主与家庭自主的冲突以及风险评估与胎儿最佳利益权衡等困境。要化解讲真话与保密的关系，就需要寻求二者平衡的可行路径。

（1）向有能力的患者讲真话。向有能力的患者隐瞒信息违反了医生作为受托人的角色，并且没有任何理由。作为受托人，医生与他或她的患者的关系必须是坦诚的，因为如果没有关于患者病情及其结果的定期坦率信息，患者就不可能信任医生。由于信息是一种既有害又有益的强大工具，有意识地向有能力的患者隐瞒信息会削弱他们的能力，并且需要比患者福利更大的正当性。即使法律承认治疗特权，但出于道德原因，它并不适用。除了不尊重自主权之外，从长远来看，对有能力的患者隐瞒信息对他们没有好处，实际上弊大于利。

（2）两害相权取其轻。对病人讲真话即诚实，诚实是维系医患关系的纽带，它有利于医患之间的相互信任与配合。因此，当医生的诚实不会引发病人的悲观、绝望心理，并能够调动其主动参与诊治的积极性时，医生应坚持讲真话。否则，对病人要保密，即对病情从轻告知或说假话。虽然这是一种欺骗，不过是动机无害于病人的欺骗或善意欺骗。诚然，病人被欺骗，即使是善意欺骗也是一种伤害。然而，这种伤害比告知病人造成的伤害要轻。根据"两害相权取其轻"的道德规则，对病人保密可以得到伦理的辩护。

（3）根据中国的文化传统，医生在诊治疾病的过程中，对病人所患疾病的诊断、治疗和预后等有关信息是否告知病人真相，视病人的具体病情和心理状态而定。也就是说，对病人讲真话不作为绝对义务，即对有些病人讲真话，而对某些病人也可以保密。通常，对于患常见且病情较轻的疾病、需要中小手术的病人等，医生都如实地告诉病人真相，以解除病人的疑虑，使其主动地配合诊治或手术以及加速病人的康复；对于患"不治之症"且预后不良的疾病、重危疾病和需要做大手术的病人，医生坚持从轻告知或保密，以缓解病人的紧张恐惧心理，并使其树立战胜疾病的信心。然而，在后一种情况中，如果有些病人强烈要求医生告知真相，那么医生仍坚持具体病人具体答复：对于性情脆弱而心理承受能力较差的患者，仍坚持不告诉其病情真相，否则容易发生意外；对于性格刚强而心理承受能力较强的病人，希望得知病情后积极配合治疗或抓紧时间完成未竟的事业、安排后事，或者病人能力较强而可以打听到或推测出自己所患疾病的真相，在取得家属的同意后可以告知病人真相。

---

[1] SARAFIS P, TSOUNIS M, MALLIAROU M, et al. Disclosing the truth: a dilemma between instilling hope and respecting patient autonomy in everyday clinical practice[J]. Global Journal of Health Science, 2014, 6(2): 128-137.

第 11 章
胚胎的生命价值与权利

生命权是一种法律权利，生命价值是一种道德目标，两者的争端在于"支持生命"还是"支持选择"。"产前诊断—选择性人工流产"问题实际上是一个应该如何看待有缺陷胎儿生命权的问题。随着产前诊断技术的发展，人们将会越来越早地掌握有关胎儿健康状况的信息并能按照家长的意愿进行适时的治疗。这样，一些原本属于"有缺陷婴儿安乐死"[1]方面的问题就转变成为选择性人工流产的问题，人们对胎儿问题的关注和思考程度有了进一步提高。

11.1 生命价值与生命权的介绍

婴儿埃丝特（Baby Esther 或 Essie，因为她的父母习惯称呼）是一个早产的 8 天大新生儿，患有严重的无脑综合征，目前住在新生儿重症监护室。Lissencephaly——一种罕见的遗传性脑畸形，其特征是大脑皮层没有正常的褶皱和异常小的头部——对埃丝特的父母来说是一个毁灭性的诊断，他们 7 年多一直试图怀孕。无脑畸形综合征的症状包括严重的智力障碍、不寻常的面部外观、吞咽困难、无法生长、肌肉痉挛、癫痫发作、严重的运动障碍以及手、手指和脚趾的畸形。患有严重无脑畸形的儿童需要全面和持续的护理才能生存，并且很少能活过 10 岁。在埃丝特生命第 9 天的早晨，她的医疗团队发现她需要通过手术切除一段坏死的肠子才能有生存的机会。埃丝特的父母——他们有强烈的基督教信仰——和她的临床医生都对手术产生了矛盾。每个人都想到埃丝特有限的未来和巨大的潜在痛苦是否值得进行手术。一位护士提出了一个问题：关于埃丝特的痛苦的性质和程度，无论是现在还是将来，我们都能知道什么？[2] 像婴儿埃丝特这样的案例，患有严重的无脑畸形和肠坏死，引发了极其困难的伦理问题。埃丝特的未来生命可能很短暂，她肯定会患有严重的神经损伤，并且她有可能遭受重大痛苦。通过手术延长她的生命符合她的最佳利益吗？这样的生活值得过吗？

---

[1] 龚颖. 从《朝日新闻》的一次讨论看产前诊断中的伦理问题[J]. 道德与文明, 2000, (05): 48.
[2] TATE T. Philosophical investigations into the essence of pediatric suffering[J]. Theor Med Bioeth, 2020(41): 137-142.

11.1.1 生命价值

埃丝特的案例不免让我们思考：非常短暂的生命有什么价值？从一般意义上讲，"价值"是指事物的用途及其积极意义。在哲学上，价值是客体对于主体的需要及其各种转化形态，如欲望、目的、兴趣等的效用。在此，主体是能够区分好坏的自主行动者，客体是主体活动指向的对象。主体的活动之所以指向客体，是因为客体实际上具有某种属性，这种属性对主体有或好或坏的影响和效用。学界对于"价值"的定义，除了上述的"效用说"之外，还有"关系说""意义说""属性说"，但这些表述与"效用说"并无二致。基于上述对"价值"的理解，生命价值也是主客体关系的一种体现，是客观存在的生命对于生命拥有者的效用。

"生命价值"的这一定义包含如下要义[1]：第一，生命的拥有者是生命价值的主体。正是因为生命的拥有者——单个的、具体的、处于社会实践活动之中的人，具有全面发展的需要，才使得每一个生命具有独特的、丰富的、巨大的价值。第二，鲜活的生命是生命价值的客体。生命是蛋白质存在的一种形式，是一种新陈代谢活动。生命是一个不可逆的过程，从受精卵形成、胚胎发育，一直到出生生长、发育以至衰亡。生命是自复制、自适应、自组织的开放信息系统，具有进化、对环境做出反应、不断自我更新等属性。第三，生命价值体现在人的社会实践活动中。离开了社会实践，客体属性就无法找到满足主体需要的现实路径。生命价值是在人的社会实践活动中，生命的存在和属性以人的全面发展和社会的全面进步为尺度而建立起来的一种主客体关系。第四，生命价值体现为层级性。由于人的需要呈现出层次性，所以，人的生命价值也具有层级性：生命对于人存活的基本价值，生命对于人幸福生活的高级价值，生命对于人的自由与自我实现的终极价值。

如上所述，生命价值是客观存在的生命对于生命拥有者的效用。然而，不同的哲学观对生命效用的理解是不同的。在不同的哲学观指导下，生命主体的欲望、目的、兴趣不同，由此衍生出不同的生命价值观。[2] 伦理学认为生命价值的原则就是尊重生命，接受死亡。生命是所有活着的人所共同拥有的，但每个人的生命都是独一无二的，没有人能真正地分享或占据别人的生命。当然，成年人的生命是基本和重要的，但我们也需要认识到，没有人的生命是永恒的，人总是会死的。生命价值原则，不是说要不惜一切代价保护生命，也不是说生命的数量高于生命的质量。它只是意味着没有一个强有力的理由，任何人的生命都不应该被轻易结束。

中国传统生命价值观。儒家生命价值观。儒家对生命表现出一种贵生精神。出于贵生精神，儒家反对任何亵渎人类生命的行为。孟子对春秋时期的陶俑殉葬发出尖锐的诅咒："始作俑者，其无后乎！"在贵生原则指导下，儒家主张珍惜自我之生命，不要故意去冒险，去招祸惹灾，去过分贪欲，等等。孔子非常注重养生，他的养生理论是"将身有节，动静以义，喜怒以时，无害其性"。儒家虽一向正视和尊重生命，但绝不一味苟活。在特殊情境下，当维持生命和道义留存相冲突时，儒家的最终选择就是"杀身成仁""舍生取义"。孟

---

[1] 杨同卫，张新庆.生命价值论及其在医疗决策中的运用——兼论有待澄清的几个理论误区[J].科学与社会，2017，7(04)：60-70.

[2] 杨同卫，张新庆.生命价值论及其在医疗决策中的运用——兼论有待澄清的几个理论误区[J].科学与社会，2017，7(04)：60-70.

子曰："生，亦我所欲也；义，亦我所欲也；二者不可得兼，舍身而取义者也。生亦我所欲，所欲有甚于生者，故不为苟得也；死亦我所恶，所恶有甚于死者，故患有所不辟也。"孔子曰："志士仁人，无求生以害仁，有杀身以成仁。"儒家从社会角度来确定人的生命价值，所以杀身成仁、舍生取义的思想不仅不违背贵生精神，反而是特定情境下追求生命价值实现的不二选择。

道家生命价值观。"道"是老庄生命哲学的逻辑前提，也是生命价值的理论根据。在老庄思想中，"道"不仅是生命价值的根据，也是生命追求的最高价值，求道的进路既是生命价值的实现之路，也是生命的解放之路，是获得生命自由之路，与"道"融合即是最高生命价值的实现。老子的生命价值观中蕴涵着深刻的辩证智慧：生死有"道"、生死本一的生命理性精神，形成中国文化传统中乐生安死、珍生顺死的生命智慧；"有为"与"无为"统一于"道"，"有为"让生命不断创造新的高度，使生命不在碌碌无为中虚度年华，赋予生命辉煌，"无为"使我们得以体验生命的本真，摆脱不必要的物欲和琐事的羁绊，增加生命的体验时间，从而使得人类生命的意义和价值得以最大限度地实现。庄子所处的时代比老子的更乱，所以他没有"保持距离，以策安全"的机会。他的想法是：投身到变化之中，随顺变化，使自己不受到伤害。这种思想展现出来，又比老子的思想更为生动而精彩。庄子面对苦难的世界，既不苟全性命，也不求长生不老，他以形而上的方式关注人的生命，让人的生命顺应道的规律自然运行，或生或死。《庄子·内篇·大宗师》中写道："古之真人，不知说生，不知恶死；其出不欣，其入不距；然而往，然而来而已矣。"

西方生命价值观。西方生命观根植于人文主义价值观，凸显个人生命价值。西方生命观强调"认识你自己"，认为生命是人自己的，强调生命的权利，强调认识个体生命的自身，引导人关注自己的灵魂，确定人生目标，从而完善生命自身素养。虽然强调道德，注重个人与社会之间的关系，但仍然更关注个人的荣辱和尊严。

文艺复兴时期，人们开始重视人的思想，人文主义思潮兴起，高扬人性，要求自由平等和个性解放。尼采认为"生命就是权力意志"，他认为生命的本质在于发挥自己的权力，不断地创造价值、超越本身，在这个过程中以自我存在的意义和价值强调个人生命。狄尔泰认为只有通过自我的实践和体验才能真正认识到生命的意义，他将人类生活的整个范围用"生命"一词来形容[1]。康德从道德哲学的高度指出："不论是谁在任何时候都不应把自己和他人仅仅当作工具，应该永远看作自身就是目的。"[2]这句话高度重视了人的自我生命、人的自我幸福以及人的自我价值，强调人本身才是目的。

马克思主义生命价值观。马克思的生命价值观将人的生命价值与社会的发展紧紧联系在一起，主张人的生命价值在于为社会做出贡献。其一，马克思认为，人的生命价值的全部特性在于它的社会性。人是社会性的存在，个人要把为社会创造价值、为人民服务作为自己的责任，生命延续的价值就在于对社会的贡献。其二，实现人的生命价值的途径是实践。实践的观点是马克思最基本的观点，实践是连接理想与现实的桥梁，没有人的实践活动，任何价值只能停在思想层面。其三，为人类解放事业而牺牲是人的生命价值的超越。虽然牺牲是人的生命在生理上的终结，是对生命存在的否定，但是却换得了他人生命的延

---

[1] 穆尔. 有限性的悲剧：狄尔泰的生命释义学[M]. 吕和应，译. 上海：上海三联书店，2013：243.
[2] 康德. 道德形而上学基础[M]. 孙少伟，译. 北京：九州出版社，2006：87.

续或社会整体的根本利益,创造了不可替代的价值,因此,为人类解放事业而牺牲是人的生命价值的最高体现。

在生命伦理观上,儒家、道家与马克思主义虽存在歧义但其精神实质相通。儒家主张德性平等,道家认为物无贵贱,马克思更注重现实意义上的人人平等。三者对于人类生命的地位及其价值都给予肯定,都表现出对人类生命的无比尊重,对所有生命价值的肯定。儒家贵生、道家重生、马克思主义以人为本,都体现着生命至上、生命无价的基本观念。儒家主张天地万物本吾一,道家主张万物皆生于道,马克思主张人是社会性的存在,但都充满仁爱精神。在生命价值的实现路径上,儒家提出"舍生取义""三不朽"等主张,道家主张"珍生顺死""不知说生""不知恶死",马克思则提出为人类解放事业而牺牲,但它们都表现出超越精神——人们可以超越死亡而实现生命的永恒,实现生命价值的最大化。

11.1.2 生命权

在社会的逐步发展进程中,人们的权利意识不断增强,生命权也越来越为人们所关注,并在渐渐地开始成为宪法有关公民基本权利的重要组成部分。生命权是人格权中的基础性权利,在生物学看来,出生是胎儿脱离母体获得独立存在的过程。胎儿娩出母体,谓之"出";"出"之后能呼吸,体现为啼哭,谓之"生"。这一过程的主体从一个变为两个的法律意义已得到充分阐述。未得到充分阐述的是出生的生物学事实与权利—权力冲突的关联。在法律人眼中,出生是一系列权利—权力冲突的过程,出生是胎儿的生命权在这一系列权利—权力冲突中胜出的结果。胎儿要战胜如此多的冲突的权利—权力获得出生的机会,证明出生对于他或她是"惊险的一跃"。[1] 因此,出生不是一个"自然",而是一个严格处于法律干预下的"人文"。

在对待胎儿民事权利保护上,美国并不是一开始就承认胎儿的主体能力的。美国最初对此持否定态度,直到1946年哥伦比亚特区法院于"Bonbrest v Kotz"一案才改为肯定态度,认为胎儿出生时是活体的,可以就其出生前所遭受的侵害请求赔偿。综合来看,世界各国或地区对于胎儿的利益保护有以下立法模式(见表11-1)。[2]

表11-1 世界各国或地区对胎儿利益保护的立法模式

立法模式	代表国家或地区	内容
总括的保护主义	瑞典	只要胎儿出生时是活体,就享受和自然人一样的民事权利
个别的保护主义	法国	不承认胎儿的民事权利,但在继承、遗赠等方面给予一定的保护
绝对的保护主义	俄罗斯	个别事项给予胎儿一定保护,但既不承认胎儿具有民事权利能力,也不将胎儿视为已出生

---

[1] 徐国栋.出生与权利—权力冲突[J].东方法学,2009,(02):47-54.
[2] 李长健,杨永海.胎儿权利实现:选择权与生命权冲突的利益衡量——从罗伊诉韦德案谈起[J].河南教育学院学报(哲学社会科学版),2019,38(04):67-72.

11.2 胚胎的地位

胎儿是否是人成为可否终止胎儿生命的主要依据之一。胚胎或胎儿不是人的观点可以追溯到西方的《犹太圣法经传》，书中认为胚胎是母亲的一部分，出生后才成为人。多数学者认为古罗马法把胎儿看成女人内脏的一部分，不具独立的法律和道德人格。中国古代多数学者也认为胚胎或胎儿不是人，荀子说"生，人之始也；死，人之终也"，从而划分了人与非人的界限。主张胚胎或胎儿是人的观点也可以追溯到古代西方，在基督教尤其是天主教及新教中保守的福音派人士的信念里，人从受孕那一刹那起即是具有生命的个体，每个人类个体均是上帝的摹本，都拥有一种独特的尊严与地位。因此，关于胚胎的地位问题，存在着两种观点或者说两种声音。

11.2.1 胚胎的法律地位

进入21世纪，晚婚晚育现象在中国越来越普遍，未婚青年的结婚年龄不断提高，导致很多女性在第一次怀孕时的年龄就已经达到高龄的标准。不孕不育越来越突出，许多不孕不育患者希望通过现代科技来实现自己的生育梦想。因此，大量的人工胚胎被用于生育，对人工胚胎的保护、调控和规范变得越来越重要。然而，人工胚胎有其特殊性，其法律地位一直存在争议[1]。胎儿是人类生命的必经形式，但未经出生，法律并不赋予其"自然人"资格，这也直接导致了胎儿权益保护在某种程度上的缺失。在医疗手段发展、生物技术进步的当下，对胎儿的法律保护问题变得更为复杂。明晰胎儿的法律地位，确认胎儿的权利范围，对于应对新条件下自然人请求胎儿时期的权益保护法律问题大有裨益。

探究胎儿是否具有独立的法律地位，首先应当明确何为"胎儿"。我国法律并未对"胎儿"予以明确的界定，部分学者对于胎儿的定义或多或少受到医学与生物学概念的影响。孕育中的胎儿必须依附于母体而存在，与母体此种紧密的关系，使得学者们对胎儿是否能够区别于母体、享有独立的法律地位这一问题的看法莫衷一是。然而强调胎儿对母体的依附性、否认胎儿的权利能力，实质上会造成某些法律关系中的主体虚位。梁馨文认为，胎儿在自身权益方面独立于母体而存在，若出生时是活体，则应自受胎时起，就将胎儿视为独立的民事主体，享有归属于自身的权益。首先，胎儿是将来的人，拥有区别于母体、独属于自身的天然权益，母亲无权代位胎儿享有。其次，保护母亲权益的同时并不必然保护胎儿的权益，因此，通过保护母亲的权益来保护胎儿的权益这一提法在某些情况下并不可能实现。再者，就受到广泛讨论的代孕问题而言，被植入母体中的胚胎也许与母体本人并不存在血缘关系，如此，胎儿与母体的情感纽带可能丧失，反而不利于对胎儿的权益保护。最后，从国家的角度来看，胎儿绝不仅仅是母体的一部分器官或者某种意义上的附属品，而是独立的生命体，是国家所关怀的对象。综上，胎儿依附于母体存在，但并不仅仅是母体的一部分。其应当与母体区别开来，具有专属的权益，享有独立于母体的法律地位。陈

---

[1] 熊威.论人工胚胎的法律地位——从中国传统立法中的胎儿地位说起[J].牡丹江大学学报,2019,28(08):107-110.

金林[1]认为只有在如下两个条件同时得到满足时，才能肯定早期生命构成刑法意义上的"人"：其一，早期生命已经在事实上完全与母体分离；其二，早期生命具有独立存活的可能性。

其次，关于胚胎是否为人权的主体。胚胎是不是人权的主体呢？人权是一种资格，米尔恩说："权利概念的要旨是'资格'。说你对某事享有权利，就是说你被赋予某种资格。"[2]格老秀斯在《战争与和平法》一书中也阐述了这一观点。要说明胚胎是不是人权的主体，首先要看他是否具有相应的资格，即是不是人。如前所述，胚胎还不是一个完整的人，还不完全具备人权主体的资格。但是，作为道德共同体之成员的父母拥有一种与胎儿紧密相关的利益，而且胎儿有发展成为人的潜能。根据西方契约主义和非西方的"预付人权"理论，胚胎虽然无法赢得与理性成人同等的人权地位和人权的主体资格，但是在一定条件下其人权主体资格却是不能忽视的。基于对人性的尊重和对人的价值的维护和弘扬，尽管胎儿不能作为现实的人权主体，但是作为潜在的人权主体，作为一个准人，应当赋予其最基本的人权，即生命权和健康权。

讨论胚胎的人权主体，还必须明确胚胎是否具有权利能力的问题。权利能力的设计是民法中胚胎或胎儿权利享有和受保护的逻辑前提和伦理依据。因此，很多人都把胚胎或胎儿权利的论证纳入权利能力的理论框架下进行，用权利能力的理论去解决胚胎或胎儿利益的保护问题。在这个问题上，总括保护主义、个别保护主义和绝对主义的态度不同而且争论不休。不过，近来一种避开权利能力理论的法益说兴起，他们以法益作为胎儿应受法律保护之基点的理论设计。法益说的代表学说主要有德国学者 Planck 的生命法益说和我国民法学者杨立新的人身法益延伸保护说。他们认为，自然人在生前和死后，存在着与人身权利相联系的先期人身法益和延续人身法益；先期人身法益和延续人身法益与人身权利一脉相承，构成自然人完整的人身利益；这些在主体享有民事权利能力前已经存在的先期利益和消亡后仍然存在的延续利益，对于维护该主体的法律人格具有重要的意义。法律对自然人人身权利的保护必须以人身权利的保护为中心，向前延伸和向后延伸，保护先期人身法益和延续人身法益。胚胎或胎儿利益基本属于先期人身法益，法律应该给予保护。

由于胚胎没有真正具备享有权利和履行义务的能力，因此，对胚胎权利的保护主要是通过社会法律、道德、文化和相关制度来实施。比如《路易斯安那民法典》的《人类胚胎法》和我国原卫生部颁布的《人类辅助生殖技术管理办法》等都对胚胎和胎儿的生命权和健康权提出了保护。我国《中华人民共和国民法典》(以下简称《民法典》)也对胚胎和胎儿的继承权进行了保护。其次，胚胎或胎儿的母亲、父亲和其他法定监护人必须承担对胚胎和胎儿进行保护的义务，任何人不能随意侵害胚胎和胎儿的权利。

作为人类生命存在的特殊形式，胎儿享有的合法权益理应得到保护，这不仅是对生命的尊重，亦是人们对生存权的追求。然而此前，我国民事法律中对于胎儿权益保护的有关规定较少，仅《民法典》第一千一百五十五条提到胎儿的遗产继承权，遗产分割时，应当保留胎儿的继承份额。胎儿娩出时是死体的，保留的份额按照法定继承办理。在环境状况、食品卫生等等条件不尽如人意的当下，胎儿受到侵害的案件频发，在司法实践中，自然人

---

[1]陈金林.刑法意义上的"人"的起点——多维度的综合分析[J].政治与法律，2015，(03)：88.
[2]冯泽永.人类胚胎的道德地位[J].医学与哲学(A)，2013，34(11)：6-9.

对自身在胎儿时期受到的损害请求赔偿因法律规定的僵化而举步维艰。对胎儿的保护力度小,胎儿民事权益受到侵害时能够适用的法律几乎没有,加之工业膨胀、环境污染、食品药品质量安全问题层出不穷等等诸多原因引起胎儿权益受损的案件与日俱增,造成司法实践中有关胎儿权益保护的瓶颈。胎儿是每个人都必经的生命阶段,赋予胎儿独立的法律地位,给予胎儿坚实的民法保护,既是善待每一个即将出生的个体,更是善待这个社会。[1] 正视胎儿的民事法律地位,重视胎儿的权益保护,不仅是对胎儿的关怀与呵护,更是司法实践中的现实需要。

11.2.2 胚胎的道德地位

道德地位是什么?随着人类辅助生殖技术的进步和人类胚胎干细胞的发展,关于胚胎是否具有道德地位的争论从未停止。

要研究胚胎的道德地位,我们必须首先了解什么是道德地位。道德地位是相对于我们而言的。如果我们相信一个人会受到怎样的对待,而不考虑对其他人或事情的影响、优点和缺点,那么对我们来说,这个人就有道德地位。也就是说,当我们做道德决定时,如果我们觉得我们应该考虑个体自身的利益,而不是仅仅为了我们的利益或任何人的利益,那么这个人对我们来说就有了道德地位。例如,医生关心病人的身体健康,认为无缘无故造成病人的身心痛苦是不道德的。假设医生的信念不是为了病人的利益,也不是害怕被指责,而是出于对病人发自内心的关心,那么病人相对于医生就有了一种道德地位。再比如,牧羊人照顾奶羊的健康,他也相信他不能虐待奶羊,但如果他相信不虐待奶羊只是为了奶羊产生更多的奶,他的收入不会减少,那么他的信仰就是为了他自己。这样一来,与牧羊人相比,奶羊没有道德地位。因此,胚胎的道德地位是相对于我们而言的。我们不从道德的角度考虑如何处理胚胎对他人或事物的影响、利弊,而是为了胚胎本身的利益考虑胚胎的利益。

对待胚胎的道德态度。人类胚胎的道德地位问题争论了几千年,并且随着社会文化的发展变得越来越深入而复杂,在对待胚胎的态度上出现了总括保护主义、个别保护主义和绝对主义三种不同的观点。总括保护主义声称,所有涉及胚胎或胎儿利益的问题,胎儿都被视为已经出生;个别保护主义认为,胚胎或胎儿原则上不能享有权利,只有在某些特殊情况下才被看作能够享有权利;绝对保护主义断然否认胚胎或胎儿具备权利能力。宗教对人们的态度有很大的影响和改变,天主教徒、新教右翼人士和支持传统价值观和社会秩序的保守派反对堕胎,强调生命价值,他们认为生命是神圣的,是上帝赋予的,胚胎或胎儿的生命权不能剥夺。女权主义者及自由派人士支持堕胎、强调母亲的"选择权",他们承袭霍布斯、洛克以来的自由主义思想,坚持人身自由和权利,强调女性有控制自己身体的权利,有选择是否生育和终止妊娠的自由。女权主义者还认为,女性只有拥有控制自己身体和决定是否终止妊娠的权利,才能进入公共生活,享受其他她应该享有的自然权利。[2]

其次,科学技术的发展使得解决这个问题的必要性越来越迫切。人类胚胎干细胞的研究被认为是 21 世纪最重要的科技进步之一。胚胎干细胞被称为"万能细胞",可分化生长

---

[1] 梁馨文.浅析胎儿的民事法律地位——兼议《民法总则》有关胎儿权益之规定[J].法制博览,2017,(21):235.
[2] 冯泽永.人类胚胎的道德地位[J].医学与哲学(A),2013,34(11):6-9.

成人类各种组织，是最理想的移植原料库。其研究成果可治疗遗传性疾病和器官损伤性疾病，如糖尿病、肝硬化、帕金森综合征等，也可解决器官移植中器官来源不足的问题。然而，人类胚胎干细胞一般是通过损伤胚胎获得的，甚至可能导致胚胎死亡，这是有争议的。胚胎是可以通过分娩发育进而生长成人的实体，以研究为目的破坏胚胎可以被允许吗？此外，在实施辅助生殖技术的过程中，是否可以处理多余的胚胎？它可以用作研究材料吗？胎儿人体实验、辅助生殖技术以及器官移植供体的胎儿化将给人类健康带来巨大的好处，但这些研究或成果的使用必须面对胚胎的道德地位。[1] 如果这个问题得不到解决，这样的科学研究及其成果的使用不仅会面临巨大的伦理阻力和道德谴责，还会面临诸多社会风险。

反对胚胎有道德地位。邱仁宗先生[2]认为人的定义是具有"自我意识"的实体，而胎儿缺乏"自我意识"，因此不具备人的道德地位。陆于宏、张金钟[3]认为只有大脑结构和功能正常或基本正常的缺陷新生儿，才有可能具有自我意识，才具备人类本体论的本质。如果缺陷新生儿的大脑结构和功能严重异常，那么他们虽然处于社会关系中，但不能产生自我意识，这样的新生儿就不能被视为个体，不具有人的本体论本质。王延光提出，有出生缺陷的胎儿是否就没有生存的权利了呢？如果说我们肯定了胎儿是一个有道德地位的人，那么，所有的人都应当是平等的，不能因为胎儿携带遗传疾病或残疾，就应当进行人工流产，更不能让这种观念深入人心形成一个原则，认为有缺陷的孩子就不应该出生。[4] 倘若如此，由于遗传诊断和筛查导致的人工流产最终会走向杀人的纳粹。

支持胚胎有道德地位。诺南（John T. Noonan）认为任何一个没有出生的胎儿都必须被视为一个位格，而且，从受孕的那一刻起，他就拥有作为位格的一切权利。这种观点不仅可以得到基督教文化的认可，还可以得到连续论的支持。基督教文化认为，人是上帝的镜像，从受精卵形成之时起，人就有了灵魂，是一个"位格人"。生命连续性论者认为，人的生命是连续的，这必须在人的发展过程中才能得到承认，它既是连续的，也是变化的。只有根据人类受精卵的基因独特性、基因连续性、自我发育能力和本体论的同一性，才能证明人类是一个连续体。[5] 受精卵具有继续发育成成人的能力，而受精卵与它要发育成的成人不仅具有本体论的同一性，而且具有相同的个体性。因此，胚胎应该享有人类的地位。

中间主义者。他们认为，胎儿不仅是基因意义上的自然人，而且是一个潜在的位格人，有发展为社会人的可能。胎儿处于其他动物和社会人之间，高于其他动物，低于社会人。这种观点将"人"分为"生物人"和"社会人"，区分两者的本质特征是"自我意识"。"自我意识"的产生和存在取决于两个因素：一是作为自我意识的生物学基质——人脑；第二，处于社会关系之中。

---

[1]冯泽永.人类胚胎的道德地位[J].医学与哲学(A)，2013，34(11)：6-9.

[2]邱仁宗.论"人"的概念——生命伦理学的视角[J].哲学研究，1998，(09)：26-35.

[3]陆于宏，张金钟."放弃"或"救治"冲击道德底线——关于有缺陷新生儿救治问题的伦理思考[J].医学与哲学(临床决策论坛版)，2008，29(11)：74-76.

[4]王延光.人工流产的伦理辩护和应用问题探讨[J].哲学动态，2009(6)：48.

[5]冯泽永.人类胚胎的道德地位[J].医学与哲学(A)，2013，34(11)：6-9.

11.3　生命价值与生命权的论争

产前筛查和诊断(PND)是一种特殊的医疗程序，当用于检测胎儿状况时，它总是伴随着特殊的伦理问题，这种状况会损害婴儿的健康和生活质量，以至于父母可能更倾向于堕胎。生命价值与生命权的论争，在严重出生缺陷儿中有着显著的体现，严重出生缺陷胎儿生活质量低，社会生存能力弱且无法创造社会价值，是否应该同意其出生呢？出生后是否就没有生命价值，生活充满不幸呢？

"残疾儿童=不幸"是一个轻率的公式。一个15岁的孩子被诊断为"严重智力障碍"，但他对音乐有很强的敏感性。他对音乐的独特感受是平静而丰富的，这让其他家庭成员觉得，人可能原本就是这样的。人们做产前诊断是傲慢的，因为没有人有权利区分和甄别别人的生活。堕胎是在产前诊断结果不好的情况下进行的，这将导致对现有残疾人的否定，最终将杀死人类自己。人的可能性和价值是难以预测和衡量的，残疾也不是判断的标准。[1] 医学的进步不应该指向筛查生命、扼杀生命的方向，而应该指向无论什么样的生命都能被接受和容纳的目标，以发展医疗事业和建立社会制度。

11.3.1　缺陷胎儿的生命价值

彼得·辛格在《实践伦理学》一书中认为"人"这个术语包含着"人类物种的成员"和"命主"这两种不同的观念。彼得·辛格[2]将胎儿的生命价值与具有类似特征但却不属于我们物种的其他生命的价值进行同等的衡量，那么，猪、牛，甚至很被看不起的鸡，都要领先于处于怀孕任意阶段的胎儿，人们经常食用鸡肉、猪肉、牛肉，因此，堕胎在他看来就是可以允许的行为。在他看来，胎儿不是有自我意识的理性生命体，因此，胎儿不是命主，不具有与命主一样的生命权，甚至可以说，胎儿生命的价值并不比具有类似理性、自我意识、知觉和感知力的非人类动物大。赫尔斯特(Norbert Hoerster)也认同这一观念[3]，在他看来，个体必须是具有自我意识的生物。"只有具有这种自我意识的生物，才会对未来抱有希望，并在这方面有求生的兴趣。对生存的兴趣构成了这种生物享有生命权的一个令人信服的理由。"

美国哲学家朱迪斯·贾维斯·汤姆森(Judith Jarvis Thomson)则认为人从受孕到出生到童年的发展是连续的，如果要在这个发展过程中设置一个点或一条线，在这个点或者这条线之前仅仅是胚胎或者说细胞集合体，在此之后则是一个人的选择是不合理的，因此，他强调胎儿从受孕那一刻起就是人。20世纪70年代初，卡斯和拉姆雷指出产前诊断的目的是为了流产有先天缺陷的胎儿，这违背了医学上拯救生命的基本宗旨和人人平等的原则。如果有产前诊断的医学指征，夫妇应提供产前诊断，无论他们对堕胎的态度如何；在某些

---

[1] 龚颖. 从《朝日新闻》的一次讨论看产前诊断中的伦理问题[J]. 道德与文明, 2000, (05): 49.
[2] 辛格. 实践伦理学[M]. 刘莘, 译. 北京: 东方出版社, 2005: 148-149.
[3] 陆于宏, 张金钟. "放弃"或"救治"冲击道德底线——关于有缺陷新生儿救治问题的伦理思考[J]. 医学与哲学(临床决策论坛版), 2008, 29(11): 74-76.

情况下，产前诊断的结果可以帮助受影响的胎儿做好出生的准备，即无害原则。[1] 当胎儿具有生存能力时，就涉及与未出生胎儿权利相关的伦理问题，此时应将胎儿视为一个有生命的个体，医务人员有义务遵循利益/不伤害的原则。[2] 除非孕妇自身情况不允许继续妊娠，否则应努力治疗胎儿。

11.3.2 胎儿生命权与女性权利

情感是女性主义关怀伦理学的本质特征，它强调人与人之间的情感和他人的需要。一直以来，女性肩负着人类繁衍后代的重任，生育是女性的神圣使命，它关系到家庭的稳定与和谐。育龄妇女非常需要情感关怀，在怀孕过程中，女性在怀孕前有对丈夫、父母、长辈的情感需求，在怀孕期间又面临着胎儿对生命的情感需求。总之，女性在整个怀孕周期中都充满了一种自我期待的情绪。[3] 因此，一旦胎儿出现出生缺陷问题，就会给女性带来非常沉重的压力和打击。

早期和非侵入性胎儿基因测序即将到来。这种扩大的产前检测可以为患者带来巨大的好处。但是，目前产前筛查的做法以及基因组科学和技术的复杂性造成了这些测试将被整合到护理中的风险，而没有尊重女性自主权所必需的强大、基于证据的知情同意程序。[4] 如果发生这种情况，将要求患者决定是否接受侵入性诊断测试，然后在不完全了解结果的情况下考虑是终止妊娠还是继续妊娠。人们认为，这些技术的发展不一定以女性的利益为主要目的，也不一定适用于进一步的女性利益。

对于罗伊诉韦德案中的妇女堕胎选择权和胎儿生命权之间的冲突如何权衡？胎儿不是宪法意义上的"人"，但它确实是一个重要的社会实体。我们应该保护胎儿的利益，但不能无条件地剥夺妇女选择堕胎的权利。胎儿生命权与母亲生命权的冲突与解决胎儿在母亲体内生存的问题。如果医生诊断胎儿的存在威胁或危害母亲的生命和健康，就有必要对二者的生命做出抉择。首先，作为法律主体的母亲是自然人，而胎儿只是一个潜在的"人"，其主体地位必须低于母亲；其次，从现实的道德判断来看，在这种情况下，母亲的亲友保护母亲的生命是必要的，也是可以接受的；最后，从生理学的角度看，胎儿在出生前是母亲身体的一部分，与母亲是一体的、不可分割的，此时，母亲有自由处置自己身体的权利，因而可以自由处置胎儿。作为一种潜在的生命，胎儿只是暂时附着在母亲的身体上，而不是永久地附着在母亲的身体上，在不久的将来，它将成为一个自然人，一个独立的个体，从这个角度来说，胎儿作为人的生命应该得到保障。[5] 由于胎儿双重角色的冲突，阻碍了妇女行使堕胎权，要么保护妇女自由权，进而剥夺胎儿的生命权；要么保护胎儿的生命权却要损害妇女的自由，这个问题一直处于两难的境地。

在罗伊诉韦德案中，布莱克门法官针对双方利益冲突的情况提出了一个平衡模型。在

---

[1] 张力, 刘兴会. 产前诊断的相关伦理学问题[J]. 中国实用妇科与产科杂志, 2008, (02): 114.

[2] 刘娟, 程琳, 等. 产前诊断中的伦理问题[J]. 中国医学伦理学, 2018, 31(12): 1523-1527.

[3] 孙宏亮, 唐沛妍, 等. 从关怀伦理的视角审视出生缺陷干预[J]. 中国医学伦理学, 2017, 30(04): 427-431.

[4] FARRANT W. Who's for amniocentesis? The politics of prenatal screening in the sexual politics of reproduction[M]. Gower Publishing Comp. Ltd., Hants, 1985: 96-122.

[5] 周芸. "选择权"与"生命权"之争的法理学思考[J]. 黑河学刊, 2013, (05): 94-95.

第一阶段,也就是怀孕的前三个月,胎儿不能独立生存。此时,堕胎既不侵犯生命,也不损害孕妇的健康,选择堕胎的权利优先于胎儿的生命权。在第三阶段,即怀孕的后三个月,胎儿有独立生存的能力,胎儿的生命权高于妇女选择堕胎的权利,政府可以制定法律法规禁止堕胎。但是,当胎儿危及孕妇生命安全时,也可以允许堕胎。罗伊案例中的"三段论"是在全面平衡妇女堕胎权与胎儿生命权之间的利益冲突的背景下的最佳答案。[1] 它避免了矛盾的完全对立,调和了道德与法律的冲突。因此,罗伊案例是利益衡量论的一个典范。

虽然罗伊诉韦德案在原则上主张妇女有权决定是否生育,但他们也不同意妇女的任意堕胎,同意各州有权在适当的时候保护胎儿,即在堕胎问题上,不仅要考虑妇女的宪法权利,而且要考虑胎儿的生命。除了保护潜在的生命,这种做法还有更深层次的文化影响,胎儿是一个具有相当重要的道德和情感的实体。[2] 不加控制的堕胎会影响人们对生命价值的尊重和对人类自我毁灭和痛苦的本能恐惧,这是一个公正、高尚的文明社会应该维护的基本价值。

11.3.3 生命价值与孩子开放未来的权利

大范围产前筛查将越来越多地导致产前基因型已被阐明的儿童出生。这些孩子很容易受到有关未来疾病(和个性特征)的预测性知识的伤害,即使这些信息的预测价值很低。此外,他们拥有开放未来的权利可能会受到侵犯,这包括不知道的权利,即未来的人在成年后决定他或她想知道他或她的基因组的内容的权利。

虽然在许多临床环境中,个体自主性的原则相关性是无可争议的,但在产前检查中,其主导地位受到质疑,因为它干扰了未出生婴儿的假定权利。父母知道未出生孩子的基因状态的权利与孩子不知道其基因状态的权利相权衡。

此外,目前难以治疗的疾病可能在不久的将来被治愈,剥夺孩子们现在出生的权利是道德的吗?切尔文纳克(Chervenak)[3]等认为,虽然胎儿没有自己的语言、价值观和信仰,但只要胎儿出生后能发育成孩子,形成独立的精神状态,就应该把胎儿当作病人,遵循以病人利益为重的原则。

11.3.4 人工流产在伦理上是否可接受?

一对夫妇因为生出患有囊性纤维化婴儿的风险而前来咨询。父母双方都携带 CFTR 基因的微小突变。[4] 如果测试显示胎儿携带突变,他们想要产前诊断和堕胎,因为他们俩都需在晚上工作。他们认为他们的生活方式无法为患有囊性纤维化等疾病的儿童提供适当

---

[1] 李长健,杨永海.胎儿权利实现:选择权与生命权冲突的利益衡量——从罗伊诉韦德案谈起[J].河南教育学院学报(哲学社会科学版),2019,38(04):67-72.

[2] 周芸."选择权"与"生命权"之争的法理学思考[J].黑河学刊,2013,(05):94-95.

[3] CHERVENAK F A, MCCULLOUGH L B, SKUPSKI D, et al. Ethical issues in the management of pregnancies complicated by fetal a-nomalies[J]. Obstet Gynecol Surv, 2003, 58(7):473-483.

[4] GAILLE M, VIOT G. Prenatal diagnosis as a tool and support for eugenics: myth or reality in contemporary French society? [J]. Med Health Care and Philos, 2013(16):83-91.

的护理。

  当产前诊断为阳性时，很可能导致对有缺陷胎儿的人工流产，这样做在伦理学上是否可以接受？尽管堕胎一直是生命伦理学分析的所有问题中争论最多的问题，但尚未达成道德共识。堕胎问题说明了在面对不同的道德立场时建立社会对话的困难，以及在激烈争论的著作的基础上建立独立的学术讨论的困难。

  对于这个问题，中西方生命伦理学界存在着赞否两论。关于选择性人工流产，有人认为，如果胎儿影响了他对未来生活的设计，可以剥夺他的出生权并进行堕胎；反对者认为胎儿有绝对的出生权利，这主要是基于"生命神授"理论和人的潜在可能性不可限量说。当胎儿与家庭、社会利益发生冲突时，我们该怎么办？赞成"产前诊断—选择性堕胎"的一方认为，胎儿的利益应该服从于家庭和社会的利益；反对者认为，社会应该建立和加强残疾人福利事业，减轻残疾人家庭其他成员的负担，从而减轻因出生缺陷胎儿而给家庭带来的负担。也就是说，他们认为有缺陷的胎儿(未来的残疾人)属于整个社会，社会(包括医疗部门)的责任是尽可能帮助他实现他的最大可能性，而不是去判断他的存在价值，更不是去剥夺他的存在价值。在中国，当胎儿与父母和社会的利益发生冲突时，胎儿应该服从父母和社会的利益的观点占主导地位，生育健康的孩子被认为是父母对社会的义务。在这一点上，中西方的情况非常不同。幸福是什么？赞成"产前诊断—选择性堕胎"的一方认为，"残疾人不会比健康人更幸福"；反对者认为，"实际上，很多唐氏综合征患者生活得很幸福"。在这里体现了日本传统思想中根深蒂固的平等对待幸福和快乐的思想。他们还认为，没有人能够代表他人对幸福做出判断。可以看出，双方对幸福的理解存在着很大的差异。[1]

  在中国，赞成这种选择性堕胎的观点是主流[2]，其代表性意见是："胎儿作为一个非社会人，没有绝对的生命权。如果他出生后需要付出高昂的代价来接受治疗，而这种治疗并不能使病人获得有意义的生活，那么可能不出生比出生好。父母对社会有责任，也就是说，父母不应该生一个对社会甚至未来世代有害的后代。虽然有时从个人角度来看，这种有害影响并不明显，但从整体和长远来看，这种有害影响是比较严重且不可逆转的。"

---

[1] 龚颖.从《朝日新闻》的一次讨论看产前诊断中的伦理问题[J].道德与文明，2000，(05)：50.
[2] 邱仁宗.生命伦理学[M].上海：上海人民出版社，1987：116.

第 4 篇

新生儿疾病的早期筛查、诊断和治疗

引 言

案例

一对夫妇,第一胎产下健康女婴,第二胎出生一个月后,在新生儿检查中发现孩子患有原发性甲状腺功能减退症、先天性心脏病;此外,头颅磁共振检查发现其颅内有一个很大的囊肿,但在妊娠期间产检时没有发现。

孩子在坚持完成了8个月康复训练后,整体情况仍然很差。孩子的父亲丧失了信心,态度坚决地表示不再想管这个孩子;孩子母亲不忍放弃,仍然坚持对孩子进行康复训练。

在孩子康复训练期间经多方协助,申请到了残联救助基金,为孩子减免了几乎全部的康复相关费用,家庭经济负担大大减轻。但是孩子父母表示,心理负担很重。孩子的父亲因无法承受心理压力,要求离婚。

在发展中国家,随着婴儿死亡率的下降,新生儿疾病筛查在公共卫生中变得很重要。新生儿疾病筛查有助于预防先天性或遗传性疾病引起的严重残疾和痛苦。[1]

---

[1]案例来源:出生缺陷课题组前期调查收集案例集——《出生缺陷三级防控实践中的相关伦理案例》专家咨询.

第 12 章
性别与生命权利

生命权是公民依法享有的生命不受非法侵害的权利。生命是公民作为权利主体而存在的物质前提，生命权一旦被剥夺，其他权利就无从谈起，所以，生命权是公民最根本的人身权。保护公民的生命权不受非法侵害，是我国法律的首要任务。[1] 生命权的优先价值须从相对方的保护义务体现出来。保护生命权的义务不能仅限于结果义务，还应包括那些严重危及身体健康安全的行为义务，无论侵害生命权之死亡结果既遂或未遂，只要行为上存在害及生命的可能或目的，均属于违反了保护生命权的义务。[2] 本章阐述了生命权利的概念，论述了缺陷儿的生命权利问题，讨论了性别与出生缺陷儿的生命权利问题，通过分析性别歧视的表现，明确了尊重出生缺陷儿生命权利的重要性。

12.1 生命权利的概念

生命权是天赋人权，是天赋人权的根基权利，它的基本构成内容有三：生命完整权、生命独立存在权和自由繁衍权。当作为生物的生命通过进化而成为社会人，此三大生命自然权利则必然转化而构成人的三大基本生命权：生有所教权、病有所治权和老有所养权。

《世界人权宣言》规定："人人生而自由，在尊严和权利上一律平等。"从现代人权的角度看，个体人所拥有的基本权利非常广泛，但是个体人最基本的权利是人人所固有的生命权。[3]《民法通则》第 98 条对物质性人格权只规定了一个权利名称，即"公民享有生命健康权"，没有对具体的权利内容做出规定。《民法典》在人格权编的"生命权、身体权和健康权"一章，对 3 个物质性人格权的内容做出了具体规定，实现了对物质性人格权利内容的规范创新。[4]《民法典》[5]第 1002 条规定："自然人享有生命权。自然人的生命安全和生

---

[1] 吴祖谋，李双元. 法学概论(第 11 版)[M]. 北京：法律出版社，2012.
[2] 德宏傣族景颇族自治州人民检察院. 生命权[EB/OL]. (2021-12-09)[2022-06-11]. http://www.dehong.jcy.gov.cn/flfg/202112/t20211209_3466642.shtml.
[3] 吴菁. 生命权利平等的伦理诠释[J]. 医学与哲学(人文社会医学版)，2008，29(12)：32-34.
[4] 杨立新. 从生命健康权到生命权、身体权、健康权——《民法典》对物质性人格权规定的规范创新[J]. 扬州大学学报(人文社会科学版)，2020，24(03)：26-40. DOI：10.19411/j.cnki.1007-7030.2020.03.003.
[5] 中华人民共和国中央人民政府. 中华人民共和国民法典[EB/OL]. (2020-06-01)[2022.07.03]. http://www.gov.cn/xinwen/2020-06/01/content_5516649.htm.

命尊严受法律保护。任何组织或者个人不得侵害他人的生命权。"这一规定确认了生命权的基本内容，就是两个维护权：一是生命安全维护权，二是生命尊严维护权。

12.1.1 生命安全维护权

权利人保持自身生命，防止他人危害自身生命的权利，就是生命安全维护权。法律通过保护人的生命不因受外来非法侵害而丧失来保护人的生命延续，这保护的是人的生命安全利益。因此，对生命利益享有的消极维护权以及在遭受侵害时享有的积极防卫权就包括在生命安全维护权利。生命安全维护权的内容如下[1]：

首先，是生命维护权的实质，即禁止他人非法剥夺生命，能使人的生命按照自然界的客观规律进行延续和终止。为了防止自己的生命受到他人的非法侵害，权利人是有权行使其维护生命安全的权利的。权利人有权在有非法侵害生命的行为和危害生命的危险发生时，采取相应的措施来保护自己，消除危害，确保自己的生命得以继续延续。在防卫生命侵害时，最重要措施是正当防卫和紧急避险。生命安全维护权是每一个自然人都享有的权利，包括面对他人不法侵害而享有的正当防卫的权利。自然人行使生命安全维护权，既可以保护自己的生命安全，也可以防卫来自他人甚至国家对生命权侵害的行为。行使此项自卫权会受到法律约束。它既不是无限制的，也不是要毁灭国家的，生命权是保障生命安全的必要条件。

其次，为了维护生命的安全延续，当环境对生命构成威胁且未发生危害时，可以要求对危及生命的环境进行改造，以保护生命安全。在周围环境对人的生命安全构成危险时，即便危险还没有发生，人也有权要求对环境进行改变，以消除危险。改变生命危险环境包括造成威胁生命安全的一切场合、处所、物件。在改变生命危险环境的主体方面，可以由权利人自行改变，也可以请求危险环境的管理人、占有人改变。人有申请司法机关依法消除危害生命危险的请求权，是生命权法律保护的重要内容，因为生命一旦丧失，就无法逆转，因而突出了消除生命安全危险请求权的作用和地位。权利人行使这一权利时，应当依照法定程序进行。对于生命权人负有保护责任的职能机关，对该种请求必须认真负责，妥善处理，不得互相推诿。对于渎职造成申请人生命权损害后果的，必须严肃处理，依法追究其渎职罪的刑事责任。[2]

12.1.2 生命尊严维护权

生命尊严是人格尊严的重要组成部分。人格尊严是自然人在其出生至死亡期间所享有的作为一个人所应有的基本社会地位，并且应当受到社会和他人的基本尊重。在这一基础上，人格尊严向前可以延伸保护到胎儿，向后可以延伸保护到死者的人格利益，这些都是人格尊严的保护范围[3]。由此可见，人格尊严不仅包括自然人出生之后至死亡之前的人

---

[1] 杨立新. 从生命健康权到生命权、身体权、健康权——《民法典》对物质性人格权规定的规范创新[J]. 扬州大学学报（人文社会科学版），2020，24(03)：26-40.

[2] 杨立新. 从生命健康权到生命权、身体权、健康权——《民法典》对物质性人格权规定的规范创新[J]. 扬州大学学报（人文社会科学版），2020，24(03)：26-40.

[3] 杨立新，王海英，孙博. 人身权的延伸法律保护[J]. 法学研究，1995(2)：9.

格，而且对于其出生和死亡的人格也都应当受到尊重。

人格尊严是人作为一个人所应有的最起码的社会地位，并且应当受到社会和他人的最起码的尊重。[1] 换言之，人格尊严就是把人真正当成"人"，无论自然人的职业、职务、政治立场、宗教信仰、文化程度、财产状况、民族、种族、性别有何差别，其人格尊严都是相同的，绝无高低贵贱之分。[2]《民法典》对人格尊严进行了规定，将保护自然人人格尊严作为自己最高的职责。

生命尊严包括生的尊严和死的尊严。不过，由于人没有选择出生的权利，因而对于个人而言，维护自己生的尊严是难以做到的，一般都是由社会和其父母对此进行保障。只有在出生之后，在自然人具有民事权利能力后，才享有人格尊严，才有权得到社会和他人最起码的尊重，维护自己活的尊严。[3]

12.2 缺陷儿的生命权利问题

生命权是最基本、最重要的权利。[4] 社会不断发展、人权保障意识不断提升，人们对生命权的关注程度也与日俱增。人发展过程中必须经历的胎儿阶段，是生命的最初表现形式。胎儿与自然人在本质上都属于人，但是是人在不同的发展阶段所具有的不同表现形式。从某种方面来说，对胎儿生命权的关注，就是对人自身生命权的关注。随着世界各国人权保护意识的不断提高，对胎儿生命权的保护也越来越受到各国的重视。然而，胎儿遭到伤害的信息仍然不绝于耳，胎儿的生命权在现实中遭遇着种种伤害，更迫切需要法律的保护，这也凸显了对胎儿生命权予以保护的必要性。胎儿是否具有生命权、胎儿的生命权是否值得法律保护，一直是颇受争议的话题。就我国来说，倡导保护胎儿的生命权，是必然会与其他权利或者政策产生一定冲突的。但这些都不该成为我们放弃保护胎儿生命权的理由。在国外，已经有了对胎儿生命权予以附条件保护的案例。在国内，提出具体可行的方案来保护胎儿的生命权也是一个亟须解决的命题。[5] 不过，要想排除固有的观念，对胎儿生命权施以最完整的保护，仍然任重而道远。

研究残疾儿童的生命权利保护，首先要对这个问题的范围进行界定。Watson 和 Griffiths 等曾从历史和现状角度讨论过残疾人生命权利保护的范围。其中涉及残疾儿童生命权的保护，包括以下几个方面：第一个是残疾儿童有被承认的权利；第二个是残疾儿童有出生的权利；第三个是残疾儿童有出生后不因残疾而被剥夺生命的权利；第四个是残疾儿童出生以后，有得到适当的照料和支持，以长大成人的权利；第五则是残疾儿童有在安

---

[1] 杨立新. 人格权法[M]. 北京：法律出版社，2011：306.
[2] 梁慧星. 中国民法经济法诸问题[M]. 北京：法律出版社，1991：73.
[3] 杨立新. 从生命健康权到生命权、身体权、健康权——《民法典》对物质性人格权规定的规范创新[J]. 扬州大学学报（人文社会科学版），2020，24(03)：26-40.
[4] 牛天宝. 论依法保护胎儿生命权的可行性[J]. 湖北经济学院学报（人文社会科学版），2017，14(04)：72-74.
[5] 牛天宝. 论依法保护胎儿生命权的可行性[J]. 湖北经济学院学报（人文社会科学版），2017，14(04)：72-74.

全和生命不受威胁的环境下生活的权利。[1] 我国的法律和政策已经吸收和转化了儿童最大利益原则的有关内容。在2012年6月11日国务院授权国务院新闻办公室发布的《国家人权行动计划(2012—2015年)》中曾有明确规定："实施《未成年人保护法》,推进儿童福利、学前教育、家庭教育等立法进程,根据儿童最大利益原则,切实保障儿童的生存、发展、受保护和参与的权利。"2012年6月发布的《国家人权行动计划(2012—2015年)》在提到严厉打击遗弃儿童的违法犯罪行为的同时,还规定"逐步将无人抚养儿童,患有重病、罕见病儿童和重残儿童纳入保障体系","完善孤儿保障制度,提高孤儿的家庭寄养率和收养率"。这些都为弃婴这一社会最具弱势特征的"群体"受到社会和国家的更为有力的保障和救助提供了价值、法理的基础和依据。

12.2.1 缺陷儿生命权利宪法保护的理论学说

(1)权利能力说

权利能力说是大陆法系国家民事主体资格的认定标准,也是许多国家对胎儿保护的理论基础,正如大陆法系国家认为的"没有权利能力就没有权利",只有具备了权利能力才可以称之为法律上的人。[2] 如果要承认并保护胎儿生命权,须以权利能力说为基础。

权利能力说以胎儿权利能力进行划分,可以将其划分为两类。第一类是完全权利能力说,该学说认为如果是活着出生的胎儿,那么胎儿便享有绝对的权利能力,因为赋予胎儿与自然人相同的权利能力可以更好保护胎儿的权利。第二类是限制权利能力说,限制权利能力说不认为胎儿有绝对的权利能力,只承认胎儿和自然人在某些领域享有相同的权利能力。因为有关胎儿的纠纷只存在于很少的领域,因此没必要赋予其绝对的权利能力。这一学说的漏洞就在于,如果仅仅在某些领域规定胎儿的权利能力,那么一旦未来出现新的法律情况,限制权利能力说就将无法解决。

权利能力说也有不完善的地方。如果赋予胎儿权利能力,并且附加活着出生的条件,也就是说胎儿出生后才享有权利能力,但是此时的胎儿早成为一个自然人了,那这怎么能说是胎儿的权利呢?这在理论上就是矛盾的。曾世雄教授认为,过去的权利能力说已无法适应现代社会的发展。权利能力说起初是为了适应过去的需要,在现代社会应该放弃过去的权利能力观点,而如今则应取决于权利能力的范围有多大。这一观点从某些角度来看有一定的道理。过去的权利能力说随着时代的发展确实会遇到无法解决的新问题。[3] 但是,在前文的论点中,我们知道权利能力说的根本目的是为了保障生命的平等,只是在法律规定中削弱了权利能力的作用。

(2)生命法益说

生命法益说的宗旨是为了尊重与保护每一个生命,这一学说主要从自然法的角度分析论证了胎儿利益是生命法益不可分割的一部分,它包括了胎儿所享有的生命法益和健康法益。[4] 生命法益说认为没有必要改变"权利能力始于出生"的理论,胎儿尽管不能成为一

---

[1]尚晓援. 残疾儿童生命权保护的个案研究[J]. 山东社会科学,2011(4):8.
[2]吴玉洁. 胎儿生命权的宪法保护研究[D]. 沈阳:辽宁大学,2020.
[3]石东坡. 弃婴权利保障的政策评析与立法考量[J]. 法治研究,2015.
[4]石东坡. 弃婴权利保障的政策评析与立法考量[J]. 法治研究,2015.

个权利主体享有生命权，但其可以是法益的主体并享有生命权益。生命法益应该存在于法律之前。尽管胎儿不能完全满足自然人的标准，但胎儿仍然享有其生命法益不被他人侵害的权利，这是因为自然法每个人都享有生命法益。作为人类自然发展过程中必不可少的阶段，胎儿的生命法益应该受到合理的保护。[1] 生命法益说对胎儿生命权的保护作用是值得肯定的，其突出强调生命的本身，但是由于法益一词过于抽象，在某些情况下容易与权利、利益等词语混淆，因此司法人员在司法实践中往往难以利用该学说。

(3) 人身权延伸保护说

人身权延伸保护说追求的是自然人的价值与社会整体利益之间的和谐。这一学说是由杨立新教授提出来的。杨教授认为，对于已经失去生命特征的死者，都有相关法律规定予以保护，那么具有生命特征的胎儿更应受到法律保护。我国对死者的保护体现在对死者名誉权、著作权中署名权的保护。比如《民法总则》中明确保护英雄烈士的姓名权和肖像权等。另外，我国《刑法》还规定了盗窃、侮辱、故意毁坏尸体、尸骨、骨灰罪。既然后期延续的死者的人身权益都受到法律的保护，那么先期存在的、即将是自然人的胎儿利益就更需要受到法律的保护，也就是说自然人在出生前和死亡后，都享有人身权益，不能被他人侵害。世界上，有许多国家以人身权延伸保护为基础，对胎儿的权利能力作出了规定，比如说日本和瑞士将人身权保护延伸至胎儿。[2] 人身权延伸保护为胎儿生命权保护提供了现实的理论基础。在现实生活中，许多法官利用延伸保护说对胎儿的权利予以支持，有利于更好地保护胎儿生命权，这是值得肯定的。

(4) 适合我国的理论学说

其实无论是权利能力说、生命法益说还是人身权延伸保护说，这些学说的根本出发点都是为了保护胎儿的利益。三种学说都为胎儿生命权的法律保护提供了充分的理论依据。虽然生命法益说和人身权延伸保护说主要强调生命的本身，却没有承认胎儿具有独立的价值。结合我国的实际国情，我们认为采用权利能力说为胎儿生命权提供保障最为适宜。

首先，我国司法实践中侵害胎儿权利的案件屡见不鲜，尤其近些年来更是呈现一种上升的趋势。原因是在我国至今都还不认可胎儿的法律地位。我国仅仅在某些法律中对胎儿保护做出规定，例如继承法中对胎儿预留遗产继承方面的规定，并且该规定也只是附条件地认为胎儿必须活着出生才被视为具有权利能力。如果其他继承人产生了谋财害命的想法，极有可能侵害胎儿的生命。因此，为加强社会对生命的尊重，社会的稳定和谐，应该赋予胎儿相应的权利能力。

其次，就我国国情而言，权利能力制度在我国的地位不能轻易撼动。尽管有部分人主张应放弃权利能力制度，因为它已经不能适应时代的潮流，无法真正为胎儿提供法律保护，但是权利能力从产生到今天，其积极作用是显而易见的。如前文所述，权利能力的根本目的是为了加强人们对生命的尊重，为了平等地保护所有生命的合法权利，本文坚信，通过不断完善权利能力制度，有朝一日对胎儿的保护也会纳入权利能力范围之中。

综合以上观点，权利能力说虽然有一些欠缺，但是权利能力说一直立足于实践，面对

---

[1] 吴玉洁. 胎儿生命权的宪法保护研究[D]. 沈阳：辽宁大学，2020.
[2] 吴玉洁. 胎儿生命权的宪法保护研究[D]. 沈阳：辽宁大学，2020.

传统理论的限制，不断对理论进行变通，最终形成了对胎儿生命权保护的理论基础[1]，我国坚持采用权利能力说最为合适。

12.2.2　出生缺陷儿：被否定的生命

绝大多数儿童的生命权与生俱来。胎儿出生以后，父母、家庭和其他社会成员，都尽力保障他们的生命安全。但是，残疾儿童(或者患有可能致残疾病的儿童)一出生，就面临着生与死的问题。家庭和社会都认为他们的出生是一个悲剧。父母，甚至整个家族，都在考虑是否允许他们存活。

在中国，每年有数以几十万计的残疾儿童在出生之后，没有与生俱来的生存权利，而是面临着类似的质疑：生，还是死？抚育还是遗弃？在国有儿童福利机构可以看到，在被父母遗弃的儿童中，有形形色色的问题，很多问题只需要很小的手术就可以治愈，如唇腭裂等。也有完全不是问题的"问题"，如手上多长了一个手指，或者脸上有一块色斑等。因此，对这个问题的思考，能更真实地反映文化和制度深层次的问题。

12.2.3　出生缺陷儿：痛苦的生命

为什么会有很多人自动地把"作为残疾人的生命"和"痛苦的生命"毫不犹豫地当成同义词来使用？家长(和持类似观念的人)这样的考虑是否有事实做根据？答案是既否定又肯定的。否定的方面是：残疾人的生命并不自动地充满痛苦，残疾人和其他人一样，生命中既有阳光和欢乐，也有悲伤和痛苦，这没有什么不同。可惜的是，社会中还有大量的人，看不到这个纵然有缺陷但依然美好生动的残疾人世界，没有机会从残疾儿童那里学到这个最简单的道理。

肯定的方面是：残疾人在生活中会遇到比其他人更多的困难，包括被歧视和排斥。作为非残疾人的家长和网友们，看到了残疾人受到的歧视和排斥，对此充满恐惧。因此，这个现象(观念中把"作为残疾人的生命"和"痛苦的生命"等同起来)折射的是中国社会对残疾人的排斥。这种排斥使残疾人在社会生活中会遇到非常多的困难和问题，这些会给他们的身心带来打击和痛苦，也使非残疾人对残疾人生活充满恐惧。[2] 因此，非残疾人对残疾人生命"生不如死"的判断，折射了社会对残疾人的不公和歧视现象。

12.3　性别与缺陷儿的生命权利

12.3.1　性别歧视的表现

性别歧视的表现[3]主要集中在三个方面：

首先，观念领域的性别歧视。在观念领域里，性别歧视表现为社会已经建构并不断在

---

[1] 吴玉洁. 胎儿生命权的宪法保护研究[D]. 沈阳：辽宁大学，2020.
[2] 尚晓援. 残疾儿童生命权保护的个案研究[J]. 山东社会科学，2011(4)：8.
[3] 邢兰瑛，薛翔，卢兴苗. 关于产前诊断中性别选择的伦理学研究[J]. 中国医学伦理学，2004(05)：18-19+23.

生产着一系列的男强女弱、男主外女主内以及女性应当从属于男性的两性关系的价值观念和意识形态,形成了一整套表达性别歧视的象征和符号。

其次,公共领域的性别歧视。社会公共领域的性别歧视表现为两性社会劳动分工和政治参与、权力关系上的不平等。第一,社会意识形态把男性划归为公共领域,而女性被制度化地分隔在公共领域之外。父权社会借助两性的生理差异强调女性的生理周期并由此限制她们在社会公共领域的发展,所以她们只能在公共领域中处于次要地位。第二,社会劳动领域中存在着明显的性别歧视。它主要表现在社会劳动领域存在着明显的性别隔离。主要表现在劳动场所中的性别不平等,表现为男性的优势和女性的弱势构成了两性间制度化的社会距离。从劳动市场看,存在着潜在的男性劳动力市场和女性劳动力市场。[1] 劳动的性别分工并非是无形的,它是一种有形的区隔,某些工作制度化地把女性隔离在外。社会劳动领域中存在着明显的性别等级秩序。[2] 两性在职业进入、工作性质、工资收入和工作评价等方面存在着明显差别和性别等级化,女性从业人员受到歧视和贬低,在制度化的职业分层上女性总是处在较低的位置上,妇女在职业上的升迁机会比男子少得多,她们的压力明显大于收益。性别隔离导致两性收入差距。联合国的调查表明,同等境况下,女性劳动者的平均收入大约是男性劳动者平均收入的四分之三。[3] 地位低和薪水低的"双低"工作成为女性工作的特点,较低的工作收入使她们必须依赖男性。

最后,私人领域的性别歧视。私人领域的性别歧视表现为家庭内部的两性分工,虽然女性大部分精力都投入家庭生活中,但她们所从事的家务劳动与工资劳动相比,是一种无形的、没有报酬的劳动,也是一种性别化的劳动,它不仅是两性劳动的差异,也是两性权利的差异。众所周知,无论是发达国家还是发展中国家妇女从事的家务劳动都没有得到社会承认,没有成为国民生产总值中的一部分,妇女家务劳动的价值和重要性被制度性地弱化。[4] 由此可见,即使是在男女性别社会差异日渐缩小的当代,性别歧视依然存在,并且在相当长的时间内还将一直存在下去。所以,在人类依然存在重男轻女的性别取向的现状下,掌握了性别选择的技术,无疑会被有这种性别取向的人所利用,加重当今社会的性别歧视。重男轻女作为一种有意排斥女性的生育行为,不管其行为方式如何,它本质是一种不道德的行为。其不道德性主要体现在:一是它背离了男女平等的基本原则,是对女性生命权利的侵犯;二是它背离了尊重生命的基本伦理原则,是对人的生命尊严的侵害,它在根基处会动摇人类对生命的基本伦理信念和基本道德态度;三是它背离了人类社会发展的要求。重男轻女的生育性别选择实质上是一种只讲个人利益和家庭利益而不顾社会利益的自私的行为,其做法是极为不道德的。

12.3.2 尊重缺陷儿的生命权利

新生儿疾病的筛查已成为世界各地卫生健康组织活动的重要目标。同时,筛查结果和后期治疗等带来了一系列重要的伦理讨论。个人和社会考量间最大的关系,就是因为公

---

[1]赵学军. 女性犯罪的社会原因及预防[D]. 北京:中国政法大学,2005.
[2]吴妍. 中国反就业歧视问题研究[D]. 长春:东北师范大学,2005.
[3]孙琼如. 偷渡路上的福建女——对福建沿海地区女性非法移民的社会学考察[J]. 青年研究,2004(08):23-27.
[4]赵学军. 女性犯罪的社会原因及预防[D]. 北京:中国政法大学,2005.

平、权利和不抛弃原则对个人而言是有利的，而社会可以努力使个人的健康最大化。人们纠结新生儿疾病筛查是否值得拥有特殊地位：一方面认为它们不值得，因为费用将由较常见疾病的患者承担；另一方面呼吁澄清价值观并区分硬性影响——如健康、预期寿命、无痛苦，以及软性影响，例如福祉、良好的护理、有利的环境。虽然硬性影响很少有争议，应该由政策制定者来处理，但软性伤害却备受争议。从自由的角度来看，这些都是应该由病人及其家属来决定的。

不放弃的道德义务与分配正义的要求之间存在着冲突，这使得新生儿疾病的筛查在某些时候成为一个极其复杂的问题。从功利主义理论、社会正义理论、职业责任理论等方面来说，认为标准投资评价中所考虑的经济标准在医学科研经费中的应用是不合理的。从经济角度来看，新生儿疾病的筛查是一项需要长足发展的战略，因为市场较小，而需要进行新生儿疾病筛查的人数逐年增加，而且发展中国家可能普遍存在罕见的健康状况，因为一些费用确实比较高。

作为公共卫生保健的基本内容之一，新生儿疾病筛查在世界范围内推广，其中伴随着一些伦理问题，从关怀伦理的视角[1]来看：首先，有些筛查即使"通过"，也有漏诊的可能，像新生儿听力筛查"通过"，也可能存在听力损伤，同时，筛查的最终目的是要对结果呈阳性的患儿进行治疗，以避免或减少智力或体格上的缺陷，但一方面像杜氏肌营养不良、脆性X综合征等疾病，即使筛查出来，以目前的医疗水平尚无治疗及预防的方法，另一方面，并非所有筛查结果阳性的儿童最终都会发病，父母及儿童却需要持续承受巨大的心理压力。其次，对有缺陷的新生儿是进行救治还是放弃，一直是道德选择中的两难困境，困扰着所有的医务人员与新生儿家庭。传统的功利主义观点认为，这些生命质量低下的"缺陷儿"，如果拼力救治，不但会花费大量的医疗费用，即使救活，日后其生命质量和价值也会低于"常人"，所以主张放弃治疗。而关怀伦理则认为，新生儿作为一个生命体，应有其生存的权利。屡见不鲜的缺陷婴儿非正常死亡，暴露出我国对缺陷儿仍存在一些"封建意识"，而有些所谓的"优生"，实则是对生命最大的漠视，它背离了医学治病救人的宗旨和人类最基本的伦理原则，新生儿没有行为能力，不能为自己进行辩护和主张。

---

[1] 孙宏亮,唐沛妍,姜兰姝,等.从关怀伦理的视角审视出生缺陷干预[J].中国医学伦理学,2017,30(04):427-431.

第 13 章
疾病筛查与决策困境

疾病筛查的伦理问题是广泛而复杂的，它引发了几个层面的问题，从实际执行筛查计划的具体层面，到与风险伦理评估和筛查目标相关的复杂科学和技术细节，再到关于筛查的基本标准的总体政策问题，什么时候应该实际进行哪些筛查项目以及它们应该提供什么样的知情同意空间，这些方面都涉及疾病筛查的合理性或论证正当性问题。

13.1 疾病筛查的伦理正当性

13.1.1 疾病筛查的公共利益考量

首先，筛查项目带来的许多潜在伦理冲突或潜在价值问题与在筛查中应用标准医疗保健伦理或公共卫生伦理观点之间的紧张关系有关。特别是，产前筛查计划似乎很难证明其合理性，除非其目标仅是为了降低人群中先天性疾病的发病率而制定的，而尊重自主权的标准医疗保健伦理要求则被打折扣。

一般来说，似乎应用医疗保健伦理或公共卫生伦理视角中的一种或另一种的直觉合理性会有所不同，这取决于所讨论的筛查领域。例如，在产前领域，一种排他性的公共卫生伦理观点似乎会产生一些影响，出于良好的历史原因，这会让大多数人感到毛骨悚然。在儿童和成人筛查中，或将筛查作为传染病管理的一部分，相比之下，这种观点可能对大多数人来说似乎更容易接受——尤其是在情况特别严重的情况下，例如全面爆发的大流行病或其他可能威胁破坏基本的社会基础设施和制度。同时，可以假设许多人仍然不愿意完全放弃医疗保健伦理观点，因为它为个人提供了特殊的保障，以防止机构和社会滥用。在这一点上，可以观察到，大多数实际运行的儿童和成人筛查项目似乎是医疗保健伦理和公共卫生伦理观点朝着同一方向发展的例子。除了因其对人口健康的整体影响而受到良好激励外，他们主要通过为参与人员提供明显的健康益处来实现这一效果，例如幼儿听力筛查。当此类计划引起争议时，主要是由于怀疑其提供此类收益的能力是否足以证明该计划的成本是合理的，或者是由于外部因素（例如污名化或歧视）抵消了该计划的健康促进潜力。从医疗保健伦理和公共卫生伦理的角度来看，这两种怀疑来源都是有效的。

其次，所有筛查项目都需要考虑比医学事实更广泛的背景，包括条件、治疗、测试方法、个体测试情况和运行项目的直接实用性。筛查作为一项活动深深地纠缠在复杂的社会和社会环境网络中，这些环境影响个人的前景以及人口健康方面的项目总体结果。不可否认的事实是，筛查活动(也包括在公共部门内发生时)存在某种商业方面，这会威胁到医院、中心或专业协会提出的支持特定筛查计划的理由的可信度。为了发现和应对此类威胁，建议的筛查计划不仅需要在假设是只考虑患者或人群最大利益的人或团体的善意建议的前提下进行分析，而且还需要作为组织的结果进行分析同一个人和群体拥有其他类型的既得利益的过程。

此外，关于是否启动项目或如何设计项目的决定，从伦理和医学的角度来看，这可能更多是医疗保健之外的社会进程的结果，与平衡利弊无关。显而易见的因素是一个国家选择设计其总体卫生政策的方式，或商业部门的监管方式，例如关于雇主的权利。医疗技术行业的营销策略或许不太明显，但同样重要，对于这些策略来说，筛查计划当然是虚拟的。不幸的是，这最后一个因素以一种不受欢迎的方式与前面提到的卫生专业人员做出决定的因素联系在一起，而不是他们的患者的健康和自主权。

最后，许多现有的和建议的筛查计划似乎是基于相当不稳定的伦理基础。这部分是由于已经概述的因素的结果，但也部分是由于关于这些计划的目标应该是什么的基本模糊，以及不同目标之间的潜在冲突和这些目标隐含的不同约束(例如，具有可接受的成本效益概况，或实施可接受的个人自主考虑)。此外，混淆不同的潜在不相容目标以及在不同筛选领域采用不同的此类目标都引发了一个尚未回答的基本问题：应在什么基础上评估筛查项目目标的伦理合理性？对我们来说，回答这个问题似乎至关重要，既可以支持关于更成问题的筛查领域(例如产前筛查、乳房 X 线摄影筛查或新的扩大新生儿计划)的稳定伦理结论，也可以应对目前明显反复无常的情况，引入和设计新的筛选方案。

13.1.2 疾病筛查的伦理考量

为了确定是否应该实施某个筛查计划，人们必须思考一个基本问题，即为什么这样的努力可能是值得的。也就是说，为了为任何筛选计划提供理由，人们必须对该计划应该促进的价值观有所了解。当然，无论某个放映项目可能宣传什么价值，这种宣传都必须与该项目的潜在缺陷相平衡。因此，正如已经提到的，关于筛查的许多伦理辩论都是根据某种成本效益分析进行的。但必须注意的是，在伦理分析的背景下，必须对"成本"和"收益"等术语进行非常广泛的理解。它们只能部分转化为简单的货币数字，因为价值观和缺点通常与基本伦理理论中提到的品质有关，如自主、正义或幸福。此外，与货币成本不同，不能想当然地认为这些价值可以或应该以任何可以想象的方式相互权衡。为了证实更具体的观点，即哪些价值观可以激发其他价值观方面的成本或牺牲，以及以何种方式，明确的(因此有争议的)道德前提需要成为论证的一部分。

关于什么可以使筛查成为一件好事的最经典的想法是在公共卫生的背景下提出的，其经典目标是促进人口健康——即人口中个体成员的总体健康水平。为了通过筛查计划促进这种传统意义上的人口健康，需要在计划中附加某种可接受的治疗。Wilson 和 Jungner 认为这一标准是关于对筛查条件的治疗，并认为这是为了使筛查计划合理化而需要满足的最重要的标准。对这一条件所暗示的内容进行一些初步分析，将作为探究筛查可以提供哪些价值以及如何提供服务的垫脚石。

很明显，这里的治疗概念不能仅限于修复——在一个人已经遭受某种伤害或疾病的情况下,采取措施来实现治愈,或者至少是控制损害或减轻不适。相反,在筛查背景下实施的治疗通常至少部分是预防性的;旨在在一个人生病之前进行,以确保(或更有可能)她不这样做,或者如果她这样做,即将出现的症状和后果不那么严重。这一事实实现了所谓的预防悖论,据此,大多数在人群层面有效的筛查(和其他预防性)计划(通过对总体发病率和死亡率的影响可见)必然会给(大多数)单身人士带来非常少的(如果有的话)健康益处。

尽管将促进这些价值观的措施称为"治疗"的好处尚不清楚,但它们仍然可以被视为服务目标,可以证明某些筛查计划的实施是合理的。因此,粗略地说,有三种目标或价值观可以为引入筛查计划提供理由[1]-[2]:

①改善(生理)健康、减少疾病或改善疾病症状。
②改善心理健康或减少痛苦。
③促进自治。

13.1.3 疾病筛查与资源分配正义

通过新生儿疾病筛查,一些患有遗传代谢性疾病的患儿被发现、被确诊,他们所面临的问题便是治疗和随访。有的疾病诊疗费用相对便宜,有的比较昂贵,对于不同的家庭如何体现伦理学中的公平原则,即治疗费用可否由社会来承担或者建立筛查专项治疗基金。

我们将正义的概念视为筛查的核心目标,并得出结论:这样的概念次要于关于筛查计划提供的内容实际上是否有益的目标。我们还建议,虽然筛查计划的设计引发了许多必须确定优先事项的案例,但这些案例可以在无须诉诸任何特定正义理论的情况下得到解决。然而,正如在这方面所指出的那样,在筛选方面确实似乎存在一个主要与正义有关的问题。这是一个问题,即应将多少可用于医疗保健和/或公共卫生的资源分配给筛查计划,假设这些计划在其他方面在道德上是合理的。关于如何安排社会以实现公正的首要问题,这个话题本身就很大。因此,我们将把自己限制在两个任务上:首先,我们将非常简要地概述制度方法如何与这个问题相关联。其次,我们将更系统地阐述本书前面的哪些发现与分配问题相关,以及这对有关该问题的决策意味着什么。

我们现在已经说了很多关于筛查的伦理问题,然而,有些人可能想要更具体的指导方针。此外,有些人可能想知道我们迄今为止所说的与本书开头提出的经典 Wilson 和 Jungner 标准有何关系。解决这些问题,我们将争辩说,鉴于我们迄今为止的研究结果,Wilson 和 Jungner 的防御性筛查标准出人意料地好——尽管它们已有40多年的历史。贯穿本书的具有普遍性和更具体性质的不同点并没有破坏或使这些标准无效,而是增加了如何理解和应用它们以及不应用它们的利害关系的细微差别和复杂性。我们将介绍这些标准并对其进行评论,以何种方式表明它们仍然是合理的,以及应该如何更具体地解释它们。

(1)寻求的条件应该是一个重要的健康问题

当 Wilson 和 Jungner 写这篇文章时,他们心中的健康概念相当狭窄,几乎等同于从严

---

[1] JUTH N, MUNTHE C. Why screening? In: The ethics of screening in health care and medicine[J]. International Library of Ethics, Law, and the New Medicine. Springer, Dordrecht, 2012(51):13-29.
[2] JUTH N, MUNTHE C. The ethics of screening in health care and medicine: serving society or serving the patient? [M]. Springer Netherlands, 2012.

格的生物医学角度理解的没有疾病的概念。虽然今天普遍认为这种健康观点过于狭隘，而且似乎如此，从筛选的角度来看，它似乎仍然合适。正如我们在整本书中看到的那样，已经尝试了各种扩大筛查应用的方法，例如扩大治疗概念的范围或益处。这些概念性策略的一个重要结果是使筛查工具可用于其他目的，而不是解决狭义的健康问题，例如，用于关注社会心理或自主相关性质的问题。然而，正如我们反复论证的那样，尽管这些目的可能是医疗保健提供医学调查、测试或其他服务的一个很好的论据，但它们为以筛查计划的形式组织这些服务提供了一个明显薄弱的理由。相反，与自主和社会心理健康考虑相关的原因似乎主要反对这种组织提供医疗保健测试的方式。因此，当然，关于确定疾病的严重程度还有一个问题，这个问题需要结合每一个病例来处理。此外，可以根据患病率或痛苦、残疾和预期寿命的严重程度来理解严重性。正如我们所见，不同的筛查项目以不同的方式理解严重性。然而，这本身并不是问题：在不同的项目中强调不同的目标完全符合基于制度方法的伦理分析。考虑到这一点，如果评估（建议的）计划是否符合解决"重要健康问题"的标准，那么可能会出现问题，从而错过了充分分析在特定部门的特定背景下追求的核心价值。该计划实现的重叠，我们认为产前筛查就是一个很好的例子。

（2）对于患有公认疾病的患者，应该有一种可接受的治疗方法

对于 Wilson 和 Jungner 来说，这是最重要的标准。他们理解这意味着防御性筛查计划需要能够提供预防、治愈或至少显著改善筛查计划所针对的疾病的治疗方法。也就是说，他们对治疗的看法概括了他们对重要健康问题的狭隘看法。我们认为，关于筛查，这种狭隘的观点确实是相当有道理的：应该有有效的医学治疗，以便进行筛查。为此，我们增加了健康促进咨询的想法，将其作为对那些检测呈阳性的人的治疗，作为可能增加筛查计划价值的一个因素，尽管它本身不能证明筛查是合理的。如前所述，关于治疗的效率究竟有多高、需要提供何种程度的证据证明其有效性以及可以容忍的副作用的数量和类型存在争议。此外，这些因素必须相互平衡。我们已经解决了这些问题，不再重复。因此，尽管必须使原则的范围更加精确，但它基本上仍然是一个合理的原则。

（3）应具备诊断和治疗设施

这个标准应该是没有争议的。如果人们实际上无法获得理论上可能提供的好处，那么实施筛查计划几乎没有任何意义。此外，从筛查中受益的所有人群都可以平等使用的设施得到了公正考虑的支持。然而，这个标准本身是薄弱的，因为它没有说明设施的组织应该要求什么，例如在采用咨询程序和收集知情同意方面。因此，这个标准也需要更加精确，这是我们已经着手的一项任务。尽管该标准很弱，但对于质疑筛查计划的一些建议仍然是有用的，这些建议很难解释它们应该如何在实践中实施和组织筛查。两个明显的例子是 ATD 的新生儿或儿童筛查和脆性 X 染色体综合征的新生儿筛查，但是近年来关于咨询的问题似乎也使一般新生儿筛查计划的更剧烈扩展受到质疑。

（4）应该有一个可识别的潜伏或早期症状阶段

从历史上看，该标准与将筛查作为一项预防性风险以保护公众健康的概念有关。然而，正如我们从许多例子中看到的那样，能够预见并随后预防公共卫生问题的优势与对单个个体的道德重要性没有太大区别。而且，严防的好处并没有很不同于能够在疾病早期发现的优势，因此能够更有效地治愈或改善它。事实上，那些在自治方面的原因似乎也表明了有利于筛选的方向。然而，它仍然认为，如果一种疾病在出现明显症状之前无法被发

现,那么组织筛查而不是由个人主动提供定期医疗保健检查没有任何优势,因为当症状出现时,人们通常都会寻求医疗保健。这就是为什么这个标准仍然是一个合理的筛选标准的解释。

因此,该标准(以及其他标准)引发了严重的怀疑,例如,对脆性 X 染色体综合征的新生儿筛查,因为与未经筛查的正确诊断相比,正确诊断和筛查之间的时间不太可能有很大差异。此外,更重要的是,时间差异可能会导致优势差异很小,尽管可能有例外。

同时,我们也看到,在症状出现之前发现疾病或疾病风险会带来许多可能的不利因素。这些与应用测试可能显示的内容以及随后在自主性、幸福感和生理健康(例如,由于过度治疗)方面对人们的影响有关。换句话说,这个标准不能被理解为对筛选的全权委托(假设满足其他标准)。为了使该标准更有说服力,必须通过以下条件进行修改:症状前测试结果可能带来的各种不利因素与利益相平衡。

(5)应该有一个合适的测试或检查

如此笼统地表述,这一标准是不容置疑的。但是,对于什么使测试"合适"存在重大分歧。我们已经详细讨论了这一点。在这一点上,我们可以注意到,安全性、有效性和预测能力是确定测试适用性的重要因素。例如,当它意味着过度诊断和过度治疗时,识别真阳性可能是有问题的。

(6)测试应该为大众所接受

上文指出,Wilson 和 Jungner 标准中的任何一条都不能被视为足以保证进行筛查计划。充其量,每个标准都描述了一个必要条件。尤其重要的是要强调关于这一标准的这一基本点,因为参考所谓的普遍需求的存在来为筛选节目辩护已经变得非常普遍。实际上,这最多意味着"大多数人想要什么"(当然,这与"每个人想要什么"不同),而更多的是"一些有影响力的患者团体倡导者想要什么"。如果一个人真的关心人们想要什么,那么高标准的知情同意和咨询是无可替代的,这些标准是筛查项目很难普遍实现的。在人们对筛查项目的影响有不切实际的高度评价的背景下,这个论点变得特别可疑,因为他们真正想要的东西比他们实际得到的要好得多。那么,基本的问题是,(明显的)公众接受可以通过其他方式而不是好的论据来获得。因此,这个标准只是必要的。如果我们关心知情同意,则标准应为:"基于对测试利弊的现实理解,该测试应该为大众所接受。"

然而,作为一个必要条件,这一标准也可以理解为承认筛查项目始终具有面向公共卫生的一面,这意味着需要关注民众的支持和信任。在本章以及之前的章节中,我们将这方面与需要将筛选项目置于更广泛的社会背景中的方式联系起来(例如,通过使用上面建议的制度方法)。从狭隘的医疗和健康角度来看,一项可能看起来很有希望,但实际上会削弱公众对医疗保健和公共卫生总体系统的信任和支持的计划,总的来说不是一个好主意,无论我们在分析中应用什么道德基础。

(7)应充分了解该病的自然史,包括其从潜伏期到宣布的疾病的发展

也许比任何其他标准更重要的是,这一标准已在实际筛选实践中被搁置一旁。在人类基因组计划之后,许多研究现在都集中在染色体和遗传畸变如何导致表型水平的症状——研究领域如"功能基因组学"和"蛋白质组学"。在此类研究取得进一步进展之前,治疗差距,即我们测试遗传特征存在的能力与我们关注这些特征的表型表达的能力(即,将疾病作为遗传机制的部分结果治疗)之间的差距仍然存在。换句话说,从科学的角度来看,对

于针对染色体和遗传疾病的筛查项目,自然史还没有被充分了解——否则就没有必要或没有空间进行基因组研究。这反过来又部分解释了产前筛查和新扩展的新生儿筛查计划的争议性质:没有生物医学程序可以作为产前筛查发现的大多数疾病的治疗方法以及许多在急剧扩大的新生儿筛查计划中可能检测到的新疾病同样无法治疗,或者与风险收益特征相当不确定的治疗机会有关。这意味着该标准与标准 2 之间存在重要关系。

这也与标准 5 相关。这是因为更好地了解疾病的潜在生物学机制通常有助于更好地测试方法。例如,更具体地了解哪些癌症风险升高的病例或实际癌症的早期迹象实际上会发展成严重的癌症而哪些不会(即自然史),可能会导致假阴性和假阳性的减少,以及过度诊断。在前列腺癌筛查中,对于乳房 X 光检查和其他几个实际或建议的筛查目标,可以说有类似的情况。

因此,如果这一标准被认为是必要的筛查,并且如果人们对"充分理解"进行严格的科学解读,那么今天的很多筛查都不会通过。然而,我们认为,Wilson 和 Jungner 将了解疾病自然史的需要纳入其标准的原因是,为了获得可接受的治疗和合适的测试,这种了解通常很重要。因此,也许有理由将此标准视为应用一种更宽松或更灵活的想法来说明什么是足够的理解。与严格的科学解释所要求的那种理解不同,理解的充分性必须与标准 2 和 5 的满足程度有关。即便如此,许多现代或建议的筛查项目未能在严格的科学意义上达到这一标准,这有助于解释为什么它们继续存在伦理问题并引发争议。

(8)应该有一个关于谁作为病人治疗的商定政策

Wilson 和 Jungner 大概将这一标准与确定哪些结果应计为阳性和哪些结果应计为阴性有关,从而将前一组计为"患者"。此外,我们已经看到,一些筛查项目也可能将那些检测为阴性的人视为患者——尽管从纯粹的预防角度来看。因此,这个标准的更好表述可能是根据商定的政策,即哪些测试结果将被视为阴性,哪些被视为阳性,以及在项目中应该为这些群体提供哪些后续程序。无论如何,该标准对于项目应用知情同意程序和充分咨询的能力是必要的。如果不清楚哪些结果应计为阳性,哪些结果为阴性,就没有办法清楚地解释参加筛选计划的提议的含义。除了可能导致卫生保健人员和目标人群的困惑和沮丧之外,这意味着即使在理论上也很难评估该计划的预期收益和负担。

(9)病例发现(包括患者的诊断和后续治疗)的成本应与整个医疗保健的可能支出在经济上保持平衡

尽管从效率和正义的角度来看,这是一个非常合理的标准,但正如我们所见,很难评估和满足筛选计划。我们认为——由于在自主性和健康方面有利于在筛查项目中雄心勃勃的咨询组织的争论——事实上,这一标准对筛查的正当性构成了主要挑战之一。此外,我们认为,关于该标准实际上在多大程度上得到满足的举证和证明责任应落在那些声称该标准得到满足的人身上。

(10)案例查找应该是一个持续的过程,而不是"一劳永逸"的项目

该标准涉及卫生保健和卫生保健人员以及公共卫生机构的基本道德责任,即不抛弃有需要的人。当可以说是积极承担时,当医疗保健已经开始响应人们感知到的健康需求的过程时,这种责任通常被认为特别强烈。例如,旨在遏制引起大流行的传染病的筛查计划只有在存在威胁时才需要继续进行。将此示例与新生儿苯丙酮尿症筛查进行对比,可能会认为应该继续进行,直到我们知道该突变在可预见的将来不再存在于人群中。这意味着关于

这一点的伦理分析需要适应不同项目的适当目标。因此，制度方法——尽管它对这方面的变化很敏感——具有确定筛查计划适当持续程度问题的分析手段。

13.2 疾病筛查中的伦理问题

新生儿疾病筛查是指医疗保健机构在新生儿群体中，用快速、简便、灵敏的检验方法，对一些危及儿童生命、危害儿童生长发育、导致儿童智能障碍的一些先天性疾病、遗传性疾病进行群体筛检，从而使患儿在临床上未出现疾病表现，而其体内生化、激素水平已有明显变化时就做出早期诊断，结合有效治疗，避免患儿重要脏器出现不可逆的损害，保障儿童正常的体格发育和智能发育的系统服务[1]。该项工作目前已在国内很多省市开展，得到广泛的应用，但其作为一项医疗行为，与其他医疗工作一样也存在着伦理问题。[2]

13.2.1 筛查证据和结果的不确定性

当谈到 Wilson 和 Jungner 概述的第七个标准时，随后缺乏罕见疾病的证据基础是一个症结所在，该标准围绕着重点筛查"充分了解"的疾病，还提出了在利弊之间找到平衡的问题。目前在新生儿代谢筛查计划中所有条件都是罕见的，随后纳入的候选者也是如此。罕见疾病的"全面自然史"通常无法获得，当治疗或其他干预措施可用时，尝试对此类严重疾病进行对照试验可能是不道德的或不可能的。

即使是非常成功的苯丙酮尿症计划，在该计划开始时也有一些良性形式，从而导致假阳性结果。这导致了一些相关的危害，例如不必要的父母焦虑和成长中儿童饮食中蛋白质的限制，因此需要采取行动调整已确定的计划和管理。在这种情况下，严格和谨慎地应用标准可能不是最好的方法。相反，权衡预期益处与可能的预期危害可能会指导医生和管理人员进行筛查，而不是不进行筛查。在这里，对个人情况的个人判断可以说与严格的标准和公式一样有效。

13.2.2 新生儿筛查的机会成本

对新生儿筛查的一些批评背后的伦理问题围绕着"正义原则"，该原则强调以公平的方式在人群中分配风险和收益。这里的论点是，通过将财政资源投资于卫生系统的其他部分可能会获得更好的健康收益，这与 Wilson 和 Jungner 概述的第九个标准有关（1968年）。[3] 也就是说，特定疾病的诊断和治疗费用应在财务上与潜在的医疗支出进行权衡，作为一个整体。虽然明智地使用资源是一个重要的政治和伦理考虑，但它可以以过于简单的方式应用，以至于重要的医疗干预和项目被排除在资助优先事项之外。

正义原则中的平衡论点是，具有严重影响和严重后果的案件也需要特别考虑。同等对

---

[1] 顾学范.新生儿疾病筛查[M].上海：上海科学文献出版社，2003：2-10.

[2] 周晓军，李雪梅.新生儿疾病筛查工作中的伦理学思考[J].医学与哲学（人文社会医学版），2010，31(01)：45-46.

[3] WILCKEN B. Ethical issues in newborn screening and the impact of new technologies[J]. European Journal of Pediatrics, 2003, 162(1 Supplement): S62-S66.

待类似案件可以改写为不平等对待不平等案件。也就是说，对于不适合典型场景的异常情况，可能会应用不同的标准，或者在标准内给出不同的权重。这可能会导致对最严重和最紧急的情况进行优先排序，而不是在人群中最广泛地传播健康收益。

新西兰药品获取联盟(2007年)向卫生部提交的关于制定新西兰药品战略的意见书就这一问题进行了有价值的讨论。反驳的核心是功利主义分析需要一定程度的复杂性，它必须结合社会背景和社区价值观，才能成为分析和决策的有用工具。

如果没有社会和社区价值观的额外维度，采用整体人口方法的相当粗略的功利主义分析可能有利于为最大数量的人广泛分配健康收益。相比之下，复杂的功利主义分析可能倾向于支持那些最有可能遭受严重后果的人，需求的紧迫性会影响优先事项的确定方式，从而在特殊情况下提供特殊考虑。这种方法在急救护理中得到了很好的应用。这也反映在新西兰的卫生政策中，优先考虑毛利人和其他人群的健康需求。对于具有致命或严重致残影响的罕见疾病，它可以说是一个适当的考虑因素。然而，我们注意到，无论是WHO还是新西兰的筛查标准都没有在这一点上提供指导。

13.2.3 信息告知和知情同意

新生儿疾病筛查，又称新生儿筛查，需要父母的同意。因此，父母在做出决定之前充分了解情况非常重要。进行血液采集的工作人员应解释测试及其重要性。还应提供一本小册子，详细描述筛查计划的各个方面以及检测后样本过剩的情况。这应该以相关语言提供。以下是丹麦信息小册子的摘录示例：

(1) 信息告知

①足跟点刺测试信息。出生后48~72小时进行简单的血液检查，以检查您的宝宝是否有任何可能需要紧急治疗的先天性疾病。除非您作为父母同意，否则无法进行这种血液检查。如果您说不，则不会进行测试。它是如何完成的？刺破婴儿脚后跟的皮肤后，将几滴血液收集在滤纸卡上。这很少会给宝宝带来任何不适。

这项测试对您的宝宝有多重要？即使婴儿在出生时看起来完全健康，在极少数情况下，他或她也可能患有先天性疾病，例如代谢缺陷。只要婴儿还在子宫里，他们就受到母亲新陈代谢的保护。因此，这种类型的疾病直到出生后才会变得明显。这种疾病可能会随着血液中有害代谢产物的积累而缓慢发展，也可能会突然发展，以可能对婴儿致命的代谢危机的形式出现。治疗延迟的时间越长，婴儿死亡或发生持久的精神或身体伤害的风险就越大。因此，为了宝宝，发现这种疾病并尽快开始治疗非常重要。

测试的可靠性如何？由于它是一种"筛查"测试，在极少数情况下，可能会获得表明存在某种疾病的结果，而实际上并不存在这种疾病，特别是在早产的情况下。在接下来的更详细的检查中，这将很快变得明显。筛查也不能排除所有疾病。首先，筛查所有先天性疾病在技术上是不可能的；其次，筛查仅针对早期发现意味着更好的治疗选择对婴儿有益的疾病。

②其他信息。样本保存与信息安全。应当如实告知样本将被冷冻保存在新生儿筛查生物库的上锁且安全的设施中。将样本存储在生物库中意味着如果对诊断有任何后续疑问，可以重复测试，或者可以进行出生时不可用的额外分析。在极少数情况下，该样本还被证明对于可靠地识别作为事故、自然灾害、犯罪等受害者的人在以后的生活中很重要。与所

有其他分析血液样本的实验室一样，任何多余的样本材料都用于定期质量保证和新分析方法的开发。

生物库也是对医学研究非常重要的国家资源。但是，研究目的取决于研究伦理委员会和丹麦数据保护局的批准。生物样本库的管理委员会也必须批准这种用途。要为个体血液样本提供一个代码编号。未经授权的个人无法识别样本的来源。孩子的姓名、出生日期和出生体重、怀孕时间以及母亲的姓名和公民登记号等信息与样本本身分开保存。如果父母不希望保留样本，应根据要求将样本销毁。

（2）知情同意

自愿与知情同意是筛查新生儿疾病的原则，医疗机构应该在筛查新生儿疾病之前将筛查的项目、条件、方式、灵敏度和费用等情况如实告知新生儿的监护人。在此基础上获得监护人的签字同意。如果医疗机构在新生儿出生后告知不充分或者是没能及时告知监护人进行新生儿筛查，那么一旦出现问题，会给家庭甚至是社会都带来沉重的负担，而在这其中，医疗机构具有不可推卸的责任。近年来由于医疗机构未进行知情告知，造成新生儿患者延误治疗并引发诉讼赔偿的案例屡见不鲜。

在伦理方面，同意程序的作用是保障患者的自主权。然而，最近的一项研究表明，许多患者对签署或不签署同意书的法律影响知之甚少。大多数新生儿疾病筛查通常不需要书面同意，尤其是经过验证的有效性和实用性测试或法律要求对所有新生儿进行测试时。

利布尔等人的报告称，通过提供适当的信息和跟踪监测，尽管需要父母的书面同意，但新生儿筛查仍具有很高的依从性。[1]

事实上，知情同意意味着提供可理解的信息。今天，相信父母愿意承担他们的责任；然而，很难确定父母不会被大量可能改变。他们是否能够阅读和理解这些医疗信息？美国儿科学会2000年指出了确保以适当的识字水平编写材料的重要性。

13.2.4　新生儿筛查中的隐私问题

隐私权则是新生儿疾病筛查中所涉及的另一个伦理学问题。从权利主体这一方面来谈，新生儿不同于成年人，缺乏自主能力；从遗传咨询的相关性来谈，新生儿筛查会牵扯到具有血缘关系的其他相关人的隐私，和本人的隐私产生重叠；最后从侵权角度来谈，信息技术、基因科技、新生儿疾病筛查制度的实施会对筛查者的信息加以利用，可能对筛查者造成侵权风险。

筛查时也存在隐私风险。例如在采血卡片上有新生儿及其家长的相关信息。与此同时，新生儿及其家长的详细信息也会被登记，这些资料中涉及新生儿及其家长的隐私，理应被保护。不管是不是有意将病人的隐私泄露给其他人，都会侵犯病人的隐私权。例如在宣传时为了增强可信度而收集患儿及其家长的真实信息以及患儿病情；或者为了赚取一些经济利益，将患儿及其家长的隐私泄露给商家或其他第三方等，这些都侵犯了患者的隐私权。维护好患者的隐私权，这不只是职业道德所需，更是所有医务人员必须履行的法律义务。

---

[1] Liebl B, Nennstiel-Ratzel U, Kries R V, et al. Very High Compliance in an Expanded MS-MS-Based Newborn Screening Program despite Written Parental Consent[J]. Preventive Medicine, 2002, 34(2):127-131.

13.2.5 筛查晚发和无法治疗的儿童疾病

晚发和无法治疗的病症直接违反了标准,既没有容易识别的症状,也没有足够的治疗选择。虽然筛查此类疾病的建议乍一看可能很容易被拒绝,但有正当理由在新生儿环境中认真考虑这些建议。潜在的消极方面是对自主性的侮辱以及对婴儿获取可能只会带来伤害的知识的明显不利,以及否认即将发生的疾病影响的确定性而无法获得的普通生活经历。

许多反对扩大筛查的人认为,只有当孩子(被筛查的人)可以直接受益的情况下,新生儿筛查才是合理的,这种观点将排除扩大到儿童后期出现且治疗可能有限的情况选项。相比之下,在患者/家庭倡导团体中,广泛讨论了在可能受到影响的第二个或第三个孩子出生之前了解孩子遗传疾病的机会。另一个明显的好处是避免与复杂疾病相关的"诊断奥德赛",这些疾病在最初的几个月或几年内会出现轻微的症状。由于经历了不确定性和可能不正确的诊断以及不适当的干预措施,这种冒险对家庭来说是一种很大的压力。

当筛查技术的进步表明特定疾病可能是新生儿检测的候选者时,受影响家庭的相关益处为他们的考虑提供了重要论据。主要的例子是溶酶体贮积病和脆性 X 染色体综合征。这两种疾病组在出生几年内经常出现轻微症状,当第二个或第三个孩子在第一个孩子被诊断之前出生时,有两个或更多受影响孩子的家庭出现在我们的社会中当然也不例外。

在倡导团体中,这些论点得到了很好的排练,包括"对家庭的好处也是对孩子的好处"的原则。澳大利亚人类遗传学会和美国医学遗传学会的政策声明也明确提到了这一原则。然而,这些协会属于少数专业群体。由于这些例子表明,可以使用扎根的方法来批评WHO标准,因此为新生儿筛查特定的罕见疾病提供了论据。正如我们所论证的,这已经在新西兰的实践中发生了。然而,一些批评者的论点的一个显著特征是与疾病的早期识别相关的潜在危害,这是不将它们添加到筛查计划中的原因。Pollitt 指出,这导致了一种"无所作为"的方法,在这种方法中,这种潜在的危害被感知到,而不会对不采取行动的后果造成问题。

正如 Pollitt(2006)所指出的,尽管在没有详细证据和数据的情况下过早扩张可能会造成危害,但"无所作为"方法的危害也可能会产生巨大的成本。对这种方法的挑战可能来自 Bernheim 等人提出的伦理框架(2007)。这个由三部分组成的框架提出了对任何道德问题的分析,然后是对替代行动的道德维度的评估,并在将两者相互权衡之后,为要采取的任何行动提供理由。该框架将为更广泛地考虑行动和后果提供机会,而撇开严格的基于规则的方法并允许考虑更广泛的因素。我们的观察表明,当决定对新生儿筛查进行一些创新时,这就是实践中发生的情况。[1]

---

[1]FORMAN J, COYLE F, LEVY-FISCH J, et al. Screening criteria: the need to deal with new developments and ethical issues in newborn metabolic screening[J]. Community Genet, 2013(4): 59-67.

13.3 新生儿疾病筛查伦理原则

13.3.1 新生儿疾病筛查的指导原则

(1) 全球原则

伦理原则已定期适应医学进步(见表13-1)。随着筛查项目的增多,出现了新的伦理问题:歧视或污名化的风险(针对亚人群的项目)、尊重个人做出自主决定的自主权、假阳性测试导致的父母焦虑(尤其是在向父母报告筛查结果时),无法治疗的疾病被确定为筛查的副产品),担心新生儿期的医学化。

表13-1 新生儿疾病筛查所遵循的相关国际指导原则

时间	里程碑式的文献/报告
公元前410年的希波克拉底宣言要求医生根据他们的最佳判断使患者受益	
1968年	疾病筛查的原则以及实践
1979年	生物医学伦理原则
1979年	贝尔蒙特报告:医学研究中的基本伦理原则
2005年	世界生物伦理与人权宣言(联合国教科文组织大会通过)
2008年	欧洲人权和生物医学公约关于为健康目的而为之基因检测的附加议定书
2010年	2010年新生儿筛查的伦理焦点的变化:总统生物伦理委员会的伦理分析

(2) 1968年Wilson和Jungner在世界卫生组织(WHO)原则中描述了通过人群筛查进行早期疾病检测的经典筛查标准。

①寻求的条件理应是涉及健康的重要问题。
②如果患者患有公认疾病,理应有一种可以接受的治疗方法。
③要具备诊断病情以及治疗患者的医疗设施。
④应该有一个可识别的潜伏或早期症状阶段。
⑤应该有一个合适的测试或检查。
⑥测试应该为大众所接受。
⑦应充分了解该病的自然史,包括从潜伏期发展为已宣布的疾病。
⑧应该有一个关于谁作为病人治疗的商定政策。
⑨病例发现(包括确诊患者的诊断和治疗)的成本应与整个医疗保健的可能支出在经济上保持平衡。
⑩案例的发现需要持续不断地进行,并不是一蹴而就的。

(3) 2008年丹麦"新生儿先天性疾病生化筛查"指南中,新生儿疾病筛查标准总结如下:
①这种疾病应该是严重的,即严重的智力低下。

②应该有有效的治疗方法。
③早期治疗对于预防疾病很重要。
④这种疾病在出生时临床上并不明显。
⑤应该有可靠的新生儿疾病筛查（高检出率和低误报率）。
⑥应该有可能预防早死。

此外，收益应与财务成本合理平衡。这些新生儿疾病筛查标准也类似于美国医学遗传学委员会（ACMG 2006）、英国国家筛查委员会（UK-NSC；Politt 2007）、澳大利亚遗传学会（Wilcken and Wiley 2008）和其他国家所描述的标准。

（4）新生儿基因筛查的基本原则

疾病和基因选择的原则。在确定哪些疾病将成为新生儿基因筛查的一部分时，应考虑以下标准[1]：①可能导致严重后果并导致残疾或死亡的疾病；②发病率较高、发病机制明确的疾病；③早期无特殊症状但经实验室检测结果可确诊/澄清的疾病；④可以通过适合新生儿大规模筛查的准确可靠的方法筛查的疾病，假阳性率和阴性率相对较低，成本易于被父母接受；⑤通过有效治疗方法可以逆转或减轻，早期治疗可以改善预后的疾病；⑥成本效益比合理的疾病；⑦尚无有效治疗方法或可操作建议，但符合上述其他原则并能告知计划生育的疾病；⑧具有明确遗传病因（即致病基因）的单基因疾病。

13.3.2　新生儿筛查决策的伦理框架

Beauchamp and Childress 的"四项原则"医学伦理框架在国际层面被广泛接受，并提供了对医学伦理领域内问题的广泛考虑。这并不意外，因为该框架突出了与医学领域高度相关的原则：尊重自主、有利、不伤害和正义。四项原则理论不仅具有较高的理论价值，在社会实践中也发挥着重要的应用作用，例如，如果将利益和危害视为成人，可能会产生一种结果；[2]如果这个幼儿的利益在生命的那个阶段被视为与父母和家庭的密切利益交织在一起，并且可能密不可分，那么适用于新生婴儿的这些原则可能会产生另一种结果。

13.4　疾病筛查的对策建议

13.4.1　增加筛查病种

新生儿筛查要扩大筛查范围，做到全覆盖、早发现、早治疗以及要与各级医疗机构在多个学科形成良性合作，鼓励科研院所切实推进筛查技术的改善，在保证安全和准确的基础上实施试验，将成果应用到各级医院中。

---

[1] TONG F, WANG J, XIAO R, et al. Application of next generation sequencing in the screening of monogenic diseases in China, 2021: a consensus among Chinese newborn screening experts[J]. World J Pediatr, 2022(18): 235-242.

[2] FORMAN, COYLE J, LEVY-FISCH F, et al. Screening criteria: the need to deal with new developments and ethical issues in newborn metabolic screening[J]. Community Genet, 2013(4): 59-67.

13.4.2 督促孕产妇及其家庭重视产后筛查工作

工作人员要承担起宣传教育的任务，配合医院工作，让育龄夫妇对产后筛查有一个正确的认知，帮助他们了解筛查对出生缺陷是可防可控的，与此同时也不应该对医院的筛查工作抱有过高的期望，片面认为只要是产后筛查合格的孩子就不会有任何健康问题。育龄夫妇应该对筛查结果有一个科学、客观的判断。

13.4.3 扩大筛查费用覆盖率

中低收入家庭尤其是非当地城镇户口的孕产妇在经济上存在困难，基本筛查应予以免费，进阶筛查也应适度减免，从而提高城市产后出生缺陷筛查覆盖率。让各个阶层不同收入群体都有能力进行产后筛查的检查，切实达到惠民利民的目标。

13.4.4 统一筛查服务技术规范

实施筛查评价与监督机制，严格要求提供筛查的服务人员，对其进行培训以及全面的业务测评，同时对不符合要求的工作人员应该予以批评与处分。严格控制筛查服务的技术规范流程，对实施出生缺陷筛查的各级医疗机构进行统一的业务规范问责，从而提高筛查的专业性与规范性，降低医疗风险。

13.4.5 出生缺陷患儿救治决策困境

出生缺陷是指婴儿出生前发生的身体结构、功能或代谢异常。出生缺陷可由染色体畸变、基因突变等遗传因素或环境因素引起，也可由这两种因素交互作用或其他不明原因所致，通常包括先天畸形、染色体异常、遗传代谢性疾病、功能异常如盲、聋和智力障碍等。我国是人口大国，也是出生缺陷高发国家。估计目前我国出生缺陷发生率在5.6%左右，每年新增出生缺陷数约90万例，其中出生时临床明显可见的出生缺陷约有25万例。出生缺陷是导致早期流产、死胎、围产儿死亡、婴幼儿死亡和先天残疾的主要原因，不但严重危害儿童生存和生活质量，影响家庭幸福和谐，也会造成巨大的潜在寿命损失和社会经济负担。出生缺陷已成为影响人口素质和群体健康水平的公共卫生问题，如不及时采取适当的干预措施，出生缺陷将严重制约我国婴儿死亡率的进一步下降和人均期望寿命的提高。[1]

关于出生缺陷的分类，国际上大抵有这么几种方法：按照畸形器官进行分类；按照国际疾病分类(International Classification of Disease, ICD)编码分类；也有按照出生缺陷的严重程度划分为重大和轻微缺陷两类，前者需要进行复杂的手术矫正，而后者则不需要。但是在临床实践中，如此二分法过于模糊。更多时候将出生缺陷分为四种情况：第一种是患有缺陷但不影响新生儿的今后的体能或智力的；第二种是虽有一定影响，但是在一定年龄可以具有一定的劳动能力或者生活自理水平的；第三种是对新生儿的智力或体能有严重影响的，甚至今后的生活无法自理；第四种是出生缺陷会对患儿产生致命影响的，这一部分患儿是无法救治、必然死亡的。轻微畸形预后较好，由此带来的经济问题会得到基金会的救助，积极治疗是必然的；严重致死的患儿，即便是放弃救治也无太大争议。真正的难题

---

[1] 卫生部. 中国出生缺陷防治报告(2012)[EB/OL]. (2012-09-12)[2022-05-05] http://www.gov.cn/gzdt/2012-09/12/content_2223373.htm.

是介于严重与轻微之间程度的患儿。

对于出生缺陷的患儿来讲，无论最终决策倒向哪一边，都有可能带来后续的问题。虽然对于医师来讲，救死扶伤本来就是不容置辩的职责，但医疗资源总体上是有限的。对患儿的父母来讲，长期的康复疗程、高额的医疗费用以及所花费的时间精力足以拖垮一个家庭。对社会而言，尊重每个人的生命是最基本的前提，但是社会资源是有限的，患有严重出生缺陷的胎儿在无法为社会做出贡献的同时也会消耗较多的资源。最后对于患儿来讲，仅仅是延长生命而没有提高生命质量，无疑也在一定程度上增加了更多的痛苦。因此，对如何救治出生缺陷患儿这一问题需要根据实际情况、伦理法规等各方面因素慎重决策。

13.4.6　处置出生缺陷患儿的相关伦理学理论

生命健康权虽说是人最基本的权利，但是对于出生缺陷患儿来讲，生命健康权却不是一个毋庸置疑的事情。他们通常在出生后的一段时间内因医治无效而死亡，无法成为一个独立完整的个体，有的虽然可以依靠医疗手段继续维持生命，但却永久性地处于无意识的身体状态中。因此，这些患儿也与平时我们所论及的"人"存在差别，人们对出生缺陷患儿的生命健康权保障也莫衷一是：虽有学者持"胎儿在体外存活便为人"这一观点，但国内主流的看法是"没有自我意识的胎儿不具有生命权，即便他们也是人类物种的成员"（赞同堕胎的依据）。对于各式各样的问题，各种观点背后也存在着几个理论基础，基本可以分为"本体论""义务论"以及"功利论"。

生命伦理学中，本体论在一定程度上确立"人"的标准。彼得·辛格认为人分为"人类这一物种的一员"（member of the species Homo sapiens）以及"人格"（person）。第一层意义包括了所有的人类物种，包括脑瘫患者、植物人等，即便他们拥有生命，但并不具备生命权这一特征。生命权的特征应该包括自我意识、道德能力、社交能力以及好奇心等。这也就把人类的精神特性和物质特性一分为二来谈，承认生命最重要的因素是智力以及与人沟通的能力。目前多数学者也赞同这样的观点，即大脑相关功能完整或具备自我意识潜力的患儿理应得到救治，反之则建议放弃救治。

义务论认为生命的价值高于一切。因而即便是会影响出生缺陷儿一生的严重缺陷，也不能剥夺他们生存的权利，无论代价如何也要尽一切努力去救治，这是义务论救治出生缺陷儿的理论基础。支持义务论的人认为婴幼儿具有康复潜力，可能会出现奇迹；与此同时随着医疗水平的进步，新的治疗方法可能帮助缺陷患儿恢复到正常水平。义务论闪耀着人性的光芒，体现出人之所以区别于动物的仁爱本性。但是救治成功率有多少、代价谁来承担等现实的问题也让义务论无法回应。现实中存在以义务论为救治原则的极端案例，不顾临床病况甚至违反法律来抢救希望渺茫的严重出生缺陷患儿，例如：2010年一女婴患有先天性肛门闭锁、心脏卵孔未闭、肾积水等先天畸形，医生认为该女婴即便进行手术预后也达不到预期的目标，并且女婴的监护人在家庭讨论后决定放弃治疗。媒体曝光了这一事件，导致爱心志愿者连夜在医院抢夺婴儿送往医治，但女婴最终还是死亡。

功利论是以现实利益为出发点考虑问题的，以"绝大多数人的利益"为原则，这是放弃救治缺陷患儿的理论基础。对于患有重大缺陷的患儿来讲，未来很可能无法对社会做出贡献，而且会消耗大量的资源。功利论的学者认为出生缺陷患儿的死亡是自然淘汰的结果，花大价钱的救治是对其他人的不公平。而对于患儿的家长来讲，救治出生缺陷的患儿会让他们额外负担很大的医疗开支,这些开支甚至可以重新培养一个身体健康的孩子。对于政府来讲,长期的养育护理也会是一个沉重的社会负担,特别是一些生活难以自理的出生缺陷患儿(例如唐氏综合征)。功利论由来已久,并且中外皆有之。清朝民间存在婴儿塔——家长把刚出生有缺陷的婴儿放在笼子里,以祈福的名义将患儿饿死;中世纪的欧洲妇女也会掐死有缺陷的孩子,让孩子裹死褥中。虽然功利论在权衡社会利弊上具有一定的合理性,但如果放任自流也会产生恶劣的后果,例如部分家长可能会因为不愿意承担医疗费用或者重男轻女的思想而放弃对患儿的救治,即便患儿只是有轻微的缺陷,这样会使得本该得到救助的患儿死亡。

现实中关于出生缺陷患儿的救治问题,几种理论往往是同时考虑进去的,最后会有一种理论压倒其他。与此同时值得注意的是,如何权衡几种理论的比重,不仅仅取决于患儿的实际情况,同时也与其他因素有关,例如父母的受教育程度、所处国家或地区的意识形态、宗教信仰以及经济发展状况等。例如信奉天主教的国家是不会允许医生扮演上帝的角色来决定出生缺陷患儿生死的。"即便是面临巨大的困难也要想尽一切办法挽救"。用安乐死的办法来处置患儿也会被认为无异于谋杀。当然,在所有的因素中,经济发展水平是决定性的,在经济较发达的地区人们更愿意将义务论的思想作为救治原则,在经济落后的地区则更倾向于功利论。在20世纪90年代,我国曾经有学者对大学生群体针对新生儿安乐死问题进行问卷调查,结果是外国留学生认为这一做法有违伦理的比例远高于国内大学生。

13.4.7 出生缺陷防治的社会机制、法律法规和相关建议

出生缺陷的预防是重中之重。出生缺陷的三级预防包括:通过婚检、增补叶酸、预防孕期感染、规范孕期用药等手段阻止缺陷患儿的发生,这是一级预防;通过彩超、无创产前DNA检测(non-invasive prenatal testing,NIPT)、胎儿镜、羊水穿刺、绒毛膜活检等诊断手段阻止缺陷患儿的出生,这是二级预防;合理处置出生缺陷患儿,这是三级预防。即便是建立好前两级预防,做好婚检、孕检等现有手段也无法完全避免缺陷患儿的出生。所以要完善针对已出生缺陷患儿的处置法规。在当前的临床实践中,医护人员往往无法给予家属明确的建议,即便对缺陷患儿的处置已有一定的倾向,但是也会担心事后责任不明确。

被遗弃在医院的缺陷患儿是临床实践中的一个不可忽视的问题,这些患儿绝大部分是因为其监护人承担不起治疗费用,希望将其丢在医院以获得免费救治。面对患儿家属弃养的情况,医院大多束手无策,只能将患儿滞留医院或者向法院提起诉讼,但是这样会产生巨额开支,给医院增添负担。《收养法》《治安管理处罚法》《刑法》都有涉及这一问题的条款,但是法律的条款不够细化,同时执行时也存在着困难。如果惩罚患儿的监护人,那么患儿的后续将会得不到照顾,会面临更大的问题,因而现实中的家长并不会承担法律上的后果,仅仅是被舆论谴责。除此之外,福利院也不愿意承担这样的负担,一方面是患儿的家属具有抚养的义务;另一方面会增加福利院的开支,甚至可能是巨大的经济负担。对于患儿被遗弃在医院这一问题需要将权责明确,同时要贯彻执行。这里的问题有:缺陷患儿的监护权到底是应该在其父母还是应该移交给社会福利机构?医院为患儿治疗的成本应该由谁买单?患儿父母是否具有支付能力以及如何承担治疗费用?社会志愿服务机构或团体应该在其中发挥多大作用?不过,对于所有家庭来讲遇到出生缺陷患儿都是不幸的,都要

背上沉重的负担,因而相关法律法规应该以帮为主,而不是主在惩罚,并且推出切实可行的救助措施。比方说可以通过政府购买社会工作服务的方式,利用社工力量弥补患者出院后带来的诸多困难。同时要遵循这样的工作流程:分析家庭需求、结合相应理论、制订中长期的服务计划、协调社工等社会力量进行服务。对于最关键的经济费用问题,可以采取多方社会力量筹款的方式:医院减免、发动社会力量捐款、红十字会补助等。

出生缺陷患儿的救治和处置,在医学实践中是很复杂的问题,尤其是如何处置那些可以存活到成年但是智力低下、缺乏自理能力的患儿,更是存在争议,需要根据具体情况来进行。虽然伦理学的相关理论可以帮我们界定救与不救的界线,但在实际情况下,我们需要制定完善具体并且可执行的制度,厘清父母、医疗机构和社会的责任。对这一社会问题进行伦理考量可以帮助形成决策,与此同时也要完善法律法规和流程,这才是解决问题的现实落脚点。敬畏生命、帮助弱小本是一个社会文明的标志,希望未来我们能更好地救治和处置出生缺陷患儿,而不是推诿和犹豫。

第 14 章
照护、融入与认同

第四篇的前几章讨论了新生儿疾病的早期筛查、诊断与治疗的相关内容,本章将从对缺陷儿的照护、融入与认同方面进行论述。首先是对三个概念的解释,其次分析了在照护出生缺陷儿过程中存在的问题、缺陷儿融入过程中存在的问题、出生缺陷儿的认同问题,并提出了相应的解决方法。

14.1 基本概念

14.1.1 照护

(1)照护的概念

唐钧指出:"照护并不等于护理。护理是指配合医生治疗、观察和了解病人的病情,并照料病人的饮食起居,是医疗概念。而照护不是医疗概念。"他认为一"照"(生活照顾)+两"护"(康复护理和权益保护)构成了"照护"。[1] 照护,英文词为 care,是对应 cure(治愈)的舶来概念,也是从古英语 Caru 演变而来。英文原意有对病患或弱者的关怀、援助、助力、支持、悲悯等意思。相对于疾病急性期的 cure,care 更具有于疾病治愈后维持期对人各种能力恢复的照料和支持以及互助相望等的含义。cure 和 care 概念约在 20 世纪初与西方现代医学体系一起被引入日本。不仅需要 cure 治愈疾病延长生命和减缓人体痛苦,还需要 care 来满足作为人的心理社会等的需要。[2]

按 1948 年世界卫生组织的组织法对健康的定义,"健康不仅是消除疾病或衰弱,而且是身体、心理和社会(环境)处于良好状态"。作为大健康中重要组成部分的照护(care)是相对独立于医疗(cure)的体系,照护服务有多种模式,如照护需求评估、自立支援照护、照护预防、整合照护等。照护也有自己的理念,即"能根据个人的优先选择保持最高可能的生活质量,并享有最大可能的独立、自主、参与、个人充实和人的尊严"。照护中的长期照护是一种社会保障制度体系,由照护保险支撑。研究照护的经济现象有"照护经济学"。

---

[1]唐钧,冯凌. 长期照护的全球共识和概念框架[J]. 中国社会科学文摘,2021(009):000.
[2]搜狐网. 什么是照护(Care)[EB/OL]. (2021-12-23)[2022-07-03]. https://www.sohu.com/a/510881689_139908.

(2) 照护的类型

世界卫生组织最早在《国际共识》中提出的"长期照护"定义是从照护者"活动系统"的角度提出的,定义中引出了一个新名词"照护者(caregiver)"。照护者还被进一步分成"正式照护者(formal caregiver)"和"非正式照护者(informal caregiver)"。

《全球报告》是以这种方式描述正式照护者和非正式照护者的:提供长期照护的劳动力由具有各种各样技能的人组成。劳动大军分布谱的一端是非正式照护者,包括家庭成员、朋友和邻居,其特点是免费的、没有培训的、没有外部支持的;而另一端则是正式照护者,即通过严格培训的照护专家。在这两个极端之间的是有着不同培训经验、有不同的专业知识、社会地位和工资水平不同的个体。

在中国,人们普遍认为,正式照护首先指的是依靠照护的老人居住在照护机构中并获得相应的照护服务,正式照护者则是机构中提供照护服务的专业人员和准专业人员。《全球报告》指出:20世纪下半叶,机构服务常常基于医疗模式、外观及操作更像医院而不像家庭。近年来,在一些发达国家,更注重发展小型的照护机构,提供更像家庭的环境氛围和24小时的照护。这样的创新旨在首先将被照护者看作"人",而不是"患者",新的照护理念为照护者与被照护者提供了改进照护质量的希望。

(3) 照护的特点

照护是人类生存的方式。莱茵格(Leininger)是当代第一位研究照护的美国护理学家,她指出照护是人类社会所特有的,是人类文明社会形成、生存、发展壮大的基础。她认为护理的本质是照护,照护是护理的中心思想,是护理活动的原动力,是护理人员为患者提供合乎其文化背景的护理基础。

照护是人际间的一种关系。1989年美国护理家本纳(Benner)和鲁贝尔(Wrubel)提出照护是人类存在的基本方式,认为照护是人类活动,是护理专业人员与患者双方共同努力达到人际协调、帮助患者提高响应能力的过程。

照护具有连接性、互动性。美国照护伦理学家 Nel Noddings 认为照护是一种"融人入己"的接受式照护,照护最重要的意义在于它的关系性,最基本的表现形式是两个人之间的一种连接,一方付出照护,另一方接受照护;照护关系的建立需要双方的努力,即照护的相互性。

专业性照护具有治疗性。2004年美国学者 Philip Authier 认为照护是动态发展的,不能考虑患者某一时间内的照护需求,任何时刻都应以相互交流与尊重为前提,努力了解患者处境,在经常接触患者、为患者提供信息、增强患者信念等具体行为中随时将照护呈现出来,创造性地解决患者存在的问题,才能达到人性照护的治疗效果。专业性照护是护理的逻辑起点:国内护理学家研究的关注点是"专业性照护"活动的本质结构和发展规律。

14.1.2 融入

(1) 融入的概念

所谓的融入,更多的应该是精神性的,或者说涉及的是我们的认识领域。当然,如清末民初剪辫子穿西服从外观进行改变,以达成融入现代文明的第一步也算一种,但若剪了辫子,思想上还是忠君护王那一套,也不算是融入。所以,从精神领域上讲,只要对上述普世价值达成了共识,融入就已经达成。残疾儿童决定融入社会,他们所有的人,在旧的身份属性上已经添加上了另一重身份,而这新的身份势必会在某种程度上全部或部分覆盖或者取代旧的身份。从理论上来说,既然我们原先在旧的集体中能够主动进行改变,那么,新的环境中也可以。

社会融入作为一种社会行动是有其特征和内涵的。以往对社会融入的定义中,一是将社会融入的概念与其他概念混淆;二是缩小了社会融入主体的范围;三是将社会融入的内涵过于具体化,没有抓住其本质特征,没有高度的概括性和抽象性等。根据以上分析,首先就要弄清社会融入的主体,其次要抓住社会融入内涵的本质特征。[1] 这个融入的过程,其实是一个认识新的社会、新的制度规则的过程。我们中的很多人对残疾儿童的观点都不是一成不变的,可以说,都有一个肯定、否定、再肯定之类的过程。这就如同孩童在成长过程中,总会有一个精神性弑父的过程一样。在这个过程中,长成后的孩子会以他作为独立个体的视角,俯视,或者是平视,但肯定不再是仰视,他的养育人的方方面面,并以自己逐渐成熟的独立思维,重新对其做出或正面或负面,或部分正面部分负面的评估。

(2)社会融入的主体

根据目前的学术界定义和实际情况,每当提到社会融入的概念时,其主体或者是未成年人、老年人、残疾人、吸毒者、精神病患者、刑满释放人员、农民工、流浪乞讨人员等特殊群体,或者是在不同地方学习、工作的群体和移民者。这些群体的基本共同特征是,在一定程度上,他们是在社会性资源分配、生活质量或承受力方面均存在弱势的个体或群体。这些群体可以称为社会弱势群体或社会弱者。由于他们自身的弱势或残缺,他们在与他人进行社会交往过程中会出现各种各样的问题,影响他们的价值观、人生观和对社会的态度,使他们对社会和自己没有正确的认识,从而产生仇视或破坏性的心理,引发社会问题。因此,这些群体是当前社会融入研究的主要对象。

当然,除了这些特殊群体存在社会融入问题以外,作为普通和正常的公民,由于社会性资源的不一致性,具体表现为经济利益、社会地位、政治权利、生活方式、价值观念、性别、年龄、民族、教育、收入等多方面的差别,或文化上的差别以及自身条件(包括生理和心理)的限制和束缚导致其在与社会互动的过程中也会或多或少地出现社会融入问题,它有可能表现为是生理上的、物质上的、经济上的、政治上的、体制上的弱势等。因此,这些群体也应当作为社会融入概念所要包含的对象。作为一种科学的概念,其概念主体应当具有一定的普适性和包容性。因此,社会融入概念的主体不应该只包括目前学术界较为广泛使用的移民等特殊群体,还应包括那些在经济、政治、文化、生活和思想上广泛存在的弱势群体,即所有那些在各个方面处于相对弱势地位的个体或群体都是社会融入的主体。

(3)社会融入的本质特征

社会融入实质上是一种社会行动,是一个动态的行为过程,是主体与周围环境不断的持续性(间断或断裂的互动并不代表真正融入)互动(这种持续性互动或者是一段时间临时的互动,或者是很长时间或永久的互动)过程,并且与他人的行为相关(单纯与花草树木相关的行为不是社会行为)。从韦伯、帕森斯和吉登斯等人对社会行动的理论解释可以看出,虽然三人的理论的侧重点均有不同,但归纳起来社会行动的主要特征有以下几个方面:

1)社会性。社会性是社会融入的本质属性。韦伯认为社会行动是一种与他人相关的

---

[1] 陈成文,孙嘉悦.社会融入:一个概念的社会学意义[J].湖南师范大学社会科学学报,2012,41(06):66-71.

行为，是一种具有社会性特征的社会性行为。帕森斯也认为行动者吸纳了规范、价值等社会因素，是完全社会化了的主体。人作为社会行动的主体，在社会中与其他个体或群体进行互动的过程，也就是一种社会化的过程。因此人是一种社会性的动物，每个人必须经过社会化(包括社会对个体进行教化的过程以及与其他社会成员互动，成为合格的社会成员的过程)才能使外在于自己的社会行为规范、准则内化为自己的行为标准，只有在社会中进行良好的社会化，才能顺利地融入社会中去。目前，农民工、刑满释放人员或是流浪乞讨人员等特殊群体正是由于社会化的缺失或不足而导致其不能进行良好的社会互动，从而无法顺利进行社会融入。因此，成功的社会化是人们能否顺利融入社会的基础。

2) 能动性。能动性是架起桥梁的工具。吉登斯把行动本身看作一种能动行为。这种能动性既包括在做事情时所具有的意图，又包括做这些事情的能力和认知能力。合理的能动性更加有利于促进社会融入，而实践又是能动性的基础。实践是具有能知和能动的行动者在一定时空之中运用规则和资源持续不断地改造外部世界的行动过程，它主要由规则、权威性资源和物质性资源等要素所构成，内在地包含了经济关系、政治关系、意识关系这三重关系。社会融入的主体是否能够获得这些资源，以及是否能够合理地运用好这些规则和资源，是其社会融入的关键所在。现在大多数人就是在一定程度上缺失这些资源或者虽然拥有这些资源，但却不能够正确合理地运用，这些问题都是因为主体能动性没有得到较好的发挥，从而导致社会融入问题。

3) 持续性。持续性是能够最终建起桥梁的保证。吉登斯把社会活动看作一种持续不断的动态过程，是一种持续绵延的行动流，一个我们不断地加以监控和"理性化"的过程。成功的社会融入应该是一种可以保持持续性的社会行动，这种持续性既包括社会行动的持续性又包括社会行动本身在时间上的持续性，在这种持续性的社会行动中，主体能够合理地利用资源，处理好各种社会关系并能够维持这种关系的顺利进行。个体或群体在与其他个体或群体进行互动的过程中，一旦社会互动进行不下去而导致中止或停止，那么其社会行动就是存在问题的，其社会融入过程就是失败的。因此能否保持社会行动的持续性是社会融入的有力保证。

4) 反思性。反思性是社会融入过程中的修复器。社会行动分为本能行动、实践行动和话语行动，其中的实践意识和话语意识是行动者自主性的标志，因此称它们为反思性。吉登斯认为反思性是人们行动中一个十分明显而且重要的特征。在进行行动时，行动者不仅有其行动的理由和动机，而且还能对自己的行动及所处情境的社会和物理特性进行反思性监控。通过反思性的监控人们不断调整自己的行为模式来适应社会的变化和发展，从而找到更合适的行为来适应社会。社会融入中的反思性则是个体或群体在社会互动的过程中，不断调整自己的行为和社会关系，用更加理性的行动来适应社会的过程。它能帮助人们修正错误的行为和思想，不断提高社会实践的能力。

5) 交互性。交互性是连接主体之间的桥梁。交互性是人们在交往行为中一种信息、知识和情感之间的互动关系，是社会融入的主体能否融入社会的重要内容，也是之所以关注社会融入问题的源头。一般而言，行动者主观上以他人行为为取向，其行为总要考虑到他人的行为，并产生一种社会关系，正是由于在这种社会关系下的互动和交流，才会形成社会结构和社会格局。而在社会互动的过程中，任何互动的不足都会影响着主体的社会融入。因此，只有良好的社会互动，顺利的交流，才能更好使主体融入社会。因此，在一种社会环境中，在这样的社会互动下，虽然主体会遇到各种问题或曲折或坎坷，但主体如果总是能够在所处的环境中在自我反思的基础上与周围环境的互动保持持续性，既能维持自身的发展，又能获得自我认同和社会认同，并最终获得成就感、自信和尊严，那么该主体也就真正实现了社会融入。

综上所述，社会行动的社会性、能动性、持续性、反思性和交互性共同构成了形成社会融入这一特殊社会互动过程的组合特征的同一性，并且这五个方面又是社会融入的本质特征。任何个体或群体在社会融入的过程中，均具有行动的社会性、能动性、持续性、反思性和交互性。从社会学的理论视角来看，社会融入是处于弱势地位的主体能动地与特定社区中的个体与群体进行反思性、持续性互动的社会行动过程。

14.1.3 认同

(1)认同的释义

首先，对"认同"的语义学解释。"认同"一词的英语表达为"identity"。identity 一词起源于拉丁语 idem。Idem 即同一东西、相同(the same)，据海德格尔考证，idem 所指的同一是一种等同性，即某物与其自身是同一的。[1] 从辞源来看，identity 的核心含义是同一性。在现代英语中，"identity"的语义发展为以下几个层面：一是作为动词，使等同于、认为……一致；二是作为状态副词，即同一性、一致性；三是作为名词，主要指身份、正身、本体、个性、特性等。现代语言中，identity 的核心含义依然是同一性，但它强调这种同一性的主体性，强调主体对同一性的内在自觉与体验，并在这种自觉与体验中构建起自身稳定的身份、个性、特性等，即一种内在一致性，以此区分自己与他者的差异，确证自己的存在，从而从根本上回答"我是谁"的问题。[2]

其次，对"认同"的不同学科阐释。认同是一个存在于哲学、心理学、社会学等不同学科研究中的概念。不同学科对认同概念的研究实现了认同概念的深化，哲学以同一性和差异性的关系思考认同，为认同概念的研究奠定了研究基础；心理学从自我对同一性的主观肯定态度的心理机制角度，提升了认同概念的内涵；社会学从个体对身份的共识以及对社会关系的影响和意义角度，深化和发展了认同概念。最初思考认同问题的学科是哲学，哲学中的认同是对差异之上的同一性的辩证思考，是对事物自身、事物与其他事物之间差异性的同一性确认。社会学领域的认同是从身份这一社会内容的角度研究个体的认同对社会关系的影响和意义。[3] 以哲学对认同的认识为基础，心理学中的认同是自我对自身同一性、与他人同一性的主观肯定态度。

最后，对"认同"的外在表现分析。认同现象在社会生活中很常见，比如社会认同、文化认同、民族认同、国家认同、政治认同等。在社会认同上，是指"个人的行为思想与社会规范或社会期待趋一致"。社会认同表现为三个层面，即价值认同、工作或职业认同和角色认同。[4] 在文化认同上，乔纳森·弗里德曼指出，文化认同指的是以有意识的具体的

---

[1]海德格尔.同一与差异[M].孙周兴,陈小文,等译.北京:商务印书馆,2011:33.
[2]刘仁贵.认同概念发展的三条线索[J].齐鲁学刊,2014,(01):67-70.
[3]杨兰,白苏婷.认同概念多学科释义与整合[J].人民论坛,2014,(34):178-180.
[4]李素华.对认同概念的理论述评[J].兰州学刊,2005,(04):202.

特定文化构型为基础的社会认同。黎巴嫩著名学者萨利姆·阿布认为,文化认同包括三个层次,即对民族集团文化遗产的认同、对民族国家同质文化的认同和对超民族整体的共同文化的认同。[1] 在民族认同上,它是民族理论研究的一个重要范畴,也是随着时代变迁而不断发展的一种社会历史现象。安东尼·史密斯认为,民族认同是一种对该民族独特遗产的价值观、象征物、记忆、神话和传统模式的持续复制与重新诠释,以及对带有那种模式和遗产及其文化成分的个人身份而进行的持续复制和重新解读。[2] 在国家认同上,它区别于族群认同,是差异化的族群成员通过"国家"这一政治共同体形成自己情感与身份的归属。心理学路径下公民的国家认同分为价值倾向、情感确认、行为投入三个层面。[3] 在政治认同上,表示的是政治主体产生的对现存政治体系情感和意识上的归属感,以及基于自身价值而积极支持、参与政治体系的实践行为活动。[4] 政治认同具有社会性、意识性、多维性、动态性和实践性等特征。

(2) 认同的特质

"认同"这一概念涵盖广泛,可以从社会学、心理学、政治学或宗教角度进行阐述,然而,本文的研究是从伦理学角度。与政治认同、宗教认同或者社会学认同相比,伦理学角度下的"认同"有着自己独特的本质:①伦理认同不同于政治认同,不是通过外在行政性强制、行政命令等手段实现,而是自觉、自愿的认同,是主体自由意志的充分表达;②伦理认同不同于宗教认同,不是实现宗教个体对普遍物的皈依,而是个体之"单一性"与伦理实体之"普遍性"的统一,体现为个体与实体之间的互动,具体而言,是实体对个体的接纳以及个体对实体之建构过程;③伦理认同不同于社会学意义上的认同,伦理认同并不像社会学那样研究个人与个人之间的人际关系,而是研究个人—伦理实体之间的人伦关系。人际关系与人伦关系最大的区别在于:人际关系是指人与人之间的关系,出发点是单一的个体;人伦关系是指人与伦,即人与伦理实体之间的关系,出发点是实体。由此,伦理认同可以为"原子式"个体在具体的伦理实体中寻求"居家感觉"。从以上的对比中可以看出,伦理认同是人对"伦"的认同,"伦"是指客观的伦理关系体系。在此,也可以借用"伦理实体"这一概念加以表达。"伦理实体"就是指具有必然性的伦理关系体系。

伦理认同就是通过伦理精神实现"单一性"的身份对普遍性"伦"的认同。其思维的出发点和归宿是"伦"之普遍性,即伦理实体,并通过伦理精神的努力实现对伦理整体性的把握。伦理认同通过人对伦的认同,从而为"认同什么"提供了价值方向;最后,只有当人们将对"伦"的认同体现到实践中,或者说,个体与实体相互认同形成一种凝聚力,并通过具体言行表现,伦理认同才完成了实践—理论—实践的历程,伦理精神也才能够在实践中散发魅力。因此,我们可以暂且将伦理认同的特征概括为普遍性、精神性、价值性和实践性。

---

[1] 都永浩,左岫仙.国内外文化认同研究综述及分析[J].黑龙江民族丛刊,2020,(05):1-8.
[2] 罗志鹏.民族认同的概念、路径及其影响探析[J].哈尔滨学院学报,2019,40(01):15-18.
[3] 管健,郭倩琳.国家认同概念边界与结构维度的心理学路径[J].西南民族大学学报(人文社科版),2019,40(03):214.
[4] 袁其波.政治认同的概念与特征初探[J].太原师范学院学报(社会科学版),2008,(01):46.

1）普遍性

伦理认同是对客观人伦关系及人伦规律的认同，伦理在本性上也是具有普遍性的东西。据海德格尔的考证，"伦理"（ethic）这个词可追溯到古希腊文的 ethos，其意义是"居住""栖所"，后延伸为人们共同生活过程中所形成的较稳定的具有普遍性的风俗习惯。许慎《说文解字·人部》曰："伦，辈也。"杨琼《〈荀子·富国篇〉注》："伦，类也。"赵歧《〈孟子·离娄下〉注》云："伦，序。"学者黄建中在其《比较伦理学》中认为，"伦为人群相倚待相倚之生活关系"，"伦理者，群道也"。"伦"是人与他所处的群体的关系，指人伦关系。黑格尔在《精神现象学》（下卷）中曾指出，"伦理本性上是普遍的东西，这种出之于自然的关联本质上也同样是一种精神，而且它是作为精神本质才是伦理的"。以"家庭成员"与"家庭"关系为例，"在这里，我们似乎必须把伦理设定为个别的家庭成员对其作为实体的家庭整体之间的关系，这样，个别家庭成员的行动和现实才能以家庭为其目的和内容"。黑格尔认为，个人行动的合理性与现实性应指向"家庭"的伦理实体。如果排除黑格尔的唯心主义，他对家庭这一伦理实体有客观与主观的理解。

客观地说，伦理实体是以现实的伦理关系为内容，同时也指由这些伦理关系所形成的伦理秩序的复合体，当人们之间发生某种伦理关系，并能实现伦理上的互动时，实体也就具有了伦理意义；就主观方面而言，伦理实体是由伦理原理、伦理原则、伦理理想所构成的社会的精神实体。伦理实体，作为人与人之间认同的平台，具有伦理普遍性，实体的构成不是"原子式"的排列组合，也不是市民社会中基于"利益战场"通过契约而形成的"需求的体系"，而是人们之间由于某种伦理关系的发生，并实现伦理上的互动时，由这些客观的伦理关系所形成的具有伦理普遍性的实体。例如在家庭的父子关系中，只有发生父子之间的伦理行为的互动时，父子才会构成一个伦理性实体。

2）精神性

伦理认同的精神性特征是指个体对实体的普遍性，即人伦关系和规律的把握必须通过伦理精神的努力。伦理认同所凸显的精神力量就是使个体凝结为实体的凝聚力、向心力。在此阐释伦理认同的"精神"特质，有必要对"精神"的伦理含义作出说明。"精神"有别于意识、理性、心理，是知、情、意的统一体，精神最大的特点是价值性，精神的本质是自由。黑格尔在《法哲学原理》中曾指出："在考察伦理时永远只有两种观点可能：或者从实体出发，或者原子式地进行探讨，即以单个的人为基础而逐渐提高。后一种观点是没有精神的，因为它只能做到集合并列，但精神不是单一的东西，而是单一物和普遍物的统一。"但是，共体伦理精神是现代文明中最罕见的价值资源，作为共体精神是指使个体复合为共体的凝聚力、向心力、影响力，是共体伦理力量的体现。确切地说，是个体与共体相统一的现实而合理的伦理精神。当今时代，充斥着理性对"精神"的僭越，工具理性的狡黠消解了伦理精神的价值关怀，人以及人的精神世界也被工具性地加以评价。

然而，理性无法代替"精神"，无法替代"精神"追求自由及解放的价值关爱本性和终极理想，更无法通过行动的能力为伦理认同提供精神动力。"精神"与"理性"具有本质的区别，"其区分在于，其一，它不仅包括理智、意识，而且包括意志、情感，事实上是有别于'心理'的以德性为统摄的知识、情感、意志的统一体。'实践理性'可以包括意识和意志，但却很难真正融摄作为价值之根源的情感。其二，"精神"的最大特点在于价值性，是一个包含'整个灵魂和道德的存在'，正因为如此，黑格尔把'精神'视为'理性'之上的'理性和它的世界的同一'，而在最初的出发点上，'精神'凸显的是人与动物的区别。"伦理认同通过伦理精神凸显的个体对伦理实体的价值认同，打破了"原子式"个体的存在方式，使"无精神"的"单子"在实体精神世界中寻找到"居家"的感觉。伦理精神的本质是自由，但是，伦理精神所倡导的自由不是以"单个的人"为出发点的个人的自由，而是实体的伦理自由，是"从实体出发的"人的共同体的自由，是对个体无限自由的合理性超越。在此，实体的自由有两个方面的表达，自由的否定性表达是摆脱外在自然与社会控制及内在物性情欲束缚，自由的肯定性表达是获得解放。共体伦理精神所要实现的自由和解放是伦理自由与道德自由的辩证复归。也就是实现孔子所说的"所心所欲不逾矩"的伦理状态。伦理认同是个体在共体这一平台上通过伦理精神获得了伦理解放与道德自由，从而使人们之间形成互动、有机的和谐伦理关系。个体身份也正是在对实体之伦理精神的认同中确证自我身份并探寻归属感的。

3）价值性

伦理认同是个体对人伦关系及人伦规律的认同，它是通过伦理精神实现，是个体归属感、安全感确立的一种文化路径，实质上是意义世界的建构，体现价值认同。伦理认同是针对不同文明的多重身份或者同一文明体系内部不同身份之间的价值冲突，探究多元价值冲突之间的价值融合方式。在此，首先必须把价值冲突中的伦理认同方式分为两个层面探讨。

其一，强烈的伦理认同。其特点是：在多元身份冲突中，经济与社会发展状况成为制约伦理认同的最重要因素。由于发达地区或民族与不发达地区或民族的经济社会发展状况存在巨大差距，相对落后的地区或民族倾向于把经济社会等方面更为发达的地区或民族作为身份认同的价值坐标，而没有进一步追究发达地区及民族的价值体系对本民族而言是否具有合理性。这种因经济及社会发展落差而导致的"强势伦理认同"，往往在多元身份自我确证的价值冲突中表现为文化帝国主义；本质上是经济的价值霸权或是科技的价值霸权；与经济欠发达地区或国家相比，这种强势伦理认同又表现为一种传统虚无主义。这种由不同经济、科技发展状况而引起的多重身份之间的价值冲突，必然导致多元文化背景下身份认同的伦理危机。

其二，生态价值观引导下的伦理认同。生态价值观的基本原则是有机性和内在关联原则、整体性原则、共生互动原则、具体性原则。其特点是，面对多元价值及多元身份的伦理冲突，摒弃文化保守主义及文化帝国主义，以开放的价值心态在本地区、本民族的价值观念与外来价值观念的生态对话、生态发展中确立自身伦理价值及外来伦理价值的生态合理性。生态价值观引导下的伦理认同，需要摒弃以下两种错误的价值观念：抑或以本民族价值观念为准绳排斥一切外来价值观念，以本民族的文化精粹与外来价值的糟粕相比较，以塑造本民族的"精英文化"身份；抑或全盘接受外来价值观，从而否定本民族文化及价值观念的合理性。生态价值观引导下的身份认同是在开放—冲突的多元价值与多重身份的碰撞下，将个体的单一性身份及其价值取向作为人类文明整体性因子中的一个有机部分，实现个体身份的单一性与普遍性之间的生态整合。身份的"单一性"体现了身份的特殊性，其普遍性体现了各种身份之间的共性、实体性、公共本质。基于生态价值观的身份认同不是追求个体的自我完善和伦理价值的自我实现，而是通过伦理的运作，实现"身份"的"单一性"与"普遍性"之间的伦理生态整合，在身份的某种"单一性"与人类多元身份的"普遍性"

之间的互动中确证各种身份的价值合理性。多元身份的生态合理性，通过个体—集体—实体—主体的辩证发展，追求和实现身份之"单一性"—"普遍性"的统一。

4）实践性

从伦理学的角度研究伦理认同，不仅要采取一种"理论的态度"，还要采取一种"实践的态度"。从理论层面看，身份认同是个体对身份由外而内普遍性的认识、理解、接纳的过程，是外在人伦关系的客观普遍性在个体内心深处的积淀过程，也是个体良心的形成过程。在这一过程中，形成了被个体意识到的身份认同观念，表现为一种伦理认同感，伦理认同感的确立表现为一种获取安全感及归属感的伦理力量，而认同感的缺失，将表现为精神世界的平面化和孤独感。从实践层面看，身份认同是个体通过行为表达出来的实体的伦理普遍性，这是一个由内而外的过程，是个体由对伦理普遍性的良知展现为良能的过程。肯定性的身份认同会将对共体的责任感、义务感转化为增强共体凝聚力的认同行动，而否定性的身份认同则有可能使个体因为遭受蔑视、鄙视等不被认同的感觉而引发道德冲突。由此，身份是否能够被认同的问题，不仅仅涉及理论层面，还会在实践中表现为一种行动的能力，这种力量就是认同的力量。所以，个体身份认同的过程就是个体良知、良能的建构过程。

由此可见，伦理学视域下的身份认同，在处理个体—实体、理论—实践关系时有其独特的视角和方法。伦理认同，是指具有某种特殊性身份的个体对实体之伦理普遍性的认同，是个体通过"精神"的努力对实体普遍性的把握，这个过程首先是一个由外而内的理论认知过程，是个体对实体伦理普遍性的认识、理解、接纳的过程；其次是一个由内而外的实践过程，是个体分享实体的伦理普遍性的过程。经过这一辩证过程，伦理认同将个体由一个自然存在者提升为一个伦理存在者。

（3）认同的作用

一些哲学家从个体的心灵修养、心灵需要出发，探讨了认同的作用。梁丽萍阐述，认同是"关涉个人与群体隶属关系的一个概念，因此认同首先是个体对某种意义上的身份的一种心理肯定，认同给予个人以所在感，给人的个体性以稳固的核心"。宗教认同"具有不同的层次水平，如它可能只是一个单纯的宗教徒'名份'，也可能是仪式行为或自我的深度投入。在宗教认同的建构过程中，社会个体逐渐获得相应的宗教信仰观念，而宗教信仰正是宗教认同的必然结果"。认同不仅是指较长时间的态度，还指个人对某群体的自我认同，对某群体的长期承诺是认同的重要表现形式。认同对人们的存在起着重要的作用，认同是人们精神稳固的源泉之一。斯宾诺莎揭示了人何以能过一种德性、自由、有益、自我与公共的生活，个体如何修身。只有先修身，之后才可论及公共福利与社会国家。这与泰勒的观点相近，泰勒认为现代认同来源于自我的根源，人性善恶观点不同的人会形成不同的认同团体。斯宾诺莎的《伦理学》的主旨在于探讨心灵的永恒性，人如何以理性克服情感的放纵与恶，从而让个人、公民与国家获得幸福。它通过分析神、心灵、情感与理智的起源、形式和本质，让人们明白，人的知识是后天培养的。因此，认同与人的知识体系一样具有可塑性，各类认同是在日常社会政治生活学习中建立起来的。

14.2 责任、负担与照顾

14.2.1 出生缺陷儿照护的基本情况

出生缺陷疾病在给患儿的身体健康带来严重影响的同时,由出生缺陷疾病所产生的治疗、护理、康复费用以及因出生缺陷疾病导致的患儿残疾所产生家庭收入损失对患儿家庭、医疗保健系统和社会都造成沉重的负担[1]。

产妇的照护问题。新生儿有出生缺陷的产妇心理通常会承受很大的压力,临床经常采取心理护理等常规措施进行干预,以抑制她们的焦虑、抑郁情绪,但临床研究表明,常规护理干预措施在改善新生儿出生缺陷产妇的社会关系和产后生活质量方面的效果不佳。责任亲情交互护理模式是一种细致责任护理联合亲情性护理服务,能满足产妇对生理、心理和情感关怀的护理需求,是帮助产妇重新认识生活、重视生活的一种新型的护理模式。

(1)责任亲情交互护理模式干预方法

首先,宣讲亲情承诺:临床护理人员分析产妇的具体情况,为每一位产妇配备亲情护士,并告知产妇亲情护士的姓名和联系方式。亲情护士向产妇宣讲亲情服务承诺书,向产妇家属赠送亲情联系卡,进行亲情交流,每天至少2次电话沟通,询问产妇的身心状况,耐心地为产妇解答疑问,给予产妇全面的关怀和帮助,并告知产妇产褥期护理的注意事项、母乳喂养方法、乳房护理、饮食、新生儿护理方法、预防接种知识等,并亲自向产妇演示护理步骤,直到教会产妇为止。

其次,责任护理:病房内配备空调和加湿器,维持舒适的温湿度,每天定时清洁床单,记录产妇身体状况,向产妇发放健康教育资料,帮助产妇正确认识新生儿出生缺陷,协助和指导产妇和家属有效吮吸姿势和正确的哺乳方法,同时讲解相关注意事项。

最后,加强亲情沟通护理:建立和完善产科责任护理制度,保持责任护士、亲情护士与产妇之间的良好关系,确保每天2次以上的有效沟通,在沟通的过程中,应耐心聆听,理解产妇的痛苦,适时选择点头、眼神鼓励产妇进行语言表述,表达自己内心的真实感受,积极关心产妇的感受,给予产妇积极的帮助和相关建议,多与产妇进行亲情交流,利用共情、换位思考等方式付出亲情让产妇切实感受到来自医护人员的关心。

(2)责任亲情交互护理模式干预方法可行性分析

现代流行病学研究表明,我国新生儿出生缺陷状况不容乐观,新生儿出生缺陷发病率呈现上升趋势。常见的新生儿出生缺陷包括唇裂、神经管缺陷、多指(趾)、先天性心脏病以及脑积水等。新生儿出生缺陷毕竟是少数,而且妊娠期间产妇只能感受到胎动,无法察觉胎儿的异常状况,一旦发现新生儿出生缺陷,产妇及其家人将会感受到巨大的精神压力,而且与正常新生儿相比,出生缺陷新生儿的成长之路更加艰难,对于产妇及其家庭来说是一种沉重的打击。

一般情况下,对新生儿出生缺陷的产妇进行常规护理措施,但常规的护理措施方法简

---

[1] 纪颖,郑晓瑛. 出生缺陷疾病经济负担的评价[J]. 人口与经济,2006,(05):8-11+24.

单,临床护理人员责任心不强,忽视产妇心理需求,使新生儿出生缺陷产妇的社会关系和生活质量得不到改善。责任亲情交互护理模式作为一种新型的护理模式,将"责任亲情交互"作为护理服务工作的指导理念,其能满足产妇生理、心理和情感关怀的护理需求,帮助产妇重新认识生活、重视生活,改善社会关系,促进生活质量提升。

责任亲情交互护理模式可有效帮助新生儿出生缺陷产妇提高社会关系和生活质量,有效缓解新生儿出生缺陷产妇的不良心理情绪。这主要是因为:一方面,责任亲情交互护理模式通过宣讲亲情承诺,为新生儿出生缺陷产妇提供更贴心的服务,从而使其感受到亲情般的温暖,增加产妇的信任度;另一方面,责任亲情交互护理模式通过责任护理,为新生儿出生缺陷产妇创造温馨、舒适的产后休养环境,帮助产妇提高自我护理能力和照顾新生儿的能力,增强其对护理的认可程度及配合程度;其三,责任亲情交互护理模式通过强化亲情沟通护理,及时了解新生儿出生缺陷产妇存在的心理和生理问题,积极互动,满足产妇情感需求,有效消除新生儿出生缺陷产妇的社交恐惧,使其从悲观情绪中走出来,勇于与他人交流,并恢复社会关系,鼓励新生儿出生缺陷产妇获取重新生活的信心,提高其生活质量。综上所述,责任亲情交互护理模式干预在新生儿出生缺陷产妇中的应用效果显著,可改善产妇的生活质量和精神状态,是值得在临床上推广应用的。

14.2.2 贫困家庭出生缺陷儿的照护困境及对策

(1)贫困家庭出生缺陷儿照护问题现状

首先,家庭照顾者主要是女性。在我国,历来存在着"男主外、女主内"的传统观念,这对农村地区产生了更为广泛和深刻的影响。在农村地区,大多数家庭的主要生产方式是农业生产,农业生产需要巨大的体力劳动工作量,由于男性在生理上有先天优势,更加倾向于在家庭之外承担这种体力劳动,而女性则通常会被自动默认为照顾者的角色,照顾家庭成员的日常生活。大部分男性认为家庭照顾缺少技术性且负担较小,是富有女性特征的专属工作。

在农村地区,受传统的父权社会和性别分工观念的影响,主要由女性成员承担家庭照顾工作,而农村地区的缺陷儿照顾工作主要由母亲和祖父母中的女性长辈所承担。农村地区的生产方式较为单一,以农业为主,而随着社会的快速发展,这种以农业为生的家庭很容易陷入贫困境地,此外家庭中出现残疾儿童,需要花更多的费用,使得男性成员外出工作现象越来越普遍,女性和老年人则留在家生活并承担起家庭照顾职能。此外,由于女性成员自身对于孩子的母爱驱使,母亲更有可能和有倾向留在家中照顾孩子。对于那些外出务工的农村家庭,他们的祖父母辈也会愿意选择照顾孩子,而让年轻的家庭成员外出务工,为家庭带来更多的收入。我们在对调查对象进行访谈时,也验证了这一现象:大多为女性在家照顾孩子,男性外出务工。

其次,照顾压力普遍,照顾者身体状况不佳。照顾工作本身就是一种琐碎枯燥的事情,而缺陷儿大多都需要长期照顾。其家庭照顾者在照顾过程中,承受着方方面面的照顾压力,其中包括体力上的消耗和身体上的损伤。尤其是贫困家庭,家庭照顾者在繁重的照顾工作、家务劳动与间或的农业劳作之下,照顾压力普遍存在,常年累积下一些小病小痛的症状,身体健康状况不佳。

再次,照顾者有负面情绪和巨大的心理压力。家庭中缺陷儿的出生,会给家庭成员和家庭生活带来重大变化，随之而来的问诊康复和日常照顾教育等，会给照顾者带来情绪上的担忧、无助、焦虑甚至崩溃，进而产生巨大的心理压力。为了照顾孩子，家庭照顾者不得不放弃自己想做的事情，大部分时间精力都付出在缺陷儿的康复、照顾和教育上面，并且在短时期内甚至一辈子都不会看到他们的孩子康复。在这种情况下，照顾者很容易对缺陷儿过分关注和担忧，变得消极不振甚至忧心忡忡。对于一个家庭而言，孩子的出生带来了惊喜与希望，几乎每个家庭都会对孩子的出生充满着期待和寄托。但是身体有缺陷的孩子对家庭而言是一个沉重的打击，会带来很多负面情绪。一个家庭可能会无法接受缺陷儿的诞生或在养育照顾方面经常产生矛盾。对于家庭照顾者而言，照顾者几乎把所有精力都投放在对缺陷儿以及家庭的照顾中，没有太多的时间和精力来处理家庭关系和问题，而积累的负面情绪和矛盾得不到处理，会造成其巨大的心理压力。他们的这种心理压力，一方面表现在对孩子的担心、忧虑，另一方面表现在无助、焦虑的心情得不到宣泄，无人真正理解他们的内心感受。

最后，有限的社交生活，较大的社会压力。个体的成长是一个社会化的过程，每个人都生活在一定的社会网络中，拥有一定的社交生活，与外界与他人达成良好互动，从而进一步形成完整的个体。我们每个人的生活都离不开社会，从衣食住行的物质方面到亲密关系、情感互动等精神方面，都需要从除了自己本身之外的外部获取支持，来作为补充得到发展。费孝通先生在《乡土中国》中提到过，中国的乡村很讲究"圈子"，所处的社交环境是一个熟人社会，乡亲们的交往依赖于熟悉程度、亲缘关系，就如一块石头扔进水中一圈圈向外扩散的涟漪，远疏近密。在农村这种社交环境之下，谁家里有了出生缺陷的孩子根本不是秘密，不管村里的人们是抱着同情怜悯的心情，还是看不起避之不及的态度，都会对缺陷儿的家庭造成巨大的社会压力。缺陷儿的家庭照顾者每天疲于照顾孩子和家庭，没有时间和精力去寻找或者联系自己的亲朋好友，并且在这种社会压力之下，他们也不愿意说出自己的苦恼，其社交生活比较匮乏。在农村地区，家里有缺陷儿的那些家庭照顾者，他们所拥有的社交网络大多只有家人和近亲，整个圈子比较封闭且单一，还要承受着来自外部的社会压力。

(2) 贫困家庭出生缺陷儿照护问题原因分析

第一个就是经济水平较低。表现在工作机会少，收入低。低收入的缺陷儿家庭经济更加脆弱，因为需要有专门的家庭成员(即家庭照顾者)来照顾缺陷儿，就无法专门去工作，从收入来源上面就减少了一个家庭成员的经济补充，使原本就不富裕的家庭经济更加困难。医疗支出大，周期长。一个家庭中如果出现缺陷儿，很大程度上在经济方面遇到困难。因为与普通儿童相比，缺陷儿的医疗康复费用和特殊护理费用都是一笔巨大的支出，这无疑增加了家庭成员经济上的负担。对于缺陷儿家庭来说，医疗康复费用是一笔巨大的支出，并且需要不断地投入，甚至看不到效果。一般来说，治疗康复强调及早发现、及早治疗，以及时控制不良情况，增加康复的可能性，因此大多数有缺陷儿家庭都会在发现孩子有问题时，就立即开始漫长的求医问诊之路。

第二个是缺乏育儿技能。缺陷儿由于自身生理或者心理上的缺陷，在后天的成长和社会化发展过程中存在着障碍。与其他儿童相比，缺陷儿在身体发育成长、认知学习、自我照顾以及社会交往等方面都会明显落后，因而对于缺陷儿的家长来说，如何教育孩子成为一个难题。具体表现在：①缺乏身体康复技能。与一般儿童相比，缺陷儿由于生理和心理上的缺陷,会出现发育缓慢或者某些方面发展存在障碍的情况,需要家庭照顾者掌握较为专业和科学的技能与方法,来帮助他们更好地康复和成长,通常缺陷儿比一般儿童体质弱,在其生长发育的过程中面临着更多的问题,不同类型缺陷儿的表现也不同,对日常的生活护理和照顾条件要求比较高。此外,由于贫困家庭的物质水平低下、康复资源有限,缺陷儿的家庭照顾者所需要具备的家庭护理、特殊的膳食营养搭配以及日常照顾中的注意事项等知识都十分欠缺,这很大程度上不利于缺陷儿的有效康复和更好地成长发育。②缺乏社会融入与教育技能。缺陷儿的发展除了在生理发育方面需要特殊的护理和照顾,在其日常自理能力的培养、发展性学习和社会交往等方面,也需要家庭照顾者具备专业的技能和更大的耐心来照顾培养他们。贫困家庭的家庭照顾者因受教育程度较低和缺乏特殊教育而受到限制,在教育缺陷儿时面临巨大的教养压力。③存在认知偏差。家庭中出现缺陷儿对每个家庭成员来说都是沉重的打击,他们接受这个现实需要很长时间。特别是在消化和接受残疾现实的过程中,贫困家庭照顾者很容易出现认知偏差,其包括对孩子的状况抱有不合理的期望、对缺陷原因方面错误归因、对孩子的未来过分担忧与焦虑以及在与外界的互动中产生自卑的心理等。这一系列认知偏差给家庭照顾者带来了巨大的压力,从而使其产生负性情绪,导致一系列的负面影响,表现在:①将残疾原因归责于自身,长期自责内疚。对于每个家庭来说,新生命的诞生是值得期待的,但是缺陷儿的出生会让家庭成员受到巨大打击,产生痛苦、恐惧和困惑的心理。一些贫困家庭常常从自己身上寻找原因,尤其是那些生育的人,认为是自己的遗传、孕期过程的疏忽或者护理的不周而导致了缺陷孩子的出生,他们充满了内疚感,在长期的照料过程中陷入自责和内疚的心理状态,不仅给家庭照顾者带来极大的心理压力,也限制了其照顾能力的发展,影响着缺陷儿的康复和成长。②高期望值和现实之间的心理差距。缺陷儿的缺陷程度和家庭成员对缺陷的认识,会影响到家庭成员对缺陷儿的期待。③对孩子的过度担忧和焦虑。通常情况下,很多缺陷儿的症状即使有所康复,但缺陷仍将伴随他们一生,很少孩子得到有效治疗,再加上现今我国残疾人福利保障体系尚不完善,家庭照顾是缺陷儿目前乃至今后很长时间的唯一生活依靠,这使得很多家庭都会对缺陷儿的未来感到十分忧虑。对于家庭照顾者来说,在承担长期照顾工作的负担之下,他们更容易对孩子的未来产生各种担忧、焦虑、无力甚至抑郁情绪。④感到自卑,排斥与外界交流。通常情况下,缺陷儿会在肢体、外在表情和行为动作上与普通儿童有着很大的不同,在生活中常常会遭遇周围人的指点和歧视,这种体验不仅会伤害缺陷儿本身,也会对其家庭照顾者造成情感伤害,有时甚至会引起不必要的冲突。

最后是缺乏社会支持。社会支持在社会工作领域中,有政府与其他组织占主导地位的正式支持,有个体的社会网络(包括家庭成员、亲戚、朋友)所形成的非正式支持,以及专门的社工人才与社工机构提供的专业技术性支持。这些不同类别社会支持的不足,会使家庭照顾者更容易陷入困境、产生压力。

(3)贫困家庭照顾者的需求分析

家庭照顾者在面临各种压力时,就会产生与其相对应的需求,以此来帮助解决问题和缓解压力。贫困家庭缺陷儿的家庭照顾者普遍存在着巨大压力,这些压力包括身体的、心理的和外部的社会互动、社会环境等,他们往往因为各种主客观条件的不足而导致其压力长期得不到排解。

经济与康复资源的需求。对残疾人最广泛的经济保障就是贫困残疾人生活补贴和重度残疾人护理补贴,其他相关政策视各省实际情况而定。尽管国家在残疾人事业上为适度缓解家庭的经济压力实施了各种政策计划,但关于家庭照顾者的政策还是很少且支持力度不足。

照顾技能与特殊教育的需求。首先因为缺陷儿的生理或心理方面存在缺陷,在其照料过程中,家庭照顾者往往需要具备多项康复训练知识和护理技能。孩子的缺陷类型与康复阶段不同,家庭照顾者所需要的康复知识和护理技能也不同。其次是特殊教育的必要性。对于缺陷儿来说,教育方面具有着巨大的需求。虽然国家出台了很多倡导学校、社会不得歧视缺陷儿的政策文件,但实际生活中缺陷儿的入学是很困难的。特殊教育的支持对于家庭照顾者来说,一方面可以排解家庭照顾者教养技能不足的压力,为孩子教育方面提供建议和指导,另一方面可以一定程度上减轻其生理照料负担。目前我国缺陷儿教育发展现状并不乐观,特殊学校数量少,制约条件多,呈现出供不应求的特点。无论是正常孩子还是缺陷儿,教育对他们的个人成长和社会化发展都发挥着不可替代的作用,因此特殊教育对于缺陷儿的成长发展来说是很重要的需求,对于缓解家庭照顾者压力也十分重要。

情绪宣泄与理性认知的需求。缺陷儿的家庭内部,家庭照顾责任往往完全落在一个家庭成员身上,长期重复繁重的照顾工作容易造成照顾者较大的心理压力,使其感到疲惫倦怠、心情烦躁,产生负面情绪。家庭照顾者的心理压力较大,负面情绪却无处倾诉,自己也缺乏缓解压力的办法和能力,因此迫切需要找到发泄情绪的渠道以及获得情感支持。

尊重与社交的需求。虽然今天的社会倡导文明礼貌、互帮互助的氛围,但对缺陷儿的歧视和隔离都还很普遍,文化环境封闭的农村地区更是如此。人们谈起某个家庭的残疾儿童时,常常会不自觉地使用"傻子""瞎子""疯子"等具有歧视意味的称呼,并对其家庭成员表现出同情、嘲笑或者歧视的态度,伤害着缺陷儿和其家庭照顾者,忽略了他们作为社会成员应有的价值尊严和需求。在这种社会环境下,家庭照顾者便会尽量避免带孩子出去,以免遭遇歧视和伤害,时间一长便容易产生社交退缩。此外,家庭照顾者因为大部分精力和时间都用来照料孩子,社交的时间十分有限,社交的质量也会受到影响。因为当孩子的残疾情况不能被同一社交圈子的人们所理解和接受时,家庭照顾者将会减少这种社交活动。

(4) 贫困家庭出生缺陷儿的照护问题对策

完善家庭照顾者政策,健全福利保障机制。针对社会中的弱势群体,政府应在完善贫困家庭缺陷儿家庭照顾者的社会支持方面占据主体地位,发挥主导作用,通过加强完善家庭照顾者政策和健全福利保障机制,为家庭照顾者们提供有据可依的经济、医疗、福利保障等多方面支持,为其建立起严密的安全网和防护网,促进其压力的释放和身心的良好发展。如增加照顾护理津贴。对于贫困家庭缺陷儿的家庭照顾者来说,他们往往承受着比较大的经济压力,迫切希望得到经济上的补贴来减少家庭的负担。目前我国的照顾者政策较少,对于缺陷儿及其家庭的津贴较为有限,大多是关于儿童入学费用的补助或减免和部分困难家庭残疾儿童康复费用的补助,数额比较少且作用十分有限。此外,国家出台的相关政策主要是针对残疾儿童本身,关于残疾儿童家庭的照顾护理津贴制度较少且金额较低,根据残疾等级每个月为50元至150元不等。在残疾儿童家庭中,其家庭照顾者经常需要请假甚至全职在家来照顾残疾儿童,其家庭日常开支往往需要由其他家庭成员来承担,金额过少的护理津贴对于缺陷儿家庭而言只是杯水车薪。

加大医疗和康复资源投入，力促医疗资源公平可及。在减少残疾人群体医疗康复的同时，政府还应关注到其照顾者群体的医疗保障问题，增强对农村地区医疗与康复资源投入，并提高对其家庭照顾者群体的医疗保障力度，从而解决缺陷儿及其家庭照顾者看病难、看病贵的问题，避免因病致穷。此外，早筛查早发现早治疗，缺陷儿的抢救性康复需要依赖完善的医疗资源和专业的康复资源，充足的医疗康复资源对农村家庭照顾者的压力排解有极大的帮助。

完善残疾人及其照顾者的福利保障机制。残疾人作为社会中的弱势群体，其权益和福利保障需要国家（地区）通过法律法规和政府相关部门的配合而得以实现，现在我国对于残疾人及其照顾者的福利保障尚未形成健全的机制，需要不断完善。从生命阶段来看，残疾儿童正处于生命的早期阶段，迫切需要康复、教育和社会化学习，其照顾者也需要得到康复、教育和社会化的信息和资源，需要专门的照顾技巧和相应的情感支持，因此完备的福利保障机制有利于满足家庭照顾者的需求，进而有利于其压力的排解。

支持专业机构发展，完善照顾者支援体系。缺陷儿由于儿童和缺陷的双重劣势，在其成长和社会化发展中会遇到各类问题，包括身体康复、教育发展和社会融合等方面，对其家庭照顾者的综合能力要求很高，因此家庭照顾者需要专业机构帮助他们解决问题，排解自身的压力。

加快发展特殊教育事业。对于缺陷儿来说，他们不仅要接受必要的医疗康复训练，更需要接受合适的教育以帮助他们更好地成长与发展。虽然我国的法律规定残疾人有接受义务教育的权利，但实际生活中并非所有的缺陷儿都能够接受义务教育，特别是贫困家庭的缺陷儿，这使得其家庭照顾者在教育方面缺乏支持、承受着教育压力。

充分发挥社会工作优势，构建互助支持网络。随着社会的不断发展和进步，社会工作在基层社会治理中越来越普遍和重要，在帮助民众解决问题特别是帮助弱势群体方面，有着自己独特的优势和经验。因此在贫困家庭缺陷儿家庭照顾者的压力排解上，社会工作者应该充分发挥其专业优势，帮助照顾者建立互助支持网络，促进其身心协调、健康发展。

宣传心理健康知识，建设残疾人友好社区。良好的环境有利于个体与外界发生良好的互动，有利于社会支持的获得，也有利于个体的身心良好发展。对于农村残疾儿童家庭照顾者来说，良好社会风气的营造和其所处社区生活的建设，可以促进他们与外界的互动，获得多方面的理解与支持，进而得到压力的排解。

14.2.3 以患者和家庭为中心的护理（PFCC）

新生婴儿的到来是一个伴随着角色和家庭动态变化的事件。当出生伴随着新生儿疾病和新生儿重症监护病房（NICU）住院时，家庭面临着婴儿健康状况带来的短期、中期甚至长期影响的挑战，尤其是在早产的情况下。为了减少对家庭生活的影响并改善新生儿健康相关指标，建议实施以患者和家庭为中心的护理（PFCC），这一概念与其他国家的"家庭综合护理"（FiCare）的概念同义。PFCC 的实施需要基于伙伴关系以及尊严和尊重原则、信息共享、协作和参与指导机构政策和专业实践的关系实践。

新生儿重症监护室拥有先进的技术和疗法，以确保因早产、先天性畸形、围产期窒息、先天性感染或其他原因导致临床状况复杂的新生儿的存活。在与新生儿住院相关的众多后果中，家庭面临的许多变化、挑战和障碍尤为突出，对家庭系统存在短期、中期和长期的影响。害怕失去孩子是父母经历的一部分，尤其是在第一次去新生儿重症监护病房时，被认为是最糟糕和最困难的情况。NICU 环境和与婴儿相关的技术设备被母亲、父亲和/或伴侣视为神秘和威胁，导致负面情绪、压力，增加恐惧。在整个体验过程中，有多种感受，如喜悦、爱与温柔、焦虑、恐惧、苦恼、悲伤、痛苦、沮丧、羞愧、担忧和无助。内疚是新生儿在新生儿重症监护室住院期间和出院后最强烈的母性感觉[1]。在建立亲子关系和养育子女方面，众所周知，婴儿需要尽早与父母接触，以获得最佳的生理和心理—情感发展。父母还需要与婴儿建立有意义的关系，以确立他们作为母亲和父亲的身份。婴儿住院可能会破坏这些过程[2]。

在新生儿重症监护病房的背景下，当父母无法为婴儿提供直接护理时，他们与婴儿的身体和心理距离可能会受到影响[3]。这种距离可能是由于婴儿脆弱的健康状况、NICU 干预措施和常规所施加的限制、家庭住所和医院之间的距离以及家庭责任与父母留在 NICU 中的时间的平衡。孵化器、机器、照明、噪声、新生儿重症监护室的设计、工作时间的限制以及信息的缺乏构成了父母与孩子之间的关系发展和结合过程的严重障碍[4]。父母的负面情绪和压力被描述为延迟正常过渡到父母身份和履行父母角色的主要原因[5]。除了压力之外，有证据表明，在新生儿重症监护病房的婴儿的父母比不在新生儿重症监护病房婴儿的父母有更高水平的抑郁症状。[6] 父母出现严重抑郁症的风险因素包括缺乏护理人员的支持、胎龄较早的新生儿、住院时间较长以及临床问题更严重的早产新生儿。

（1）以患者和家庭为中心的护理（PFCC）的定义

以患者和家庭为中心的护理是一种尊重和响应家庭个人需求和价值观的护理方法。所有家庭成员都被认为是护理的接受者[7]。在 NICU 的背景下，PFCC 被定义为"对新生儿和家庭进行跨学科、全面和整体的护理，以保持他们的尊重和尊严。家庭作为新生儿生命中不可或缺的一员，也是医疗保健的主要参与者之一，与医护人员相互协作。没有任何偏见的完整信息交流可以提高为新生儿及其家人提供的护理质量"[8]。

---

[1] FERNÁNDEZ MEDINA IM, GRANERO-MOLINA J, FERNÁNDEZ-SOLA C, et al. Bonding in neonatal intensive care units: experiences of extremely preterm infants' mothers[J]. Women Birth, 2018, 31(4): 325-330.

[2] ROQUE A T F, LASIUK G C, RADÜNZ V, et al. Scoping review of the mental health of parents of infants in the NICU[J]. Obstet Gynecol Neonatal Nurs, 2017, 46(4): 576-587.

[3] AINSWORTH M D S, BLEHAR M C, WATERS E, et al. Patterns of attachment: a psychological study of the strange situation[J]. Patterns Attach, 2015: 1-417.

[4] HEYDARPOUR S, KESHAVARZ Z, BAKHTIARI M. Factors affecting adaptation to the role of motherhood in mothers of preterm infants admitted to the neonatal intensive care unit: a qualitative study[J]. Adv Nurs, 2017, 73(1): 138-148.

[5] AL MAGHAIREH D F, ABDULLAH K L, CHAN C M, et al. Systematic review of qualitative studies exploring parental experiences in the Neonatal Intensive Care Unit[J]. Clin Nurs, 2016, 25: 2745-2756.

[6] ROQUE A T F, LASIUK G C, RADÜNZ V, et al. Scoping review of the mental health of parents of infants in the NICU[J]. Obstet Gynecol Neonatal Nurs, 2017, 46(4): 576-587.

[7] DAVIDSON J E, ASLAKSON R A, LONG A C, et al. Guidelines for family-centered care in the neonatal, pediatric, and adult ICU[J]. Crit Care Med, 2017, 45(1): 103-128.

[8] RAMEZANI T, HADIAN SHIRAZI Z, SABET SARVESTANI R, et al. Family-centered care in neonatal intensive care unit: a concept analysis[J]. Int J Commun Based Nurs Midwif, 2014, 2(4): 268-278.

(2) PFCC 方法的原则及其与 NICU 的接口

PFCC 的核心概念是尊严和尊重、参与、信息共享和协作，基于医疗团队和家庭之间的伙伴关系[1]。尊严和尊重：医疗保健专业人员必须倾听并尊重患者和家属的观点和选择，并应将他们的知识、价值观、信仰和文化背景纳入护理计划。信息共享：医疗保健专业人员必须与患者和家庭成员沟通和共享完整和公正的信息，以便它们是肯定的和有用的。为了有效地参与护理和决策，患者和家属必须获得及时、完整和真实的信息。参与：应支持和鼓励患者和家属参与他们选择的护理和决策过程。合作：患者和家属必须与机构领导层合作，制定、实施和评估政策和计划，规划护理设施，进行专业教育，并与医疗保健专业人员一起规划和提供直接护理给患者病人。

在新生儿重症监护病房中，PFCC 概念被应用为[2]：①家庭护理。评估家庭和评估并提供其需求。②平等的家庭参与。家庭参与护理计划、决策以及提供常规和特殊护理。③合作。与家庭的跨专业合作及其参与监管和实施护理计划。④维护家庭的尊重和尊严。包括两个规范——家庭差异的重要性和承认他们的倾向。伙伴关系是 PFCC 方法的核心属性，共享、互惠和共同目标是伙伴关系的基本价值观。具体而言，关于互惠的价值，重要的是要考虑到这意味着考虑双方的需求，并且医疗团队和家庭都对积极的结果负有责任。

将 PFCC 原则纳入临床实践有利于工作人员和家庭成员之间的有效关系，并可以积极影响家庭的福祉，从而影响新生儿的健康。

14.3 救助、关爱与融入

据联合国儿童基金会数据，中国每年有 80 万至 120 万名缺陷儿出生，有 10 万名婴幼儿被遗弃，而相应的社会救助力量远远不足以涵盖所有的孤残儿童。儿童福利事业是我国社会福利工作的重点，承担着我国孤残儿童的救治工作，出台的政策文件保障着孤残儿童的权益。从孤残儿童数量之庞大，足以看出儿童福利机构所承载的压力与所担负的重任。国家以儿童福利院为依托为孤残儿童提供物质支持和养护服务，满足了孤残儿童物质层面上的需求。但随着儿童福利机构的发展与运作，集中供养模式下的弊端不断显现，孤残儿童其他层面的需求也不断涌现。从社会层面上来看，此类群体的标签化严重、社会化不足，大众的误解与排斥加速了群体内部的自我存在感及价值感低下的问题，心理需求凸显。在国家的宏观推动下，需要倡导更多的社会大众关注此类群体，为此类群体的成长发展提供良好的文化氛围与社会环境。

14.3.1 出生缺陷儿融入的现实情况和问题成因

为确保儿童的生活成长环境，政府设立了儿童福利院、孤儿学校、社会福利院等福利

---

[1] Institute for Patient- and Family-Centered Care (2012)[EB/OL]. http://libdb.csu.edu.cn:80/rwt/SPRINGERLINK/http/P75YPLUJPBUGGZ3PN73GH/about/pfcc.html.

[2] RAMEZANI T, HADIAN SHIRAZI Z, SABET SARVESTANI R, et al. Family-centered care in neonatal intensive care unit: a concept analysis[J]. Int J Commun Based Nurs Midwif, 2014, 2(4): 268-278.

机构。大量数据与实验表明，儿童福利院内的儿童在人生各阶段出现问题的概率较大，包括各种消极的心理问题及行为偏差。儿童福利院作为儿童成长初期的重要场所，起到了至关重要的作用。虽然此类机构为儿童提供了良好的物质资源，但是这种福利机构集中供养的模式也对其成长发展产生了一定的负面影响，使得孤残儿童心理需求得不到满足、社会化程度低下。这些潜在的问题影响着孤残儿童未来的成长与发展，如果缺少适时的关注与介入，会对其人生产生负面效应。面对机构内孤残儿童的种种问题，依恋理论能够很好地解释儿童行为产生的原因。依恋行为对于儿童的成长发展具有决定性作用，能够帮助我们分析问题根源，通过对依恋关系的积极改善与引导从而解决问题。另外，服务对象是机构孤残儿童代表性的体现，问题行为背后是其家庭以及福利机构供养模式弊端综合影响的结果，福利机构集中供养模式的无差别化以及家庭原因形成了事实孤儿等多种因素共同影响了缺陷儿的心理和行为表现。

(1) 出生缺陷儿融入的现实情况

1) 残疾儿童家庭缺乏经济支持的政策

在"第二次全国残疾人抽样调查"调查的 1002 名残疾儿童中，31 人领取低保金，占 3.09%；56 人领取救济金，占 5.59%。由此可以看出，残疾儿童家庭领取低保金和救济金的比例很少，这些家庭并没有得到足够的救助与支持。社会保障包括社会保险和社会救助，基本收入保障。我国社会保障的主体是社会保险，但社会保险的覆盖对象是城镇职工，并不是儿童。城市中的社会保障主要是最低生活保障制度；农村主要实行农村低保等制度。政府已经提出有关残疾人专项社会保障政策措施，但目前残疾儿童的各项费用还是主要由家庭承担。

0—6 岁儿童衣食住行和成长教育等费用基本上由家庭支付，除生育津贴（适用对象为城镇企业职工，而且其所在单位已向社会保险经办机构缴纳生育保险费）、免费接种疫苗和一定的医疗补贴外，对于一些困难家庭，政府多限于提供贫困补助或重大疾病补助。因此经济支持性政策覆盖的家庭范围很小，大部分相对困难儿童家庭难以得到帮助与救助。而对于需要接受长期照料、治疗与康复的特殊儿童来说，国家补助并不能解决他们的各种问题。

2) 缺乏残疾儿童医疗保障制度

国家为儿童提供的医疗保障制度包括妇幼保健、免疫接种、基本卫生医疗。对贫困家庭及弱势群体提供贫困家庭的疾病救助基金，为特困家庭提供必要的医疗救助；对城市流动人口中的孕产妇女、儿童逐步实行保健管理；对弃婴孤儿实行医疗救助；大病儿童医疗救助等。但目前的医疗保险项目都有起付线和封顶线，这成为儿童求医的一道门槛，救助申请手续和行政手续繁杂、医疗救助资金不足等，使得部分大病儿童治疗和治疗后康复的费用还是主要由家庭承担。缺乏足够的正规残疾儿童康复机构和社区康复和卫生服务机构，缺少为残疾儿童家长提供的残疾儿童健康成长康复知识培训和心理疏导等。

3) 残疾儿童教育机构严重不足

我国残疾儿童教育主要是特殊教育学校教育，接受对象主要为盲聋哑等残疾儿童；普通学校开办的特殊教育班；残疾儿童在普通班进行随班就读教育，以弥补特殊教育资源的不足。但接受脑瘫、中度智障、自闭症、重度肢体残障等儿童的教育机构十分有限，完全不能满足大量残疾儿童的教育需求。

(2)出生缺陷儿融入的问题成因

1)出生缺陷儿机构环境难以建立依恋关系

如果缺陷儿能够很好地进行机构环境融入,那么其在人格发展以及人际交往方面出现问题的可能性较少;反之,则会对其身心发展及社会化进程产生不可估量的影响。实际上,能够真正融入环境的缺陷儿所占比例较小,因此其在成长过程中就会出现相应的问题。在此主要阐释缺陷儿未有效进行机构环境融入的负面影响。缺陷儿的不安全依恋使其缺乏安全感和归属感,当缺陷儿无法寻找安全依靠,就会进行自我保护,对个体以外的世界保持警戒,加深自我的孤独感和不信任感。环境对于个体的发展有着重要的作用,在机构内外环境的双重作用下,缺陷儿往往表现出自我价值感低,甚至失去对自我价值的认可,产生自卑心理。

相比于物质需求,心理需求是机构内缺陷儿所欠缺的,但是机构本身的特点使得缺陷儿难以形成依恋,使其为自己筑造一层保护壳,阻碍着自身与周围群体的沟通与交流。其将自我封闭起来,丧失情感表达及需求表达的意愿,长此以往会加重心理问题,产生偏差行为,同时造成社会交往能力的下降。长期的院舍化生活,使得缺陷儿学会通过察言观色、示弱来保护自己以免遭"伤害"。但是这并非是环境融入的正确表现,这样的行为会影响其自身的人际交往,不利于社会化进程。有数据显示,机构内的缺陷儿出现问题行为的概率远超于家庭生活的儿童。院舍化的环境使得缺陷儿产生不安全依恋,依恋关系和支持网络不健全的同时又未能及时修复关系漏洞,在环境融入过程中就会出现多种心理及行为问题,这既不利于机构环境的融入,也不利于缺陷儿长远的发展。

2)出生缺陷儿融入缺乏心理支持

重物质供养轻心理支持。从古至今,福利机构建立的第一要义就是满足困难群体的物质生活需求。但是随着社会的发展,居住环境、物质生活的满足已经难以适应群体多方面的发展需要。我们可以看到现代儿童福利机构所拥有的资源条件丰厚,能够为缺陷儿提供较好的生活条件。但是片面追求物质需求的满足很难有长足的发展,福利机构的问题儿童占多数,要关注到其所需要的心理及成长需求。心理问题是目前机构内儿童最为突出的问题,其缺少陪伴,不善于情感的表达。集中供养模式无法弥补父母角色的缺失,关注与爱难以得到满足而产生心理问题。对于心理需求的忽视,就为机构儿童问题的产生埋下伏笔。缺陷儿从家庭到院内,这种心理需求更加突出,然而这种需求得不到满足就进一步造成服务对象的自我封闭与自我价值感低下。院舍化的照顾让缺陷儿缺乏与外界的交往,每天面对的是固定人群,社会化程度低下。当缺陷儿进入到社会或更大的环境中时,他们就容易出现人际交往能力不足、缺乏社会适应能力,这方面也是福利机构所欠缺的。

3)集中供养模式的弊端

我国福利机构内的儿童数量较多,人力资本难以实现一对一的服务模式,这种集中供养是福利机构的一种通用模式。但随着儿童福利机构的发展,集中供养模式的弊端不断凸显。院内工作人员的工作压力较大,而且多为非编制人员,因此流动性较强。人员的流动性就使得缺陷儿难以将情感寄托在工作人员身上,频繁的变动使缺陷儿被动选择不再依恋他人以进行自我保护,免遭伤害。由于人员有限,通常是一对多的情况,缺陷儿无法获得专属关爱。工作人员承担养护的责任,却始终无法真正扮演父母的角色。这种分散化的情感传递始终会削弱双方的联结,严重的会造成缺陷儿的无依恋。此外,在集中供养模式的影响下，院内儿童通过示弱的方式来博取周围群体更多的关注与同情，并且存在心口不一、攀比、说谎甚至是偷窃的行为，这些问题行为都是机构环境影响的产物。

(3) 出生缺陷儿机构环境融入问题的对策

第一，要整合资源，定向互助。院内工作人员众多，将分散式的关注整合起来，也许会达到最优效果。整合院内现有的资源，协助工作人员建立强大的支持体系，为院内缺陷儿提供帮助。虽然院内的保育员较少，但是可以将院内所有工作人员调动起来，采取定向帮扶的方式。将院内缺陷儿平均分配给每一位工作人员，在工作之余为缺陷儿提供情感支持，增加情感的交流与互动。工作人员整体基数变大，这样缺陷儿获得的支持就相应增多，在一定程度上能够减轻其心理负担。在时间条件允许的情况下，对全院的职工进行系统的心理培训，提升全员的专业性，增进对院内缺陷儿心理需求的了解，增强彼此之间的关系。

第二是要进行跨专业的合作。院内工作人员的支持网络能够起到一定的效果，但他们毕竟是非专业人士，心理问题需要寻求心理学、社会工作相关领域的帮助。院内对护理人员会进行定期培训，但是就整个机构而言，缺少专业社会工作的介入，仍以院内工作人员为主导。心理学、社会工作能够从专业层面上深入了解缺陷儿的内心需求，定期为缺陷儿进行心理疏导，定制专业化、个性化的服务，解决机构内缺陷儿的实际及潜在问题，起到治疗与预防双重效果。此外，也能够为院内人员开展心理服务，一方面提升其心理方面的知识，另一方面缓解其自身压力。跨专业合作能够合理全面地分析缺陷儿的需求，为儿童的成长与发展提供帮助。而且院内儿童涉及各个年龄阶段、不同的健康问题及护理问题，因此需要多领域、不同专业相互合作。

第三是社会力量的注入。面对院内人员与缺陷儿数量不相匹配的情况，可以链接志愿者资源加大支持力度，定期开展志愿服务。许多爱心人士探访福利院，但是他们基本上都是将物资捐赠之后简单参观一下就离开了，与儿童没有任何实质性的交流。这种"快餐式"、形式主义的爱心输送并非缺陷儿真正需要的，我们呼吁社会大众在捐献爱心的同时也能够近距离地走进孩子们的生活，给予其社会层面的温暖与支持。社会力量的注入不仅能够让缺陷儿群体感受外界的关怀，也能在一定程度上缓解机构养育的工作压力。

14.3.2　完善儿童救助政策的对策建议

不难发现我国还未形成一个目标明确、完整的残疾儿童救助福利系统，相关的法律法规相对松散，并未建立一套专门针对残疾儿童救助的法律法规。目前的残疾儿童福利以指导性和支持性的法律政策为主，没有具体的实施细则和操作办法，可操作内容不足，使法律政策难以执行实施。针对贫困、孤残、流浪等特殊儿童的政策少而且层次低，难以满足这类儿童的发展需要。有关残疾儿童福利的部门多而不专，缺乏专门执行管理残疾儿童福利事务的政府或社会机构，造成多头治理的乱象。政府缺乏对残疾儿童家庭必要性支持，特别是0~3岁残疾儿童的必要性支持政策不足，家庭承担接近全部的儿童成长照料教育。基本没有残疾儿童福利服务机构，需尽快健全残疾儿童福利机制以满足残疾儿童及其家庭日益高涨的各类需求。

(1) 加强弃婴违法惩处力度

在法律法规上，虽然我国的《中华人民共和国宪法》《刑法》《中华人民共和国母婴保健法》《中华人民共和国教育法》《关于幼儿教育改革与发展的指导意见》《中华人民共和国民法典》《中华人民共和国未成年人保护法》《中华人民共和国预防未成年人犯罪法》《中华人民共和国收养法》与《儿童权利公约》《儿童生存、保护和发展世界宣言》等法律法规与宣言,已对不同领域的儿童权益保护提供了法律依据,但相关的法律体系广泛却较为松散,以指导性的法律政策为主,没有具体的实施细则,可操作内容不足,使法律政策难以执行实施。由于弃婴行为具有很强的隐蔽性,难以取证立案,这给弃婴违法行为的判定和执法增加了难度。弃婴触犯法律,执法部门应该严格执行法律,根据弃婴行为情节轻重做出公正的判定。让人们清楚认识到弃婴行为的犯罪性质,以防恶意弃婴行为的出现。同时,政府及人大应该重新审视有关儿童保护的法律法规,进一步完善相关规定,建立一套更为全面具体的儿童保护法律体系,为今后保护儿童合法权益的执法行为提供有力的法律依据。

(2)完善特殊儿童的救助机制

法律只能对违反法律的行为进行事后的惩处,对人们起到警戒的作用,并不能从根源上减少弃婴行为的出现。只有改变社会贫困,减少残障儿童的出现,使贫困儿童家庭和特殊儿童家庭得到必要的支持,才能从根源上阻止弃婴事件的发生。

我们并不能盲目跟风,要立足我国的基本国情,可以在现行的计划生育政策上,试行国家对贫困家庭第一胎提供基本经济补贴,对特殊儿童家庭提供经济补贴、日间照顾、康复与治疗等支持家庭政策等。(支持家庭政策是强调政策对家庭的支持性作用,更多看到家庭在支持儿童早期发展中的困难和需求。认为虽然家庭对儿童早期发展负有不可推卸的责任,但家庭本身也是需要支持的。)为其提供孕育孩子、养育孩子、教育孩子最低限度的资金政策支持,确保困难儿童和特殊儿童获得必要发展的机会,从根源上减少因经济压力和照料压力而出现弃婴行为的概率。

进一步完善特殊儿童贫困儿童医疗保障制度,扩大基本医疗救助范围,使更多有需要的儿童得到及时有效的救助。我国由于人口基数大,社会经济还处于发展上升阶段,贫困人口仍存。政府应该先保证困难儿童家庭和特殊儿童家庭得到足够的救助,再逐步推行更为广泛惠及大众需求的儿童福利政策。

通过发放补贴津贴、减免税收等方式,加大政府对困境儿童和家庭的支持扶助力度,预防家庭因无力治疗、照顾病残儿童或因贫困将孩子遗弃。

(3)大力发展民间儿童救助机构

政府具有维护社会稳定、实现社会公平的作用,而且政府作为儿童最终监护人,肩负着推动儿童福利事业发展的责任。但单靠政府力量往往不足以令弱势儿童得到细致的照顾,所以作为儿童救助机制重要组成部分的民间救助组织机构就发挥着重要作用,以弥补政府在儿童救助微观领域中的不足之处。

政府应该积极推动民间儿童救助组织的孵化和发展。对于现有的民间儿童救助组织,政府应该在推动其发展的同时,做好对机构评估监督的工作,以确保机构健康发展与非营利机构性质不变。对于民间儿童救助组织极少涉及的0~6岁儿童救助及儿童保护领域,政府可以积极引导机构向这些方面开展服务。如开展促进儿童早期发展的专项家庭服务。建立"以社区为依托、家庭为基础、儿童为中心"的儿童早期综合服务模式,为早期儿童家庭提供保育及教育等方面的服务。研究表示在孩子出生前后为家庭提供持续的服务,不但可以有效减少虐待儿童行为的出现，还有助于家庭形成积极健康抚育孩子的行为。特殊儿童救助除了国家为其提供的经济补助外，政府还可以通过推进民间（特殊）儿童救助机构发展来实现对特殊儿童及其家庭的救助，使他们能够得到更专业有效的教育培训课程，帮助他们尽早融入社会，实现个人的生命价值。

（4）完善福利院的运行管理机制

儿童福利院遵行独立管理原则运行，儿童福利院间的沟通交流少之又少，更不用说实行资源共享。现存的儿童福利院绝大多数是国家创办的为无人抚养和残疾儿童提供服务的社会福利机构。儿童福利院都由国家民政部管理，设立的目标相同，政府可以加强各地方儿童福利院的信息交流与资源共享。孤儿过多难以正常运行的儿童福利院可以通过向当地民政部门提出申请，转移部分孤儿到其他资源设备充足的儿童福利院。这样不但能保证儿童福利院正常运行，达到儿童福利院资源利用最大化，而且能为福利院的孩子提供更好的生活成长环境。除加强儿童福利院之间资源共享外，政府还应积极在各地建设婴儿安全岛。防止由于婴儿安全岛缺乏，导致部分儿童福利院的人数剧增，影响儿童福利院正常运行的情况出现，也能为更多弃婴提供帮助，防止弃婴受到更大伤害。

（5）引进专业社会工作

医院是婴儿出生的地方，也是第一时间发现潜在弃婴行为的地方。医院曾多次出现父母留下虚假的个人信息后，把婴儿遗弃在医院医疗室等地方的现象。医院社工可以通过与医务人员紧密联系，在第一时间发现潜在的弃婴父母。社工向他们说明弃婴行为的违法性，给他们提供救助信息和舒缓心理压力等服务，协助他们得出除了遗弃之外更好的解决方案，为他们给出专业的意见。如果服务对象符合国家特困家庭救助、重大疾病救助条件，医院社工也可以及时协助他们申请国家救助，或者为他们联系有关的民间儿童救助组织。这将会为贫困或特殊儿童家庭提供莫大的支持，也将影响他们对小孩去向最终的决定，以最大限度地降低弃婴出现的可能性。

儿童福利院配备的社工与政府、民间儿童救助组织和医院社工三者建立紧密联系。福利院社工可以同医院社工合作，为弃婴父母提供专业服务。同时，儿童福利院社工发现弃婴行为时，可以为弃婴父母提供帮助。为他们联系政府和民间儿童救助组织的资源，提供更多更为专业的解决方法。帮助他们用平静心态重新审视事件，以免做出错误的决定，给孩子和自己带来一生不可磨灭的阴影。

（6）建立儿童救助的联动机制

儿童救助涉及多个部门和专业人员，如政府、社会保障部门、儿童福利院、相关民间救助组织与医院社工等等。政府民政部门对儿童救助实行宏观管理，为儿童福利院提供财政支持，推动民间儿童救助组织发展，对涉及儿童救助的单位与人员进行指导监督。民间儿童救助组织代表的是社会的力量，能弥补政府机构在儿童救助上的不足，在向"小政府，大社会"转变的今天，民间力量将扮演更重要的角色。医院社工需要和医院人员紧密沟通，及时发现潜在案主。为有需要的案主提供服务，提供相关的有效信息并为其连接有用的资源，从源头上防止弃婴的出现。建立政府民政部门、儿童福利院、民间儿童救助组织与医院社工四者之间的信息共享和沟通合作，建立各单位信息资源联动机制。这样可以帮助弱势儿童得到有效救助，防止儿童伤害事件的发生。

(7)加大社会宣传力度

1)加大对婚前检查必要性的宣传

目前福利院内收治的病孩中,有1/3是可以通过婚检、孕前检查和产检等多个环节避免出现的。自2003年10月公布的《新婚姻登记法条例》中婚前健康检查由强制执行改为自愿检测以来,全国婚检率就不断下降,2004年全国婚检率由80%降至2.67%,部分地区婚检率更接近于0。尽管部分地区推出免费婚检政策,但直到2011年全国婚检率也只有41%。天生缺陷婴儿的出现,大部分责任在于孩子父母没有进行婚前检查。家长应该承担起自己身为父母应尽的责任,不能不负责任地把他们抛弃,把全部的责任强加于社会。卫生、民政、计生、妇儿工作委等部门应该加强合作,加大对婚前检查知识的宣传,鼓励民众自觉进行婚检。

2)加大对父母负有子女教养责任与弃婴犯罪性的宣传

青少年心理专家沈家宏教授则表示,被抛弃感和被忽略感将会给孩子的一生造成不可弥补的创伤,并且给社会治安带来极大隐患。被父母遗弃的孩子很难和周围的人建立爱的关系,也难以建立良好的行为习惯。少教所负责人表示七成以上的"问题少年"的童年,不同程度都缺乏父母的关爱。把孩子遗弃到福利院,这或者能保证他们得到生存和发展的基本条件,但是弃婴父母的不负责给孩子带来的却是一个不完整的人生。心理上的缺陷是难以利用物质来弥补的,这种不完整可能会导致他们走上违法犯罪的道路。

《中华人民共和国民法典》和《刑法》明确规定父母对孩子具有抚养的义务。父母不得遗弃孩子,如因遗弃而严重危害到孩子的生命,将涉嫌故意杀人罪。但据调查,六到八成民众并不清楚相关规定,不知道遗弃孩子是违法行为。政府相关部门应该加大对弃婴违法的宣传,在医院或社区派发宣传单张或进行相关讲座。同时政府应该加强父母对孩子具有养育责任等社会道德的宣传教育,让保护儿童的理念深入到每个人的心中。

总之,儿童的救助需要全社会的关注,是一项需集政府、社会和家庭共同努力的系统工程。

14.3.3　出生缺陷儿的社会融合

残疾儿童的社会融合程度决定了他们实现自我价值和追求美好生活的过程。残疾儿童社会融入困难主要表现在忽视社会参与权、受教育权保障不到位、排斥生活环境等方面。主观心理因素与客观社会因素的共同作用是造成残疾儿童社会融入困难的原因。因此,应加强观念教育和宣传;完善相关法律和配套制度;做好档案信息管理工作;加强社区康复管理;此外,应帮助残疾儿童融入社会。

"社会融合"是一个社会学概念。[1]　一般来说,"社会融合"的学术概念基于三条路径。第一条路径是将社会整合作为社会稳定的重要变量,来解释社会制度和社会稳定过程。第二条路径是将社会融合作为移民研究的内容,作为移民发展的最终目标。第三条路径是将社会融合视为社会排斥概念的伴侣。第三条路径认为社会融合是社会群体或个人在遵守社会规范和法律的前提下的充分参与,不被社会孤立和疏远。"社会包容"的含义是帮

---

[1] LUO T. Difficulties and solutions for social integration of disabled children[C].// 2020 4th International Seminar on Education, Management and Social Sciences(ISEMSS 2020),2020.

助那些被排斥和处于不利地位的个人或群体有机会充分参与他们所生活的社会，主张使用参与式发展的理论和方法来实现残疾人的社会包容。

14.4 身份、自由与认同

出生缺陷儿/残疾人与正常人如何相处在一起？这越来越成为当下的一个难题。实际上认同伦理也是当下热门的伦理问题。国外学界与认同伦理主题密切相关的各类研究中，显示出一个明显特征，即认同概念的出现和使用，与全球化（自我存在的时空场域变化）、科学理性主义（新自我观出现）、消费革命（导致自我与社会、角色的分离）、新传媒技术出现（使时空的自然一致性得以消解）等紧密相连。这表明，认同伦理问题实际上是一个与现代性有关的问题，是在现代自我观（泰勒、吉登斯、弗里德曼、齐美尔）的形成基础上发展而来，有着独特的现代精神气质。[1]

14.4.1 出生缺陷儿的自我认同和社会认同

我国每年都有将近100万名新生儿有出生缺陷、先天残疾，新生儿疾病筛查是提高出生人口素质、减少出生缺陷的有效预防措施之一。但目前在我国，人们对新生儿疾病筛查认知度偏低，来自社会的负面干扰也使新生儿疾病筛查不能为群众自觉接受，在经济、文化欠发达地区表现得格外突出。有些孕妇拒绝筛查，有些即使筛查了，当筛查结果显示阳性需要复查确诊时，家长并不配合带孩子去医院确诊治疗。大多患儿家长要求医院为其保密，就是对身边的亲友和邻居也保密。这主要是怕社会舆论影响到家族的正常生活，也怕社会的歧视影响孩子心理健康和未来的求学、就业、交友、婚姻等。本来这些孩子通过治疗和康复可以像其他正常孩子一样健康快乐地成长，享受和所有孩子一样的人生权利，但他们却表现出很多的无奈。歧视现象也屡见不鲜，例如苯丙酮尿症患儿需要特殊饮食治疗，导致幼儿园不要、学校不收，甚至剥夺了他们受教育的权利。同时，个别还存在患儿一旦被筛查出来便被遗弃、虐待的问题。多数患儿家庭无力承担治疗费用，债台高筑。不少家庭只能放弃治疗，导致孩子痴呆或夭折。

缺陷儿与其他孩子不同，这个身份使得缺陷儿的家庭与别的家庭有一定区别，这种家庭生活可能是存在缺陷的，更有甚者，缺陷儿因为自身缺陷，可能没有经历过家庭生活。第一，缺陷儿由于其身体特殊性，其得到的关爱是不一样的，长此以往，可能导致缺陷儿缺乏安全感，且有自卑倾向；第二，缺陷儿的家庭生活喜忧参半，照顾者抚养严重缺陷儿长大，有时候会面临一些恐惧及灰暗时光；第三，亲情的断裂，有的缺陷儿入院起就经历了与亲人的分离，这加剧了缺陷儿的不安全感和孤独感。缺陷儿的经历有其特殊性，院内大多数儿童缺少家庭生活或者自身家庭存在缺陷，无法获得足够的关心与爱护，依恋关系难以形成，这都影响着这一群体的生活与成长。

---

[1]赵素锦.伦理认同与道德认同之辨[J].南昌大学学报(人文社会科学版),2018,49(06):27-34.

14.4.2 从道德自由走向伦理认同

伦理认同[1]就是基于基本的人性,寻找价值共识和普遍自由,搭建精神共同体。这就是阿皮亚所说的:"采取一种认同,让它成为我的,就是让认同去构造我的生活方式。"[2]精神共同体实际上是可能想象出的最高层次的共同体。伦理认同是个体或群体在精神和情感上的趋同过程。情感为人们的精神诉求提供了认同的依托。伦理认同可以填充因价值混乱和虚无而产生的无所适从和精神空场。一种价值,只有达到伦理认同,才能自发践行。伦理认同的过程就是行为者对某种精神理念、价值信念的情感接受的过程。在这个意义上,伦理认同实际上就通向滕尼斯所说的最高形式的精神共同体的核心力量。伦理认同凸显了不同文化的依存关系,强化了不同文化的公共本性。如果人类能够在伦理上认同,就有希望建立人类命运共同体。在全球化语境下,多元价值观激烈碰撞不可避免,伦理认同成为无法回避的重大命题。因此,讨论伦理认同,寻找价值共识,确立公共信念,弘扬公共文化,完全具有超越伦理学本身的价值。"如果一个民族、一个国家没有共同的核心价值观,莫衷一是,行无依归,那这个民族、这个国家就无法前进"[3]。伦理认同犹如"社会水泥",能够将各个阶层的思想观念成功整合,解除社会的思想危机和道德风险,确保整个社会具有高度的价值共识。只要认可历史本身是趋向于公共善的,在某种意义上就可以说,人类的历史走向世界史的过程就是走向价值共识和伦理认同的过程。保罗·霍普说:"在高度个人主义的社会——由于缺乏共同体生活,人与人之间的相互交往和互信关系处于较低的水平——个人自主性和各种选择机会反而可能受到局限,因此,人们若要获得幸福感也就相对更为困难。"[4]当今世界,一方面,价值呈现出多元化、多样化;另一方面,对于共同价值的期待与接纳也更加主动与自觉。这恰好就成为伦理认同的实践基础。伦理认同显然不是事实认知而是价值认同。其实,人性深处有一种普遍性结构,这就是,人们常说的"人同此心,心同此理"。人类只有一个地球,各国共处一个世界,尤其期待和渴望伦理的认同。伽达默尔的"视域融合"、哈贝马斯的"商谈伦理"、罗尔斯的"万民法"都可以理解为是寻求伦理认同的努力。2015年习近平主席在联合国大会会议上论及,全人类的共同价值至少涵括和平、发展、公平、正义、民主、自由等等。当然,不能说人类命运共同体与政治共同体无关,但毫无疑问,人类命运共同体构建的关键是人类达成价值共识,成为"自由人的联合体",拥有共同价值和"类意识"。

在某种意义上可以说,伦理认同是实现道德自由的真正寓所;另一方面,自由是伦理认同的前提,道义是伦理认同的标准。伦理认同不能不尊重每个人个性化的文化需求和道德自由,不能不以尊重作为个体的人的自由选择的权利为基点。甚至可以说,追求伦理认同的过程就是道德主体的精神成长过程。伦理认同不是取消道德自由,而是包容并超越道德自由。但是,道德只有在价值上具有了合理性才能获得普遍的伦理认同。这种合理性既

---

[1] 贺艳菊.伦理认同:基于道德与伦理的差异[J].湖北大学学报(哲学社会科学版),2019,46(01):23-28.
[2] 阿皮亚.认同伦理学[M].张容南,译.南京:译林出版社,2013.
[3] 习近平.青年要自觉践行社会主义核心价值观——在北京大学师生座谈会上的讲话(2014年5月4日)[M].北京:人民出版社,2014.
[4] 霍普.个人主义时代之共同体重建[M].沈毅,译.杭州:浙江大学出版社,2010.

是指理论上可信，又是指实践上可行。这就要求，道德不仅要合乎人性，而且要合乎人的"类"本质。伦理认同实际上就是寻求人的"类意识"。这也就是马克思、恩格斯所期待的："在真正的共同体的条件下，各个人在自己的联合中并通过这种联合获得自己的自由。"[1]在一个多元文明共生共存的时代，只有在人类多元文明场域中找到共享资源，获得伦理认同，才能避免价值冲突。任何企图以追求伦理认同为说辞断然摒弃文化的差异性、价值的多样化都将变得不合时宜。伦理共同体的建设与文化价值的多元化、民族优秀文化的弘扬都不构成二元对立关系。恰恰相反，奠基于伦理认同之上的人类命运共同体的构建必须杜绝个体走向"集体的平庸"，即避免个人在共同体下日益成为非常渺小的原子化的问题。构建人类命运共同体必须是在多元共生、包容共进中继续保持一种批判性、想象力，最终走向"各美其美，美人之美，美美与共，天下大同"。《孟子》有言："夫物之不齐，物之情也。"《礼记》也有"万物并育而不相害，道并行而不相悖"的说法。我们主张从道德自由走向伦理认同，绝对不是要取消差异，推行统一的价值观，而是希望世界不同地区的文化都能够认同自由与个性，倡导价值绝对主义。

14.4.3 非同一性问题的难解性

非同一性问题[2]是对道德理论最简洁的形而上学挑战之一。回想起来，直到20世纪70年代哲学家才解决这个问题似乎令人惊讶。显而易见的解释是，道德判断所适用的人的数字身份自然被认为是理所当然的，只有当人类获得了对生育的深远控制（通过节育、人口计划和基因筛查）时，非同一性才强加于道德理论。Derek Parfit非常感谢他是第一个接受挑战的人，他不仅阐明了这个问题，而且还展示了它的根本性和不可避免性。与洛克在讨论责任和惩罚的背景下所考虑的那种身份问题不同，非身份问题提出了道德判断的一般限制问题。

非同一性问题可以映射到两层结构上。第一个层次是人的身份是否与关于善、正当和正义的道德判断完全相关的问题。如果这个问题的答案是肯定的，那么必须解决一个二级问题：这样的判断预设了什么样的身份？第一个问题是概念性的，与道德判断的逻辑和条件有关。第二个是形而上学的，涉及那些被认为是价值和权利载体的实体的性质。第一个初步问题是"非人格论者"和"影响人格的"方法对一般价值本质的深入辩论的焦点。但是，一旦这场辩论得到了决定，价值判断的对象是什么以及它们的主体是谁的形而上学问题就出现了。更具体地说，如果采用影响人的道德观，谁是相关的"人"（受影响的）？

应对非同一性问题的四种策略。非同一性问题向伦理理论提出了一个重大挑战：如果我们的"基因"选择的后果是，未来受影响的人在数量或身份上因我们的选择不同而受到影响的人不同，我们能否将我们的道德原则（无论是功利主义的还是道义的，基于权利的还是基于责任的）应用于这些选择？尽管我们的大多数道德选择仍然不受非同一性问题的影响，但现代科学技术已经创造了一长串重要决策，其中非同一性是一个有趣的理论障碍。错误的生活案例、人口政策、代际正义、基因工程、通过PGD进行的性别选择都与身份有

---

[1] 马克思, 恩格斯. 马克思恩格斯选集(第1卷)[M]. 北京：人民出版社, 1995.
[2] HEYD D. The intractability of the nonidentity problem[M]//ROBERTS M A, WASSERMAN D T. Harming Future Persons. International Library of Ethics, Law, and the New Medicine. Springer, Dordrecht, 2009: 3-25.

问题的未来人有关。而且，正如哲学家们最近指出的那样，还有一些往回看的案例，例如平权行动或对过去罪行的赔偿和道歉，这会引发身份认同问题。当可以证明某人对他的祖先犯下的错误时，我们是否应该赔偿他？如果错误没有发生，就不会存在吗？

有四种主要方法可以应对身份认同的挑战[1]：

①否认它是一个问题。
②渴望在未来的一些(但未知的)综合道德理论中解决它。
③减弱它，使其更符合我们的道德直觉和理论。
④咬紧牙关，即接受非同一性问题的所有含义。

第一个策略的特点是被称为"非个人主义"的观点，认为价值不依赖于人类，而是世界的属性。第二个反应与帕菲特自己的方法和他对"X理论"的探索有关，将影响人的直觉和非个人的直觉结合起来，这两者都是不可能放弃的。第三种方式试图通过广义解释或补充非个人特征来坚持影响人的观点。对挑战的第四个回答包括接受非同一性问题的所有后果，包括那些可能不太符合我们共同直觉的后果，并通过坚持严格的影响人的观点来做到这一点。

初步的方法论评论可能值得一提。非同一性问题是自成一体的。它的独特之处在于，从其他道德判断背景中进行类比几乎没有帮助。由于它涉及道德价值和权利的主体和客体的创造领域，因此将价值和权利理论应用于其创造行为在逻辑上就像任何引导壮举一样令人费解。

我们既定的法律损害和利益概念不能作为遗传领域的指南，因为非身份问题的全部挑战在于表明它们以可识别的人的存在为前提。尽管如此，我们可能会想到两个可能的类比我们可以从中获得一些关于这个问题的见解。神圣的创造和自我创造，它们在本质上都是"遗传的"。

①否认问题

我们对非同一性问题的第一反应是否认其相关性。即使善、正义和自由只能通过作为其臣民的人的调解而归属于世界，但在世界上促进善、正义和自由是有价值的，而与人类无关。这听起来可能很奇怪，因为没有人类，善良、正义和自由就无法存在。但这正是对道德理论的基因挑战：是否有一种价值，甚至是一种义务，去创造这些价值的"载体"，即人类，从而在世界上拥有善良、正义和自由？没有人类的世界比有人类的世界更糟糕吗？非个人主义者以积极的方式回答这个问题。

他们将价值归于"世界"。一个拥有百万快乐人的世界总比一个没有人的世界好。它也比一个拥有50万同样幸福的人的世界要好，即使这些人是完全不同的人。在两个不同的世界中，人们的身份问题并没有出现，因为他们的价值被比较了。谁因某种慈善行为而变得更快乐并不重要，只要它比任何其他行为都能在世界上创造更多的幸福。

没有直接的方法可以反驳这种价值观。哲学家们提出了各种各样的例子，这些例子似乎使这种方法没有吸引力，如果不是很荒谬的话，比如著名的"令人反感的结论"或者只要有义务把孩子带到这个世界上来增加"总"幸福感。但是非个人的功利主义者不会被非同

---

[1] HEYD D. The intractability of the nonidentity problem[M]//ROBERTS M A, WASSERMAN D T. Harming Future Persons. International Library of Ethics, Law, and the New Medicine. Springer, Dordrecht, 2009: 3-25.

一性问题所困扰，因为对他们来说，即使令人反感的结论是一种尴尬，非同一性也不是。因为每当我们必须在创建的人数相同的两个选项之间进行选择时，我们应该遵循非个人的效用平衡并忽略受影响个人的（不同）身份。但是，即使是促进"平均"幸福的责任稍微不那么令人不安的例子也给非个人主义者带来了问题，因为这可能意味着对繁殖的严格限制，并要求每一代人在创造新人方面比其前辈更有选择性。

当谈到正义时，非个人主义者会遇到与常识性道德思维更激烈的冲突。因为正义似乎是人类的理想，而不是一个好的兜售法庭。因此，罗尔斯在他后来的著作中认为，对后代的正义原则只需要保存未来社会基本结构的正义（而不是任何特定的代际分配），究竟是一种什么样的价值正义尚不清楚。一方面，它似乎只有在对人类有益的情况下才是有益的。另一方面，我们可以塑造我们后代的利益（通过教育或遗传手段），使他们不欣赏正义的价值（例如，不关心公平）。根据罗尔斯的观点，这样的决定在道德上是允许的吗？如果不是，那他会不会采取一种客观的正义观？

非个人主义通过简单地否认影响价值本质（权利、正义、平等等）的人来驳斥非身份的指控。总的来说，善行使世界变得更好，无论谁是这种价值的载体或主体。事实上，价值可以独立于人类而归属于自然界，正如一些生物多样性原则的倡导者所声称的那样，只要人类在地球上并对其进行控制，他们就有责任保护物种的多样性和环境的可持续性独立于其对人类的价值。但这些观点很难辩护，哲学家们经常诉诸非道德的（审美的或宗教的）羞耻或损失的概念（"如果……那就太可惜了"）来代替这些义务的道德基础和价值观。[1]

②期待未来的解决方案

Derek Parfit 竭力从非身份问题的挑战中挽救他的基本非个人主义直觉。一项行动可以使世界变得更糟，而不会伤害任何实际的人。Parfit 不愿放弃非个人主义，但认识到受人类行为影响的人的身份约束力，试图对两者都公正。但在仔细检查了各种选项后，他承认自己失败了。他只剩下一个希望，一个渴望找到一个"X 理论"，它可以整合我们相互冲突的直觉，解决令人反感的结论和非同一性问题之间的紧张关系。《理性与人》的最后一部分表达了一种希望（即让人联想到康德式的"辩证法"希望仅部分基于理性）——"非宗教伦理"，目前仅处于早期阶段，将在未来取得进展并发展为我们提供这样的道德推理理论 X，但我们还能希望这样的理论吗？[2]

③适应非同一性

就像典型的尖锐道德困境一样，哲学家和外行人都感受到了两只角的拉力。我们中的大多数人都回避了纯粹的非个人主义的违反直觉的含义（例如，只要世界上的整体幸福水平是通过他们的绝对数量来提升的，就有责任创造大量几乎没有价值的人类生活）。但是，将道德判断限制在实际的、可识别的个人身上会让我们同样感到不安。帕菲特认识到这种冲突，但只给我们留下了未来理论解决方案的希望。

但是在过去的几十年中，许多哲学家已经提出了非同一性问题的解决方案。他们可以

---

[1] HEYD D. The intractability of the nonidentity problem[M]//ROBERTS M A, WASSERMAN D T. Harming Future Persons. International Library of Ethics, Law, and the New Medicine. Springer, Dordrecht, 2009: 3-25.

[2] HEYD D. The intractability of the nonidentity problem[M]//ROBERTS M A, WASSERMAN D T. Harming Future Persons. International Library of Ethics, Law, and the New Medicine. Springer, Dordrecht, 2009: 3-25.

分为两类：第一类，认为我们应该在道德判断中接受个人和非个人的综合考虑，至少在那些罕见的"基因"案例中。第二，那些否认这种妥协是连贯的，并提倡一种修正形式的人影响理论，它至少可以适应非个人主义者的大部分困难挑战。[1]

④接受非同一性的含义

到目前为止，我们已经说明了为什么将非人格主义和影响人的原则结合起来，或者以克服非同一性问题的方式重新解释影响人的原则的尝试失败了。不能说纯粹的非个人主义以类似的方式失败，也就是说，它是一种连贯和系统的"基因"选择方法，并通过否认其与评估人们的存在及其数量的相关性来避免非同一性问题，和他们的身份。

但是非个人主义的代价是高昂的。它导致了令人反感的结论，它暗示了生育的义务（快乐的孩子），它让我们做出这样的判断：人类进化之后的世界比之前的世界更好。对许多人来说，这些都是令人不快的后果。因此，我们剩下的非人格主义的替代方案是对非同一性问题的反应列表中的第四个策略，即坚持严格影响人的观点。

严格影响人的观点的倡导者对错误的生命案件并非无动于衷，并认为避免故意创造残疾儿童或鲁莽的人口政策是有道德原因的。例如，大卫·瓦瑟曼正确地指出，对创造孩子的道德约束包括父母决定要孩子的目的。因此，即使父母等待一段时间或在 PGD 程序中选择另一个胚胎，只要他们的原因或动机之一包括他自己的利益，即使可以创造出另一个健康的孩子，也可以怀上一个智障的孩子。

也就是说，虽然未来的父母不能（从逻辑上）"为了孩子"而创造一个孩子，但他们应该受到父母给予的期望和对未来孩子的关心的激励。对孩子未来的痛苦缺乏敏感性在道德上是令人反感的，因为它违反了父母的普遍期望。对于瓦瑟曼来说，父母要承担源自"父母的角色道德"的义务。我的说法稍有不同。在我们的道德判断中，重要的是父母的道德形象，他们是什么样的人，而不是孩子（或世界）的客观条件。当然，如果父母对他们计划中的未来孩子的福利完全漠不关心，他们很可能成为坏父母，并在孩子出生后违反他们对孩子的父母义务。[2]

---

[1] HEYD D. The intractability of the nonidentity problem[M]//ROBERTS M A, WASSERMAN D T. Harming Future Persons. International Library of Ethics, Law, and the New Medicine. Springer, Dordrecht, 2009: 3-25.

[2] HEYD D. The intractability of the nonidentity problem[M]//ROBERTS M A, WASSERMAN D T. Harming Future Persons. International Library of Ethics, Law, and the New Medicine. Springer, Dordrecht, 2009: 3-25.

第 15 章
生命质量与尊严

生命质量的标准和生命尊严的基本内涵也是哲学领域中的重要话题。生命质量是一个复杂的多维度的概念，它涵盖了身体功能、心理功能和社会功能，它不仅可以用于对某一疾病的患者进行有针对性的评估，还可以作为衡量社会经济的综合指标，比较不同种族、地区、国家等不同人群的发展水平。在新生儿疾病的早期筛查、诊断和治疗过程中，生命质量往往成为人们关注的重要指标，它与社会对个体的生命质量评价、生命尊严论证以及出生缺陷新生儿的处置等紧密相关。

15.1 生命质量与尊严的理论

15.1.1 生命质量概述

世界卫生组织生命质量研讨会将"生命质量"定义为个人在不同文化和价值体系下对现实生存状况的体验[1]。经过几十年的发展，生命质量这一概念从最初的社会学指标之一逐渐引申出广阔的研究领域，并与社会指标的研究分离，形成两大主流分庭抗礼。在20世纪50年代和60年代，对生命质量的研究不断增加。可以说，这一时期是其研究的成熟时期。生命质量的研究得到了政府和社会的认可，并在美国蓬勃发展。20世纪70年代末，关于生命质量的研究逐渐形成了一股研究热潮。随着健康观念和医学模式的转变，迄今为止，社会和医学领域对生命质量的研究已经达到了较高的水平，应用广泛，呈现出并驾齐驱的趋势，相互融合的迹象越来越明显。WHOQOL-100是一个跨国家、跨文化、适用于一般人群的通用量表，该量表由世界卫生组织研制。中山医科大学生存质量课题组主持研制的WHOQOL中文版已通过专家鉴定，被认为是我国医药卫生行业标准[2]。

15.1.1.1 生命质量的定义

"生命质量"作为规范性标准的概念在第二次世界大战后开始使用。医学技术的进步、

---

[1] LIU R, WU S, HAO Y, et al. The Chinese version of the World Health Organization quality of life instrument—older adults module: psychometric evaluation [J]. Health Qual Life Out-comes, 2013, 11.

[2] Division of mental health. Field Trial WHOQOL-100: the 100 Questions with Response Scales [M]. Geneva: WHO, 1995.

人类文明的发展推动了这一进程。医学是这一标准诞生的领域。"生命质量"一词广泛涵盖与健康有关的生活方面，这些方面可以通过提供医疗保健加以改变。生命质量论是人体素质的特殊检测与相关联的经验性标识，缘起于物理力学的质量范畴与生物化学的生命本质以及实验医学的技术进步、成行于民众生活实际测评，内蕴实有规定的质与量、表征个体与群体的活动。[1] 生命质量(quality of life，QOL)也被翻译为生存质量、生活质量、生命素质等。生命质量的定义包括以下几个方面：

生命质量作为生物或个人生命的属性。例如，麦考密克说，生命质量意味着"人际关系的潜力"；约瑟夫·弗莱彻(Joseph Fletcher)将生命质量定义为人性的指标，即15种积极品质，其中包括自我意识、对他人的关心、好奇心。迈克尔·图利将生命质量建立在自我控制的基础上；恩格尔哈特将生命质量基于大脑功能、自我意识；Shelp 提出了最低限度的独立性(如沟通、行走以及执行卫生、喂食和穿衣等基本任务)。

生命质量是指患者的医疗状况与患者追求人类目标的能力之间的关系。当必须在临床病例中做出决定时，这些定义之间的差异很重要。第一种观点(麦考密克、恩格尔哈特)没有将内在价值归因于生物生命，也就是说，物质生命只是其他价值的条件。然而，第二种观点认为，物质生活是一种本体价值，换句话说，是一种真正的、真实的价值，它不依赖于某些性质来赋予它价值。

这些关于生命质量概念的定义代表了两种不同的"伦理"：生命质量伦理和生命神圣伦理。对于第一组，生命有相对价值，而对于第二组，生命有内在价值。然而，处于这最后一个道德立场的作者使用生活质量标准来决定是否放弃或退出患者的治疗。此外，生命伦理的神圣性并不认为生命是一种绝对价值，因为有几个例外(死刑、殉道、自卫)。但是，另一方面，使用生活质量标准并不排除在"质量"范围内保护生命。

总之，讨论似乎非常复杂。从理论的角度来看，有必要在神圣性和质量之间找到平衡。在医疗实践中，生命质量对患者和医疗专业人员之间的关系有着不同的概念。首先要考虑他是一个完整的、自主的人，他自己做决定。在这个概念中，有必要同时考虑患者的社会和情感需求，尤其是在无法康复的情况下。生命质量的概念已经引起了学者们的关注，尤其是在社会科学和医学领域。它不仅成为评估患病人口综合状况和各年龄段人群健康状况的重要工具，而且也适用于卫生立法和卫生政策。

15.1.1.2 生命质量的理论基础

生命质量论是人类疾病谱的变化和医学目的转变下出现的产物，也是生命哲学范畴中出现的一种新生死观。传统医学的主要目的在于治愈疾病和保全生命。但是随着人类疾病谱的变化，慢性病成为人类的主要病因和死因，大量难以治愈的慢性病患者，特别是肿瘤患者由于疾病本身或者疾病诱发的并发症而低质量生存，痛苦不堪，人们这时候不仅关注生命的长度，也逐渐把关注放在了患者的生命质量上。[2]

健康信念理论。健康信念理论被运用于个体健康行为的解释，该理论诞生于20世纪50年代，由美国公共卫生署的社会心理学家提出，最初被用来解释个体不愿接受无症状疾

---

[1] 袁永飞,田林杰."医学伦理学"生命三论审视、反省与融贯[J].中国医学伦理学,2021,34(08):913-922.
[2] 周泽文,陶丽华,唐霄.生命哲学视角下姑息治疗的追问与反思[J].医学与哲学,2020,41(11):21-23.

病早期预防的原因[1]。它用社会心理学的方法解释健康相关行为，提出健康行为来自心理社会因素的共同影响，该理论认为对易感性和严重性的认知与预防疾病的行为是相关的。认知系统的核心部分是一套关于疾病的个人信念，这个信念调节着对威胁的感知从而影响采用对抗疾病的行为的可能性。社会系统的核心部分是多种形式的政策形成和大众媒介宣传运动，这些运动是专门设计以使公众相信危险是真实存在的，但改变不良生活方式则可以起到有益的作用。健康信念是人们接受劝导、改变不良行为、采纳健康促进行为的关键[2]。伴随着研究的不断深入，健康信念理论从应用检查和预防行为扩展到健康教育、体育锻炼等健康相关行为。运用健康信念理论制定标准化的健康教育流程，可以帮助提升社会大众关于出生缺陷的相关健康知识水平。

新公共服务理论。新公共服务理论由美国公共行政学家登哈特夫妇提出，是指关于公共行政在以公民为中心的治理系统中所扮演的角色的一套理念。新公共服务理论认为，公共管理者在其管理公共组织和执行公共政策时应该集中于承担为公民服务和向公民放权的职责，他们的工作重点既不应该是为政府航船掌舵，也不应该为其划桨，而应该是建立一些明显具有完善整合力和回应力的公共机构。其核心理念在于尊重民主，将公共利益的实现作为最终目标，并据此对公共部门的角色重新定位，强调公民、公共利益、公共服务的民主性的重要性，认为公民的积极参与是实现最佳管理的必要条件，公共部门应该制定出满足最多数公民利益需求的规则和决策，从而增强其合法性[3]。将新公共服务理论引入新生儿疾病早期诊断、筛查和治疗的相关服务中，有利于增强服务对象的满意度，增强公共部门的公平性及民主性。在制定有关出生缺陷的政策时，相关部门应重视民主，让缺陷新生儿家庭参与政策的制定，给予其发声的机会，这不仅有利于了解缺陷新生儿群体的需求，而且也有利于提升公众对公共部门的信任度。在基层社区或卫生服务机构，缺陷新生儿的家庭作为公众群体可以参与对其资源配置、健康教育室的建设、基层服务机构空间布局设置等方面的建设，并有权利通过自由沟通和公开讨论获取相关信息。

家庭生命周期理论。该产生于20世纪30年代，它认为家庭从形成到解体是一个动态发展的过程，在家庭生命周期的各个阶段有着不同的家庭角色扮演，负责解决不同的问题和一些重要工作，承担不同角色带来的权利和义务，同时受到环境、舆论等社会因素的制约，不断调整个人角色的演绎。每个人对角色的理解和发展过程，也是一个自我意识的过程。如果想要成功地度过家庭生命周期的各个阶段，就应该尽最大努力承担各个阶段的角色期望和角色责任。家庭生命周期理论出现后，在国内外逐渐成熟。它不仅成为社会学、教育学和心理学的主流，而且在管理和社会政策研究领域也得到了一致的认可和尊重。家庭生命周期没有固定的标准，不同的家庭形式各异，但作为社会的基本单位，其成员的生活质量与家庭所处的阶段是密不可分的。了解家庭在生命周期中的变化，预测家庭主人在不同阶段的问题，从而合理分担家庭责任，有利于减少家庭问题的发生。

---

[1] 高春辉，戴付敏，卢沛. 健康信念模式在护理中的应用现状及改进策略[J]. 全科护理，2016，(35)：368.
[2] 林丹华，方晓义，李晓铭. 健康行为改变理论述评[J]. 心理发展与教育，2012，05.
[3] 丁煌. 政府的职责："服务"而非"掌舵"——《新公共服务：服务，而不是掌舵》评介[J]. 中国人民大学学报，2006：151-152.

15.1.1.3 生命质量与伦理困境

伦理是健康实践的一个组成部分。它影响了通过批判性的反思来帮助他人的能力，包括价值观、意义和决策。因此，它有助于采取适当的医疗保健行动，提高患者、家庭成员和社区的生命质量。伦理学涉及关于人类生活的价值和意义的基本问题的理论、观点、原则和概念。

生命质量可以理解为价值观、观点、满意度、生活条件、成就、功能、文化背景和精神。在医疗保健中，伦理问题包括生活的多个方面，涉及在尊重、尊严、原则和道德价值观方面做正确的事情。当他们提供符合伦理的医疗保健时，专业人员可以根据所经历的现实背景给予患者适当的治疗选择，从而保证其更好的生命质量。

在这种情况下，健康生命质量提出了一种更具体的方法，涵盖了个人在健康状况、疾病或治疗前的满意度或幸福感。特别是，还强调了决策者、研究人员和卫生专业人员的关注，以协调患者和社会的卫生保健优先事项和价值观。在这项研究中，为了了解患者、家庭和社区对临床结果、治疗过程的有效性和保健质量的看法，其他名称被定义为"健康相关生命质量""感知健康状况"和"患者报告的结果"。这些术语之间保持着密切的关系，但不应该作为同义词使用，因为对于健康和患者专业人员来说，它们的含义并不相同。

考虑到世界卫生组织（世卫组织）对健康的定义是"完全的身体、精神和社会福祉状态，而不仅仅是没有疾病或虚弱"，卫生专业人员的伦理维度与护理活动的责任直接相关，涉及生活的不同领域，并反映在护理态度中。保健专业人员有责任通过保障医疗保健权和免受损害身体、精神和道德完整性的伤害来保证患者有更好的生命质量，这与生命权和人的尊严密切相关。

自1948年以来，《世界人权宣言》在国际领域保障了所有人的人权。第3条宣布"人人有权享有生命、自由和人身安全"。在世界各地，卫生专业人员在郊区、城市、农村社区、难民医院、环境灾难、战区、医院、家庭、诊所、政治组织等地方工作。他们在不同的地方、背景和生命视角下，在普通、日常或非典型的情况下提供护理，并将道德和生活质量纳入促进获取、安全、效率和资格的行动中。

当与医疗保健实践结合应用时，生命质量和伦理允许在医疗服务中实现更好的治疗和获得结果。生命质量尤其影响医疗保健。因此，大量的伦理工作对专业人士来说至关重要，主要是在冲突或紧急情况下做出决定时。

医疗保健的伦理责任仍然与减轻生命末期疼痛和痛苦的方法有着内在联系。对姑息干预的需求是复杂的，但舒适和护理质量提高了患者的生活质量，并影响了其护理者和/或亲属的心理社会反应。照顾者的心理健康影响是至关重要的，使其更好地应对后来的死亡和围绕病人的损失的情况。

人类生活由经验、信念以及经验、背景和知识所固有的价值观组成。健康领域采用的理论和哲学指导专业人员进一步了解个人的信仰和价值观。除了安全，尊严还包括人类的关怀伦理。世卫组织认为，尊严是"……个人的固有价值和价值，与尊重、认可、自我价值和做出选择的可能性密切相关".[1] 患者安全与卫生团队促进尊严的集体责任相关，因此

---

[1]World Health Organization（WHO）. Mental Health：World Mental Health Day[J]. Dignity and Mental Health, 2015.

也与患者的"共同利益"相关。保健方面的权利、安全和伦理保障包括人的尊严,人在身体、心理和社会地位脆弱的情况下,会感到安全和有信心选择和遵守建议的治疗。

生命质量和伦理是讨论健康过程的基本方面。伦理和生命质量影响解决伦理困境的能力,主要是涉及边缘化人群、保障安全的人类伦理、为人民的共同利益提供医疗保健的尊严,以及医疗保健伦理对制定有效的健康政策和提供包括职业生活质量的护理的影响。

伦理教育为卫生专业人员提供了反思和批评他们的做法及对他们所帮助的人的生活质量产生影响的工具。每个专业学科的伦理知识的数量允许培养团结的态度和发展改善医疗保健的意愿。获得护理的权利、尊严和尊重根植于行为之中,并自发地应用于实践,以发挥伦理的作用。

15.1.2 人的尊严概述

"尊严"一词出自拉丁语 dignus,译为"有价值的",其产生最早可追溯至古希腊时期,其意义在 19 世纪臻于完善。

古希腊时期,普罗泰戈拉提出"人是万物的尺度",人的价值与地位在此得到充分肯定,但此时的人们并未意识到"尊严"为何意。到了中世纪时期,"尊严"受到了伦理学家的关注,逐渐转变为一种道德观念,例如 13 世纪的神学家阿奎那就认为人与世上其他事物相互区别的重要原因是人具有"尊严"。到文艺复兴时期,"尊严"开始作为一个伦理学名词出现。皮科·米兰多拉在《论人的尊严》一书中写到,人的尊严使得个体可以通过道德自律、不断进取而实现自己的完善。康德发展了人的尊严和权利,他将人的尊严看作最高价值,使"尊严"正式成为伦理学的研究对象,"一个有价值的东西能被其他东西所替代,这是等价;与此相反,超越于一切价值之上,没有等价物可替代,才是尊严"。到了 19 世纪,人的尊严不仅仅被视为道德权利而且被视为一种政治权利,人们对于"尊严"的研究也扩展到了法律、政治等角度。

综上,"尊严"一词最开始作为人们的模糊性认知出现,随后逐渐发展为一种道德观念并正式成为伦理学的研究对象,成为一个伦理学名词,直至演变为一种道德权利和政治权利被学界肯定,这一历程不仅彰显了人们认识过程的发展性与渐进性,[1]同时也说明了尊严伦理存在的可能性与合理性以及进行尊严伦理研究的必要性。

国内外不同学者对"尊严"的内涵有着不同认识,综合学界目前的研究成果来看,主要有三种代表性的观点,即基于人格尊严的权利说、基于人性尊严的价值说、基于人类尊严的情感说。

(1)基于人格尊严的权利说。该理论认为尊严是一种权利,不可否认的是人的尊严与人权密切相关,但这是否意味着人权是生命尊严的基础,学界目前并未达成共识,这仍是一个有争议的话题:一方面,尊严是人权的基础。德国哲学家施贝曼认为"人的尊严所标识的首先并不是一种特殊的人权,而是蕴含着对像人权这样的事物的论证"。德国学者蒂德曼也提出"人的尊严是人权的源泉"。任丑通过将顺法律尊严与道德尊严的关系问题进一步指出,尊严要以人权为基础,并且要努力实现道德尊严和法律尊严的有机融合。可见,这些学者都认同尊严是人权的根基。另一方面,尊严是人权的一部分。德国学者诺依

---

[1]黄小燕,王艳.尊严伦理问题研究综述[J].昆明理工大学学报(社会科学版),2019,19(06):29-36.

曼将人的尊严理解为"合乎为人之尊的对待上的权利"。瑞士学者沙波尔明确指出："人的尊严是一项权利，即不被侮辱。"国内学者甘绍平指出，任何一个人，不论是成人还是人类胚胎，都拥有神圣受到保护的权利；尊严视为人权的一部分，是个体和共同体的存在所享有的一种不可侵犯的权利。几位学者的共同之处是都将尊严视为一种人权，并将其视为人权的基础和人权的一部分。

（2）基于人性尊严的价值说。该学说将尊严视为一种价值，认为尊严即对自我价值的认同。有的学者认为，尊严来自人类的价值直觉，是人类自身确立的价值观。也有学者认为，尽管世间万物都有其价值，但人、生命、人格、国家、民族等事物的价值地位远高于其他事物。这些观点从理论上规定了人的尊严的至上地位。还有学者将人的尊严价值区分为存在价值和道德价值两方面，存在价值又可进一步划分为人类的物种尊严和位格尊严。基于人性尊严的价值说，把人视为具有崇高价值的事物，人既是价值客体又是价值主体，是人类对自身崇高地位的自我确认。"人的尊严"在无形中将人自身与万物区别开来，并置于价值谱系的顶端，这一观点最大程度上确立并认可了人的主体地位。

（3）基于人类尊严的情感说。尊严被看作一种情感表达，表现为一种内在的情感诉求，它传达了个体内心的情感体验。在社会生活实践中，这种情感将逐步转化成为一种外在的行为趋向。成海鹰指出，人享有尊严，《世界人权宣言》就有"人人生而自由，在尊严和权利上，一律平等"的条款。他还认为"人有尊严"这一点包含着爱与被爱的情感体验以及得到认可的心理需求。由此看来，尊严绝非一个抽象的概念，而是关乎于个体的自我意识的概念。如若我们将人分为心灵和身体两部分，那么尊严是心灵的情感、感觉，所以尊严也是一种道德情感，具有道德属性。"一个积极追求自身德性实现的人才是一个有尊严的人，而且自尊构成了其他道德行为的基础。"尊严既培养出我们对德性的道德情感，又转化成我们实践道德行为的动机。尊严概念也频繁出现在众多法律条文中，如 1945 年的《联合国宪章》这样写道："为免后世再遭今代人类两度身历惨不勘言之战祸"，"重申基本人权、人格尊严与价值，以及男女与大小各国平等权利之信念"；1948 年，联合国通过并颁布了《世界人权宣言》，其"序言"首句指出，"对人类家庭所有成员的固有尊严及其平等的和不移的权利的承认，乃是世界自由、正义与平等的基础"（世界人权宣言：第 217A（Ⅲ）号决议）。因此，该学说的重要价值在于承认了个体能够体悟到自我的价值以及自身存在对他人的重要意义，并由社会认可转向自我认可，从而获得尊严的情感体验。[1]

如何对尊严进行合理性的论证呢？我们主要有两种方式，其一是道德哲学的论证方式，其二是道德形而上学的论证方式。道德哲学的论证方式通常会借助某些经验性质的、质料性的东西来论证某种实践原则的道德合理性；而道德形而上学的论证方式在论证某种实践原则时诉诸的是一种与经验毫无关系的纯粹形式。这两种方式构成了广义的道德哲学，所有的道德哲学要么是形式的如康德的道德哲学，要么是经验的如功利主义。

15.1.2.1 康德的自由意志尊严观对人之尊严的道德形而上学论证

在分析康德伦理学中的人之尊严之前，我们首先应该详细分析他的道德形而上学。康德的道德哲学的特点即是道德形而上学，也正因其道德哲学具有形而上学的特点，所以康

---

[1]黄小燕，王艳.尊严伦理问题研究综述[J].昆明理工大学学报（社会科学版），2019，19(06)：29-36.

德的道德哲学同一般的道德哲学如快乐主义者以及功利主义者的道德哲学有着显著的差异。前者道德哲学的基础总是经验性的，即一般的道德哲学总是将某种经验性的东西当作道德或应当的基础，而无论这种经验性的基础是什么。康德干脆将所有的这种道德哲学所提供的实践原则称为质料的实践规则，并断言"一切质料的实践原则本身都具有同一种类型，并隶属于自爱或自身幸福这一普遍原则之下"。[1] 从更深的层次上来看，康德的道德形而上学与一般的道德哲学如功利主义的本质区别就在于将什么看作实践规则的最终根据，康德的道德形而上学将实践的规定根据放在意志之上，而一般的道德哲学如功利主义则将质料欲求能力的一个客体看作意志的规定根据进而规定人的实践。康德否认从质料中引申出来的实践规则具有任何道德价值，因为这种质料性的实践规则不具有必然性因而是纯粹偶然的。举个例子来说，每个人都应该帮助弱者，因为这样会让人很快乐。对这个例子进行具体分析后我们会看到这个实践规则是建立在经验基础之上的，人应该帮助弱者的基础是这样会给人带来快乐，快乐总是经验的，不论这种快乐是身体上的还是精神上的。在康德看来，这种快乐作为实践规则的基础肯定是偶然的，即这种快乐不一定会发生在每一个人身上，这个人快乐那个人不一定会快乐，因此建立在经验基础之上的实践原则难以达到道德原则所应该具有的普遍性。但是道德原则所应该具有的普遍性应该从哪里寻找呢？康德认为应该从纯粹形式中去寻找。马克斯·舍勒对康德的形式伦理学的认识极为深刻，他认为一切的形式伦理学，尤其是康德的形式伦理学的要求之一在于"它仅仅赋予人格一个凌驾于所有赞美之上的尊严。在这门形式伦理学看来，所有质料的伦理学据说都会毁灭人格的尊严及其无所从出的自身价值"。[2] 马科斯·舍勒的这段话有两层意思：一是说康德的形式伦理学将"人格"放在首要的位置，人格作为人之为人的最高标志在康德那里就是意志，因此在康德的形式伦理学里，意志是实践规则的最终规定根据；另一层意思是说质料伦理学并未将人格即意志放在实践规则的最终规定根据上反而让某种经验性的东西作为实践规则的最终规定根据，这种做法一方面会贬低意志的权威，另一方面会取消实践规则的价值。所以康德在对质料伦理学进行质疑的同时就引出了自己的任务，即寻求某种非质料的纯粹形式的东西来作为道德的基础，康德认为从这种纯形式出发所引出来的道德原则才具有道德价值并能够充当实践原则。这就是不同于一般的道德哲学，而是道德形而上学了。

那么从康德的道德形而上学框架来看，人为什么有尊严呢？尊严作为一个价值性词汇以及概念，是如何被赋予一个有理性的人的呢？人有尊严这个命题的合理性基础依照康德看来肯定不能归之于某种质料性的前提，如人具有选择能力，人能够选择好的东西，或者人不仅能够选择好的东西，还能够选择坏的东西。这些看起来都应该归属于某种质料的伦理学而非纯粹形式的，用质料性的东西作为人之尊严的基础在实践中总是具有如上所述的局限性。康德运用的方法是什么呢？康德在《实践理性批判》中寻找出了一个他认为是纯粹形式的公式，康德是从这个纯粹公式以及从这个公式中引申出来的三个变式来寻找人之尊严的合理性基础的，这个纯粹形式的公式是"要只按照你同时也能够愿意它成为一条普遍法则的那个准则而行动"。

---

[1] 康德.实践理性批判[M].邓晓芒，译.北京：人民出版社，2003：26.
[2] 舍勒.伦理学中的形式与质料[M].倪梁康，译.北京：生活·读书·新知三联书店，2004：451.

在这个纯粹形式之下，康德又得出了三条派生的命令形式[1]：你要这样行动，就像你行动的准则应当通过你的意志成为一条普遍的自然法则一样，你要这样行动，永远都把你的人格中的人性以及每个他人的人格中的人性同时用作目的，而绝不只是用作手段作为普遍立法意志的每个有理性的存在者的意志。那么尊严体现在这些原则中的哪些表述里呢？要回答这个问题我们必须首先认识到康德关于任何道德原则的论述都是在这一条三位一体的纯形式框架下进行的，也即是说符合这种纯粹形式就是道德的原则，否则就是不具有道德性，因此人的尊严也应该在这个纯粹形式的框架下才是可能的。那么接下来的问题是什么使得人具有了尊严呢？也即是说，康德将人的尊严建筑在了什么样的基础之上了呢？答案在于第三条派生形式条件即作为普遍立法意志的每个有理性的存在者的意志。这并非是一个命题，而仅仅是一个拥有限定性定语的名词，即是意志，只不过是一个能够作为普遍立法意志的意志。

这第三条派生命令是康德纯粹形式命令的核心，前面两个派生命令都包含有这第三条派生命令的意志。康德认为只有这个能够作为普遍立法意志的意志才能成为人之成为人以及人拥有尊严的合理性基础，只有这第三条派生命令才使得行动的主体具有了人的尊严。也就是说，在康德那里，尊严是由于人的能够作为普遍立法的意志才获得的，作为普遍立法的意志之所以是尊严的形而上学基础是因为由人的自由意志所构成的自由王国与由物理世界构成的自然王国是根本不同的，在由自由意志所构成的自由王国里，有理性的理性存在可以根据其自己的自由意志所派生的实践原则来指导自己的行为而不必遵从自然王国的因果律。有学者将康德的这种尊严观称之为基于选择自由的尊严观，笔者认为是值得商榷的，将康德的尊严观看作是基于选择自由的尊严观只是看到了自由而没有看到自由之所以成为可能的意志，在康德的尊严观里最基础的是能够作为普遍立法的意志，人们正是因为具有这种意志才能够在不同于自然王国的目的王国里进行自由选择。如果将尊严建基于选择自由至上，那么既然是选择就仍然避免不了质料的束缚，最终尊严的基础仍然会落入康德所反对的质料伦理学当中。因此确切地说，康德的尊严观是建立在作为普遍立法的意志之上的，这种作为普遍立法的意志是人之尊严的最终基础。因此我们可以将康德的尊严观称之为自由意志的尊严观。

15.1.2.2　权利尊严观与生命尊严观——一场尊严观的"哥白尼革命"

启蒙运动以后，尊严这个词变得愈发泛化，应用范围也愈发广泛，甚至有一种意识形态化的趋向。[2] 在20世纪中叶，人的尊严成为工人赢得其政治权利的主要口号。两次世界大战后，世界上越来越多的国家和人民认识到，保护人的尊严是遏制类似纳粹德国、包围人类的罪恶行径的主要重点。因此，人的尊严是《联合国宪章》和《世界人权宣言》中的一个重要概念。但意识形态的人的尊严带来的一个问题是，人的尊严越来越普遍，因此我们越来越难以准确地界定它。

---

[1] 邓晓芒.康德哲学诸问题[M].北京：生活·读书·新知三联书店，2006：86.
[2] 对"作为一项权利的人的尊严"的论述主要参照了甘绍平教授的《作为一项权利的人的尊严》，对"作为生命尊严的人的尊严"的论述主要参照了韩跃红教授的《人的尊严和生命的尊严释义》，参见甘绍平《作为一项权利的人的尊严》，哲学研究，2008年第6期；韩跃红、孙书行《人的尊严和生命的尊严释义》，哲学研究，2006年第3期.

德国学者赫斯特对此观察得非常透彻。赫斯特认为，作为一个重要的哲学和伦理学概念，尊严一词没有得到明确的定义，以至于我们在具体实践中滥用了尊严这个重要的词。[1]。赫伯特以安乐死为例。支持安乐死的人认为，决定自己的生活反映了个人的自由意志，而个人的独立选择恰恰反映了人的尊严。反对安乐死的人的论点似乎也很充分。他们认为人的生命是无比崇高的，保护人的生命就是保护人的生命尊严。在这里，我们看到双方都将人的尊严转移到了两种精神或思想上。右派呼吁人类的自由意志，而对立面则呼吁人类生活的崇高。没有对尊严的合理定义，我们不能说一方是正确的，另一方是错误的。赫伯特举了一个更合适的例子——治疗性克隆。那些支持治疗性克隆的人认为，这项技术可以挽救更多的生命，这恰恰反映了对人类生命尊严的尊重，而反对者则认为，治疗性克隆将摧毁胚胎，而胚胎是潜在的人类，因此治疗性克隆无疑侵犯了人类尊严。

从以上两个例子中，我们可以推断，如果不能准确界定和研究人类尊严这一重要的哲学和伦理概念，这种对人类尊严概念的滥用将继续下去，这将不可避免地导致实践中的混乱。赫伯特教授可能已经意识到了这种混乱，因此他呼吁将"尊严"一词从现代伦理学词汇中删除。当然，处理空洞概念最简单的方法是摆脱它们，但我们认为更有价值的方法是使用更理性的方法仔细探索尊严的概念。康德的自由意志尊严的形式概念很快被意识形态抛弃，因为它过于注重形式，因为这种纯粹的哲学尊严论证很难转化为实际的政治指导。那么，我们如何既能像康德那样维护人的尊严的普遍性，又能与现实保持密切联系呢？解决这一问题的两个有代表性的理论是权利尊严概念和生命尊严概念。这两个尊严概念的主要目的是寻求尊严在现实生活中的普遍性。

甘绍平教授在其论文《作为一项权利的人的尊严》中，总结了两种论证尊严的方式[2]，一种是属性—尊严说，一种是理性—尊严说。属性尊严理论主要将人的尊严归因于人的某些自然属性，如人与动物不同的身体和生命。与此相一致，人的尊严是人类超越动物的那种尊严。这种尊严的概念反映在人类胚胎干细胞问题上，其中涉及的核心问题之一是胚胎的道德地位。在辩论过程中，基督教和天主教的一些派别认为人的生命是上帝给予的。在精子和卵子结合的时刻，即受精卵进入母亲子宫的第一天，人类被赋予了与上帝结合的生命。因此，胚胎也是人，具有与人相同的尊严。根据这一认识，从人类胚胎中提取干细胞，然后摧毁胚胎等于谋杀。《旧约圣经》中是如此描述的"人若彼此争斗，伤害有孕的妇人，甚至堕胎，随后却无别害，那伤害她的，总要按妇人的丈夫所要的，照审判官所断的，受罚。若有别害，就要以命偿命，以眼还眼，以牙还牙，以手还手，以脚还脚，以烙还烙，以伤还伤，以打还打"。

可以看出，在基督教教义中，人的生命是上帝给予的，因此它不同于其他形式的生命。正是这种特殊性赋予了人的生命尊严属性，人在生命的各个阶段都是有尊严的。但是这种属性尊严理论有一个无法解决的矛盾，因为人的尊严是由某些生物属性决定的，那么当两个具有相同生物属性的人的尊严发生冲突时，我们应该如何选择呢？例如，一家医院着火了，一个是婴儿，另一个是胚胎，如果我们必须选择其一，我们将挽救哪一个？例如，在堕

---

[1]对德国学者赫斯特观点的论述参照了甘绍平《作为一项权利的人的尊严》，参见甘绍平《作为一项权利的人的尊严》，哲学研究，2008年第6期。

[2]甘绍平.作为一项权利的人的尊严[J].哲学研究，2008(6).

胎时，如何在女性尊严和胎儿之间做出选择？第二种尊严观是理性尊严观，即人的尊严诉求于某种自主性和目的性。该文认为，这种理性的尊严观有缩小尊严群体的倾向。例如，以自主作为尊严的标准，那些没有自主能力的人一定没有尊严，这显然是我们道德直觉所不能接受的。

基于上述两种尊严观的不足，该文认为，人的尊严确实应该基于人的某些特征，但不应该基于人的理性选择能力，而应该基于人的脆弱性。这一特征的覆盖面比人类理性更广，因为很明显，并非所有人都有理性选择的能力，但几乎所有人都害怕受到伤害。该文认为，正是这种人类的脆弱性，才引起了人类尊严的道德诉求。因此，基于此的人的尊严不是一个崇高的目标，而是一种基本的人的需要。这是一项权利，即不受侮辱的权利。

在《人的尊严和生命的尊严释义》当中，韩跃红教授和孙书行教授将生命伦理学语境中的人的尊严定义为："多指人在生物学意义上的尊严，即人的生命形态所享受的、区别于物和其他生命形态的特殊尊严和庄严。"[1]，也就是在哲学语境下认为"人的尊严"可以说是"人的生命尊严"。与哲学语境下的人的生命尊严相对应的是心理学意义上的尊严和社会学意义上的尊严。心理学意义上的尊严是人所具有的自尊意识和自尊所具有的尊严；社会学意义上的尊严被定义为社会网络中的他人所给予的承认和认可所具有的尊严。

在这三种尊严中，生命尊严观处于基础地位，支配着另外两种尊严。之所以会这样认为，主要基于三个方面：第一，人的生命具有普遍性，与作为人的心理尊严之基础的自尊意识和自尊心理以及作为人的社会尊严之基础的他人的承认与认可相比，作为人的生命尊严之基础的人的生命具有更大的普遍性。第二，作为生命尊严之基础的人的生命具有价值上的至上性。这一方面是因为人的生命是实现其他价值的基础，另一方面是因为人生的其他价值皆可以互相替代或弥补，但人的生命则不具有这种属性。第三，作为人的生命尊严之基础的人的生命具有平等性，人的自尊意识和自尊心理有强有弱，人被他人承认的程度有高有低，但在这个世界上任何人的生命都是平等的，这种平等性充分表现在人固有一死上。基于这种论证，我们可以将生命尊严观界定为一种将生命作为尊严之基础的尊严观。这一生命尊严观同上面的权利尊严观在目的和形式上实质上是一样的，就是要寻求尊严的普遍性，同时诉诸的都是底线伦理的形式。

在过去，尊严的概念总是把人的尊严赋予崇高的任务，把人的尊严视为人的最高层次和最能体现人的东西，并试图把一切崇高的东西都与尊严联系起来。事实证明，这一努力是不成功的，而且产生了对人的尊严的泛化，即一切都应该与人的尊严相结合，这使得人的尊严越来越难以界定。甘绍平教授和韩跃红教授采取了与此不同的方法。他们试图从道德底线的角度来解读人的尊严，将尊严建立在一种比较消极的但人人都能感觉到是人所必需的特质之上，从论述的角度进行了一场"哥白尼革命"，似乎对人的尊严的普遍性取得了较好的效果。但这一尊严观的难点在于，它虽然获得了尊严概念的普遍性，但缩小了尊严概念的外延。难道尊严仅仅是不被侮辱吗？其他一些高尚行为是否真的不涉及人的尊严？这些都是这种尊严观所要解决的问题。

---

[1]韩跃红,孙书行.人的尊严和生命的尊严释义[J].哲学研究,2006(3).

15.2 生命质量评估与处置

15.2.1 对缺陷新生儿生命质量的评估

评估儿童服务有效性的一个重要结果是生活质量(QOL),它指的是对生活经历的满意度,包括普遍领域(如身心健康),以及针对特定人群的其他领域。作为以病人为中心的临床护理、服务提供和政策制定的循证平台的一部分,根据个人经验而不是对智力残疾儿童的重要事项进行专业评估来评估结果是至关重要的。我们还需要纳入《国际功能、残疾和健康分类》。复杂条件下的多方面干预不太可能影响一个结果,综合结果(如 QOL)可能适合且有效地进行测量。然而,我们衡量干预措施对智力残疾儿童的影响的能力有限,因为现有的 QOL 措施没有考虑到智力残疾儿童的具体问题,也没有让家庭参与制定[1]。随着生命质量和生命价值观在医学临床实践中日益被人们所接受,如今对严重缺陷新生儿的处理,在不同的地区、不同的医院,无论是家属还是医院,要求或同意采取放弃救治的现象时常发生、日益增多。

随着医疗卫生事业社会化的程度日益增高,人们在严重缺陷新生儿处理的问题上,除了对其是否有生的权利即本体论的思考外,还将其置于社会的关系及与人类生命质量的关系中(即缺陷新生儿的道德地位)去思考。[2] 当然,我们应该承认,具有正常的人脑结构和功能的婴儿一经出生,就处于一定的社会关系之中,扮演了一定的社会角色,即使他们这时还不是完整意义上的人,不是社会意义上的人,我们也应该而且可以把他们当人看待,给予生的权利和人的权利。但是,确有严重缺陷的新生儿,更明确地说,这些出生缺陷儿已达到了这样的程度:医学无能为力使其恢复作为一个社会人的最低标准,将来完全丧失劳动能力和生活自理能力,智力高度低下。那么这类婴儿与一般正常婴儿的地位是完全不一样的。

15.2.2 对严重出生缺陷新生儿处置的若干态度

虽然严重缺陷新生儿的发病率不高,但大多数病种致残、致畸且有着高死亡率,并且一些疾病的诊断技术复杂,这使得临床诊断和治疗相当困难。值得一提的是,一些胎儿畸形无法通过产前检查进行诊断,尤其是在基层医院。由于设备和技术落后,一些孕妇没有资格进行产前检查,在这种情况下,缺陷胎儿在母亲体内生长直至出生。[3] 不同的人对不同的缺陷儿童有不同的态度。

首先就是放弃治疗。在当前的儿科医疗工作中,父母放弃治疗严重缺陷新生儿的现象时有发生,并日益增多。对于先天性肛门闭锁、先天性心脏病等严重缺陷的新生儿,医生

---

[1] DWONS J, JACOBY P, LEONARD H, et al. Psychometric properties of the quality of life inventory-disability (QI-Disability) measure[J]. Qual Life Res, 2019, 28: 783-794.
[2] 黄钢, 章小雷. 严重缺陷新生儿处理的伦理思考[J]. 中国卫生事业管理, 2002(12): 745-746.
[3] 姜大朋, 李昭铸, 张玉波. 严重缺陷新生儿不同处理态度引发的思考[J]. 中国优生与遗传杂志, 2007(12): 5-6.

认为治疗后可以实现自理和工作的能力,建议积极治疗,而家庭成员由于经济原因坚持放弃治疗,并希望通过二胎来生一个健康的孩子,因此,这些可以完全或部分矫正的缺陷新生儿失去了接受治疗甚至生存的权利,这是对生命神圣性的亵渎。人们对生死的认识正在从生命神圣论转向生命质量论和生命价值论。基于这一思想,将放弃治疗的实践与绝对反对死亡、不惜一切代价采取绝对积极治疗的实践进行了比较。它虽然在理性上取得了进步,但在伦理上却存在着很大的缺陷。放弃治疗在客观上减轻了家庭和社会的负担,但它缺乏医学人文关怀,因为对绝大多数严重缺乏治疗的新生儿来说,放弃治疗意味着他们在没有医疗护理的情况下痛苦地死去。

人是自然进化的产物,自然的力量和生命的变化遵循自然规律;人是生物链的一部分。一个不成熟的个体,甚至是一个新生儿,也是一个实体,是生命的开始,也有生命的权利。甚至胎儿也是人类社会的一部分,应该受到生命的尊重。生物伦理学认为生命是神圣的。生命和健康权是法律赋予每个公民的一项基本权利。然而,由于当前医疗体制、经济因素、观念、思想、文化、宗教信仰等方面的原因,严重缺陷新生儿失去了接受治疗的权利。大多数放弃治疗的父母是出于经济原因。我国现行的新生儿医疗保险制度和社会福利制度并不完善。占人口大多数的农民和由于企业的经济状况而无力支付医疗费用的工人无疑胆怯于缺陷新生儿的高治疗成本,这势必导致平等的人不能享受平等的医疗权利。随着医疗保险制度的完善,那些因贫困而放弃治疗的人将逐渐减少。虽然放弃治疗严重缺陷新生儿的行为逐渐被社会所接受,但这是否代表了儿童的利益,是否侵犯了儿童的生存权,还有待思考和探讨。

其次是积极救治。对某些严重缺陷新生儿,医生从科学的角度分析认为有救治的价值,父母的经济情况允许并积极要求治疗。在这种情况下,医生和孩子的父母合作进行治疗,使孩子能够恢复健康,避免因放弃治疗而产生的遗憾,保障孩子的生存权,实现家庭、社会利益和道德的最佳结合。然而,也有少数新生儿存在严重缺陷,医务人员认为没有治疗价值,但家长因感情、对医疗水平的盲目期望等原因强烈要求治疗,最终治疗无效,造成巨大浪费;或者通过治疗,孩子们可以生存,但生活质量很低,给家庭和社会造成了沉重负担。

在我国的医疗实践中,严重缺陷新生儿的治疗,无论缺陷有多严重,长期以来一直采取积极治疗的医疗行为,因为医学是生命的维护者和保护者。然而,医疗实践的现实告诉我们,不适当的积极治疗给儿童、父母和社会带来的不是欢乐,而是悲伤,因为虽然现阶段的医疗技术可以挽救严重缺陷新生儿的生命,并长期维持他们的生命,但无法提高他们的生活质量。在生物—心理—社会医学模式下,现代医学的目的是预防疾病、维护健康和提高生活质量。试图延长医疗寿命是可以理解的,但决不能将其推向极端。延长没有生命价值的生命实质上是延长痛苦,这对自己、社会和家庭都是不利的。然而,我们不能无视道德而盲目追求生活质量。虽然一些有缺陷的新生儿在治疗后可能会生活质量下降,但他们可以照顾自己,甚至为社会做出贡献。在这种情况下,积极治疗仍然值得提倡。对于那些以追求生活质量为借口而放弃治疗的父母和害怕冒险、片面夸大治疗价值的医务人员来说,他们应该受到人们的唾弃。

在这之中,医务人员的态度也很重要。医生拥有专业知识和临床经验,能够对缺陷新生儿的治疗做出更合适的决定。然而,这在实际的临床工作中很难实现。现行法律限制了医务人员放弃救治,医生有义务不拒绝诊断和治疗,一些医生担心误判引起的法律纠纷,宁愿放弃治疗或根据父母的决定积极治疗，因此医生只能处于被动和无助的状态。近年来，医疗技术的发展不断提高了新生儿的治疗和护理水平，缺陷新生儿的死亡率有所下降，但这也使医务人员面临新的伦理问题。对于儿科医生来说，问题不是我们可以为儿童治疗什么疾病，而是我们是否应该治疗他们；儿童未来的生活质量能否作为判断是否积极治疗或放弃治疗的决定性因素？[1]

对于医务人员来说，由于治疗面临未知结果，在这种情况下，父母的意愿和法律要求往往成为是否实施治疗的原因。医生需要考虑技术力量是否会给孩子及其家人带来不必要的负担。同时，他们还应该向父母解释婴儿的状况、诊断和治疗的费用和成本，以及可能的后遗症，尊重他们的想法，然后根据所有因素决定是否停止治疗。医生应该以开放和真诚的态度与家长讨论孩子未来的利益，避免医生和家长之间的尴尬。

总之，严重缺陷新生儿的治疗涉及许多因素。因此，如何正确面对和处理严重缺陷新生儿，应进行理性的思考和探讨。我国迫切需要制定与医疗伦理指导体系相适应的相关医疗法律。正确对待缺陷新生儿，需要社会、家庭和医疗单位共同努力。我们应该在科学、全面考虑的基础上，找出对缺陷新生儿最有利的决策。

15.2.3 严重缺陷新生儿的处置决策

谁应该决定是治疗还是放弃？理想情况下，医生和患者应该一起做出决定。然而，患儿不能自己做决定。作为儿童利益和生命最相关的主体和法定监护人，父母拥有最重要的决策权。但他们的决策也存在不足：缺乏专业的医学知识，无法对客观情况做出理性判断。作为专业人士，医生和护士对儿童的治疗选择和结果有着清晰的了解，这在理论上可以为决策提供理性的力量。然而，由于儿童的治疗费用基本上由父母承担，为了避免纠纷和矛盾，医务人员往往只能被动服从父母的意愿。在国外，除了父母/监护人和医务人员外，伦理委员会和法院也参与了这一过程。伦理委员会的作用比医务人员和父母/监护人更为公正和独立。其处理类似案例的经验和道德准则也有助于做出最佳决策。此外，法院可以作为法律发言人在决策中发挥决定性作用，从而大大减少事后纠纷。这主要适用于父母坚持放弃"应该治疗"的孩子的情况，因为一旦孩子存活下来，但有医学无法预测的不良后果，父母往往将责任转移给最初建议保留孩子的医疗方。在美国，也有父母拒绝治疗患有严重先天缺陷的儿童并被医生起诉的案例。最后，法院裁定，医生对该儿童实施姑息手术，理由是只要还有一口气，他就有作为一个人享有生命权的基本权利。然而，法庭程序漫长而耗时，这对正在受苦的重病儿童来说也是残酷的。上述四种角色在决策过程中各有优缺点，它们的有机结合将形成合理高效的决策机制。虽然中国现阶段远不具备这样的条件，但随着社会经济的发展、患者知识素养的提高和法制的进步，对生命权的尊重将促使人们逐步产生对这一机制的需求。

在面对出生缺陷的患儿时应该参照什么样的决策原则，目前的观点众说纷纭，在此列举几种以供参考。Panicola 认为最主要的三条标准为"医学治疗指征"原则、"最有利"原则和"相对的生活质量"原则。符合"医学治疗指征"原则指救治患儿应根据其有无治疗指征，

---

[1]CANNIANO D A. Ethical issues in the management of neonatal surgical anomalyes[J]. Sem in Perinatol, 2004, 28(3): 240-245.

而不是依据其缺陷的严重程度。"最有利"原则要求治疗应考虑患儿的利益而不应考虑社会和家庭的负担。"相对生活质量"原则要求在救治前应评估患儿将来的各方面能力是否能满足其生活目标,如果确定他的将来没有任何希望,那应该放弃治疗。Panicola的观点体现了对患儿生命的尊重,且相对具体,因而有一定的参考意义。但"最有利"原则强调的不顾代价治疗在当下的中国往往难以实现。

Panicola将缺陷新生儿按救治的优先顺序分为五类,分别是:无潜力发展出人际关系;有一定发展出人际关系的潜力但一生将与病痛斗争;有一定发展出人际关系的潜力但健康状况可能恶化;有一定发展出人际关系的潜力但治疗手段容易变得无效;有一定发展出人际关系的潜力且疾病状态可纠正。按此分类,第五类的患儿应得到最优先救治,而第一类患儿则应放弃。他的观点基于马克思"人是一切社会关系的总和"的思想,优点是在一定程度上平衡了人的社会经济价值和情感价值,缺点则表现为并非所有患儿都能被清晰分类,为实践增加了困难。国内的陆于宏等提出"生命尊严、医学科学、社会公益、公正"四条原则,即积极救治有可能形成"自我意识"的患儿,放弃将要死亡和严重畸形的患儿,但为其实施减缓痛苦的姑息治疗;衡量个体、家庭和社会的"受益"和"代价(风险)"比;强调医疗资源的分配公平合理,不能将医疗资源过度集中到少数患者身上。但若家属情感上无法接受,且愿意承担开支及照顾,医生还是应积极治疗,社会也应理解,并给予关心和帮助。

一旦决定放弃对严重缺陷儿童的治疗,有两种具体的操作选择:停止所有生命支持手段,等待儿童自然死亡(被动安乐死),或通过人工手段加速儿童死亡以缓解疼痛(主动安乐死,狭义安乐死)。在中国,根据刑法,主动安乐死仍然可以被定义为谋杀。此外,当前医患关系紧张,即使孩子的父母主动提出要求,医务人员也不敢实施。然而,被动安乐死也存在许多问题:由于临终关怀和居家安宁疗护在中国尚未得到推广,如果不能治愈,将要死亡的儿童将处于巨大的痛苦之中,等待他们的死亡,这是不人道的;而无法产生自我意识但生命中枢尚完整的患儿(如重度脑瘫儿),停止治疗后患儿不会死亡,也达不到被动安乐死的目的。

主动安乐死在理论上具有一定的合理性,在其他国家也有先例,在我国对其的讨论从未停止过。然而,关于如何实施这项立法,仍存在许多争议。首先,我国法律认为公民从出生起就享有不可侵犯的生命权,但出生缺陷的情况比较特殊。婴幼儿没有自我意识,无法表达自己的要求。因此,无论决策者是父母还是医务人员,他们实际上是作为婴幼儿的代理人来决定其生死。虽然父母是近亲,但他们也可能放弃在某些情况下应该接受治疗的孩子。同时,医学在一定程度上是一门不确定的科学。有时很难根据临时情况确定最终结果。一些在医学上被认为预后不良的儿童在经过一段时间的康复后也可能获得意想不到的治疗效果。此外,受各地区发展水平不平衡的影响,一些出生缺陷可能确实不具备在农村地区治疗的条件,但可以在发达城市治疗。

因此,主动安乐死需要一个非常严格的适应症和实施机制。荷兰是世界上少数安乐死合法的国家之一,但在出生缺陷儿的安乐死问题上也十分慎重。荷兰十六周岁以上的公民可以决定自己是否接受安乐死,但婴幼儿无法表达自己的夙愿,其父母也不一定能完全代表他们的立场。为此,荷兰政府专门出台《格罗宁根草案》(*The Groningen Protocol*)来规范严重疾病的新生儿安乐死问题。申请安乐死的新生儿一般可被划分为三种:(1)没有生还希望;(2)预后极差,无法离开重症监护;(3)恢复希望渺茫,且被父母与医生判定为处于难以忍受的痛苦之中。该草案规定了申请新生儿安乐死时必须满足以下条件：诊断明确、父母双方均同意、患儿的主治医师和至少一名与该患儿诊治无直接关联的医生同意。且患儿完成安乐死后，外界的法律团体会介入检查每一步程序是否充分完整。美国并不允许对新生儿实施主动安乐死。为保护儿童权益，美国政府于 1984 年颁布《儿童虐待法案》，其中规定医师应努力救治出生缺陷儿，但罗列了三种可放弃治疗的情况：（1）婴儿长期且不可逆陷入昏迷状态；（2）所提供的治疗只是延缓婴儿的死亡，无法减轻或解除婴儿所面临的病情；（3）所提供的治疗对婴儿的存活无益，且在这种情况下治疗本身对婴儿而言是不人道的。

对生命质量低劣新生儿施行"优死"具有重大的现实意义，将"优死"与"优生、优育、优教"并提，有利于优化生命质量，提高人口素质，既可减轻国家的经济负担，又可减轻家庭的经济与精神的双重负担。对生命质量低劣新生儿施行"优死"符合人性伦理和医疗道德。施行"优死术"要以法律为依据，要遵循严格的法律程序。[1]

15.2.4 关怀伦理在缺陷儿处置中何以可能

与义务论和功利主义相比，关怀伦理学在新生儿出生缺陷的治疗中可以提出一个相对新的价值标准和解决方案供参考，因为从关怀伦理学的角度来看，它更注重的不是在道德选择中诉诸普适的道德原则，而是将道德主体置于特定的关系中，强调特殊情况对道德选择的影响。此外，关怀伦理并不完全排斥其他价值标准，主张多元价值共存，关怀伦理往往与其他价值标准交织在一起，相互结合、相互补充，具有广泛的借鉴意义。

从以上观点来看，要将关怀伦理观运用在出生缺陷新生儿处置问题中，可以从以下角度进行开展，即关怀对象和关怀途径。

从关怀对象的角度来看，一般从有缺陷的新生儿和有缺陷儿的家庭两个角度出发。首先，虽然有缺陷的新生儿没有自我意识，但他们在出生后也是个体。他们应该被当作人来对待，他们也应该享有人类应该享有的权利。他们是护理的主要对象，应该帮助他们和平地走向生命的尽头，或者在这个世界上幸福地生活。其次，有缺陷儿童的家庭。对于家庭成员来说，如果他们有一个有缺陷的孩子，他们必须承受很大的心理压力和情感折磨。因此，在关注缺陷新生儿时，他们的家庭成员也需要得到照顾。

从关怀途径的角度来看，首先，应该提高医务工作者的关怀意识。因为医务工作者是直接接触缺陷新生儿及其家人的人，他们是最直接的关怀者。他们的职业具有特殊性。应该对医务人员进行系统的关怀伦理教育，利用关怀伦理的语境和经验帮助他们树立关怀意识，对于一些短期内即使通过治疗也无法存活的新生儿，应该尽最大努力通过允许的医疗手段帮助他们减轻痛苦。面对患儿的家庭成员，应该帮助他们进行心理干预和咨询，使他们能够以平和的态度面对这一现实。其次，应建立相关的关怀机构。医疗卫生机构可以设立专门的关怀部门，由医学专家、伦理专家和心理学家组成的关怀委员会可以帮助残疾儿童家庭进行心理咨询，同时结合他们的具体情况，帮助他们从多个角度做出合理的决定。最后，完善社会福利制度。例如，可以专门为一些缺陷儿童（例如一些能够存活的严重缺陷儿童，例如唐氏综合征儿童）设立福利机构。同时，政府应发挥积极作用，出台相应政

---

[1] 周显志，李小卫. 生命质量低劣新生儿"优死"探讨[J]. 人口研究，1995(03)：58-60.

策，帮助有缺陷儿童的家庭减轻相应负担。

15.3 作为人权的生命尊严

15.3.1 生命尊严的理论基础

关于人类尊严的来源，有两种不同的理解。一是理性主义的认知路线，即认为人的尊严来源于美德、自由、自主等人类特有的意识属性或在理性或理性基础上形成的精神品质；二是客观主义的认知路线，认为人的尊严来自人的客观存在，包括人的物质存在和精神存在。前者的"尊严"概念没有生命尊严的内涵；后者的"尊严"概念包括生命尊严和心理尊严（或精神尊严、人的尊严）。古希腊罗马的卓越尊严观、斯多葛学派的自然神性与理性尊严并重观、康德的德性尊严观、卢梭的自由尊严观、帕斯卡的意识形态尊严观、穆勒的自主尊严观可归为第一个阵营；基督教的神圣尊严观和德沃金的生命尊严观似乎属于第二个阵营。这两种认知路径的最大区别在于是否承认人的物质存在——生命具有尊严（本文中的"生命尊严"特指人的生命尊严）。

如果说是否享有尊严的标准是是否具备理性，那么人的物质存在——身体确实不能独立地享有尊严，尊严已经成为具有正常心理功能的生与死的某种属性。这一判断完全符合理性主义尊严概念中对"尊严"的各种解释。一个人的自尊、自重、自由、自立、自决、自强、自律；他人和社会对个人主体地位和社会价值的承认、赋予和尊重等便是"人的尊严"之全部内涵。尽管不同时代、不同民族国家、不同语言文字、不同学科背景中"人的尊严"内涵会有变化，但只要从理性主义路线解读"尊严"，结论大同小异。如此一来，原本应是真实的、现实的，因而是完整的"人"之尊严被片面化为人的心理尊严或人格尊严，或曰"人性尊严"（这里的"人性"必是人的某种精神共性），而更为悠久的"生命尊严"却被学界冷落一旁。

在这里，我们不禁感叹，理性主义哲学对知识精英产生了深远的影响。同时，我们也受到启发，对生命尊严的辩护必须脱离理性主义思维模式，转变为普通人对"生命尊严"的认同。普通人如何认同"生命的尊严"？实证方法可能成为首选。

第一，理性主义的尊严观认为，尊严取决于理性，与身体无关。但这一观点无法得到经验的支持。事实上，当人们的自尊、自主、自由、自立和其他能力被粗暴地剥夺，甚至他们的人格被侮辱时，当人们受到群体歧视或排斥，或他们对社会的贡献未得到承认时，当人被完全视为他人和社会的工具时，绝大多数人都会有尊严受损的心理感受。然而，也不可否认的是，当人们遭受身体伤害，例如被疾病折磨、被他人虐待和强奸、被迫做不人道的生活实验，甚至被杀害时，那种成为"羔羊"并被他人宰杀的身体伤害，伴随着难以言表的内心屈辱，就足以瞬间摧毁一切人类意志，甚至瓦解整个"自我"。在这种极端状态下，尊严的丧失是物质生活和精神生活双重践踏的结果，这种践踏远比剥夺自主权和损害名誉严重得多。

简言之，践踏生命尊严比单纯破坏心理尊严更有害，这可以消极地证明生命尊严的存在。此外，当一个人的生命尊严和心理尊严同时受到威胁时，大多数人会为了挽救生命和减轻身体痛苦而放弃后者,这表明对大多数人来说,一般来说,生命尊严是第一位的,心理尊严是第二位的。否则,当权的"沉默多数"将不会成为一种社会现象。总之,人的物质生命——身体,在消极意义上,不是被折磨、虐待、摧毁和杀害;从积极的意义上讲,有物质和医疗保障来维持最低限度的有尊严的生活;在赔偿意义上,一旦受伤,能够获得与人的尊严相匹配的赔偿是"生命尊严"的基本本质。"人的尊严"的概念内在地包括两个组成部分:人的生命尊严和人的心理(精神)尊严(社会尊严本质上也是精神尊严)。此外,生命尊严比心理尊严更为根本和重要。

第二,当你和一个普通人谈论尊严时,他会告诉你,人必须先活着,吃饱穿饱,然后才有尊严。这似乎表达了大多数人对"尊严"的理解——首先是生命尊严,然后是心理(精神)尊严。从历史上看,追求尊严一直是特定时代的产物。当一个社会积累的生产力和物质财富足以解决公民温饱问题时,尊严就会成为一种新的社会诉求,在人民群众中萌生,中国就是这样。当我们解决了温饱问题,进入小康社会后,生命的生存不再是问题,也就是说,在生活的尊严得到基本保障后,过上更加有尊严的生活的愿望成为一个新的梦想,这使全国人民都向往它。

第三,生命尊严的主体是个人本身。他能深切感受到自己生命的尊严是否被其他同类人认可吗?答案应该是肯定的。在国际和国内立法中,禁止出售人体器官、代孕和生殖性克隆的法律规范往往将维护人的尊严作为理由之一。这里出现的"尊严"首先是生命的尊严,然后是心理(精神)尊严,因为即使捐赠者完全知情同意并尊重其以自主和自由为标志的心理尊严,[1]这些行为不仅直接损害捐赠者或克隆婴儿的生命和健康(即生命的尊严),也直接挑衅了整个人类生命的尊严。

15.3.2 "优势关切"与人的尊严

"优势关切"不是最高关切,也不是终极关切,而只是在一系列的关切之中占据优先地位的关切。虽然对某一时期的最高关切很难形成一致意见,但我们对某一时期的"优势关切"还是能够形成一定的共识的。我们现时代的"优势关切"是什么呢?对当代社会"优势关切"的哲学提炼其实就能够作为我们这个时代人之尊严的道德形而上学基础。从这种思维模式来看,人的自由意志是不能作为我们这个时代建构人之尊严的形而上学基础的,因为现时代离启蒙时期毕竟已经过去了几百年。但现时代也不同于希腊社会,因为希腊哲学是建立在只有几百个人的希腊城邦这个伦理实体的基础之上的,现代的世界以及国家在人数上以及在范围上都已经远远超出了古代希腊时候的范围,因此现时代对人之尊严的建构应该建立在现时代的社会背景之下,从现时代的社会关切中来寻求人之尊严的哲学资源。那么从全球的范围来看,整个世界在整个世纪和世纪的最初年的优势关切是什么呢?20世纪的整个世纪和21世纪初最大的特点就是技术尤其是高技术占主导地位的世纪,技术的高度发达带动着人类理性的高度发达。在这个技术时代里面,整个以往时代的哲学都被拿出来重新审视了一番,因此这个技术时代被称作后现代的社会。后现代社会的后现代哲学把以往的哲学尤其是形而上学进行了全面的推翻,以往哲学的基础被悬置起来,代之而起的是一种无基础无中心的哲学。各种积极的实践原则越来越被技术时代的理性所怀疑,代

---

[1]韩跃红.生命尊严的确立和制度化[J].道德与文明,2014(03):12-18.

之而起的是某种没有什么具体的原则。恩格尔哈特认为在这个时代唯一的原则是同意原则，即个人自主原则。而这种个人自主原则正是整个世界在整个世纪和世纪的最初十年的优势关切。[1]

研究恩格尔哈特在这方面的思想是有益的。恩格尔哈特在《生命伦理学的基础》一书中对道德哲学史上的主要道德理论进行了深入的论述和批判。这些基本道德理论是道德主张本身、直觉和无偏选择概念的内容，似乎声称自己是不言而喻的或对或错的东西，是公正观察者的理想，或是一场理性道德选择或道德谈判，是社会互动博弈论真实或自然特征的中间原则。从本质上讲，恩格尔哈特的思想取消了道德哲学和道德形而上学的合理性，因此不可能在此框架下讨论人的尊严，因为人的尊严是建立在这种合理性基础上的。对道德形而上学的质疑实质上将权利尊严观和生命尊严观也一道质疑了，因为后现代的哲学和伦理学是无中心的哲学和伦理学，因此在后现代哲学和伦理学看来，人不能成为哲学和伦理学立论的基础。权利尊严观以人的易受伤害性为其诠释基础，生命尊严观以人的生命的尊贵性和特殊性为其尊严诠释的基础，本质上这两种尊严观都是以人为中心的，而这正是后现代哲学所反对的。

15.3.3 新生儿生命尊严保护的践行

侵犯残疾儿童人格尊严的现象较为常见：给残疾儿童起绰号，打骂残疾儿童，取笑他们的身体缺陷；教师和同学的冷漠等。最严重的问题是，由于我国相关法律没有明确包括人格尊严权，《民法通则》第101条将人格尊严置于名誉权的概念之下，而人格尊严的保护仅限于名誉权的客体和内容。然而，许多侵犯残疾儿童一般人格尊严权利的行为无法由法律直接规范，受害者的人格尊严受到侵犯，无法利用法律获得救济，导致类似行为无法引起相关部门和负责人的注意。一些媒体也没有意识到保护残疾儿童的人格尊严权，导致包括残疾儿童在内的残疾人的人格尊严受损。我国监护人制度和法定代表人制度的缺陷，导致残疾儿童人格尊严权保护不足。例如，监护人侮辱残疾儿童。即使残疾儿童想要保护他们自己的权利，谁会为他们辩护？其父母是其法定代表人，委托代理人需要通过法定代表人进行委托。令人担忧的是，一些残疾儿童有暴力倾向，一些家长直接将他们关起来或锁起来，严重侵犯了他们的人身自由和人格尊严。幸运的是，新修订的《残疾人保护法》更加重视保护残疾人的人格尊严。自信地参与社会生活，得到社会的认可和尊重，始终是残疾人平等参与社会生活的重中之重，是帮助残疾人树立自信心和自强意识的关键。修订草案丰富了反歧视条款，充分保障了残疾人的人格尊严。特别是提出将侮辱、损害残疾人人格的行为纳入行政处罚范围。从法律角度来看，它在精神层面上为残疾人提供了有力的支持。

加强保护残疾儿童的人格尊严权。残疾儿童的人格尊严这一最基本的做人的资格和权利理应受到足够的重视和保护。在建设和谐社会的过程中，我们不仅要让残疾儿童得到应有的特别照料和协助，而且也应让残疾儿童受到起码的尊重，在人格上实现平等，促进残疾儿童与社会的共同和谐发展。首先家庭成员要转变观念，正确认识残疾儿童的社会地位和价值。残联系统的残疾人专职委员要深入残疾儿童家庭与残疾儿童家长进行沟通，让他们意识到尊重残疾儿童人格尊严的重要性，像对待其他健全孩子一样去关心爱护残疾孩

---

[1]绪宗刚. 哲学视域下人的尊严及其对生命伦理学的启示[D]. 昆明：昆明理工大学, 2010.

子。残疾儿童一般比较敏感,家长的态度和称呼都直接影响到残疾儿童的自尊心。残疾儿童家长更应该仔细耐心、善于发现残疾儿童身上的闪光点,适时激励,而不是一味地抱怨,唉声叹气。更值得注意的是,无论残疾儿童的残疾病症多么严重,家人都应该把他们作为自己的家庭成员和一个人来对待。特别是对一些有暴力倾向的残疾儿童,家人要多加看护和引导而不是直接把他们关起来或锁起来了事。

学校的全体员工和学生要尊重残疾儿童的人格尊严。特殊学校的教师和随班就读学校的教师如果没有受过系统的特殊教育,要进行特殊教育方面的培训,要认识残疾儿童、理解残疾儿童,学会尊重残疾儿童,真正做到像对待健全儿童一样去维护残疾儿童的人格尊严。同时教师要教育同学之间学会相互尊重,教育孩子要尊重残疾儿童及其隐私,不起外号、不羞辱残疾儿童。有类似行为发生时教师要及时制止。再次,新闻媒体要注重保护残疾儿童人格尊严。在新闻媒体领域,新闻记者和艺术工作者要提高素质,在涉及残疾儿童的节目中要正确使用尊重残疾儿童人格的词语,不应使用有歧视性的口头语来称谓残疾人。[1] 在社区、商业街、交通枢纽等残疾人可能比较容易出现或聚集的区域要有关于关爱残疾人、尊重残疾人的宣传标语或提示性语言,提倡全社会关心、尊重包括残疾儿童在内的残疾人。以政府为主导,进行宣传教育工作,改变家庭、学校、社会的残疾儿童观念。

---

[1]朱久兵.论残疾儿童人身权的保护[J].宁夏社会科学,2014(04):60-65.

第 5 篇

出生缺陷防治的实证伦理研究

第 16 章
出生缺陷疾病的家庭经济负担研究

出生缺陷疾病在给患儿的身体健康带来严重影响的同时，由出生缺陷疾病所产生的治疗、护理、康复费用以及因出生缺陷疾病导致的患儿残疾所产生家庭收入损失对患儿家庭、医疗保健系统和社会都造成一定程度的负担。[1] 一个出生缺陷患儿的出生可能会给家庭带来沉重的负担和巨大的改变，[2] 通过了解以及客观评估出生缺陷疾病对家庭造成的经济负担，可确定哪些出生缺陷疾病需要优先控制，哪些疾病的家庭更需要经济扶持，这对于完善现有的针对该特殊群体的社会保障和相关卫生政策、提高出生缺陷患儿和家庭的生活质量有重要意义。

16.1 出生缺陷疾病的经济负担研究概况

16.1.1 疾病经济负担的相关概念及指标

疾病经济负担是指由于发病、伤残（失能）和过早死亡给患者本人以及社会带来的经济损失和由于预防治疗疾病所消耗的社会经济资源。

疾病经济负担一般包括直接经济负担和间接疾病经济负担。前者指的是由于预防和治疗疾病所直接消耗的经济资源；后者指由于发病、伤残（失能）和过早死亡给患者和社会所带来的经济损失。

间接疾病经济负担一般又包括两个部分：一是在卫生保健部门所消耗的经济资源；二是在非卫生保健部门所消耗的经济资源。一般而言，间接疾病经济负担具体包括：①因疾病、伤残和过早死亡损失工作时间从而造成的损失；②由于疾病和伤残导致个人工作能力降低而造成的损失；③病人的陪护人员损失的工作时间；④由于疾病和伤残导致个人生活能力降低而造成的损失；⑤由于疾病和伤残对于患者本人及家属所造成的沉重精神负担等无形的经济负担。

在此特别说明的是，由于本篇的第二部分内容为专门针对出生缺陷疾病的无形经济负

---

[1] 纪颖, 郑晓瑛. 出生缺陷疾病经济负担的评价 [J]. 人口与经济, 2006, (05): 8-11+24.
[2] CONNOR J A, KLINE N E, MOTT S, et al. The meaning of cost for families of children with congenital heart disease [J]. J Pediatr Health Care, 2010, 24(5): 318-325.

担(即由于疾病和伤残对于患者本人及家属所造成的精神负担)而开展的相关研究,故在本章所分析和讨论的出生缺陷疾病经济负担所包括的是可量化计算的间接疾病经济负担的部分。

16.1.2 疾病经济负担研究的现况

在疾病经济负担研究中,一般常用的调查方法有自上而下法和自下而上法。[1] 自上而下法即通过政府或卫生支付系统获取一定范围内某种疾病的全部医疗支付数据,并根据疾病的患病率或发病率将费用平均到每一例患者中。这种方法的优势在于不需要大规模调查,资料获取相对简单,但缺点是只能获取直接医疗保健费用,计算结果对疾病经济负担的反映不够全面。而自下而上法即通过现场调查、从微观层面了解每一例患者在治疗疾病过程中所产生的花费,其优势在于可以获取患者在医疗系统以外的花费,如直接非医疗保健费用,同时还可评估疾病的间接经济负担等;但该方法的缺点在于其需要进行现场调查、对人力物力的消耗大,同时由于经济负担的数据是由患者自报,也难以避免存在报告者偏倚。[2][3][4] 在既往的同类研究文献中,针对出生缺陷的疾病经济负担研究以自上而下法更为常见。

据估计,美国 2004 年由于出生缺陷导致超过 139,000 人住院,医疗总费用超过 26 亿美元,其中总费用最高的是与先天性心脏病有关的医疗费用,约占 14 亿美元,占所有出生缺陷医院费用的一半以上。[5] 而到了 2013 年,美国包含出生缺陷相关疾病诊断的出院病例总医疗费用已高达 229 亿美元,其中主要以出生缺陷疾病出院的病例医疗总费用超过 50 亿美元。[6] 2012 年美国每一位因出生缺陷疾病住院治疗的患儿的平均花费为 8 万美元。[7]

在我国,根据复旦大学在 2003 年开展的一项针对国内主要出生缺陷疾病经济负担的调查显示,一个新发唐氏综合征的病人生命周期的经济负担为 45 万元,全国新发的唐氏综合征病例生命周期的总经济负担可达 81 亿元(73 亿元~90 亿元)人民币,2003 年存活唐氏综合征病人 1 年累计的疾病经济负担可达 50 亿元(45 亿元~55 亿元);每位新发的先天性心脏病病人生命周期的经济负担为 9.7 万元,全国新发病例生命周期的总经济负担为 109 亿元~156 亿元。[8] 而到了 2012 年,一个新发唐氏综合征病人的生命周期经济负担可达

---

[1] JO C. Cost-of-illness studies: concepts, scopes, and methods [J]. Clin Mol Hepatol, 2014, 20(4): 327-337.

[2] CLABAUGH G, WARD M M. Cost-of-illness studies in the United States: a systematic review of methodologies used for direct cost [J]. Value Health, 2008, 11(1): 13-21.

[3] 周丽芳, 韦波, 赵乐平. 疾病经济负担研究综述 [J]. 现代医院, 2017, 17(11): 1619-1624.

[4] 崔朋伟, 刘娜, 段招军. 疾病经济负担研究进展 [J]. 中国预防医学杂志, 2016, 17(08): 612-616.

[5] RUSSO C A, ELIXHAUSER A. Hospitalizations for birth defects, 2004 [M]. Healthcare Cost and Utilization Project (HCUP) Statistical Briefs [Internet]. Agency for Healthcare Research and Quality (US). 2007.

[6] ARTH A C, TINKER S C, SIMEONE R M, et al. Inpatient hospitalization costs associated with birth defects among persons of all ages—United States, 2013 [J]. MMWR Morbidity and mortality weekly report, 2017, 66(2): 41.

[7] APFELD J C, KASTENBERG Z J, GIBBONS A T, et al. The disproportionate cost of operation and congenital anomalies in infancy [J]. Surgery, 2019, 165(6): 1234-1242.

[8] 陈英耀. 我国主要出生缺陷的疾病负担和预防措施的经济学评价研究 [D]. 上海: 复旦大学, 2006.

110万元。[1] 另一项吉林大学开展的"基于卫生费用核算体系 2011"的研究显示, 2014年, 吉林省出生缺陷疾病治疗费用达 6 亿元。[2] 同年我国先天性心脏病的防治费用达 41.36 亿元。[3] 出生缺陷不仅给国家经济造成沉重的负担, 给患儿家庭所带来的经济打击更是巨大。一项针对山东济宁农村出生缺陷患儿家庭疾病经济负担的研究显示, 患儿的当年治疗费用占其家庭当年收入的 70% 以上, 部分家庭甚至超过了该家庭的当年年收入。[4]

16.2 出生缺陷疾病的家庭经济负担研究方法

16.2.1 研究现场

本章所开展的出生缺陷家庭经济负担研究是依托 2019 年度立项的湖南省重大科技专项, 因此课题定位于湖南省, 重点针对湖南省的出生缺陷疾病患儿及其家庭的疾病经济负担开展研究。

根据湖南省各地市州的经济发展水平, 综合区域 GDP 和人均可支配收入, 将全省各城市分为高、中、低三个经济发展水平地区。以高于 2018 年全国人均可支配收入 28 228 元作为高经济发展水平地区, 低于 28 228 元但高于 20 000 元作为中等经济发展水平地区, 低于 20 000 元作为低经济发展水平地区。并在每一层中分别抽取一座城市作为代表城市, 根据我国城乡二元结构的现状, 在每个代表城市内, 各抽取一个市区和两个县城作为研究现场。

表 16-1 2018 年湖南省各地市州国民生产总值及人均可支配收入情况

类别	城市	国民生产总值(亿元)	人均可支配收入(元)
高经济发展水平地区	长沙市	11 003.41	44 647.4
高经济发展水平地区	株洲市	2 631.54	33 953.5
高经济发展水平地区	湘潭市	2 161.36	29 871.6
中等经济发展水平地区	衡阳市	3 046.03	25 901
中等经济发展水平地区	岳阳市	3 411.01	24 811.9
中等经济发展水平地区	郴州市	2 391.87	23 458.7
中等经济发展水平地区	常德市	3 394.2	22 464.7

---

[1] 曾芳. 湖南省唐氏综合征产前筛查方案的卫生经济学评价 [D]. 长沙: 中南大学, 2012.
[2] 李涛. 基于 "SHA2011 卫生费用核算体系" 吉林省 2014 年出生缺陷疾病治疗费用核算分析 [D]. 长春: 吉林大学, 2018.
[3] 陈春梅. 我国先天性心脏病的防治费用核算与筹资政策分析 [D]. 唐山: 华北理工大学, 2018.
[4] 关晶, 高立. 济宁农村地区常见出生缺陷患儿致家庭经济负担的调查研究 [J]. 中国优生与遗传杂志, 2013, 21 (06): 133-134.

续表16-1

类别	城市	国民生产总值(亿元)	人均可支配收入(元)
中等经济发展水平地区	益阳市	1 758.38	21 843.0
中等经济发展水平地区	永州市	1 805.65	20 163.1
低经济发展水平地区	娄底市	1 540.41	18 544
低经济发展水平地区	邵阳市	1 782.65	18 010
低经济发展水平地区	怀化市	1 513.27	16 789
低经济发展水平地区	张家界市	578.92	16 464.5
低经济发展水平地区	湘西州	605.05	15 442.3

根据以上原则,最终确定长沙市的开福区、长沙县、浏阳市,岳阳市的岳阳楼区、岳阳县、平江县,怀化市的鹤城区、芷江县、溆浦县作为研究现场。

16.2.2 研究对象

本课题的研究对象为出生缺陷患儿所在家庭,调查访谈对象为出生缺陷患儿的主要照料者。本研究的患儿主要照料者被定义为,患儿家庭中过去一年内照料患儿时间最长的那一位家庭成员。

通过查询"湖南省出生缺陷监测系统"获取上述研究现场2014年1月1日至2020年12月31日内出生的缺陷患儿出生情况登记信息,纳入符合条件的家庭。通过湖南省妇幼保健院以及研究现场当地的妇幼保健院、社区卫生服务中心(站)和乡镇卫生院,与目标家庭建立联系,在受访家庭充分知情并同意的前提下,对患儿的主要照料者进行访谈。

研究样本的纳入与排除标准如下:

纳入标准:

(1)在出生缺陷监测系统中登记,登记地址属于研究现场的家庭;

(2)2014年1月1日至2020年12月31日间有明确出生缺陷诊断患儿出生的家庭。

排除标准:

(1)虽然在出生缺陷监测系统中登记,但通过当地妇幼保健院、社区卫生服务中心(站)、乡镇卫生院无法联系到的失访的家庭;

(2)患儿的主要照料者在调查期间因重大疾病或其他原因无法完成访问的家庭;

(3)充分知情后仍拒绝访问的家庭。

在"湖南省出生缺陷监测系统"中,纳入符合入组标准出生年份内的出生缺陷患儿;纳入的出生缺陷疾病为我国出生缺陷监测系统中列入的23类出生缺陷疾病,[1]及我国新生儿疾病筛查中规定的五类疾病,[2]出生缺陷疾病具体名称详见表16-2和表16-3。

---

[1] 中国出生缺陷监测中心. 出生缺陷监测表卡及项目数标注[EB/OL]. http://www.mchscn.cn/BirthDefectMonitoring-25/656.html.

[2] 中华人民共和国卫生部. 新生儿疾病筛查管理办法[Z]. 北京. 2008.

表16-2 我国出生缺陷监测疾病名单

出生缺陷监测疾病名单			
01 无脑畸形	02 脊柱裂	03 脑膨出	04 先天性脑积水
05 腭裂	06 唇裂	07 唇裂合并腭裂	08 小耳(无耳)
09 外耳其他畸形	10 食道闭锁或狭窄	11 直肠肛门闭锁或狭窄	12 尿道下裂
13 膀胱外翻	14 马蹄内翻足	15 多指/趾	16 并指/趾
17 肢体短缩	18 先天性膈疝	19 脐膨出	20 腹裂
21 联体双胎	22 唐氏综合征	23 先天性心脏病	24 其他

表16-3 我国新生儿疾病筛查疾病名单

新生儿疾病筛查疾病名单			
01 先天性甲状腺功能减低症	02 苯丙酮尿症	03 G6PD 缺乏症	04 先天性肾上腺皮质增生症
05 先天性听力障碍			

为方便数据统计，经咨询妇幼健康临床专家后，本研究将出生缺陷监测疾病中的05、06、07合并为唇腭裂，将08、09合并为外耳缺陷，将10、11合并为消化道系统缺陷，12、13及肾缺如、重复肾合并为泌尿生殖系统缺陷，14、17合并为四肢骨骼系统缺陷，15、16合并为多(并)指(趾)，将18、23合并为心脏循环系缺陷，22及其他染色体异常被合并为染色体异常。将新生儿疾病筛查疾病中的01、02、03、04合并为遗传代谢病，05列为听力障碍，24其他类型出生缺陷疾病被合并到其他中，同时伴有多个出生缺陷诊断的患儿被归类为多系统缺陷。

16.2.3 研究内容与工具

本研究主要采用自编的"基本信息资料登记表"收集患儿和患儿家庭的一般情况，通过自编的"出生缺陷家庭疾病经济负担调查表"收集患儿家庭过去一年的疾病经济负担。

1. 患儿及家庭照料者的人口学特征

采用自编"基本信息资料登记表"收集受访患儿及患儿家庭主要家庭成员的社会人口学信息，包括患儿的性别、民族、出生年月、所患疾病情况；患儿主要照料人的年龄、户籍、婚育情况、受教育程度、职业等，调查了患儿家庭的经济情况，包括家庭年收入、自评家庭经济状况、医保使用情况、在医疗方面接受过的经济援助情况等。

2. 疾病经济负担的评估

采用自编的"出生缺陷家庭疾病经济负担调查表"询问患儿主要照料者，调查了解在过去一年，因患儿的出生缺陷疾病产生的求医行为及相关经济支出，具体包括：

(1) 患儿因出生缺陷疾病所产生的门(急)诊就医情况，包括门(急)诊医疗机构，门(急)诊总费用，门(急)诊自付费用，因门(急)诊就医产生的交通费、住宿费、餐饮费，因门(急)诊就医产生的陪护天数、误工费。

(2) 患儿因出生缺陷疾病所产生的住院就医情况，包括住院医疗机构，住院总费用，住院自付费用,因住院就医产生的交通费、住宿费、餐饮费,因住院就医产生的陪护天数、误工费。

(3)患儿因出生缺陷疾病所产生的康复治疗,包括康复治疗所在医疗机构,康复治疗总费用,自付费用,因康复治疗产生的交通费、住宿费、餐饮费,因患儿康复治疗产生的陪护天数、误工费和经济损失。

(4)因患儿出生缺陷疾病所产生的自我治疗情况,即患儿家庭在医疗机构以外因患儿的出生缺陷疾病所产生的治疗费用,包括自行购药的药费、采用民间治疗方法产生的相关费用等。

上述调查内容以及相关术语的解释或定义均明确体现在调查问卷的相应条目中。

3. 疾病经济负担主要研究指标和计算方法

(1)直接经济负担,即患儿家庭直接用于治疗患儿的出生缺陷疾病所产生的经济负担。

$$直接经济负担 = 直接医疗保健费用 + 直接非医疗保健费用 \quad (16-1)$$

直接医疗保健费用,即直接用于患者预防和治疗疾病的总费用,包括门/急诊费、住院费、康复费用及患者自我治疗的费用等。

$$直接医疗保健费用 = 门(急)诊费用 + 住院费 + 康复治疗费用 + 自我治疗费用 \quad (16-2)$$

直接非医疗保健负担,即患者因疾病产生的非直接用于疾病预防和治疗方面的直接经济负担,包括患者求医过程中的交通费、住宿费、营养费等,在出生缺陷的患儿中也包括特殊教育的费用等。

$$直接非医疗保健费用 = 交通费 + 住宿费 + 餐饮或营养费 \quad (16-3)$$

(2)间接经济负担:因病所导致的患者及其陪护人员的有效劳动损失或因工作能力下降导致的目前和未来的经济损失。

在出生缺陷的研究中由于患儿尚无工作能力,同时照料者因失业产生的机会成本(即劳动力损失)无法相对准确核算,所以未计入本研究最终的间接经济负担指标中。因此本研究中出生缺陷患儿家庭的间接经济负担被定义为患儿照料者在陪护患儿求医过程中所产生的误工费用。

$$照料者间接经济负担 = 误工天数 \times 日收入 + (预期收入 - 收入降低后的实际收入) \times 收入降低时间 \quad (16-4)$$

在具体调查中,上述指标均通过具体举例的方式,告知患儿主要照料者该指标的具体内涵和计算办法,如:

例1:

过去一年内,孩子是否因出生缺陷疾病在门诊或急诊接受治疗?

如是,请将过去一年内,孩子因出生缺陷疾病在门诊或急诊治疗时的费用填入到下表中,所有费用以人民币"元"为单位

诊疗次序	医疗机构类型	本次门诊或急诊的		因本次医疗活动产生的			陪护天数	误工费
		总费用	自付费用	交通费	住宿费	餐饮费		
例:1	市级医疗机构	2521.5	1062.0	320.0	200.0	120.0	1	200.0

误工费:即陪护者因陪护孩子看病所引起的收入损失。

计算办法,如:某照料者因陪护孩子请假 1 天,被单位扣除奖金和(或)工资共 100 元,即该次陪护 1 天的误工费为 100 元。如有多人次陪护按人次数累加计算总误工费。

例 2:

过去一年内,孩子是否因出生缺陷疾病进行过住院治疗?

如是,请将过去一年内,孩子因出生缺陷疾病在住院治疗时的费用填入到下表中,所有费用以人民币"元"为单位

诊疗次序	医疗机构类型	本次住院的		因本次医疗活动产生的			陪护天数	误工费
		总费用	自付费用	交通费	住宿费	餐饮费		
例:1	省级医疗机构	24560.0	14560.0	800.0	2200.0	980.0	10	2000.0

例 3:

过去一年内,孩子是否因出生缺陷疾病进行过康复治疗?

如是,请将过去一年内,孩子因出生缺陷疾病在康复治疗时的费用填入到下表中,所有费用以人民币"元"为单位

诊疗次序	医疗机构类型	本次康复治疗的		因本次医疗活动产生的			陪护天数	误工费
		总费用	自付费用	交通费	住宿费	餐饮费		
例:1	县级医疗机构	8000.0	8000.0	400.0	0	980.0	10	2000.0

例 4:

过去一年内,孩子是否因出生缺陷疾病接受过非医疗机构的治疗?(如自行购药治疗、采用民间治疗方法等)

如是,请填写过去一年内孩子因出生缺陷疾病接受非医疗机构治疗的总金额_____元。

16.2.4 调查过程

课题组首先通过湖南省出生缺陷监测系统,获取研究现场内 2014 年 1 月 1 日至 2020 年 12 月 31 日期间所有出生缺陷患儿的登记信息,共 6 924 人。通过湖南省妇幼保健院的支持和配合,与研究现场所在地的市/区(县)妇幼保健院取得联系。

课题组调查员经过调查前统一培训后,根据现场调查操作手册的调查流程,分别进入长沙、岳阳、怀化三个现场。在当地妇幼保健院主管领导的沟通和协助下,通过当地妇幼保健院所管理的儿童保健工作网络,在儿童保健管理信息系统的高危儿管理系统中核实出生缺陷患儿的在管情况和归属社区卫生服务中心。经核实后,按照入组标准共有 632 名患儿被确认确实有经医疗机构诊断的出生缺陷疾病且可取得家长的联系方式,进入待调查名单。

通过研究现场当地妇幼保健院与研究现场当地社区卫生服务中心的基层妇幼专干取得联系,由患儿所属辖区的妇幼专干或儿童保健专干(以下简称"妇儿专干")与患儿家长取

得联系,在专干与患儿家庭初步沟通并取得患儿家庭同意后,由经过课题组培训的调查员对患儿的主要照料者在充分告知并取得调查对象口头知情同意的前提下,进行访谈。

具体访谈调查方式由被调查对象即患儿主要照顾者根据自身情况结合调查员的推荐、选择具体的调查形式,包括面对面访谈、电话访谈或电子问卷自填。

面对面访谈中,由调查员采用本课题设计的调查问卷,对问卷相关条目进行逐条询问,由调查员记录被访者的回答。对被调查对象不能理解的条目,采用统一指导语进行解释。

电话访谈中,由调查员拨通患儿家长联系电话,确认被访者与患儿的关系后,对符合入组标准的患儿照料者采用调查问卷逐条进行询问,记录被调查对象的回答。在电话调查中,调查员会根据被访谈对象的要求或提问对条目进行相应的解释说明。

电子问卷调查,对于电话初步沟通后选择接受电子问卷自填,且经调查员判断其能够充分理解问卷条目的患儿主要照料者发放电子问卷。同时由调查员在即时通信软件上进行追踪,对于出现的问题及时解答。

通过填答示例完成对条目以及相关术语的解释说明,填答结束后由调查员进行逻辑复核。

现场调查从2021年3月1日起开始,至2022年3月1日结束。其间因疫情原因有短暂时间的中断。最终完成调查的出生缺陷患儿家庭251例。本研究中调查员全部为硕士研究生,并于调查开始前集中培训,培训内容包括熟悉问卷内容、掌握与受访者沟通技巧等,确保调查员培训合格后才准许其开始调查活动。

16.2.5 伦理学考虑

本研究由中南大学湘雅公共卫生学院伦理委员会审查通过(伦理审查编号 XYGW-2021-01)。在调查过程中,调查人员会先告知对象本研究的内容和目的,并承诺对其个人信息严格保密。所有调查对象均自愿同意加入本项调查研究。

通过以下手段严格保护研究对象个人隐私。

(1)仅收集本研究所必需的研究对象的个人信息,对可以识别、追踪到研究对象个人身份的信息进行脱敏处理;

(2)在单独的加密电脑或储存介质中储存;

(3)数据专人管理,使用需根据本课题保密数据的管理及使用程序提前申请,得到课题组负责老师的批准后方可使用、分析。

16.3 出生缺陷疾病家庭经济负担研究的主要结果

16.3.1 出生缺陷患儿及患儿家庭的基本情况

1. 出生缺陷患儿的人口学特征

本研究共获得样本251例,其中男性患儿151例(60.2%),女性患儿100例(39.8%)。患儿平均年龄(2.84±1.54)岁,年龄分布集中在2岁组,为71例(28.3%)。患儿家庭常住地为农村的有 129 例(51.4%)。有 125 例(49.8%)患儿来自高经济发展水平地区,62 例来自中等经济发展水平地区(24.7%),64 例(25.5%)来自低经济发展水平地区。有 35 例(13.9%)患儿是通过辅助生殖技术出生的。本次研究中未调查到需要同时抚养 2 个及 2 个以上缺陷儿的家庭。详见表 16-4。

表 16-4 出生缺陷患儿的人口学特征与基本情况($N=251$)

变量		人数	构成比/%
年龄	0 岁	9	3.6
	1 岁	49	19.5
	2 岁	71	28.3
	3 岁	50	19.9
	4 岁	40	15.9
	5 岁	25	10.0
	≥6 岁	7	2.4
性别	男	151	60.2
	女	100	39.8
家庭常住地	城市	122	48.6
	农村	129	51.4
家庭来源	高经济发展水平地区	125	49.8
	中等经济发展水平地区	62	24.7
	低经济发展水平地区	64	25.5
是否通过辅助生殖技术出生	是	35	13.9
	否	216	86.1

2. 患儿的出生缺陷疾病谱

在患儿所患疾病情况中,患病人数最多的为心脏循环系统缺陷 94 例(37.5%)。其次为多(并)指(趾)42 例(16.7%)。遗传代谢病和唇腭裂位第三、第四名,分别为 21 例(8.4%)和 20 例(8.0%),余见表 16-5。

表 16-5 出生缺陷患儿的疾病情况($N=251$)

变量	人数	构成比/%
心脏循环系统缺陷	94	37.5
多(并)指(趾)	42	16.7
遗传代谢病	21	8.4
唇腭裂	20	8.0
泌尿生殖系统缺陷	17	6.8

续表16-5

变量	人数	构成比/%
外耳缺陷	16	6.4
四肢骨骼缺陷	14	5.6
消化系统缺陷	10	4.0
多系统缺陷	4	1.6
染色体异常	2	0.8
听力障碍	1	0.4
其他	10	4.0

3. 出生缺陷患儿主要照料者的一般情况

在受访样本中，患儿主要照料者为患儿的母亲的有210例(83.7%)，其次为患儿的父亲有22例(8.8%)，主要照料者为其他监护人的有19例(7.6%)。有143例(57.0%)患儿的主要照料者因照料患儿曾辞职或曾处于暂时没有工作的状态。有94例(37.5%)目前处于无业状态。有226例(90.0%)患儿的主要照料者为汉族。70.5%(177人)的照料者年龄为30岁以上；30岁及以下的照料者有74人(29.5%)。82例(32.7%)患儿的照料者为初中及以下学历，67例(26.7%)患儿的照料者为高中(中专)学历，102例(40.6%)患儿的照料者为本科(大专)及以上学历。236(94.0%)例患儿的主要照料者无宗教信仰。245例(97.6%)的患儿主要照料者处于已婚状态，余见表16-6。

表16-6 患儿主要照料者一般情况($N=251$)

变量		人数	构成比/%
主要照料者	母亲	210	83.7
	父亲	22	8.8
	其他	19	7.6
是否曾经因照料患儿辞职或曾处于暂时没有工作的状态	是	143	57.0
	否	108	43.0
民族	汉族	226	90.0
	少数民族	25	10.0
年龄	30岁及以下	74	29.5
	30岁以上	177	70.5
受教育程度	初中及以下	82	32.7
	高中(中专)	67	26.7
	本科(大专)及以上	102	40.6
主要照料者现工作情况	有工作	157	62.5
	无业	94	37.5

续表16-6

变量		人数	构成比/%
宗教信仰	有	15	6.0
	无	236	94.0
婚姻状况	已婚	245	97.6
	未婚/离异/丧偶	6	2.4

4. 出生缺陷患儿家庭的一般情况

在患儿的家庭情况方面,40.6%(102例)患儿的家庭的年收入在6万元以下,74例(29.5%)患儿的家庭的年收入在6万~12万元,54例(21.5%)患儿的家庭年收入在12万~20万元,有21例(8.4%)患儿的家庭年收入20万元以上。有79例(31.5%)患儿的家庭有一个孩子需要抚养,149例患儿(59.4%)的家庭有两个孩子,另有23例(9.2%)患儿的家庭有3个及3个以上的孩子需要抚养。在患儿主要照料者的家庭经济状况主观评价中,认为家庭经济情况差的有28人(11.2%),较差的有79人(31.5%),认为家庭经济情况一般的有123人(49.0%),认为较好的有21人(8.4%),余见表16-7。

表16-7 患儿家庭情况($N=251$)

变量		人数	构成比/%
家庭年收入(元)	0~60 000	102	40.6
	60 001~120 000	74	29.5
	120 001~200 000	54	21.5
	>200 000	21	8.4
家庭共有几个需要抚养的孩子	1个	79	31.5
	2个	149	59.4
	3个及3个以上	23	9.2
主观家庭经济状况	差	28	11.2
	较差	79	31.5
	一般	123	49.0
	较好	21	8.4

在患儿的医疗费用主要支付方式中,45例(17.9%)患儿的家庭在支付患儿因出生缺陷疾病产生的医疗支出时完全自费,70.5%(177例)患儿的家庭使用了城乡居民医疗保险,有14例(5.6%)患儿的家庭使用了商业医疗保险,25例(10.0%)患儿的家庭接受过经济援助。详见表16-8。

表16-8 患儿医疗费用主要支付方式($N=251$)

医疗支付方式		人数	构成比/%
是否完全自费	是	45	17.9
	否	206	82.1
是否使用了城乡居民医疗保险	是	177	70.5
	否	74	29.5
是否使用了商业保险	是	14	5.6
	否	237	94.4
是否接受过经济援助	是	25	10.0
	否	226	90.0

16.3.2 出生缺陷疾病的直接经济负担调查结果

调查结果显示,251例患儿的家庭过去一年里,因出生缺陷疾病共产生卫生服务利用468次。因出生缺陷疾病所产生的直接经济负担为7 618 200元,例均费用30 351.39元,次均费用16 278.21元。其中直接医疗保健费用为7 009 443元,例均27 926.07元,次均14 977.44元。直接非医疗保健费用为608 757元,例均2 425.33元,次均1 300.76元,余见表16-9。

表16-9 出生缺陷患儿家庭的疾病直接经济负担及卫生服务利用情况

项目类型	费用/元	卫生服务利用/次	例均费用/元	次均费用/元
疾病直接经济负担	7 618 200	468	30 351.39	16 278.21
直接医疗保健费用	7 009 443	468	27 926.07	14 977.44
直接非医疗保健费用	608 757	468	2 425.33	1300.76

1. 出生缺陷患儿家庭的直接医疗保健费用

在本研究中,出生缺陷患儿的疾病直接医疗保健费用包括患儿因疾病产生的门诊、住院、康复治疗和自我治疗的费用。

过去一年里,所有调查对象总计卫生服务利用468次,共产生直接医疗保健费用7 009 443元。直接医疗保健费用的次均费用为14 977.44元。例均费用为27 926.07元。

过去一年里,所有调查对象共产生门诊就医行为292次,门诊总花费539 360元,次均门诊费用1 847.12元,例均门诊费用2 148.84元。

过去一年里,所有调查对象共产生住院就医行为162次,住院总费用5 954 264元,次均住院费用36 754.72元,例均住院费用23 722.17元。

过去一年里,共有14例患儿进行过14次康复治疗,例均1次。康复治疗总花费为

154 180 元。例均康复治疗费用为 11 012.86 元。

在自我治疗方面，251 例患儿的家庭过去一年内共花费 361 639 元，例均 1 440.79 元，余见表 16-10。

表 16-10 出生缺陷患儿家庭的疾病直接医疗保健费用及卫生服务利用情况

	项目类型	费用/元	卫生服务利用/次	例均费用/元	次均费用/元
直接医疗	保健费用	7 009 443	468	27 926.07	14 977.44
	门诊	539 360	292	2 148.84	1 847.12
	住院	5 954 264	162	23 722.17	36 754.72
	康复治疗	154 180	14	11 012.86	11 012.86
	自我治疗*	361 639	—	1 440.79	—

附注：*自我治疗构成复杂，本研究中未调查病例家庭自我治疗次数，故表中该项的次均费用处不适用。

直接医疗保健费用的自付费用为 4 239 078 元，次均自费为 9 057.86 元，例均自费为 16 888.76 元，综合自费比例 60.5%。其中门诊自付费用为 373 603 元，次均自费为 1 279.46 元，例均自费为 1 488.46 元，综合自付比例为 69.3%。住院自付费用为 3 372 656 元，次均自费为 20 818.86 元，例均自付费用为 13 436.88 元，自付比例为 56.6%。康复治疗的自付费用为 131 180 元，次均自费为 9 370.00 元，自付比例为 85.1%。见表 16-11 与图 16-1。

表 16-11 出生缺陷患儿家庭的疾病直接医疗保健费用自付情况

	项目类型	自付费用/元	自付比例/%	例均自费/元	次均自费/元
直接医疗	保健费用	4 239 078	60.5	16 888.76	9 057.86
	门诊	373 603	69.3	1 488.46	1 279.46
	住院	3 372 656	56.6	13 436.88	20 818.86
	康复治疗	131 180	85.1	9 370.00	9 370.00
	自我治疗*	361 639	—	1 440.79	—

附注：*自我治疗构成复杂，本研究中未调查病例家庭自我治疗次数，故表中该项的次均费用处不适用。

2. 出生缺陷患儿家庭的直接非医疗保健费用

过去一年里出生缺陷患儿家庭的直接非医疗保健费用为 608 757 元，例均 2 425.33 元，次均 1 300.76 元。其中交通费为 230 383 元，次均 492.27 元，例均 917.86 元。住宿费为 183 508 元，次均 392.11 元，例均 731.11 元。餐饮费为 194 866 元，次均 416.38 元，例均 776.36 元，见表 16-12。

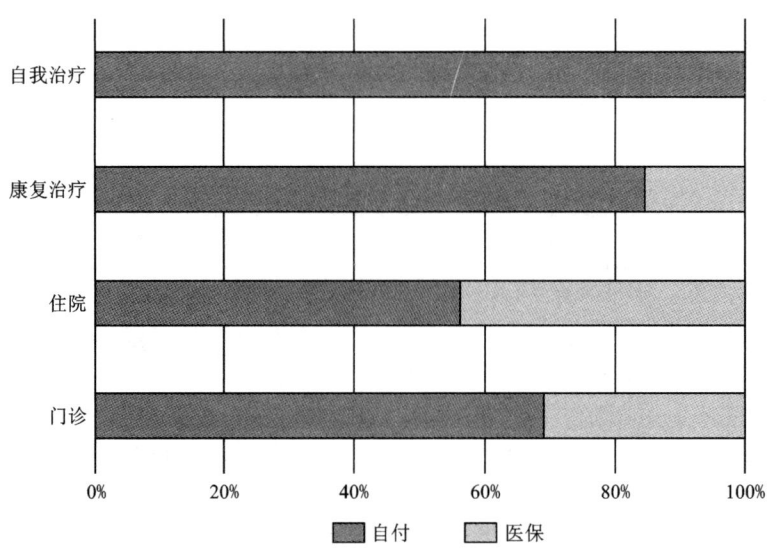

图 16-1 出生缺陷直接医疗保健费用自付比例

表 16-12 出生缺陷患儿家庭的疾病直接非医疗保健费用

	项目类型	费用/元	卫生服务利用/次	例均费用/元	次均费用/元
直接非医疗	保健费用	608 757	468	2 425.33	1 300.76
	交通费	230 383	468	917.86	492.27
	住宿费	183 508	468	731.11	392.11
	餐饮费	194 866	468	776.36	416.38

3. 康复治疗情况

共有14例患儿接受过康复治疗，其中有5例来自高经济发展水平地区，5例来自中等经济发展水平地区，4例来自低经济发展水平地区。康复治疗的总费用为154 180元，次均11 012.86元。在康复治疗的医疗机构选择上，14例患儿中有4例选择了在省级及以上的医疗机构进行康复治疗，占全部患儿的28.6%；有5例患儿选择在市级医疗机构进行康复，占35.7%；3人选择在区级或县级医疗机构进行康复，占31.4%；另有2例选择在私营的医疗机构中康复治疗，占14.3%。

表 16-13 患儿康复治疗所选医疗机构

	人数	构成比/%
省级及以上医疗机构	4	28.6
市级医疗机构	5	35.7
区级/县级医疗机构	3	31.4
私营医疗机构	2	14.3

询问康复治疗的需求和意愿时，在未接受康复治疗的 237 例患儿中，有 181 例照料者表示患儿不需要进行康复治疗，占 76.3%；需要康复治疗但实际未接受的家庭有 56 户，其中有 3 户(1.3%)家庭表示需要康复治疗，但所在城市缺乏相关的医疗机构；有 30 户(12.7%)家庭表示患儿需要接受康复治疗，但由于家庭经济状况不允许而放弃；另有 23 户(9.7%)家庭表示患儿需要接受康复治疗但由于其他原因没有进行。

表 16-14 未进行康复治疗的主要原因

	人数	构成比/%
不需要	181	76.3
需要，但所在城市缺乏相关机构	3	1.3
需要，但家庭经济条件不允许	30	12.7
需要，但由于其他原因没有进行	23	9.7

16.3.3 出生缺陷疾病的间接经济负担调查结果

1. 陪护产生的误工费

在出生缺陷的疾病间接经济负担方面，251 户患儿家庭总计陪护天数 2 902 天，共产生收入损失 469 014 元，因陪护患儿所产生的患儿家庭日均收入损失为 161.62 元，次均为 1 002.17 元。其中因门诊产生的陪护天数为 697 天，因门诊就医产生的间接经济负担为 114 827 元，日均收入损失为 164.74 元，次均收入损失为 393.24 元。因住院的陪护天数为 2 009 天，产生的收入损失为 310 187 元，，日均收入损失为 154.40 元，次均收入损失为 1 914.73 元。因康复治疗产生的收入损失为 44 000 元，陪护天数为 196 天，日均收入损失为 224.49 元，次均为 3142.86 元。

表 16-15 照料者因陪护出生缺陷患儿产生的误工费

项目类型	费用/元	陪护天数	日均/元	次均/元
误工费	469 014	2 902	161.62	1 002.17
门诊	114 827	697	164.74	393.24
住院	310 187	2 009	154.40	1 914.73
康复治疗	44 000	196	224.49	3 142.86

2. 劳动力损失的估算

出生缺陷患儿的主要照料人中，近一年内处于无业状态的为 94 人(37.5%)。以 2020 年湖南省城镇调查失业率 5.5%，2020 年湖南省人均 GDP 为 6.04 万元估算，社会层面上，受访患儿的家庭因照料患儿产生的劳动力损失约为 490.42 万元。

16.4 出生缺陷的疾病经济负担

16.4.1 出生缺陷患儿家庭的疾病经济负担总体情况

调查结果显示，251例患儿的家庭过去一年里，因出生缺陷疾病所产生的疾病经济负担为8 087 214元，例均费用32 219.98元，次均费用17 280.37元。其中直接经济负担为7 618 200元，例均30 351.39元，次均16 278.21元。间接经济负担为469 014元，例均1 868.58元，次均1 002.17元，余见表16-16。不同类型负担的构成如图16-2。

表16-16 出生缺陷患儿家庭的疾病经济负担及卫生服务利用情况

项目类型	费用/元	卫生服务利用/次	例均费用/元	次均费用/元
疾病经济负担	8 087 214	468	32 219.98	17 280.37
直接经济负担	7 618 200	468	30 351.39	16 278.21
间接经济负担	469 014	468	1 868.58	1 002.17

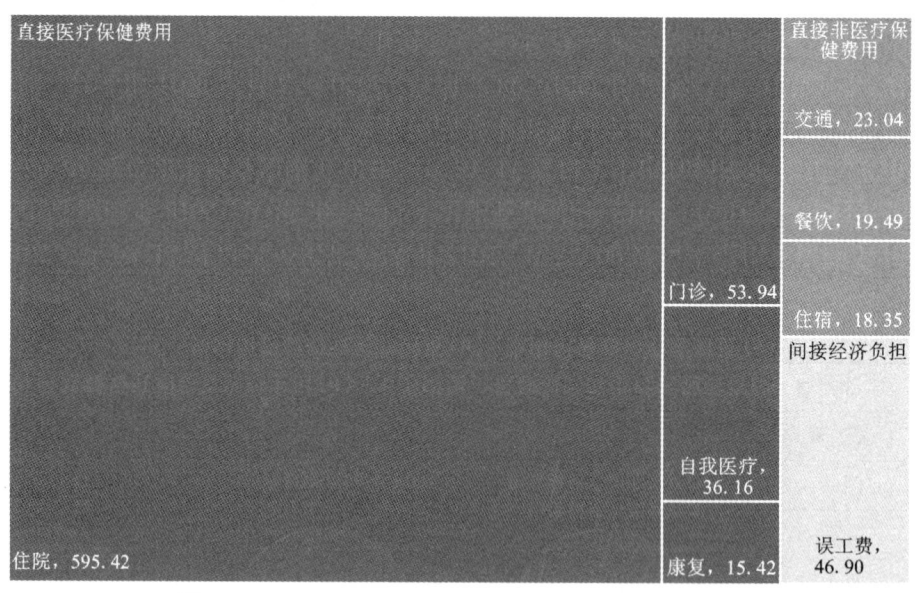

图16-2 出生缺陷患儿家庭的疾病经济负担构成（单位：万元）

本研究中出生缺陷的疾病经济负担以直接经济负担为主（占94.2%）。在直接经济负担中以直接医疗保健费用为主（占92.0%）。在直接医疗保健费用中住院费用比例最高，占比84.9%，门诊为7.7%，康复治疗为2.2%，自我治疗为5.2%。在直接非医疗保健费用中，交通费、住宿费、餐饮费比例分别为37.8%、30.1%、32.0%。见图16-3。

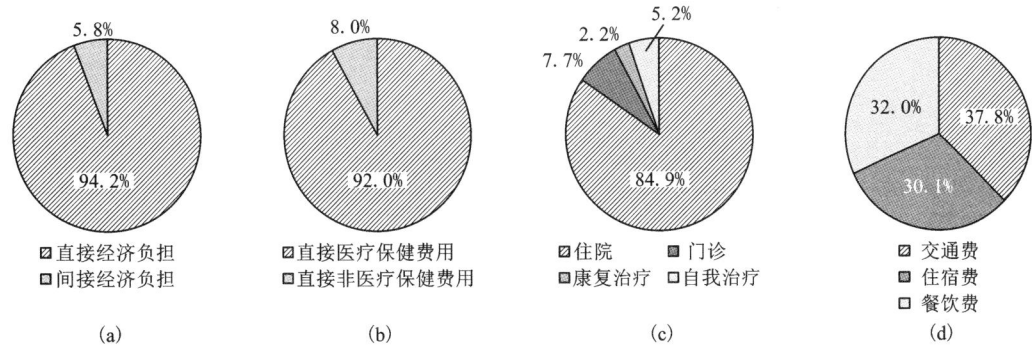

图16-3 （a）出生缺陷直接经济负担和间接经济负担构成比；（b）出生缺陷直接医疗保健费用和直接非医疗保健费用占比；（c）直接医疗保健费用构成；（d）直接非医疗保健费用构成

2014年湖南省出生人口数90.77万，2015年湖南省出生人口数91.80万。2016年湖南省出生人口数92.31万。2017年湖南省出生人口数90.78万，2018年湖南省出生人口数83.86万，2019年湖南省出生人口数71.78万，2020年湖南省出生人口数56.65万。以历年的医院监测出生缺陷发生率估算出生缺陷患儿数量。合计预估出生缺陷人口95 656人。以样本的例均疾病经济负担32219.98元估算，2020年3月至2021年3月，湖南省因出生缺陷疾病造成的经济损失约为35.43亿元人民币。

表16-17 湖南省历年出生人口数和估计出生缺陷人口数

年份	湖南省出生人口数/万人	湖南省医院监测出生缺陷发生率/万分之	预估出生缺陷人口/人
2014	90.77	178.14	16 170
2015	91.80	182.19	16 725
2016	92.31	130.99	12 092
2017	90.78	135.79*	12 327
2018	83.86	159.90*	13 409
2019	71.78	194.14*	13 935
2020	56.65	194.14**	10 998
合计	577.95		95 656

附注：*缺乏湖南2016年之后的医院监测出生缺陷发生率，因此用全国的医院监测出生缺陷发生率替代。
**缺乏2020年全国医院监测出生缺陷发生率，使用2019年全国数据替代。

16.4.2 疾病别出生缺陷的疾病经济负担情况

在不同类型疾病的经济负担中，例均最高的为消化系统缺陷，其次为心脏循环系统缺陷，分别为65 823.30和58 162.43元。再次为唇腭裂和染色体异常，分别为20 375.00元和 15 060.00 元。次均中最高的为心脏循环系统缺陷，为 20 947.39 元，其次为唇腭裂为 14 051.72 元，再次为消化系统缺陷和染色体异常，次均费用均超过了 1 万元。详见表 16-18。

表 16-18 出生缺陷疾病经济负担

疾病	疾病经济负担/元	卫生服务利用/次	次均费用/元	例均费用/元
消化系统缺陷	658 233	52	12 658.33	65 823.30
心脏循环系统缺陷	5 467 268	261	20 947.39	58 162.43
唇腭裂	407 500	29	14 051.72	20 375.00
染色体异常	30 120	3	10 040.00	15 060.00
泌尿生殖系统缺陷	154 818	24	6 450.75	9 106.94
外耳缺陷	126 047	14	9 003.36	7 877.94
其他	67 207	8	8 400.88	6 720.70
多(并)指(趾)	261 538	45	5 811.96	6 227.10
多系统缺陷	14 100	4	3 525.00	3 525.00
四肢骨骼缺陷	40 090	11	3 644.55	2 863.57
听力障碍	1 020	1	1 020.00	1 020.00
遗传代谢病	10 281	16	642.56	489.57

1.疾病别出生缺陷的直接经济负担

在不同疾病出生缺陷的直接经济负担中，次均费用最重的为心脏循环系统疾病，达 19 689.56 元，其次为唇腭裂 12 962.07 元，消化系统缺陷和染色体异常的次均费用也均超过了 1 万元。在例均费用里，最高的为消化系统缺陷为 59 619.30 元，其次为心脏循环系统缺陷为 54 669.94 元，再次为唇腭裂和染色体异常，均超过 1.5 万元，详见表 16-19。

表 16-19 疾病别出生缺陷疾病的直接经济负担

疾病	直接经济负担/元	次均费用/元	例均费用/元
消化系统缺陷	596 193	11 465.25	59 619.30
心脏循环系统缺陷	5 138 974	19 689.56	54 669.94
唇腭裂	375 900	12 962.07	18 795.00
染色体异常	30 120	10 040.00	15 060.00
泌尿生殖系统缺陷	147 718	6 154.92	8 689.29
外耳缺陷	118 647	8 474.79	7 415.44
其他	66 607	8 325.88	6 660.70
多(并)指(趾)	240 758	5 350.18	5 732.33

续表16-19

疾病	直接经济负担/元	次均费用/元	例均费用/元
多系统缺陷	14 100	3 525.00	3 525.00
四肢骨骼缺陷	33 390	3 035.45	2 385.00
听力障碍	1 020	1 020.00	1 020.00
遗传代谢病	5 781	361.31	275.29

2. 疾病别出生缺陷的间接经济负担

在疾病别出生缺陷疾病的间接经济负担中，次均最高为心脏循环系统缺陷，为1257.83元，其次为消化系统缺陷为1193.08元，再次为唇腭裂为1089.66元。例均中最高的为消化系统缺陷，高达6204.00元，其次为心脏循环系统缺陷，为3492.49元。唇腭裂也是例均间接经济负担较高的疾病，为1580.00元。日均最高为唇腭裂，206.54元，其次为外耳缺陷，日均205.56元。详见表16-20。

表16-20 不同疾病患儿的间接经济负担

疾病	间接经济负担/元	陪护天数	日均/元	次均/元	例均/元
消化系统缺陷	62 040	597	103.92	1 193.08	6 204.00
心脏循环系统缺陷	328 294	1 726	190.21	1257.83	3 492.49
唇腭裂	31 600	153	206.54	1 089.66	1 580.00
多(并)指(趾)	20 780	139	149.5	461.78	494.76
四肢骨骼缺陷	6 700	81	82.72	609.09	478.57
外耳缺陷	7 400	36	205.56	528.57	462.50
泌尿生殖系统缺陷	7 100	94	75.53	295.83	417.65
遗传代谢病	4 500	24	187.5	281.25	214.29
其他	600	29	20.69	75.00	60.00
多系统缺陷	0	6	0	0	0
染色体异常	0	16	0	0	0
听力障碍	0	1	0	0	0

16.4.3 地区别出生缺陷的疾病经济负担

1. 地区别出生缺陷的直接经济负担

将患儿按来源的地区不同归类，不同地区的疾病谱及直接经济负担如下表16-21。不同类别地区的疾病谱差异较大。

表 16-21 不同类别地区疾病谱

疾病	高经济发展水平地区病例数	构成比/%	中等经济发展水平地区病例数	构成比/%	低经济发展水平地区病例数	构成比/%
心脏循环系统缺陷	42	33.6	24	38.7	28	43.8
多(并)指(趾)	16	12.8	11	17.7	15	23.4
遗传代谢病	19	15.2	2	3.2	0	0.0
唇腭裂	13	10.4	3	4.8	4	6.3
泌尿生殖系统缺陷	9	7.2	5	8.1	3	4.7
外耳缺陷	8	6.4	5	8.1	3	4.7
四肢骨骼缺陷	6	4.8	5	8.1	3	4.7
消化系统缺陷	6	4.8	1	1.6	3	4.7
多系统缺陷	2	1.6	2	3.2	0	0.0
染色体异常	1	0.8	0	0.0	1	1.6
听力障碍	1	0.8	0	0.0	0	0.0
其他	2	1.6	4	6.5	4	6.3
合计	125	100	62	100	64	100

在不同类别地区出生缺陷的直接经济负担方面，高经济发展水平地区的直接经济负担为 2 108 552 元，其中直接医疗保健费用 1 981 816 元，直接非医疗保健费用 126 736 元，共产生卫生服务 168 次，例均直接经济负担 16 868.42 元，例均直接医疗保健费用 15 854.53 元，例均直接非医疗保健费用 1 013.89 元，例均卫生服务利用 1.34 次。次均直接经济负担 12 550.90 元，次均直接医疗保健费用 11 796.52 元，次均直接非医疗保健费用 754.38 元。

中等经济发展水平地区出生缺陷的直接经济负担 1 943 299 元，其中直接医疗保健费用 1 794 458 元，直接非医疗保健费用 148 841 元，卫生服务利用 134 次，例均直接经济负担 31 343.53 元，例均直接医疗保健费用 28 942.87 元，例均直接非医疗保健费用 2 400.66 元，例均卫生服务利用 2.16 次。次均直接经济负担 14 502.23 元，次均直接医疗保健费用 13 391.48 元，次均直接非医疗保健费用 1 110.75 元。

低经济发展水平地区出生缺陷的直接经济负担 3 566 349 元，其中直接医疗保健费用 3 233 169 元，直接非医疗保健费用 333 180 元，卫生服务利用 166 次，例均直接经济负担 55 724.20 元，例均直接医疗保健费用 50 518.27 元，例均直接非医疗保健费用 5 205.94 元，例均卫生服务利用 2.59 次。次均直接经济负担 21 484.03 元，次均直接医疗保健费用 19 476.92 元，次均直接非医疗保健费用 2 007.11 元。

调查结果显示，居住在低经济发展水平地区的家庭，过去一年里因出生缺陷疾病而产生直接经济负担最重；例均直接医疗保健费用约为高经济发展水平地区的 3 倍以上，中等经济发展水平地区的 2 倍以上；直接非医疗保健费用也均超过高、中等经济发展水平地区，分别为后两者的 5 倍和 2 倍左右。

表 16-22　不同类别地区出生缺陷的直接经济负担

地区	病例数	直接经济负担/元	直接医疗保健费用/元	直接非医疗保健费用/元	卫生服务利用/次
高经济发展水平地区	125	2 108 552	1 981 816	126 736	168
中等经济发展水平地区	62	1 943 299	1 794 458	148 841	134
低经济发展水平地区	64	3 566 349	3 233 169	333 180	166

表 16-23　不同类别地区出生缺陷的例均直接经济负担

地区	病例数	例均直接经济负担/元	例均直接医疗保健费用/元	例均直接非医疗保健费用/元	例均卫生服务利用/次
高经济发展水平地区	125	16 868.42	15 854.53	1 013.89	1.34
中等经济发展水平地区	62	31 343.53	28 942.87	2 400.66	2.16
低经济发展水平地区	64	55 724.20	50 518.27	5 205.94	2.59

表 16-24　不同类别地区出生缺陷的次均直接经济负担

地区	卫生服务利用/次	次均直接经济负担/元	次均直接医疗保健费用/元	次均直接非医疗保健费用/元
高经济发展水平地区	168	12 550.90	11 796.52	754.38
中等经济发展水平地区	134	14 502.23	13 391.48	1 110.75
低经济发展水平地区	166	21 484.03	19 476.92	2 007.11

2.地区别出生缺陷的间接经济负担

在研究现场的高经济发展水平地区，出生缺陷的间接经济负担为 85 970 元，总陪护天数为 754 天，因陪护所产生的收入损失日均 114.02 元，次均 511.73 元，中等经济发展水平地区间接经济负担为 227 037 元，陪护天数 950，日均 238.99 元，次均 1 694.31 元；低经济发展水平地区的间接经济负担为 156 007 元，总陪护天数 1 198 天，日均 130.22 元，次均 939.80 元。见表 16-25。

表 16-25　不同地区间出生缺陷患儿家庭的疾病间接经济负担

地区	费用/元	陪护天数	日均/元	次均/元
高经济发展水平地区	85 970	754	114.02	511.73
中等经济发展水平地区	227 037	950	238.99	1 694.31
低经济发展水平地区	156 007	1 198	130.22	939.80

16.5 出生缺陷疾病家庭经济负担研究的讨论与建议

16.5.1 湖南省出生缺陷疾病经济负担的总体情况

湖南省统计年鉴数据显示，2014 至 2020 年间出生人口数 577.95 万，[1]按历年医院监测出生缺陷发生率估算出生缺陷患儿约为 95 656 人，以本研究调查得到的出生缺陷患儿例均疾病经济负担 3.22 万元计算，2020 年湖南省因出生缺陷疾病患儿所产生的经济负担可能达 30.82 亿元。2020 年我国人均医疗保健支出 1843 元，[2]本研究所调查得到的出生缺陷患儿的例均直接医疗保健费用为 2.80 万元，是我国人均医疗保健支出的 10 倍以上。若以例均直接医疗保健费用的自付费用 1.69 万元计算，出生缺陷患儿的例均自付费用仍然超过我国医疗保健支出的人均水平 5 倍以上。

2020 年湖南省全省居民住院 1174.22 万人次，住院医疗总费用 672.03 亿元，次均 5723.20 元，个人自费 124.62 亿元，次均 1061.30 元。[3]本研究测算出的出生缺陷患儿次均住院费用 3.68 万元，次均住院自付费用 2.37 万元，均超过湖南省的平均水平。结合湖南省居民的人均可支配收入情况，2020 年湖南省城镇居民人均可支配收入为 41697.5 元，农村居民人均可支配收入为 16584.6 元。[4]本研究所得出生缺陷疾病的例均疾病经济负担分别占城镇居民和农村居民人均可支配收入的 77.3% 和 194.3%。

本研究的次均住院费用 3.68 万元，以年 3% 的贴现率贴现至 2014 年约为 2.7 万元，高于 2014 年吉林省出生缺陷的次均住院费用(为 1.26 万元)。[5]同时本次调查得到的湖南省出生缺陷患儿的疾病经济负担呈现出以下特点：直接经济负担高于间接经济负担；直接医疗保健费用高于直接非医疗保健费用；住院费用高于其他治疗费用。

随着我国居民医疗保险覆盖范围和报销比例的不断提升，现在患儿家庭的大多数直接医疗费用都可以不同程度地获得医疗保险的偿付，医保的综合报销比例一般也超过了 40%。居民看病难看病贵的问题得到了一定程度的缓解。但同时对于部分家庭来讲，即使有了医保，剩余部分的医疗费用(如直接非医疗费用)依然会使这个家庭因病致贫的风险。同时我国的卫生支出总费用和医疗费用近年来也持续上涨，财政对医保的补贴也连年提升。[6]了解出生缺陷疾病的经济负担不仅可以从微观层面上了解家庭在面临疾病时所面对的困难，同时也可以在宏观层面上调整卫生支出和医疗资源分配，让有限的

---

[1] 湖南省统计局. 湖南统计年鉴 2021 [R]. 北京：中国统计出版社, 2021.
[2] 国家统计局. 2020 年居民收入和消费支出情况 [EB/OL]. http://www.stats.gov.cn/xxgk/sjfb/zxfb2020/202101/t20210118_1812464.html.
[3] 湖南省医疗保障局. 2021 年湖南省医疗保障事业发展统计公报 [R]. 长沙：湖南省医疗保障局, 2022.
[4] 湖南省统计局. 湖南统计年鉴 2021 [R]. 北京：中国统计出版社, 2021.
[5] 李涛. 基于"SHA2011 卫生费用核算体系"吉林省 2014 年出生缺陷疾病治疗费用核算分析 [D]. 长春：吉林大学, 2018.
[6] 李岩, 张毓辉, 万泉, 等. 2020 年中国卫生总费用核算结果与分析 [J]. 卫生经济研究, 2022, (01)：2-6.

医疗资源利用得更有效率。

16.5.2 湖南省不同类型出生缺陷疾病的经济负担特征

在本研究中不同类型疾病的医疗费用差距较大。经济负担最高的为心脏循环系统缺陷，其次为消化系统缺陷，例均在 6 万元左右，虽然二者的负担金额相差不多，但二者形成负担的形式有一定的差别。心脏循环系统缺陷疾病，例均医疗服务利用次数少，其中例均门诊 1.79 次，例均住院 0.93 次，均少于消化系统缺陷的 2.50 次和 2.60 次，这说明心脏循环系统缺陷的患儿虽然就医次数少，但单次费用较高。而消化系统缺陷往往需要多次就医，因此该类型的疾病虽然次均费用不高，但总费用却并不低，同时由于其陪护的时间长，造成的间接经济损失相对较高。本研究中心脏循环系统疾病的直接医疗保健费用 5.38 万元，以年贴现率 3%贴现至 2012 年约 3.8 万元，与 2012 年高立等在山东济宁农村地区调查的先天性心脏病医疗费用 3.7 万元相当；贴现至 2003 年约 2.37 万元，低于 2003 年陈英耀等的研究(3.10 万元)。

唇腭裂和染色体缺陷也是经济负担比较重的疾病，例均费用在 1.5 万元以上。本次研究中唇腭裂次均住院费用 1.99 万元，低于高立等在山东济宁农村的研究，[1]但高于 2014 年李涛在吉林省的研究。[2]

在本次研究中遗传代谢病的疾病经济负担是比较低的，无论是次均还是例均费用均处于较低的水平，一方面是这种疾病本身不需要进行大型手术治疗，疾病负担的产生多以门诊的形式发生，另一方面也是由于本研究中遗传代谢病患者大多数为蚕豆病或先天性甲状腺功能减退症，缺少苯丙酮尿症等负担较重疾病的病例。

另一类值得注意的缺陷类型是泌尿生殖系统疾病，这一类疾病主要包含两种类型的负担形式，一种是以单肾缺如、重复肾为代表的，疾病本身不需要额外的医疗处理，几乎不产生医疗支出，但会使患儿面临代偿功能弱于一般人的未来健康风险；另一种则是以尿道下裂、隐睾等疾病为代表的，疾病负担在早期体现，需要尽早进行手术修复。这也可能是这类疾病的例均费用虽然只有 9000 元左右，但住院治疗的次均费用却超过 2 万元的原因。

16.5.3 湖南省不同区域出生缺陷疾病的经济负担特征

本研究中的低经济发展水平地区出生缺陷的例均直接经济负担最高，约 5.57 万元，例均直接医疗保健费用约 5.05 万元，高于其他两个地区。一个可能的原因是三个地区所调查到的疾病谱不同，低经济发展水平地区患儿中严重出生缺陷的比例更高。而在直接非医疗保健费用中，在低经济发展水平地区无论是直接非医疗保健费用整体，还是交通、住宿和餐饮的费用都高于其他地区。这可能是由于低经济发展水平地区的本地医疗水平相对薄弱，缺乏治疗出生缺陷类疾病的条件。同时，在主观上患儿家长更信任高等级的医院，更

---

[1]关晶,高立. 济宁农村地区常见出生缺陷患儿致家庭经济负担的调查研究[J]. 中国优生与遗传杂志,2013,21(06):133-134.
[2]李涛. 基于"SHA2011 卫生费用核算体系"吉林省 2014 年出生缺陷疾病治疗费用核算分析[D].长春:吉林大学,2018.

倾向于前往医疗条件更好的城市为患儿治疗。这使得距离优质医疗资源更远的低经济发展水平地区的患儿家庭的直接非医疗保健花费最重。虽然有出生缺陷疾病往往比较复杂，严重程度高，对医生诊疗水平和医院医疗条件的要求较高的原因，但同时也体现了我国儿科建设和医疗资源发展的不平衡。[1]

16.5.4 基于实证研究的政策建议

1.继续扩大医疗保险覆盖范围和比例，将康复逐渐纳入医保。

近年来我国医疗保险建设成果初步显现，在本研究中，出生缺陷疾病直接医疗保健费用的平均自费比例已降至50%左右。居民的医疗经济负担显著下降，因病致贫和因病返贫的现象大大减少。但同时，部分疾病的部分项目仍未纳入医疗保障。如听力障碍患者的助听器等。这使得部分家庭仍有因病陷入相对贫困的风险。同时，医疗保险对康复治疗的纳入不够，本次研究中康复治疗的自付比例约为80%。在本研究中只有14例患儿进行了康复治疗，有56例患儿有康复治疗需求但实际未接受康复治疗，占所有未接受康复治疗患儿的23.63%，其中有30例是由于家庭经济状况而放弃康复治疗，占所有未接受康复治疗患儿的50%以上。据调查统计，我国严重出生缺陷患儿中有40%可能终身残疾。[2] 康复治疗对恢复患儿的基本功能，提高患儿的生存质量，降低患儿照料者的照料负担都有很大的帮助。[3] 同时，康复治疗可降低出生缺陷患儿的残疾风险或残疾严重程度，对未来患儿回归社会，减少未来患儿家庭因长期照料患儿而产生的劳动力损失都有一定的意义。[4] 因此降低康复治疗的费用，将康复治疗逐渐纳入医疗保险体系，以使得更多的出生缺陷患儿家庭可以利用康复治疗服务，有助于减轻这些患儿家庭未来的经济负担。

2.发展社会救助体系，完善患儿家庭医疗负担的补偿机制

在本研究中患儿家庭的医疗支付方式以自付和居民医疗保险为主。随着我国居民医保的不断推进，完全自费的比例和自费支付的比例已经显著降低。在接受调查的251户患儿家庭里，70.5%的家庭在过去一年因出生缺陷产生的医疗行为中使用了医保。虽然在本研究中直接医疗保健费用的平均自付比例已降至60%左右，但对于部分家庭而言自付部分所造成的经济负担依然较重。

我国在2011年已经建立了中国出生缺陷干预救助基金会，推广并开展了一系列的出生缺陷疾病的社会救治项目。湖南省内也有相关的社会福利机构或慈善基金会。但在实际操作过程中也存在着以下问题：救助跟随项目推进，不在项目范围内的疾病患儿

---

[1] ZHANG Y J, HUANG L S, ZHOU X, et al. Characteristics and workload of pediatricians in China [J]. Pediatrics, 2019, 144(1).

[2] 国家人口与计划生育委员会. 国家人口和计划生育委员会关于开展出生缺陷一级预防工作的指导意见 [J]. 中国计划生育学杂志, 2007, (11): 653-657.

[3] NGUBANE M, CHETTY V. Caregiver satisfaction with a multidisciplinary community-based rehabilitation programme for children with cerebral palsy in South Africa [J]. South African Family Practice, 2016, 59(1): 35-40.

[4] MAJNEMER A, DAHAN-OLIEL N, ROHLICEK C, et al. Educational and rehabilitation service utilization in adolescents born preterm or with a congenital heart defect and at high risk for disability [J]. Dev Med Child Neurol, 2017, 59(10): 1056-1062.

即使医疗经济负担很重也难以获得救助;救助宣传不到位,患儿家长缺乏求助渠道;救助资格审查严格,患儿家长难以申请等。在本次研究中仅有10%的患儿家庭利用过社会救助。

另一方面,近年来以"水滴筹"为代表的互联网公益众筹平台逐渐走入大众的视野。一方面这一类众筹平台确实帮助了很多患者,使其可以得到医疗救治,避免因病致贫;另一方面其不同于传统的社会组织和保险公司,缺乏现行法律对其筹资行为进行有效的监管。[1]

在本次调查到的家庭里,仅有5.6%的家庭为患儿购买了商业医疗保险。患儿家长对儿童商业医疗保险购买比例低,一方面是由于相关产品本身设计不合理,产品风险复杂,另一方面也是因为保险三方主体间信息不对称,保险公司和医疗机构权责不对等,客户处于弱势地位,对保险公司缺乏信任。[2] 商业医疗保险可以作为医疗支付手段的补充,降低家庭因病致贫的风险。[3] 有关政府部门可以出台儿童商业医疗保险相关政策,鼓励居民适当按需购买商业医疗保险作为补充,进一步降低家庭因病致贫、因病返贫的风险。

3. 加速医疗技术下沉,尤其是出生缺陷防治的筛查与检测技术

要适当地将卫生资源投入到对基层医疗卫生机构的建设,尤其是加强对基层医疗机构关于出生缺陷的早期筛查、早期诊断、治疗用药和康复治疗的投入。2014年国家卫健委发布了《关于印发推进和规范医师多点执业的若干意见的通知》,允许取得资格的医生多点执业。[4] 在出生缺陷的治疗方面,可以鼓励优秀医生将基层或者中低经济发展水平地区作为第二执业点,提高当地的医疗技术水平。降低患儿家庭的直接非医疗保健费用和间接疾病经济负担。

对于低经济发展水平地区,加强早期筛查、早期诊断,避免严重出生缺陷患儿的出生可能是更具成本效益的手段。加强分级诊疗,尤其加强基层医疗机构的康复治疗的水平和能力,对患者进行分流,对于需要长期康复和护理的患儿,引导其前往有能力的基层医疗卫生机构开展护理和康复治疗。规范康复医疗行业的建设。

4. 关注重点疾病,预防关口前移

出生缺陷疾病病种繁多,其中包括了大量的罕见病,这些病往往难以诊断和治疗。并且大多数的先天性出生缺陷疾病不能归咎于某种特定的起因或危险因素。不过仍有大量因素被认为是可能导致出生缺陷疾病发生的诱因,这为出生缺陷的一级预防提供了可能。如

---

[1] 严维石. 水滴筹案引发的财政边界问题及其理论反思 [J]. 中央财经大学学报, 2020, (12): 15-21.
[2] 刘镭华. 我国儿童商业医疗保险发展研究 [D]. 成都: 西南财经大学, 2013.
[3] 谢朋明, 刘吉祥, 杨孝春. 因病支出型贫困与商业医疗保险作用研究 [J]. 中国卫生经济, 2021, 40(12): 37-40.
[4] 国家卫生与计划生育委员会. 关于印发推进和规范医师多点执业的若干意见的通知 [EB/OL]. http://www.gov.cn/zhengce/2016-05/22/content_5075661.htm.

社会经济因素[1][2][3]、遗传因素[4]、感染[5][6][7][8]、某些营养素的缺乏[9]-[12]、肥胖[13]、糖尿病[14][15]都被证明可能是影响出生缺陷发生的重要因素。此外环境因素包括接触放射性物质等[16][17][18]也被认为是出生缺陷的危险因素。不同民族和种族也可能会产生影响。[19][20] 这为出生缺陷的一级预防提供了可能性。

而在三级预防，即出生缺陷的康复和治疗层面，对于常见的出生缺陷疾病如先天性心脏病、唇腭裂、部分的肢体和骨骼肌缺陷、消化系统和泌尿系统缺陷等的投入是非常必要的。而对于罕见的出生缺陷疾病而言，药物研发高昂的成本和其较低的需求，使得鲜有医

---

[1] BRONBERG R, GROISMAN B, BIDONDO M P, et al. Birth prevalence of congenital anomalies in Argentina, according to socioeconomic level [J]. J Community Genet, 2021, 12(3): 345-355.

[2] VERECZKEY A, KÓSA Z, CSÁKY-SZUNYOGH M, et al. Ventricular septal defects in function of maternal sociodemographic aspects [J]. Open Medicine, 2012, 7(4): 511-522.

[3] WHO. Congenital anomalies [EB/OL]. https://www.who.int/news-room/fact-sheets/detail/congenital-anomalies.

[4] BITTLES A H, BLACK M L. Evolution in health and medicine Sackler colloquium: consanguinity, human evolution, and complex diseases [J]. Proc Natl Acad Sci U S A, 2010, 107 Suppl 1: 1779-1786.

[5] KORVER A M, SMITH R J, VAN CAMP G, et al. Congenital hearing loss [J]. Nat Rev Dis Primers, 2017, 3: 16094.

[6] GOMEZ G B, KAMB M L, NEWMAN L M, et al. Untreated maternal syphilis and adverse outcomes of pregnancy: a systematic review and meta-analysis [J]. Bull World Health Organ, 2013, 91(3): 217-226.

[7] MOSS W J. Measles [J]. The Lancet, 2017, 390(10111): 2490-2502.

[8] HONEIN M A, DAWSON A L, PETERSEN E E, et al. Birth defects among fetuses and infants of US women with evidence of possible Zika Virus infection during pregnancy [J]. JAMA, 2017, 317(1): 59-68.

[9] KONDO A, KAMIHIRA O, OZAWA H. Neural tube defects: prevalence, etiology and prevention [J]. Int J Urol, 2009, 16(1): 49-57.

[10] GERNAND A D, SCHULZE K J, STEWART C P, et al. Micronutrient deficiencies in pregnancy worldwide: health effects and prevention [J]. Nat Rev Endocrinol, 2016, 12(5): 274-289.

[11] RAMAKRISHNAN U, GRANT F, GOLDENBERG T, et al. Effect of women's nutrition before and during early pregnancy on maternal and infant outcomes: a systematic review [J]. Paediatr Perinat Epidemiol, 2012, 26 Suppl 1: 285-301.

[12] MOUSA A, NAQASH A, LIM S. Macronutrient and micronutrient intake during pregnancy: an overview of recent evidence [J]. Nutrients, 2019, 11(2).

[13] MARCHI J, BERG M, DENCKER A, et al. Risks associated with obesity in pregnancy, for the mother and baby: a systematic review of reviews [J]. Obes Rev, 2015, 16(8): 621-638.

[14] ACOG Practice Bulletin No. 190: Gestational Diabetes Mellitus [J]. Obstet Gynecol, 2018, 131(2): e49-e64.

[15] HARRIS B S, BISHOP K C, KEMENY H R, et al. Risk factors for birth defects [J]. Obstet Gynecol Surv, 2017, 72(2): 123-135.

[16] HACKSHAW A, RODECK C, BONIFACE S. Maternal smoking in pregnancy and birth defects: a systematic review based on 173 687 malformed cases and 11.7 million controls [J]. Hum Reprod Update, 2011, 17(5): 589-604.

[17] DIXON M J, MARAZITA M L, BEATY T H, et al. Cleft lip and palate: understanding genetic and environmental influences [J]. Nat Rev Genet, 2011, 12(3): 167-178.

[18] LYALL K, CROEN L, DANIELS J, et al. The changing epidemiology of Autism Spectrum Disorders [J]. Annu Rev Public Health, 2017, 38: 81-102.

[19] EGBE A C. Birth defects in the newborn population: race and ethnicity [J]. Pediatr Neonatol, 2015, 56(3): 183-188.

[20] TAMBUYZER E, VANDENDRIESSCHE B, AUSTIN C P, et al. Therapies for rare diseases: therapeutic modalities, progress and challenges ahead [J]. Nat Rev Drug Discov, 2020, 19(2): 93-111.

药公司愿意为罕见病开发药物和治疗方法。[1][2]

在二级预防阶段，早期筛查和完整的孕期监测是控制出生缺陷非常重要的手段，但不可避免的是，在这一时期内被筛查出的缺陷儿的处置将会产生复杂的伦理问题。胎儿的生命权、孕母终止妊娠的权利以及何时何种程度的患儿可以终止妊娠等问题在这一阶段会集中地体现出来。[3][4][5][6] 因此对于出生缺陷疾病影响因素的研究和一级预防的投入可能是预防出生缺陷疾病最具成本效益的手段。

16.5.5 研究的不足与展望

本研究存在着以下不足：

第一，由于本研究采用了回顾性的调查方法，因此和所有的同类型研究一样，不可避免地存在回忆偏移的问题。为了降低回忆偏移，本研究不对患儿家属在回忆诊疗费用时数字的精度做严格的要求，此外本研究将调查的时间范围限定在过去一年内以避免更久远的就医行为带来的回忆偏移，但也因此使得部分患儿在调查的时间范围内未产生主要医疗行为或主要医疗行为已结束，这在一定程度上低估了患儿家庭的疾病经济负担。

第二，部分受访者现居住城市与在监测系统中登记的信息存在出入，研究过程中根据其现住址的城市划分地区。因此本研究仅在一定程度上代表三类地区出生缺陷患儿家庭的情况。

第三，由于社区样本获取不易，样本获取成本较高，同时由于出生缺陷疾病种类繁多，本研究样本量相对偏少，尤其是对一些相对罕见的疾病，如遗传代谢疾病中的苯丙酮尿症等缺乏病例，因此可能会低估这一类疾病的负担。

第四，本研究的间接经济负担被定义为患儿照料者在陪护患儿治疗时所产生的误工费。由于研究设计时未纳入询问患儿照料者工作状态延续情况的问题，因此虽然对患儿照料者因照料患儿而丧失工作的机会成本做了估算，但实际未将这部分损失纳入间接经济负担。因此，本研究对出生缺陷的间接经济负担是低估的。

---

[1] OO C, RUSCH L M. A personal perspective of orphan drug development for rare diseases: a golden opportunity or an unsustainable future?[J]. J Clin Pharmacol, 2016, 56(3): 257-259.

[2] DEKKERS F H W, GO A, STAPERSMA L, et al. Termination of pregnancy for fetal anomalies: parents' preferences for psychosocial care[J]. Prenat Diagn, 2019, 39(8): 575-587.

[3] HERNANDEZ-DIAZ S, OBERG A S. Are epidemiological approaches suitable to study risk/preventive factors for human birth defects?[J]. Curr Epidemiol Rep, 2015, 2(1): 31-36.

[4] CHIMA S C, MAMDOO F. Ethical and legal dilemmas around termination of pregnancy for severe fetal anomalies: a review of two African neonates presenting with ventriculomegaly and holoprosencephaly[J]. Niger J Clin Pract, 2015, 18 Suppl: S31-S39.

[5] PHAOPHAN A, MONGKOLCHAT N, CHUENWATTANA P, et al. Factors affecting Thai pregnant women's decisions concerning prenatal diagnosis and termination of pregnancy for beta-thalassemia[J]. J Obstet Gynaecol Res, 2021, 47(2): 631-639.

[6] ROLFES V, SCHMITZ D. Unfair discrimination in prenatal aneuploidy screening using cell-free DNA?[J]. Eur J Obstet Gynecol Reprod Biol, 2016, 198: 27-29.

第 17 章
出生缺陷疾病患儿照料者的照料负担研究

随着医疗卫生水平的提高，我国出生缺陷患儿生存率不断提高。我国每年新增约 90 万出生缺陷患儿，[1]这些患儿需要照料者提供照料以满足其基本生活需要。家庭照料者不仅要养育患儿，还要花费大量的时间满足患儿的治疗、康复以及情感支持等多方面的需求；出生缺陷患儿对照料者的依赖程度比一般躯体疾病以及精神疾病患者更高，在一些特定的情况下，照料任务可能会转变为照料者的一种负担。[2] 因此，调查了解出生缺陷患儿的照料者在照料患儿时承受的照料负担并分析其相关因素，可为制定科学、合理的改善患儿及家庭生命质量的干预措施提供理论依据。

17.1 出生缺陷患儿照料者的照料负担研究概况

17.1.1 相关概念

照料者（caregiver）是指为患病亲友提供长期无偿帮助和照料的家庭成员，又被称作家庭照料者（family caregiver）。在美国，90%的居家患者由家庭照料者提供照料，[3]21%的成年人为生病或残疾的家人提供无偿照料。[4] 患者居家疗养时，家庭照料者需要满足患者日常生活、药物管理、帮助就医、经济帮助、情感支持等方面的需求。而当疾病对躯体的损害导致患者越来越依赖他人来满足基本需要，患者的照料需求和照料者提供的支持之间不平衡时，照料者与患者的亲友关系就会发生深刻的变化，在一些特定的情况下，照料任务可能会转变为一种负担。

照料负担（caregiving burden）也被称为照料者负担（caregiver burden），是指在照料过程

---

[1] 中华人民共和国卫生部. 中国出生缺陷防治报告（2012）[R]. 北京：中华人民共和国卫生部，2012.
[2] PEARLIN L I, MULLAN J T, SEMPLE S J, et al. Caregiving and the stress process: an overview of concepts and their measures[J]. The Gerontologist, 1990, 30(5): 583-594.
[3] ADELMAN R D, TMANOVA L L, DELGADO D, et al. Caregiver burden a clinical review[J]. Jama-journal of the American medical association, 2014, 311(10): 1052-1059.
[4] HEBERT R S, SCHLZ R. Caregiving at the end of life[J]. Journal of palliative, medicine, 2006, 9(5): 1174-1187.

中,照料者感知到的照料活动或经历对其躯体、心理、情感产生的负面影响。[1]

17.1.2 出生缺陷患儿照料者照料负担的既往研究概况

1. 出生缺陷儿童照料者照料负担研究的总体情况

出生缺陷患儿均为年幼的儿童,需要依赖其照料者提供照料,在照料的过程中,患儿的照料者往往承受着一定水平的照料负担。Dada 在印度新德里对 55 名先天性青光眼患儿照料者进行调查,结果发现 39 名(71%)照料者有中度负担,3 名(5%)照料者有严重负担。[2] Sadighian 采用照料者负担问卷(caregiver burden inventory,CBI)评估了美国学龄前脊柱裂患儿照料者照料负担,共有 408 名照料者参与调查,结果显示 242 名(59.3%)照料者产生了一定水平的照料负担,65 名(26.7%)照料者的照料负担过重,存在倦怠的风险。[3]

照料负担可能会对照料者产生各方面的不利影响,例如,因为照料患者而引起的社交隔离、陷入经济困境。Robison 分析康涅狄格州长期照料需求评估的数据显示,照料者与患者同住预示着社交隔离以及患者的照料需求未得到满足,与患者同住的照料者感到社交隔离的可能性是非同住照料者的 2.5 倍,而长期照料需求未得到满足则会导致社交隔离程度增加近 4 倍。[4] 多项研究显示,提供照料会导致照料者面临严重的经济压力[5][6][7];随着照料者承受的照料负担水平增加,患者的愈后和健康结局,包括生命质量都可能受到不利影响。

2. 照料者照料负担研究的主要领域

对照料负担的研究主要集中在对照料负担评测工具开发和照料负担影响因素研究两个主要领域。

(1)照料负担的评估工具

既往研究中,有不少学者关注了照料负担的测量,并探索和开发了方法科学、内容合理的照料负担量表;同时还使用这些量表,研究探讨了患者与照料者的关系、照料者的照

---

[1] ZARIT S H, TODD P A, ZARIT J M. Subjective burden of husbands and wives as caregivers: a longitudinal study[J]. The gerontologist, 1986, 26(3): 260-266.

[2] DADA T, AGGARWAL A, BALI S J, et al. Caregiver burden assessment in primary congenital glaucoma[J]. European journal of ophthalmology, 2013, 23(3): 324-328.

[3] SADIGHIAN M J, ALLEN I E, QUANSTROM K, et al. Caregiver burden among those caring for patients with Spina bifida [J]. Urology, 2021, 153: 339-344.

[4] ROBISON J, FORRINSKY R, KLEPPINGER A, et al. A broader view of family caregiving: effects of caregiving and caregiver conditions on depressive symptoms, health, work, and social isolation[J]. Journals of gerontology series b-psychological sciences and social sciences, 2009, 64(6): 788-798.

[5] ZHAN H Y J. Chinese caregiving burden and the future burden of elder care in life-course perspective[J]. International journal of aging & human development, 2002, 54(4): 267-290.

[6] GIRGIS A, LAMBERT S. Cost of informal caregiving in cancer care[J]. Cancer forum, 2017, 41(2): 16-22.

[7] HODGDON B T, WONG J D. Family caregivers' psychosocial well-being in the context of the great recession[J]. International journal of aging & human development, 2021.

料内容、照料所带来的经济压力、照料相关的心理和情绪压力等。[1] 目前已产生了多种工具可用来评估照料者的照料负担,其中应用最广泛的是 Zairt 照料者负担量表(Zairt Burden Interview, ZBI)。[2]

ZBI 是一种自我报告的测量工具,最初由 Zairt 等人开发成为一份 29 条目的问卷,从身体、情感、社会、经济负担、与患者的关系 5 个方面评估照料者经历的主观评定的负担情况,此后修订为由 22 条目组成的简版问卷。[3][4] 王烈等学者将 ZBI 译制成中文版量表,在遵循原量表概念的基础上根据中国文化背景进行调试,并应用于老年人照料者,中文版 ZBI 的信效度良好 Cronbach's α=0.87。[5] 此后在中国老年痴呆[6]、精神分裂症[7]、烧伤[8]、系统性红斑狼疮[9]等患者的照料者人群中得到了广泛应用。

(2)照料者照料负担的相关因素研究

已有大量的文献报告了不同疾病患者家庭照料者的照料负担及其相关影响因素。经文献综述后可将照料负担的影响因素归类为照料者的社会人口学因素、社会心理特征、家庭因素三个主要类别。

社会人口学因素包括照料者的性别、年龄、婚姻状况、受教育程度、与患者的关系。但社会人口因素与照料负担的关系目前尚无一致的结论,例如,有研究发现,[10][11]女性照料者更有可能因照料患者而产生更强烈的负担感和压力;但另一些研究则发现性别与照

---

[1] DEEKEN J F, TAYLOR K L, MANGAN P, et al. Care for the caregivers: a review of self-report instruments developed to measure the burden, needs, and quality of life of informal caregivers[J]. Journal of pain and symptom management, 2003, 26(4): 922-953.

[2] LOO Y X, YAN S, LOW L L. Caregiver burden and its prevalence, measurement scales, predictive factors and impact: a review with an Asian perspective[J]. Singapore medical journal, 2021.

[3] ZARIT S H, REEVER K E, BACH-PETERSON J. Relatives of the impaired elderly: correlates of feelings of burden[J]. The gerontologist, 1980, 20(6): 649-655.

[4] VAN DURME T, MACQ J, JEANMART C, et al. Tools for measuring the impact of informal caregiving of the elderly: a literature review[J]. International journal of nursing studies, 2012, 49(4): 490-504.

[5] 王烈,杨小湜,侯哲,等. 护理者负担量表中文版的应用与评价[J]. 中国公共卫生,2006(08):970-972.

[6] YIN X, XIE Q, HUANG L, et al. Assessment of the psychological burden among family caregivers of people living with alzheimer's disease using the zarit burden interview[J]. Journal of alzheimers disease, 2021, 82(1): 285-291.

[7] TANG B, YU Y, LIU Z, et al. Factor analyses of the Chinese zarit burden interview among caregivers of patients with schizophrenia in a rural Chinese community[J]. Bmj open, 2017, 7(9).

[8] 梁娜娜,薛喜娟,马惠珍,等. 烧伤患者照顾者负担与生活质量的相关性研究[J]. 中国当代医药,2021,28(19):30-34.

[9] 李香风,王心茹,王多多,等. 系统性红斑狼疮患者家庭照顾者负担及其影响因素分析[J]. 中国护理管理,2022,22(02):207-212.

[10] NAVAIE-WALISER M, SPRIGGS A, FELDMAN P H. Informal caregiving differential experiences by gender[J]. Medical care, 2002, 40(12): 1249-1259.

[11] LIN I F, FEE H R, WU H S. Negative and positive caregiving experiences: a closer look at the intersection of gender and relationship[J]. Family relations, 2012, 61(2): 343-358.

料负担的相关关系并不显著[1][2]。

一些研究显示,社会心理因素(如抑郁、焦虑情绪、社会支持、感知歧视等)能够提示照料负担增高的风险。例如,抑郁、焦虑情绪在照料者中普遍存在。照料负担和抑郁情绪是高度相关的,抑郁程度越高,照料者所经历的负担也越沉重;同样,照料负担越沉重,照料者越容易产生抑郁症状[3];但同时也有一些研究结果表明,抑郁、焦虑症状可能是照料负担的结局。[4] 另外,高水平的照料负担与社交隔离是相关的,照料者在完成照料任务时可能会经历一定程度的社交隔离,这种情况在与患者同住的照料者中更为明显,[5]随着社交隔离程度的增加,社会支持也相应减少,从而导致照料负担加重。[6] 多项研究结果均报告社会支持与照料负担呈负相关关系,社会支持水平越高,照料负担水平越轻。[7][8][9] 一些研究也显示,社会支持不仅与照料负担直接相关,也在抑郁与照料负担的关系中起中介作用。[10] 一些污名化疾病患者可能会因患病而感知到歧视,例如精神分裂症、老年痴呆、唇腭裂[11][12][13];而这些患者的照料者可能因为疾病的污名化而经历

---

[1] WILLERT B, MINNOTTE K L. Informal caregiving and strains: exploring the impacts of gender, race, and income[J]. Applied research in quality of life, 2021, 16(3): 943-964.

[2] GARCIA-ALBERCA J M, LARA J P, BERTHIER M L. Anxiety and depression in caregivers are associated with patient and caregiver characteristics in alzheimer's disease[J]. International journal of psychiatry in medicine, 2011, 41(1): 57-69.

[3] DRINKA T J, SMITH J C, DRINKA P J. Correlates of depression and burden for informal caregivers of patients in a geriatrics referral clinic[J]. Journal of the American geriatrics society, 1987, 35(6): 522-525.

[4] ADELMAN R D, TMANOVA L L, DELGADO D, et al. Caregiver burden a clinical review[J]. Jama — journal of the American medical association, 2014, 311(10): 1052-1059.

[5] ROBISON J, FORRINSKY R, KLEPPINGER A, et al. A broader view of family caregiving: effects of caregiving and caregiver conditions on depressive symptoms, health, work, and social isolation[J]. Journals of gerontology series b - psychological sciences and social sciences, 2009, 64(6): 788-798.

[6] RODAKOWSKI J, SKIDMORE E R, ROGERS J C, et al. Role of social support in predicting caregiver burden[J]. Archives of physical medicine and rehabilitation, 2012, 93(12): 2229-2236.

[7] HAN J W, JEONG H, PARK J Y, et al. Effects of social supports on burden in caregivers of people with dementia[J]. International psychogeriatrics, 2014, 26(10): 1639-1648.

[8] SHIBA K, KONDO N, KONDO K. Informal and formal social support and caregiver burden: the ages caregiver survey[J]. Journal of epidemiology, 2016, 26(12): 622-628.

[9] CHIOU C J, CHANG H Y, CHEN I P, et al. Social support and caregiving circumstances as predictors of caregiver burden in Taiwan[J]. Archives of gerontology and geriatrics, 2009, 48(3): 419-424.

[10] GRAVEN L J, AZUERO A, ABBOTT L, et al. Psychosocial factors related to adverse outcomes in heart failure caregivers — a structural equation modeling analysis[J]. Journal of cardiovascular nursing, 2020, 35(2): 137-148.

[11] HERRMANN L K, UDELSON N, KANETSKY C, et al. A new curriculum to address dementia-related stigma: preliminary experience with alzheimer's association staff[J]. Dementia — international journal of social research and practice, 2019, 18(7-8): 2609-2619.

[12] BROHAN E, ELGIE R, SARTORIUS N, et al. Self-stigma, empowerment and perceived discrimination among people with schizophrenia in 14 European countries: the gamian-Europe study[J]. Schizophrenia research, 2010, 122(1-3): 232-238.

[13] ALOIS C I, RUOTOLO R A. An overview of cleft lip and palate[J]. Jaapa — journal of the American academy of physician assistants, 2020, 33(12): 17-20.

关联污名化,并遭到歧视。

最后,与家庭相关的因素也是在照料负担研究中不可忽视的一个重要影响因素。家庭作为一个社会系统可以提供一个支持性的环境。家庭复原力(family resilience)是指在经历困境、逆境时,家庭适应压力以及从逆境中恢复的能力。[1][2] 在美国,患者的照料者90%是其家庭成员[3],以整个家庭为系统分析复原力对照料负担的影响是值得关注的。

17.2 出生缺陷患儿照料者照料负担研究方法

17.2.1 研究设计

儿童即使在健康状况下,也需照料者为其提供照料以满足其日常生活和正常生长发育的需要,因此本研究采用病例对照的研究设计,在了解湖南省出生缺陷患儿照料者的照料负担水平及社会心理特征的基础上,描述其与健康儿童照料者的照料负担、社会心理特征差异;采用现况调查,深入分析湖南省出生缺陷患儿照料者照料负担的影响因素。

根据湖南省所辖14市(州)的GDP水平,按照地域经济发展水平的高、中、低三个等级,分别选取长沙市、岳阳市、怀化市作为三类地区的代表地域作为研究现场。按照1∶1的比例匹配与患儿居住在同一社区(乡镇)、年龄相差不超过1周岁的健康儿童照料者作为对照,对比出生缺陷患儿与健康儿童照料负担和社会心理特征的差异,客观地衡量出生缺陷患儿照料者的照料负担。

17.2.2 研究对象与抽样

本研究对象来自湖南省出生缺陷信息管理系统登记在册的出生缺陷患儿活产家庭。系统中,居住地位于研究现场且出生日期为2016年1月1日至2021年12月31日的出生缺陷活产家庭共8287户,指定患儿主要照料者作为研究对象。

(1)出生缺陷患儿照料者纳入排除标准

纳入标准:

1)照料者家庭现住址位于研究现场区域内,且连续居住6个月;

2)照料者家庭在湖南省出生缺陷监测系统中登记,且出生缺陷患儿登记出生日期为2016年1月1日至2021年12月31日;

3)调查期间家庭中的患儿处于存活状态;

4)患儿家庭中,与患儿共同居住且在调查期间平均每日照料患儿时间最长的家庭成员(即主要照料者);

---

[1] PATTERSON J M. Understanding family resilience[J]. Journal of clinical psychology, 2002, 58(3): 233-246.

[2] HAWLEY D R, DEHAAN L. Toward a definition of family resilience: integrating life-span and family perspectives[J]. Family process, 1996, 35(3): 283-298.

[3] ADELMAN R D, TMANOVA L L, DELGADO D, et al. Caregiver burden a clinical review[J]. Jama — journal of the American medical association, 2014, 311(10): 1052-1059.

5)照料者年龄≥18周岁。

(2)排除标准:

1)在出生缺陷监测系统中登记,但通过当地妇幼和公共卫生部门无法联系到或已失访的家庭;

2)有偿照料患儿的照料者;

3)照料者患有严重躯体疾病或精神疾病无法完成访谈;

4)充分知情告知后仍拒绝调查的照料者。

(2)正常健康儿童照料者纳入排除标准

纳入标准:

1)正常健康儿童家庭与出生缺陷患儿居住于同一社区(乡镇),且连续居住6个月以上;

2)正常健康儿童年龄与患儿年龄差不超过12个月;

3)家庭中,与健康儿童共同居住且在调查期间平均每日照料儿童时间最长的家庭成员。

(2)排除标准:

1)有偿照料健康儿童的照料者;

2)儿童患有需长期治疗的疾病,或在调查期间处于生病就医状态;

3)照料者患有严重躯体疾病或精神疾病无法完成访谈;

4)充分知情后仍拒绝调查的照料者。

采用分层整群随机抽样的方法,首先在研究现场长沙、岳阳、怀化三个市,以单纯随机抽样方法,分别抽取1个城区和1~2个县,最终得到3个城区(开福区、岳阳楼区、鹤城区)和5个县(长沙县、浏阳市、平江县、溆浦县、芷江县)共8个区域,将居住在上述区域的所有出生缺陷患儿家庭纳入样本框,由各区(县)社区卫生服务中心(乡镇卫生院)的儿童保健专干或妇女保健专干根据实际情况对样本框进行清理和补充,最终形成本研究的样本。

根据两样本均数比较样本量计算公式,参考使用相同量表在自闭症患儿照料者中的照料负担得分并采用以中国常模分数89.36±10.02作为对照计算得样本量169对,假定拒答率为10%,最小样本量为186对[1]。

17.2.3 研究内容与工具

1. 社会人口学信息

采用自编"照料者及家庭基本信息调查表"收集儿童、照料者本人及其家庭的社会人口学特征和基本信息。包括照料者的民族、年龄、性别、学历、年收入、婚姻状况;儿童性别、儿童出生日期、确诊病种;家庭中需要抚养孩子数、家庭中参与照料人数等信息。

其中,确诊病种信息来自湖南省出生缺陷信息管理系统登记信息,并将出生缺陷疾病类型分为十个类别:(1)心脏循环系统缺陷;(2)多(并)指(趾);(3)遗传代谢病;(4)唇腭裂;(5)泌尿生殖系统缺陷;(6)外耳缺陷;(7)四肢骨骼畸形;(8)染色体异常;(9)消

---

[1]曾海艳. 普适性生命质量量表考评及在社区慢性病患者中的应用[D]. 杭州:浙江大学,2008.

化道闭锁;(10)其他。[1]

2. 照料负担

采用Zarit照料者负担量表(Zairt Burden Interview,ZBI)评估照料者的照料负担水平。ZBI是常用的照料负担评估量表之一,最初由Zairt等人在1980年开发和验证。[2] 该量表包含22个条目,反映照料者在为患者提供照料时常涉及的一些问题,例如照料过程对照料者产生的身体、心理、社会、经济等消极影响。[3] ZBI采用Likert 5分法进行评分,"0~4"分别代表"没有""偶尔""有时""经常""总是",总分范围0~88分,分值越高负担越重。总分以40分为界值,0~40分为中度以下负担,41分以上为中度及以上负担,其中41~60分为中至重度负担,61~88分为重至严重负担。[4]

(2)照料者的抑郁症状和焦虑症状

照料者抑郁症状采用Spitzer研制的患者健康问卷(patient health questionnaire-9,PHQ-9)进行评估。PHQ-9包含9个条目,采用4级评分法,分为"0=完全不会""1=几天""2=一半以上的日子""3=几乎每天"。[5] 量表的总分范围为0~27分,10分以上为有抑郁症状,且分数越高抑郁症状越严重。[6]

采用广泛性焦虑量表-7(generalized anxiety disorder scale-7,GAD-7)评估照料者过去两周的焦虑症状。GAD-7由Spitzer等学者在2007年开发,[7]量表共7个条目,采用4级评分法,分为"0=完全不会""1=几天""2=一半以上的日子""3=几乎每天"。量表的总分范围为0~21分,10分以上有焦虑症状,分数越高焦虑症状越严重。

(3)照料者的社会支持

评估照料者的社会支持采用肖水源1986年设计、1990年修订的社会支持量评定量表(social support revalued scales,SSRS)。SSRS共10个条目,分为客观支持、主观支持和对社会支持的利用度三个维度。SSRS计分方式为量表中1~4、8~10条目根据选项1~4计1~4分,第5条目分A、B、C、D四项计总分,第6、7条目根据来源的多少计分。总分为各条目相加,总分越高社会支持度越高。[8]

---

[1] 黄敏.产前诊断出生缺陷编码解析[J].中国病案,2016,17(06):24-26.

[2] VAN DURME T, MACQ J, JEANMART C, et al. Tools for measuring the impact of informal caregiving of the elderly: a literature review[J]. International journal of nursing studies, 2012, 49(4): 490-504.

[3] BRODATY H, WOODWARDM, BOUNDY K, et al. Prevalence and predictors of burden in caregivers of people with dementia[J]. American journal of geriatric psychiatry, 2014, 22(8): 756-765.

[4] KAHN P V, WISHART H A, RANDOLPH J S, et al. Caregiver stigma and burden in memory disorders: an evaluation of the effects of caregiver type and gender[J]. Current gerontology and geriatrics research, 2016, 2016: 8316045.

[5] KROENKE K, SPITZER R L, WILLIAMS J B W. The PHQ-9 validity of a brief depression severity measure[J]. Journal of general internal medicine, 2001, 16(9): 606-613.

[6] DYKENS E M, FISHER M H, TAYLOR J L, et al. Reducing distress in mothers of children with autism and other disabilities: a randomized trial[J]. Pediatrics, 2014, 134(2): E454-E463.

[7] SPITZER R L, KROENKE K, WILLIAMS J B W, et al. A brief measure for assessing generalized anxiety disorder — the GAD-7[J]. Archives of internal medicine, 2006, 166(10): 1092-1097.

[8] 肖水源.《社会支持评定量表》的理论基础与研究应用[J].临床精神医学杂志,1994(02):98-100.

(4)照料者的感知歧视

评估照料者的感知歧视采用 Fernando 等学者 2012 年编制的感知歧视多维量表 (measuring dimensions of perceived discrimination, MDPD)。Fernando 编制该量表是为了使歧视量表具有普遍性质,可以应用于不同歧视群体的成员,本课题中照料的接受者(患儿)所患疾病病种多样,适合具有普遍性质的歧视量表。该量表包括 20 个条目,四个维度:显性群体歧视、隐性群体歧视、显性个体歧视、隐性个体歧视。量表共 20 个条目,采用 5 级评分法,总分为 20 个条目的平均值,总分范围为 1~5 分,分数越高,照料者的感知歧视程度越重。[1]

(5)照料者的家庭复原力

采用卜彤、刘惠军编制的家庭复原力问卷评估照料者的家庭复原力问卷,该量表从坚韧性、和睦性、开放性、支持性四个维度评估家庭复原力,共 20 个条目。问卷采用 Likert 5 级量表评分,1~5 分分别对应"非常不符合""基本不符合""不确定""基本符合""非常符合",总分计算方式为 20 个条目相加,总分范围为 20~100 分,分数越高,家庭复原力越强。[2]

(6)照料者的生命质量

采用欧洲生存质量测定量表评定出生缺陷患儿照料者生命质量。欧洲生存质量测定量表(euroqol five-dimension questionnaire, EQ-5D)是一个简易通用型生命质量自评量表,该量表应用广泛,已在多个国家成熟使用。该量表由两部分组成。第一部分,应答者回答在行动、自我照顾、日常活动、疼痛或不适、焦虑或抑郁这 5 个方面存在问题的程度;第二部分,应答者在视觉模拟尺度上标记他们总的健康感觉。[3]

17.2.3 调查过程

本调查研究启动于 2021 年 1 月,于 2021 年 12 月结束,历时 1 年。调查员在湖南省出生缺陷信息管理系统中,查询整理患儿出生时登记的出生缺陷基本信息,筛选符合入组标准的出生缺陷患儿家庭,并根据登记居住地归类整理成册。调查员先后将样本册送至各区(县)妇幼保健院,由当地儿童保健专干或妇女保健专干核实患儿是否仍在本辖区接受儿童保健服务。儿童保健专干或妇女保健专干核实名单后与患儿家长取得联系,并根据纳入排除标准确定患儿的主要照料者并充分告知其研究目的与研究意义。

在儿童保健专干或妇女保健专干取得主要照料者同意后,调查员与患儿主要照料者联系,主要照料者签署知情同意书后,通过电子问卷或电话访谈的方式完成调查。电子问卷调查:取得照料者同意后,通过微信或短信的方式发送电子问卷给研究对象填答,填答期间若研究对象对问卷有疑问,调查员立即通过电话向研究对象解答,问卷填答完成后,两名调查员核查问卷填答情况,若有漏答、错答、严重不符合逻辑等情况,立即与研究对象电话联系并核实正确答案,确保无误后提交。电话访谈:要求电话访谈完成问卷者,由三

---

[1] MOLERO F, RECIO P, GARCIA-AEL C, et al. Measuring dimensions of perceived discrimination in five stigmatized groups [J]. Social indicators research, 2013, 114(3): 901-914.

[2] 卜彤,刘惠军. 家庭复原力问卷的编制[J]. 心理技术与应用, 2019, 7(03): 173-182.

[3] 曾海艳. 普适性生命质量量表考评及在社区慢性病患者中的应用[D]. 杭州:浙江大学, 2008.

名调查员进行，在取得研究对象同意后进行录音，一名调查员根据问卷进行提问，另一名调查员填写答案，访谈结束后由第三名调查员核查问卷填写是否无误，若有漏答、错答、严重不符合逻辑等情况，通过回放录音或电话联系研究对象核实。

在与患儿照料者的访谈结束后，根据患儿年龄，前往当地社区服务中心现场招募与患儿年龄匹配的健康儿童作为对照组，向其主要照料人介绍研究目的与研究意义，取得同意后采用电话访谈或者电子问卷方式收集资料。

17.2.4 质量控制

1. 调查工具

在本研究采用的调查工具中，ZBI、EQ-5D、PHQ-9、GAD-7、SSRS、家庭复原力问卷均为国内外应用范围广、应用时间长且信效度良好的标准化测量问卷，调查工具可靠；MDPD 为英文版量表，由课题组对其进行译制，并评估信效度、确认信效度良好适应中国文化背景后应用于本研究。

2. 调查员培训

本次调查的调查员均为中南大学湘雅公共卫生学院硕士研究生，具有一定的理论基础、背景知识和现场调查技能。正式开始调查前编制了操作手册，并对调查员统一进行培训，确保调查员熟悉调查流程和掌握问卷的内容。

3. 调查现场

电子问卷填答采用问卷星系统，发放问卷前后台设置必答题，确保无漏答的情况，填答完毕后调查员现场登录后台查看问卷填答情况，发现逻辑错误、全部条目均选择同一答案的及时与调查对象沟通，并修正。

电话访谈确保3名调查员同时在场，并征得访谈对象许可后对通话进行录音，以便核查。访谈过程中，1名调查员访谈、1名调查员记录，访谈完成后由第3名调查员核实问卷填答情况，如有疑问之处，3名调查员商议或通过回放录音、电话询问调查对象核实，保证数据收集准确无误。

17.2.5 伦理学考虑

本研究已通过中南大学湘雅公共卫生学院伦理委员会审查(伦理审查编号：XYGW-2021-01)，在调查前，调查员须向调查对象解释清楚研究目的和研究内容，充分进行知情告知并取得调查对象同意后方可开始调查。课题组制定了严格的被试隐私保护措施，调查过程中严格遵守隐私保护规定，对调查对象的个人信息严格保密；课题组还制定了应急预案确保调查对象的安全，例如，在调查过程中，调查对象如果发生因回忆照料情况而产生的心理不适或身体不适反应，必须立即停止调查，如有需要调查员应给予其及时的就医帮助。

17.3 出生缺陷患儿照料者照料负担调查结果

17.3.1 基本情况

1. 样本入组情况

本研究于2021年1月1日启动调查,2021年12月31日结束,历时1年。经查2016年1月1日至2021年12月31日,研究现场范围内,湖南省出生缺陷信息管理系统共登记出生缺陷活产患儿8287名;经儿童保健专干或妇女保健专干核实,调查期间仍在登记辖区接受儿童保健服务的出生缺陷患儿有632名;经儿童保健专干或妇女保健专干告知研究目的,同意参与调查的出生缺陷患儿照料者366名;最终共调查湖南省出生缺陷患儿照料者194名,其中,长沙地区109名(56.2%),怀化地区45名(23.2%),岳阳地区40名(20.6%);通过在社区卫生服务中心(乡镇卫生院)匹配对照组,共调查健康儿童照料者194名,其中,长沙地区120名(61.9%),怀化地区39名(20.1%),岳阳地区35名(18.0%)。

2. 患儿及其家庭的基本情况

患儿家庭中,51.5%(100户)的患儿家庭居住在农村;患儿家庭年收入以5万元以下(62户,占32.0%)和5万~10万元(64户,占33.0%)为主,另有22.2%(43户)的家庭年收入在15万元以上;33.0%(64户)的家庭需要抚养1名未成年子女,59.3%(115户)的家庭需要抚养2名未成年子女;除主要照料者外,11户(5.7%)家庭中没有家庭成员参与照料,68.6%(133户)的家庭中有1名家庭成员参与照料,18.6%(36户)的家庭中有2名及以上家庭成员参与照料。详见表17-1。

患儿中,66.0%(128名)的患儿是男孩,1岁及以下的患儿有34名(17.6%),1至2岁的患儿有59名(30.4%),2至3岁的患儿有48名(24.7%),3至4岁的患儿有35名(18.0%),4至5岁的患儿有18名(9.3%);患儿确诊疾病类型占比最高的多(并)指(趾)占比21.6%(42名),次之的心脏循环系统疾病占比16.5%(32名),遗产代谢病占比11.9%(23名),唇腭裂占比11.3%(22名),四肢骨骼畸形占比9.3%(18名),16名(8.2%)患儿确诊疾病类型为泌尿生殖系统缺陷,14名(7.2%)患儿为外耳畸形,6名患儿为消化道闭锁(3.1%),4名患儿为染色体异常(2.1%),17名(8.8%)患儿确诊的是其他类型疾病。详见表17-1。

3. 健康儿童及其家庭基本情况

健康儿童家庭中,54.1%(105户)的健康儿童家庭居住在农村;家庭年收入分布较为均衡,49户(25.3%)年收入低于5万元、59户(30.4%)年收入5万~10万元、41户(21.1%)年收入10万~15万元、45户(23.2%)年收入高于15万元;27.3%(53户)的家庭需要抚养1名未成年子女,62.9%(122户)的家庭需要抚养2名未成年子女;除主要照料者外,18户(9.3%)家庭中没有家庭成员参与照料,55户(29.3%)家庭中有1名家庭成员参与照料,121户(62.4%)家庭中有2名及以上家庭成员参与照料。详见表17-1。

103名(53.1%)健康儿童是男孩;1岁及以下的健康儿童有55名(28.3%),1至2岁的健康儿童有44名(22.7%),2至3岁的健康儿童有41名(21.1%),3至4岁的健康儿童有30名(15.5%),4至5岁的健康儿童有24名(12.4%),详见表17-1。

与健康儿童家庭相比,患儿家庭中参与照料的家庭成员数更少,62.4%(121户)的健康儿童家庭有2名及以上家庭成员参与照料,患儿家庭中有2名及以上家庭成员参与照料的仅占有18.6%(36户),差异具有统计学意义($x^2=63.531$,$P<0.05$)。与健康儿童相比,患儿中的男孩比例更高(53.1% VS. 66.0%),差异具有统计学意义($x^2=6.687$,$P<0.05$)。详见表17-1。

表17-1 儿童及家庭基本情况

变量	健康儿童组($n=194$)	患儿组($n=194$)	x^2/z	P
家庭居住地			0.259	0.611
城市	89(45.9)	94(48.5)		
农村	105(54.1)	100(51.5)		
家庭年收入(万元)			1.586[a]	0.113
≤5	49(25.3)	62(32.0)		
~10	59(30.4)	64(33.0)		
~15	41(21.1)	25(12.9)		
>15	45(23.2)	43(22.2)		
共需抚养孩子(个)			0.191[a]	0.193
1	53(27.3)	64(33.0)		
2	122(62.9)	115(59.3)		
3个及以上	19(9.8)	15(7.7)		
次要照料者数(个)			6.499[a]	<0.001
0	18(9.3)	11(5.7)		
1	55(29.3)	133(68.6)		
2个及以上	121(62.4)	36(18.6)		
儿童年龄(岁)			1.379	0.168
≤1	55(28.3)	34(17.6)		
~2	44(22.7)	59(30.4)		
~3	41(21.1)	48(24.7)		
~4	30(15.5)	35(18.0)		
~5	24(12.4)	18(9.3)		

续表17-1

变量	健康儿童组($n=194$)	患儿组($n=194$)	x^2/z	P
儿童性别			6.687	0.010
男	103(53.1)	128(66.0)		
女	91(46.9)	66(34.0)		
疾病类型			—	—
心脏循环系统疾病	—	32(16.5)	—	—
多(并)指(趾)	—	42(21.6)	—	—
遗传代谢病	—	23(11.9)	—	—
唇腭裂	—	22(11.3)	—	—
泌尿生殖系统缺陷	—	16(8.2)	—	—
外耳畸形	—	14(7.2)	—	—
四肢骨骼缺陷	—	18(9.3)	—	—
染色体异常	—	4(2.1)	—	—
消化道闭锁	—	6(3.1)	—	—
其他	—	17(8.8)	—	—

附注：a表示采用U检验。

4.照料者基本情况

患儿照料者中，85.1%(165名)的照料者是患儿母亲；91.2%(177名)的患儿照料者是汉族；68.0%(132名)的患儿照料者的年龄在26至35岁之间；患儿照料者中，受过初中及以下教育的有66名(34.0%)，受过高中或中专教育的有47名(24.2%)，受过大专教育的占17.5%(34名)，受过本科及以上教育的占24.2%(47名)；64.4%(125名)的患儿照料者曾因照料孩子辞职或请长假。详见表17-2。

健康儿童照料者中，90.2%(175名)的照料者是健康儿童的母亲，91.8%(178名)的健康儿童照料者是汉族，64.4%(125名)的健康儿童照料者的年龄在26至35岁之间；健康儿童照料者中，受过初中及以下教育的有37名(19.1%)，受过高中或中专教育的有45名(23.2%)，受过大专教育的占27.3%(53名)，受过本科及以上教育的占30.4%(59名)；45.9%(89名)的健康儿童照料者曾因照料孩子辞职或请长假。详见表17-2。

与健康儿童照料者相比，患儿照料者的受教育水平更低，差异具有统计学意义($x^2=13.716$，$P<0.05$)；曾因照料孩子而辞职或请长假的患儿照料者更多(45.9% VS. 64.4%)，差异具有统计学意义($x^2=13.504$，$P<0.05$)。见表17-2。

表 17-2 照料者基本情况

变量	健康儿童组($n=194$)	患儿组($n=194$)	x^2	P
照料者角色			3.243	0.198
母亲	175(90.2)	165(85.1)		
父亲	16(8.2)	21(10.8)		
祖父/祖母	3(1.5)	8(4.1)		
性别			0.467	0.494
男	17(8.8)	21(10.8)		
女	177(91.2)	173(89.2)		
民族			0.033	0.856
汉族	178(91.8)	177(91.2)		
少数民族	16(8.2)	17(8.8)		
年龄(岁)			0.311[a]	0.753
≤25	16(8.2)	14(7.2)		
26~35	125(64.4)	132(68.0)		
36~45	46(23.7)	41(21.1)		
≥46	7(3.7)	7(3.7)		
受教育程度			3.162[a]	0.002
初中及以下	37(19.1)	66(34.0)		
高中/中专	45(23.2)	47(24.2)		
大专	53(27.3)	34(17.5)		
本科及以上	59(30.4)	47(24.2)		
曾因照料孩子辞职			13.504	<0.001
是	89(45.9)	125(64.4)		
否	105(54.1)	69(35.6)		

附注:a 表示采用 U 检验。

17.3.2 照料者的照料负担

将 ZBI 总分以 40 分为分割值,0~40 分为中度以下负担,41~88 分为中度及以上负担,其中 41~60 分为中-重度负担,61~88 分为重-严重负担。

患儿照料者中,76.8%(149 名)的照料者的照料负担处于中度以下水平,23.2%(45 名)的照料者的照料负担处于中度及以上水平,其中,3.6%(7 名)的照料者的照料负担处于重-严重水平。

健康儿童照料者中,84.6%(164 名)的照料者的负担处于中度以下水平,15.4%(30

名)的照料者的照料负担处于中度及以上水平,其中,仅有 1 名(0.5%)照料者的照料负担处于重-严重水平。

与健康儿童照料者相比,患儿照料者发生中-重度、重-严重水平照料负担的比例更高,差异具有统计学意义($z=2.031$,$P<0.05$)。见表17-3。

表17-3 照料者照料负担情况

负担类型	ZBI分值	健康儿童组($n=194$)	患儿组($n=194$)	z	P
中度以下	0~40	164(84.6)	149(76.8)	2.031^a	0.041
中-重度	41~60	29(14.9)	38(19.6)		
重-严重	61~88	1(0.5)	7(3.6)		

附注:a 表示采用 U 检验。

17.3.3 照料者的社会心理特征

1. 照料者抑郁、焦虑症状

经抑郁、焦虑情绪的筛查评估,患儿照料者中,39 名(20.1%)照料者有抑郁症状,46 名(23.7%)照料者有焦虑症状。健康儿童照料者中,21 名(10.8%)照料者有抑郁症状,23 名(11.9%)照料者有焦虑症状。

与健康儿童照料者相比,患儿照料者有抑郁症状的比例更高(10.8% VS. 20.1%)、有焦虑症状的比例更高(11.9% VS. 23.7%),差异均具有统计学意义(P 均<0.05)。详见表17-4。

表17-4 照料者抑郁、焦虑症状

变量	健康儿童组($n=194$)	患儿组($n=194$)	x^2	P
抑郁症状			6.3858	0.011
无(PHQ-9<10分)	173(89.2)	155(79.9)		
有(PHQ-9≥10分)	21(10.8)	39(20.1)		
焦虑症状			9.325	0.002
无(GAD-7<10分)	171(88.1)	148(76.3)		
有(GAD-7≥10分)	23(11.9)	46(23.7)		

2. 照料者的感知歧视

照料者在感知多维歧视量表的得分为偏态分布,采用中位数和四分位数间距对其进行描述。患儿照料者中,对群体的直接歧视得分为 2.21($P_{25}=1.00$,$P_{75}=3.00$),对个体的直接歧视得分为 2.67($P_{25}=1.67$,$P_{75}=2.67$),对群体的不易察觉歧视得分为 2.00($P_{25}=1.00$,$P_{75}=3.00$),对个体的不易察觉歧视得分为 2.00($P_{25}=1.00$,$P_{75}=3.00$),感知歧视总得分为 2.23($P_{25}=1.24$,$P_{75}=2.95$)。出生缺陷患儿照料者与健康儿童照料者在感知歧视总分和各维度得分上的差异均没有统计学意义(P 均>0.05)。详见表 17-5。

表 17-5 照料者的感知歧视情况

变量	健康儿童组($n=194$)	患儿组($n=194$)	z	P
BGD	2.00(1.14, 2.75)	2.21(1.00, 3.00)	2.323	0.128
BID	2.33(1.67, 2.33)	2.67(1.67, 2.67)	3.784	0.052
SGD	2.00(1.00, 2.57)	2.00(1.00, 3.00)	3.434	0.064
SID	2.00(1.00, 3.00)	2.00(1.00, 3.00)	1.265	0.261
总分	2.05(1.34, 2.65)	2.23(1.24, 2.95)	1.034	0.309

3. 照料者的社会支持

患儿照料者中,客观支持得分为 8.00($P_{25}=7.00$, $P_{75}=9.00$),主观支持得分为 22.50($P_{25}=18.00$, $P_{75}=26.25$),对支持的利用度得分为 13.00($P_{25}=11.00$, $P_{75}=15.00$),社会支持总分为 43.50($P_{25}=37.00$, $P_{75}=51.00$)。在社会支持水平上,客观支持、主观支持、对支持的利用度、社会支持总分层面,健康儿童照料者与出生缺陷患儿照料者的社会支持得分差异均没有统计学意义(P 均>0.05)。详见表 17-6。

表 17-6 照料者的社会支持水平

变量	健康儿童组($n=194$)	患儿组($n=194$)	z	P
客观支持	8.00(7.00, 10.00)	8.00(7.00, 9.00)	0.373	0.123
主观支持	23.00(19.00, 27.00)	22.50(18.00, 26.25)	0.094	0.795
对支持的利用度	14.00(11.00, 16.00)	13.00(11.00, 15.00)	2.330	0.127
社会支持总分	45.00(38.00, 52.00)	43.50(37.00, 51.00)	0.835	0.361

4. 照料者的家庭复原力

患儿照料者家庭的坚毅性得分为 24,($P_{25}=23.00$, $P_{75}=28.25$),和睦性得分为 24.00($P_{25}=21.00$, $P_{75}=27.00$),开放性得分为 16.00($P_{25}=14.00$, $P_{75}=18.00$),支持性得分为 16.00($P_{25}=13.00$, $P_{75}=17.00$),家庭复原力总分为 80.00($P_{25}=70.00$, $P_{75}=88.00$)。在家庭复原力方面,患儿照料者与健康儿童照料者在四个维度与家庭复原力总分的差异没有统计学意义(P 均>0.05)。详见表 17-7。

表 17-7 照料者家庭复原力情况

变量	健康儿童组($n=194$)	患儿组($n=194$)	z	P
坚毅性	24.00(22.00, 28.00)	24.00(23.00, 28.25)	<0.001	1.000
和睦性	23.50(20.00, 26.00)	24.00(21.00, 27.00)	2.304	0.129

续表17-7

变量	健康儿童组($n=194$)	患儿组($n=194$)	z	P
开放性	16.00(13.75,17.00)	16.00(14.00,18.00)	1.495	0.221
支持性	15.50(13.00,16.25)	16.00(13.00,17.00)	1.058	0.304
总分	78.00(70.00,87.00)	80.00(70.00,88.00)	1.486	0.223

5. 照料者的生命质量

健康儿童照料者的EQ-5D效用值为0.99±0.02,患儿照料者的EQ-5D效用值为0.98±0.04,两组的生命质量效用值差异无统计学意义($P>0.05$);健康儿童照料者的健康自评(EQ-VAS)为82.50±16.12,患儿照料者的健康自评(EQ-VAS)为80.59±17.29,两组的健康自评得分差异无统计学意义($P>0.05$)。详见表17-8。

表17-8 照料者的生命质量情况

变量	健康儿童组($n=194$)	患儿组($n=194$)	t	P
EQ-5D效用值	0.99±0.02	0.98±0.04	0.673	0.501
EQ-5D健康自评	82.50±16.12	80.59±17.29	1.124	0.262

在出生缺陷患儿照料组中,以ZBI总分40分作为界值,将出生缺陷患儿照料者的照料负担水平分为中度以下和中度及以上两组。中度及以上照料负担的患儿照料者EQ-5D效用值低于中度以下照料负担的患儿照料者(0.96±0.05 VS. 0.99±0.03, $t=3.569$, $P<0.001$),中度及以上照料负担的患儿照料者健康自评得分低于中度以下照料负担的患儿照料者(75.16±17.95 VS. 82.23±16.80, $t=4.426$, $P<0.001$)。详见表17-9。

表17-9 不同负担类型的照料者生命质量

变量	中度以下照料负担	中度及以上照料负担	t	P
EQ-5D效用值	0.99±0.03	0.96±0.05	3.569	<0.001
EQ-5D健康自评	82.23±16.80	75.16±17.95	4.426	<0.001

17.3.4 出生缺陷患儿照料者照料负担的相关因素分析

以ZBI总分大于40分作为界值,将出生缺陷患儿照料者的照料负担水平分为中度以下和中度及以上两组,通过单因素分析比较两组照料者在人口学特征、社会心理特征上的差异。

1. 不同照料负担的患儿照料者人口学特征和家庭特征的比较

单因素分析结果发现:照料者家庭年收入不同、照料者年龄不同照料负担的差异有统计学意义,曾经因照料孩子而辞职的患儿照料者出现中度及以上照料负担的比例高于未曾因照料孩子而辞职的照料者($P<0.05$)。按家庭居住地、家庭年收入、抚养孩子数、次要照

料者数、患儿年龄、患儿性别、疾病类型、照料者角色、照料者性别、照料者民族、照料者年龄、照料者受教育程度分组,中度以下照料负担组和中度及以上照料负担组之间差异没有统计学意义(P 均>0.05)。详见表17-10。

表17-10 不同照料负担的患儿照料者人口学特征和家庭特征的比较($n=194$)

变量	中度以下照料负担 ($n=149$)	中度及以上照料负担 ($n=45$)	x^2/z	P
家庭居住地			1.183	0.277
城市	69(46.3)	25(55.6)		
农村	80(53.7)	20(44.4)		
家庭年收入(万元)			2.126[a]	0.034
≤5	43(28.9)	19(42.2)		
~10	49(32.9)	15(33.3)		
~15	19(12.8)	6(13.3)		
>15	38(25.5)	5(11.2)		
抚养孩子数(个)			1.544[a]	0.123
1	53(35.6)	11(24.4)		
2	86(57.7)	29(64.4)		
3个及以上	10(6.7)	5(11.1)		
次要照料者数(个)			0.642[a]	0.521
0	10(6.7)	1(2.2)		
1	97(65.1)	36(27.1)		
2个及以上	42(28.2)	8(17.8)		
患儿年龄			0.344[a]	0.731
0~1岁	25(16.8)	9(20.0)		
~3	83(55.7)	25(55.3)		
~5	41(27.5)	12(26.7)		
患儿性别			0.368	0.544
男	100(67.1)	28(62.2)		
女	49(32.9)	17(37.8)		
疾病类型			—	0.241[b]
心脏循环系统缺陷	24(16.1)	8(17.8)		
多(并)指(趾)	32(21.5)	10(22.2)		
遗传代谢病	22(14.8)	1(2.2)		

续表17-10

变量	中度以下照料负担 ($n=149$)	中度及以上照料负担 ($n=45$)	x^2/z	P
唇腭裂	19(12.8)	3(6.7)		
泌尿生殖系统缺陷	11(7.4)	5(11.1)		
外耳畸形	8(5.4)	6(11.1)		
四肢骨骼畸形	13(8.7)	5(11.1)		
染色体异常	3(2.0)	1(2.2)		
消化道闭锁	5(3.4)	1(2.2)		
其他	12(8.1)	5(11.1)		
照料者角色			—	0.806[b]
母亲	125(83.9)	40(88.9)		
父亲	17(11.4)	4(8.9)		
祖父/祖母	7(4.7)	1(2.2)		
照料者性别			—	0.788[b]
男	17(11.4)	4(8.9)		
女	132(88.6)	41(91.1)		
照料者民族			—	1.000[b]
汉族	136(91.3)	41(91.1)		
少数民族	13(8.7)	4(8.9)		
照料者年龄			2.102[a]	0.036
≤25	13(8.7)	1(2.2)		
26~35	104(69.8)	28(62.2)		
36~45	26(17.4)	15(33.3)		
≥46	6(4.0)	1(2.2)		
照料者受教育程度			0.288[a]	0.773
初中及以下	51(34.2)	15(33.3)		
高中/中专	36(24.2)	11(24.4)		
大专	23(15.4)	11(24.4)		
本科及以上	39(26.2)	8(17.8)		
曾因照料孩子辞职			8.091	0.004
否	61(40.9)	8(17.8)		
是	88(59.1)	37(82.2)		

附注：a 表示采用 U 检验；b 表示采用 Fisher 确切概率法。

2. 不同照料负担的患儿照料者的社会心理特征比较

单因素分析结果发现：有抑郁症状的患儿照料者出现中度及以上照料负担的比例高于无抑郁症状患儿照料者（$P<0.001$）；有焦虑症状的患儿照料者出现中度及以上照料负担的比例高于无焦虑症状的患儿照料者（$P<0.001$）；中度及以上照料负担的患儿照料者感知歧视得分为 2.75（$P_{25}=2.25$，$P_{75}=3.25$），显著高于中度以下患儿照料者的感知歧视得分 2.05（$P_{25}=1.03$，$P_{75}=2.75$），差异具有统计学意义（$P<0.05$）；中度及以上照料负担的患儿照料者社会支持得分为 38.00（$P_{25}=32.00$，$P_{75}=45.50$），显著低于中度以下照料负担的患儿照料者社会支持得分 45.00（$P_{25}=38.50$，$P_{75}=52.00$），差异具有统计学意义（$P<0.05$）；中度及以上照料负担的患儿照料者家庭复原力得分为 69.00（$P_{25}=62.00$，$P_{75}=79.50$），显著低于中度以下照料负担的患儿照料者家庭复原力 80.00（$P_{25}=75.00$，$P_{75}=92.00$）。详见表 17-11。

表 17-11 不同照料负担的患儿照料者的社会心理特征比较（$n=194$）

变量	中度以下照料负担（$n=149$）	中度及以上照料负担（$n=45$）	x^2/z	P
抑郁症状			21.613	<0.001
无	130(87.2)	25(55.6)		
有	19(12.8)	20(44.4)		
焦虑症状			24.317	<0.001
无	126(84.6)	22(48.9)		
有	23(15.4)	23(51.1)		
感知歧视	2.05(1.03, 2.75)[c]	2.75(2.25, 3.25)[c]	15.306[a]	<0.001
社会支持	45.00(38.50, 52.00)[c]	38.00(32.00, 45.50)[c]	6.501[a]	0.017
家庭复原力	80.00(75.00, 92.00)[c]	69.00(62.00, 79.50)[c]	9.189[a]	<0.001

附注：c 表示中位数（P_{25}，P_{75}）；a 表示 U 检验。

3. 出生缺陷患儿照料者照料负担的多因素分析

采用连续变量 ZBI 总分作为因变量，将单因素分析中 $P<0.1$ 的变量作为自变量，家庭年收入、照料者年龄、曾因照料孩子辞职、抑郁症状、焦虑症状、社会支持、感知歧视、家庭复原力共 8 个变量作为自变量进行多元线性回归分析。赋值见表 17-12。

表 17-12 出生缺陷患儿照料者照料负担多因素分析赋值表

因素	变量名	赋值说明
家庭年收入	X_1	
	$X_{1.1}$	≤5：否=0，是=1（对照）
	$X_{1.2}$	~10：否=0，是=1

续表17-12

因素	变量名	赋值说明
	$X_{1.3}$	~15：否=0，是=1
	$X_{1.4}$	>15：否=0，是=1
照料者年龄（岁）	X_2	
	$X_{2.1}$	≤25：否=0，是=1（对照）
	$X_{2.2}$	26~35：否=0，是=1
	$X_{2.3}$	36~45：否=0，是=1
	$X_{2.4}$	≥46：否=0，是=1
曾因照料孩子辞职	X_3	否=0（对照）；是=1
抑郁症状	X_4	无=0（对照）；有=1
焦虑症状	X_5	无=0（对照）；有=1
社会支持	X_6	连续变量
感知歧视	X_7	连续变量
家庭复原力	X_8	连续变量
照料负担	Y	连续变量

多元线性回归结果显示，与未曾因照料孩子而辞职的患儿照料者相比，曾因照料孩子辞职的患儿照料者的照料负担水平更高（$b=7.795$，$95\%CI$：$2.994~12.596$）；与无焦虑症状的出生缺陷患儿照料者相比，有焦虑症状的出生缺陷患儿照料者感知到的照料负担水平更高（$b=11.285$，$95\%CI$：$4.484~18.087$）；感知歧视程度越高的患儿照料者，照者负担水平越高（$b=4.645$，$95\%CI$：$2.258~7.032$）；家庭复原力越强的患儿照料者，照料负担水平越低（$b=-0.196$，$95\%CI$：$-0.386~-0.006$）。详见表17-13。

表17-13 出生缺陷患儿照料者照料负担多因素分析

变量	b	$S.E$	t	P	$95\%CI$	
					下限	上限
曾因照料孩子辞职	7.795	2.443	3.204	0.002	2.994	12.596
有焦虑症状	11.285	3.447	3.274	0.001	4.484	18.087
感知歧视	4.645	1.210	3.840	<0.001	2.258	7.032
家庭复原力	-0.196	0.096	-2.034	0.043	-0.386	-0.006

17.4 出生缺陷患儿照料者照料负担研究的讨论与建议

17.4.1 出生缺陷患儿照料者的基本特征

2016年，湖南省出生缺陷前十位病种分别是先天性心脏病、多指(趾)、肾脏畸形、外耳其他畸形、总唇裂、并指(趾)、马蹄内翻足、尿道下裂、肢体短缩、直肠肛门闭锁或者狭窄。[1] 本次调查当中，患儿主要确诊的疾病类型与湖南省出生缺陷发生病种构成基本吻合。

本次调查发现，患儿主要照料者接受过大专及以上教育的比例显著低于健康儿童的照料者，既往的研究结果显示，较低的教育水平可能是胎儿发生出生缺陷的危险因素，[2] Manotas对2002—2016年在Bogota市出生的先天性听力异常和先天性视力异常的患儿进行回顾性研究发现，与教育水平高的母亲相比，教育水平低的母亲，孩子发生先天性听力异常和先天性视力异常的风险会增加1.34倍；教育水平较低的孕妇可能会忽视产检的重要性，从而错过筛查胎儿疾病的最佳时机。这也提示，出生缺陷综合防治应加强孕产妇保健的知识宣传，特别要关注受教育程度较低的人群。

本次调查发现64.4%的出生缺陷患儿照料者曾经因照料孩子而辞职，辞职率显著高于健康儿童照料者(64.4% VS. 45.9%，$P<0.05$)，与Hechler对慢性疼痛患儿照料者的研究结果接近(65%的照料者报告了六个月内有旷工经历)。[3] 与健康儿童相比，出生缺陷患儿需要照料者在常规的生活照料之外还要提供药物管理、帮助就医等照料内容，这可能会花费照料者更多的时间，使照料者难以从事全职工作。在既往对慢性疼痛患儿照料者的研究当中，照料者描述他们的孩子承受着无法忍受的疼痛，需要他们更多的陪伴，随之带来的是照料者的社交活动受限、丧失私人时间、错失工作机会。[4]

17.4.2 出生缺陷患儿照料者的照料负担情况

出生缺陷患儿照料者中度及以上照料负担的发生率为23.2%，高于健康儿童照料者(23.2% VS. 15.4%，$P<0.05$)，3.6%的出生缺陷患儿照料者产生严重照料负担。结果与Mishra的研究结果相似，Mishra评估了癌症患者照料者的照料负担，结果显示，癌症患者

---

[1] 谢琼，谭红专，秦家碧，等. 湖南省2007—2016年以医院为基础的出生缺陷监测情况分析[J]. 实用预防医学，2017, 24(09): 1031-1036.

[2] NALBANDYAN M, HOWLEY M M, CUNNIFF C M, et al. Descriptive and risk factor analysis of infantile cataracts: national birth defects prevention study, 2000-2011[J]. American journal of medical genetics part A, 2022, 188(2): 509-521.

[3] HECHLER T, RUHE A K, SCHMIDT P, et al. Inpatient-based intensive interdisciplinary pain treatment for highly impaired children with severe chronic pain: randomized controlled trial of efficacy and economic effects[J]. Pain, 2014, 155(1): 118-128.

[4] PALERMO T M. Impact of recurrent and chronic pain on child and family daily functioning: a critical review of the literature[J]. Journal of developmental and behavioral pediatrics, 2000, 21(1): 58-69.

照料者发生中度及以上照料负担的风险为21.38%。[1] 本次调查结果也与Mobolaji对尼日利亚精神疾病青少年儿童患者照料负担结果类似，Mobolaji的调查发现25.2%的照料者产生中度及以上负担。[2] 近年来发达国家对于照料负担的关注越来越多，但在发展中国家，仍然缺乏照料负担的信息，现有的研究更侧重于成年精神类疾病、癌症等患者的照料负担。这意味着还需进一步关注出生缺陷患儿照料负担，为制定政策和保健服务提供更科学的依据。

17.4.3 出生缺陷患儿照料者的生命质量

本次调查结果显示，出生缺陷患儿照料者与健康儿童照料者，两组之间生命质量的差异没有统计学意义（$P<0.05$）。与Andel等人评估荷兰癫痫患者照料者的生命质量的结果相同，Andel的研究结果发现照料者的生命质量得分与荷兰普通人之间没有差异。[3] 而Cunha等人采用SF-36评估73名癌症患儿照料者和125名健康儿童照料者的生命质量，结果显示，癌症患儿照料者在SF-36所有维度的得分均低于对照组。[4] 随着医疗卫生技术水平的提高，出生缺陷疾病的治愈率不断提高、治疗效果也不断改善，例如先天性心脏病、多指（趾）、唇（腭）裂等结构畸形均有相应的手术方案进行治疗，其中一些治疗可达到治愈的效果，能极大地改善患儿的生活质量；但与结构畸形相比，癌症治愈率较低，反复的放疗、化疗会使照料者在照顾患者的过程中感受到更大的痛苦；并且，患者长期的治疗也会加重照料负担，影响照料者的生命质量。

与以往的研究结果相同，出生缺陷患儿照料者的生命质量与照料负担水平相关。本研究结果已提示中度及以上负担的照料者EQ-5D效用值显著低于中度以下负担照料者（0.96±0.05 VS. 0.99±0.03，$P<0.05$），健康自评得分显著低于中度以下负担照料者（75.16±17.95 VS. 82.23±16.80，$P<0.05$）。既往研究也有一致的发现，即照料负担程度越高，生命质量越低。如，Bukhari等人对拉瓦尔品和伊斯兰堡精神障碍照料者研究结果显示，照料负担与生命质量呈负相关关系。[5] Taha对洛马林达大学儿童医院中的神经管缺陷患儿照料者进行研究，层次线性回归分析结果发现，照料负担与生命质量之间的回归系数显著负相关。[6] 在对患儿提供照料的过程中，照料者可能会产生睡眠质量下降以及疲劳感程度增加。一项对癌症患儿照料者的定性研究结果显示，77%的照料者报告"感到疲

---

[1] MISHRA S, GULIA A, SATAPATHY S, et al. Caregiver burden and quality of life among family caregivers of cancer patients on chemotherapy: a prospective observational study[J]. Indian journal of palliative care, 2021, 27(1): 109-112.

[2] DADA M U, OKEWOLE N O, OGUN O C, et al. Factors associated with caregiver burden in a child and adolescent psychiatric facility in Lagos, Nigeria: a descriptive cross sectional study[J]. Bmc pediatrics, 2011, 11.

[3] VAN ANDEL J, WESTERHUIS W, ZIJLMANS M, et al. Coping style and health-related quality of life in caregivers of epilepsy patients[J]. Journal of neurology, 2011, 258(10): 1788-1794.

[4] CUNHA C M, FERREIRA T C, MORALES N M D, et al. Influence of types of pediatric cancer treatment and phases of the quality of life of caregivers[J]. Bioscience journal, 2013, 29(3): 774-780.

[5] BUKHARI S R, ABBASI U Z, GHANI M U, et al. Quality of life and caregiver burden among caregivers of patients with psychiatric disorders[J]. Rawal medical journal, 2020, 45(3): 565-568.

[6] TAHA A A, EISEN A M, ABDUL-RAHMAN H Q, et al. Spirituality and quality of life among parents of adolescents with Spina bifida[J]. Western journal of nursing research, 2021, 43(8): 742-750.

劳"、64%的照料者报告"感到痛苦"和"感到压力"。[1] Chang Yu-Ping 对痴呆患者照料者进行横断面调查结果显示，在痴呆患者中疲劳很常见。[2] Zhang Jie 对心力衰竭患者照料者的研究进一步发现照料者的疲劳与生活质量呈负相关，睡眠质量与生活质量成正相关。这些情况都会使照料者的生命质量状况下降。[3] 在对出生缺陷患儿提供照料的过程中，照料者不仅需要为其提供日常生活的帮助，还需要帮助其就医、喂药等，可能会增加照料者的疲劳程度，也可能导致照料者的睡眠质量不足，从而使照料者生命质量下降。

17.4.4 出生缺陷患儿照料者照料负担的影响因素

1. 出生缺陷患儿照料者的抑郁、焦虑症状

本研究中，20.1%的出生缺陷患儿照料者有抑郁症状，而健康儿童照料者有抑郁症状的占10.8%；23.7%的出生缺陷患儿照料者有焦虑症状，而健康儿童照料者有焦虑症状的占11.9%，上述组间的差异均有统计学意义，提示出生缺陷患儿照料者中有更高比例者出现抑郁、焦虑的情绪症状。研究关于照料者抑郁和焦虑情绪问题显著的结果与既往研究发现一致。Dada 对先天性青光眼照料者的情绪问题进行评估，结果发现33%的照料者产生了中度及以上的抑郁症状。[4] 照料者在为患者提供照料时，由于担心患者的愈后情况，或者担心自己提供的照料没有完全满足患者的需求，可能导致自己的焦虑情绪加重；在提供照料后，患者的健康状况改善程度没有达到预期，担心患者未来的生活质量可能是照料者抑郁情绪加重的原因。当照料者有抑郁、焦虑症状时，满足患者需求的能力会下降，可能需要付出更多的努力才能满足患者的日常需求，从而进一步加重照料者的照料负担。Stevens 对脑损伤患者照料者的研究发现照料者对病人的行为问题的感知与抑郁、焦虑症状相关，患者的语言学习情况也是预测照料者抑郁、焦虑的关联因素。[5] Uzuner 对系统性红斑狼疮患儿照料者的研究发现，抑郁症状是照料负担加重的预测因素[6]。

2. 出生缺陷照料者的感知歧视

本调查中患儿照料者感知歧视多维量表总得分为2.23(1.24, 2.95)，与健康儿童照料者之间的差异没有统计学意义($P>0.05$)。本研究中，两组照料者大多为母亲，母亲在抚养幼年儿童时，无论抚养健康儿童或是出生缺陷患儿，均可能受到来自社会的各方面歧视，例如在求职过程中用人单位可能因为求职者是刚生产的女性而拒绝录用。Fernando 采用感

---

[1] PIERZYNSKI J A, CLEGG J L, SIM J A, et al. Patient-reported outcomes in paediatric cancer survivorship: a qualitative study to elicit the content from cancer survivors and caregivers[J]. Bmj open, 2020, 10(5).

[2] CHANG Y-P, LORENZ R A, PHILLIPS M, et al. Fatigue in family caregivers of individuals with dementia: associations of sleep, depression, and care recipients' functionality[J]. Journal of gerontological nursing, 2020, 46(9): 14-18.

[3] ZHANG J, CHAI X, YE Y, et al. Association between sleep and quality of life in heart failure patient-caregiver dyads and mediation of fatigue: an actor-partner interdependence mediation model[J]. Journal of advanced nursing, 2022.

[4] DADA T, AGGARWAL A, BALI S J, et al. Caregiver burden assessment in primary congenital glaucoma[J]. European journal of ophthalmology, 2013, 23(3): 324-328.

[5] STEVENS L F, CARLOS ARANGO-LASPRILLA J, DENG X, et al. Factors associated with depression and burden in Spanish speaking caregivers of individuals with traumatic brain injury [J]. Neurorehabilitation, 2012, 31(4): 443-52.

[6] UZUNER S, DURCAN G, SAHIN S, et al. Caregiver burden and related factors in caregivers of patients with childhood-onset systemic lupus erythematosus [J]. Clinical Rheumatology, 2021, 40(12): 5025-32.

知多维歧视量表评估了五个污名化群体(拉丁美洲移民、罗马尼亚移民、艾滋病毒感染者、男同性恋者、女同性恋者)的感知歧视,结果显示拉丁美洲移民、罗马尼亚移民、艾滋病毒感染者、男同性恋者、女同性恋者的感知歧视多维量表得分分别为 3.07±0.75、2.57±0.74、3.47±0.65、3.11±0.75、3.18±0.77,[1]五个群体的感知歧视水平均高于出生缺陷患儿照料者,比起上述 5 个污名化群体,缺陷患儿照料者感知到的歧视水平较低。尽管出生缺陷患儿照料者的感知歧视水平较 5 个污名化群体程度低,但还是经历着一定水平的歧视。在本研究当中,感知歧视是照料负担的影响因素,即感知歧视程度越高,照料负担越沉重。对照料者的心理健康进行干预时,应考虑社会对出生缺陷患儿的态度,减少社会成员对出生缺陷患儿及其照料者的歧视,降低照料者的附属污名感从而降低照料者的感知歧视水平,缓解患儿照料者的照料负担。

17.4.5 本研究的不足与展望

本研究以湖南省为研究现场,评估了这一群体的照料负担及相关社会心理特征,并与健康儿童照料者对比,客观地比较了两组之间的照料负担及相关社会心理特征的差异;同时较全面地调查了出生缺陷患儿照料者照料负担的影响因素,并得到了有价值的分析结果,可为后期制定针对出生患儿照料者的社会心理干预策略、改善出生缺陷患儿及家庭的生命质量提供可参考的实证资料。

但本研究也有以下几个局限性。首先,本研究虽然采用了分层随机抽样方法,但实际纳入的样本仍可能存在偏倚,这可能会低估出生缺陷患儿照料者的照料负担。低估的原因有两方面:一方面本研究纳入的患儿在调查期间均处于存活状态,通常出生后不久即死亡的患儿所患先天性疾病的严重程度更高,照料负担更重;另一方面,疾病严重程度高患儿的照料者在经儿童保健专干或妇幼保健专干告知研究目的后,往往会拒绝调查。其次,本研究使用的工具中,感知多维歧视量表、照料负担量表,没有限定歧视行为、负担相关因素发生的时间,未来应进一步明确时间(近两周、近一月)是否会对感知歧视、照料负担产生影响。此外,本研究关注了出生缺陷患儿和健康儿童的主要照料者,未来的研究应该考虑也纳入次要照料者,分析主要照料者和次要照料者的照料负担及社会心理特征差异,以及从整个家庭的视角探究照料出生缺陷患儿给所有家庭成员造成的照料负担。最后,本研究为横断面调查,不能确定变量间的因果关系(例如,关于照料者抑郁/焦虑情绪问题与其生命质量间的关系)。未来应在出生缺陷患儿照料者中设计纵向研究,进一步分析变量之间的因果关联,这样才能为后期的干预研究找到更有价值的证据链,同时也为针对特殊群体而开展的支持和关怀工作找到切入的重点。

---

[1] MOLERO F, RECIO P, GARCIA-AEL C, et al. Measuring dimensions of perceived discrimination in five stigmatized groups [J]. Social indicators research, 2013, 114(3): 901-914.

第 18 章
出生缺陷防治专业人员的伦理态度研究

在出生缺陷防治目标的实施过程中,妇幼卫生专业人员作为出生缺陷防治工作的实践者,在开展工作的过程中能直接接触到出生缺陷胎儿及孕父母,以及有出生缺陷的患儿及其家庭,这些专业人员对于出生缺陷伦理问题的理解与态度也能直接反映在出生缺陷防治工作实施的过程中出现的问题与其中存在的伦理困境,如能对他们的伦理态度进行深入分析和讨论,可为后期制定或出台出生缺陷防治相关的伦理原则或规范提供有价值的参考资料。

18.1 专业人员的伦理态度的研究背景

18.1.1 出生缺陷防治相关伦理问题的研究现况

近年来,我国为减少出生缺陷发生率,制定了符合我国国情的三级干预措施。在一级预防阶段为减少出生缺陷的发生,开展婚前医学检查、免费孕前优生健康检查、适龄人群增补叶酸等项目,同时,针对南方地中海贫血高发省份实施地贫防控项目,对全人群实施健康宣教、婚前保健等保健项目;[1]在二级预防阶段,主要做到减少严重出生缺陷的出生,实施产前筛查项目,针对高危产妇及有需要的产妇开展产前诊断服务,并对已确诊严重出生缺陷的病例,给予专业的医疗建议;在三级预防阶段,做到减少先天残疾的发生,开展新生儿疾病筛查项目。随着出生缺陷防治工作的逐步实施,其中的伦理问题日益凸显。在一级预防阶段较为突出的伦理问题主要是在自愿婚检和免费孕前优生检查实施的过程中,社会公众个人自主与社会公共利益之间产生的矛盾;[2]在二级预防中,实施产前诊断所带来的风险,[3]以及对出生缺陷胎儿生命权[4]和胎儿生命的决定权[5]的讨论也成

---

[1] CARMONA R H. The global challenges of birth defects and disabilities[J]. Lancet, 2005, 366(9492): 1142-1144.
[2] 《全国出生缺陷综合防治方案》文件解读[J]. 健康中国观察, 2019, (12): 84-85.
[3] 李铭臻, 王奇玲, 李飞成, 等. 孕前优生健康检查的伦理思考[J]. 中国医学伦理学, 2013, 26(03): 334-336.
[4] 孙宏亮, 唐沛妍, 姜兰姝, 等. 从关怀伦理的视角审视出生缺陷干预[J]. 中国医学伦理学, 2017, 30(04): 427-431.
[5] 张迅, 赵小文. 产前诊断中的法律与伦理问题[J]. 实用妇产科杂志, 2008, (01): 1-2.

为焦点；在三级预防中，对新生儿开展遗传病筛查的效用如何，所投入的大量医疗资源是否值得，[1]以及对于严重出生缺陷的新生儿的治疗问题也存在伦理争议；知情同意和隐私保护的伦理问题也贯穿于整个三级干预措施的实施过程中。除此之外，在出生缺陷防治工作的全面实施的过程中，对于"优生"的过度关注，不仅会增大适龄人群的生育压力，[2]也会使社会中现有的残障人群以及遗传基因携带者感到不适，从而引发更多亟待解决的与出生缺陷防治相关的伦理问题。

当前，我国出生缺陷防治领域的伦理研究刚刚起步，主要集中在对生命尊严[3]、胚胎的道德地位[4]、产前干预和新生儿护理中的知情同意[5]、隐私保护和自主性等问题的探讨[6]，论证偏重伦理理论分析，或者是基于对出生缺陷某些个案的伦理辨析，[7]缺乏全面系统的分析，很少有采用实证伦理研究方法开展的研究。

18.1.2　出生缺陷防治领域的基本伦理原则及主要伦理问题

1. 出生缺陷防治领域的伦理原则

医学伦理学基本原则，是贯穿所有医学诊疗实施过程的基本原则，也是出生缺陷防治工作中所遵循的基本原则。[8] 为了明确有关伦理问题和医学伦理学相关原则，1998年世界卫生组织人类遗传学项目组在WHO医学遗传学伦理学会议报告中提出了医学伦理学基本原则，[9]其中包括尊重自主原则、不伤害原则、有利原则以及公正原则。

尊重自主原则是指尊重个人的自我决定与选择，并保护没有自主权的人，而在实际应用中，尊重自主不只是赋予病人自主决定和自主选择的权利，病人同时也具有接受信息或拒绝信息的权利，而作为医生不仅应尊重患者自主权，还应该在患者需要更多信息时，为患者提供充分的信息，从而确保患者自主选择的能力，并减少其他干预患者实行自主权的因素。

不伤害原则是指减少或避免对个人的损伤，即医生有义务将对患者的损伤降低到最小，医生在为患者提供治疗的过程中，应保证诊疗手段是必需的，是符合患者病情的，并且是遵守不伤害原则的。

有利原则是指优先考虑个人的利益，医生应做到最大程度地对患者有利，有利原则与

---

[1] 周详. 胎儿"生命权"的确认与刑法保护[J]. 法学, 2012, (08): 51-60.
[2] 邵冠楠, 黄璐琪, 田桑, 等. 出生缺陷儿的伦理决策探讨[J]. 医学与哲学, 2020, 41(01): 25-29.
[3] 姜兰姝. 出生缺陷干预的伦理思考——观念更新与措施跟进[J]. 医学与哲学(人文社会医学版), 2009, 30(04): 21-25.
[4] 睢素利. 我国遗传服务和出生缺陷干预相关问题探讨[J]. 中国医学伦理学, 2013, 26(02): 252-254.
[5] 张广森. "生命伦理责任"：生命伦理学的本体论承诺——以有缺陷新生儿的处置为例[J]. 哲学动态, 2009, (06): 39-44.
[6] 张广森. "生命伦理责任"：生命伦理学的本体论承诺——以有缺陷新生儿的处置为例[J]. 哲学动态, 2009, (06): 39-44.
[7] 刘歆. 有缺陷新生儿的道德地位[J]. 求医问药(下半月), 2011, 9(04): 18.
[8] 崔晓梅, 邱仁宗. 生命伦理学导论[M]. 北京: 清华大学出版社, 2005: 59.
[9] 董玉君, 朱平. 医学遗传和遗传服务中伦理问题的国际准则(WHO医学遗传学伦理学会议报告)——世界卫生组织人类遗传学项目组1998[J]. 中国优生与遗传杂志, 2001, (02): 10-15.

不伤害原则不同的是，有利原则不仅要求医生为患者提供合适的诊疗方案，同时医生还要主动积极地为患者及其家庭谋取最大的福利。

公正原则是指社会的资源分配应是公正的，在社会中的每个人应是平等的。有关医疗公正的观点基本都认为，某个阶层的所有人都应当获得为这个阶层提供的资源配置项目和服务，以出生缺陷患儿为例，所有出生缺陷患儿都应享有政府或社会为出生缺陷相关领域提供的所有福利项目。

2. 对伦理态度的研究是规范伦理学探讨的重要问题

简单来说，规范伦理学关注的是人们对于日常道德问题的反思。规范伦理学研究可以用来解释人们在日常生活中应该怎样行动，怎样考虑问题，怎样解决问题，以及有哪些原则或规范可以帮助我们回答这些问题。[1] 相应的，在思考与出生缺陷有关的伦理问题时，人们所考虑的不同角度，以及反映出的不同伦理态度，就是规范伦理学所关注的研究领域。

规范伦理学所讨论的涉及不同价值取向的原则（或"主义"），可以从更丰富的层面去理解人们在面对出生缺陷相关伦理问题时做出不同选择的出发点。规范伦理学所界定的不同价值取向，如利己主义、功利主义、情感主义、契约论、义务论、神圣命令论以及德性论等，可以帮助我们去理解以下问题：人们对出生缺陷相关伦理问题的态度是什么（即做出了什么选择）？为什么会产生这样的伦理态度（即为什么会做出这种选择）？

利己主义，是指在道德的行为约束下，最大限度地满足行动者的个人利益。[2] 在我们探讨的出生缺陷相关问题中，家庭成员面对严重出生缺陷胎儿，认为胎儿的出生将会给自己带来不利的影响，那么，在堕胎这一行为是道德的前提下，这个家庭成员的态度即可对应为利己主义。

功利主义认为行动的最终目的或是最终价值应该是社会中最大多数人的最大幸福或福祉。[3] 那么当人们面对出生缺陷相关伦理问题时，不只考虑某一个群体或是少数人的利益，即从综合因素以及多角度考虑问题时，我们可以称其为功利主义。

情感主义源自于卢梭的自然状态理论，是指在自然状态下，人所具有的原始动力即为自爱心和怜悯心这两种情感，他认为情感也在人的道德和社会中有着重要的作用。[4] 简而言之，情感主义就是人根据自己对某种事物自然而然产生的情感所表明的态度。人们对于有胎动的婴儿不忍心选择放弃的态度，即可认为是遵循情感主义。

义务论也被称为康德主义。康德认为道德是基于理性的，是具有普遍性的。他认为一个人的行为不仅应该符合义务，也必须是为了义务，因此，可以将义务论理解为一个人的

---

[1] 吕耀怀. 规范伦理、德性伦理及其关联[J]. 哲学动态, 2009, (05): 29-33.
[2] 柴琳. 利己主义道德哲学在实践中的几个问题[J]. 西部学刊, 2021, (02): 143-146.
[3] 韩东屏. 西方规范伦理学的弊病与诊疗——重置功利论、道义论、德性论及其道德原则[J]. 中州学刊, 2020, (07): 91-99.
[4] 陶文佳. 道德与社会形成的另一种假说——卢梭情感主义自然状态学说的创见及问题[J]. 湖北大学学报(哲学社会科学版), 2021, 48(03): 39-48.

行为应该是遵循他的个人角色与个人意志,并且这种行为是普遍的和道德的。[1] 通俗地讲,作为父母的义务是抚养自己的孩子,这是大众普遍遵循的也认为是道德的一种行为准则,而这就是义务论。

契约论是指人们应该根据已经制定的契约或是达成的共识,从共同的立场出发,去考虑如何行动或是表明自己的态度。[2] 孕妇具有生育权是社会公众已经达成的共识,所以人们表示在考虑胎儿是否应该出生的问题时,应该确保孕妇的生育权而尊重孕妇的决定,那么这样的态度就是符合契约论的。

德性论是指人应有为人的道德品质,人应该遵循正当的理性指导而做出遵循个人意愿的选择。当人在考虑问题时,寻求多方建议而最终理性地做出选择就可以认为是德性论的价值取向。

神圣命令论认为道德义务来自上帝的神圣命令,是一种宗教道德理论。[3] 当人们在面对问题时,习惯用宗教信仰来解释自己的观点或态度,即为神圣命令论。

18.1.3 出生缺陷防治实践中的主要伦理问题

在出生缺陷防治工作逐步实施的同时,三级干预策略的各个阶段也产生了不同的伦理问题。在一级预防阶段,在自愿婚检[4]和免费孕前优生检查中,社会公众个人自主与社会公共利益之间产生的矛盾;在二级预防阶段,产前诊断的风险与产筛的必要性之间的矛盾,[5]在面对出生缺陷胎儿时,所需要考虑的胎儿生命权[6]与胎儿生命的决定权[7]的问题;在三级预防阶段,对新生儿实施遗传疾病等筛查项目与社会公共医疗资源分配所产生的矛盾[8];以及在三级预防的各个阶段都可能产生的知情同意和隐私保护[9]相关的伦理问题。

医学伦理学以及出生缺陷防治临床服务的专家普遍认为,在出生缺陷的三级防治工作中,一级预防工作中较少涉及普遍的伦理学问题,其中伦理问题较为突出的是在二级预防阶段中,尤其是对于出生缺陷胎儿的生命权这一伦理问题的探讨。[10]

生命伦理学家崔晓梅和邱仁宗在其编著的《生命伦理学导论》一书中提到:生命权指生

---

[1] 韩东屏. 西方规范伦理学的弊病与诊疗——重置功利论、道义论、德性论及其道德原则[J]. 中州学刊, 2020, (07): 91-99.
[2] 谭研. 新契约论的道德基础与理论界限[J]. 理论月刊, 2021, (10): 100-106.
[3] 谢新雷. 道德义务的神圣命令理论:辩护与反驳[J]. 云南社会科学, 2016, (03): 51-56.
[4] 盖玲飞. 患者知情同意权的伦理学研究[D]. 北京:中央民族大学, 2011.
[5] 李铭臻, 王奇玲, 李飞成, 等. 孕前优生健康检查的伦理思考[J]. 中国医学伦理学, 2013, 26(03): 334-336.
[6] 孙宏亮, 唐沛妍, 姜兰姝, 等. 从关怀伦理的视角审视出生缺陷干预[J]. 中国医学伦理学, 2017, 30(04): 427-431.
[7] 罗维萍, 韩跃红. 人类胚胎的价值与尊严[J]. 昆明理工大学学报(社会科学版), 2016, 16(06): 1-7.
[8] 周详. 胎儿"生命权"的确认与刑法保护[J]. 法学, 2012, (08): 51-60.
[9] 梁中天. 有缺陷新生儿与残疾人在本体论地位及道德地位上的差异[J]. 山东省医学伦理学学会第三届学术年会论文集, 2002: 129-130.
[10] 姜兰姝. 出生缺陷干预的伦理思考——观念更新与措施跟进[J]. 医学与哲学(人文社会医学版), 2009, 30(04): 21-25.

命伦理学语境中的生命尊严,是人区别于其他生命形式的特殊的尊贵和庄严特性,这种尊严是绝对的,没有任何附加条件的。[1] 因此,他们认为在每个人的每个生命阶段,其拥有的生命尊严都应该被尊重,而如果胎儿可以被称为人,那么胎儿的生命尊严(即生命权)也应该被尊重。

但是国内外学者对于胎儿生命权问题的讨论仍存在争议,学者周洋从胎儿是否可以被称为"人"、胎儿在什么时候可以被称为"人"的角度探讨了国内外学者对于胎儿生命权的不同观点:西方学术界对于胎儿是不是人的观点主要分为两派,一方面保守派认为胎儿是人,应享有人的权利,而自由派认为胎儿不是人,只是其母亲的附属品。而对于胎儿何时能成为人,学术界也有不同的讨论,主要观点有:①受孕时胎儿即为人,②成为胚胎后即为人,③形成脑电波后成为人,④有胎动时可称为人,⑤出生后并且可存活时可以称为人。同时,也有学者对胎儿是否拥有作为"人"的生命尊严,胎儿何时享有生命尊严等问题进行了讨论。

而在出生缺陷防治的相关卫生服务工作实践中,专业人员主要面临的生命权问题主要在于被诊断有出生缺陷疾病的胎儿应不应该出生。因此,本研究对于出生缺陷胎儿是否为人,是否有生命尊严的伦理问题不展开讨论,将出生缺陷胎儿的生命权问题主要聚焦在有缺陷胎儿出生的权利,并把焦点问题提炼为:①有出生缺陷的胎儿是否应该出生?②在什么情况下可以出生?③谁能对出生缺陷胎儿的生命权做决定?这几个问题在伦理学及相关领域已有学者进行了相关探讨,具体综述如下。

1. 有出生缺陷的胎儿是否应该出生?在什么情况下能出生?

对于胎儿在确诊出生缺陷的情况下是否应该出生,以及在什么情况下可以出生的问题,周启昌等学者认为,是否能将出生缺陷胎儿视为"病人",应考虑此胎儿在出生后是否能够独立生活,以及是否具有生存的能力。[2] 而在将胎儿视为"病人"之后,将会以病人利益第一为原则,对胎儿实施救治,并同时考虑对胎儿将来可能产生的影响。Panicola 认为对于出生缺陷胎儿的救治问题应该考虑此胎儿的疾病是否有治疗指征,在实施救治时应更多考虑胎儿自身的利益,同时还应评估胎儿将来成长发展的能力是否能满足其日常生活的需要,对于未来没有任何希望的胎儿,应该放弃治疗。[3] Clark 对不同出生缺陷情况胎儿的救治情况进行排序,也认为应优先考虑具有未来成长发展能力和疾病情况可得到治疗或矫正的胎儿,对于没有未来发展能力的胎儿予以放弃。[4] 陆宇宏等提出应积极救治有可能有"自我意识"的胎儿,对于可能死亡以及患有严重出生缺陷的胎儿予以放弃,同时,强调了针对出生缺陷胎儿的救治情况也应该考虑社会资源的分配公平,以及家庭对于胎儿

---

[1] 崔晓梅,邱仁宗. 生命伦理学导论[M]. 北京:清华大学出版社,2005:59.

[2] 周启昌,王小艳. 胎儿畸形产前诊断与干预的伦理学研究[J]. 中国医学伦理学,2004,(04):55-57.

[3] PANICOLA M. Catholic teaching on prolonging life: setting the record straight[J]. Hastings center report, 2001, 31(6): 14-25.

[4] PETER A C. Decision-making in neonatology: an ethical analysis from the catholic perspective[J]. Contemporary issues in bioethics [Internet], 2012, London: intech open.

的治疗意愿。[1] 王丹虹等学者提出,在医学不断发展的情况下,对于出生缺陷胎儿的救治问题不应该只是强调胎儿是否能够生存,而更应该注重胎儿未来的生命质量。[2] 其次,他们从社会人口素质情况、社会资源利用、社会负担、家庭负担等多角度探讨了严重出生缺陷胎儿的影响,最终得出结论认为应对重症出生缺陷胎儿放弃治疗。樊民胜[3]学者从医学与伦理学两个角度考虑,认为孕妇比胎儿更重要,如果胎儿对孕妇的生命产生严重威胁,那么舍弃胎儿应是合法的。

因此,对于出生缺陷胎儿是否应该出生的考虑因素,不只局限于对出生缺陷疾病情况的考虑,应从胎儿的预后情况、成长及发展情况,家庭情况、医疗因素以及社会大环境等多角度共同考虑出生缺陷胎儿是否应该出生以及在什么情况下可以出生的伦理问题。

2. 谁能对出生缺陷胎儿的生命权做决定?

在医学伦理学上,将参照孕妇的主观意愿实施临床实践,称为尊重孕妇的权利,并且因为孕妇与胎儿之间有着自然而直接的连接,有学者强调在对胎儿生命做决定这一问题上,应对孕妇个人的价值观予以尊重,医护人员必须尊重孕妇对其自身的健康利益或是其他利益的考虑。而除非有明显的缺陷情况使其没有能力做出正确的判断,其他情况均应由孕妇本人自主决定,同时医护人员也应将所有可能面临的风险告知孕妇,以方便孕妇能有足够的医学信息来支持她做出决定。[4]

对于这一观点,也有学者持不同意见。由于胎儿无法为自己做决定,而父母作为胎儿利益、生命最相关的法定监护人,具有最主要的决定权。[5] 但父母在做决定的过程中,缺少专业的医疗知识背景,对于出生缺陷胎儿的具体情况不能做出明确的判断。而医护人员作为具有医学背景的专业人员,他们对于出生缺陷相关的医疗知识更丰富,也更有经验,因此有学者认为对于出生缺陷胎儿是否应该出生的决定应由医生和胎儿父母共同完成。[6] 但在实际情况中,由于父母是胎儿的法定监护人,并且父母也将作为胎儿将来生活中的主要照料人,因此具有更大的话语权,而医护人员则会倾向于尊重胎儿父母的决定。[7] 同时在中国传统文化背景以及现实条件下,一个孩子的出生往往是一个家庭整体的决定,因此,家庭中的其他成员也会参与决定,这样也使做决定的主体更不明确。[8] 而在其他国家,除了上述提及的父母、家庭成员以及医护人员外,伦理委员会以及法院也会参与作决

---

[1] 陆于宏,张金钟. "放弃"或"救治"冲击道德底线——关于有缺陷新生儿救治问题的伦理思考[J]. 医学与哲学(临床决策论坛版),2008,29(11):74-76.

[2] 王丹虹,陈平洋. 残疾及有缺陷新生儿救治的伦理思考:案例分析[J]. 医学与哲学(人文社会医学版),2010,31(09):17-18.

[3] 樊民胜. 人工流产及中期妊娠引产的伦理学问题[J]. 中国实用妇科与产科杂志,2012,28(09):672-674.

[4] 姜大朋,李昭铸,张玉波. 严重缺陷新生儿不同处理态度引发的思考[J]. 中国优生与遗传杂志,2007,(12):5-6.

[5] 鲁丽萍,张以善. 医患关系与医患共同决策关系辨析[J]. 医学与哲学,2019,40(06):64-66.

[6] 章伟芳,方曙. 关于有缺陷新生儿临床处置的思考[J]. 中国医学伦理学,2003,(04):46-47.

[7] 李亚明. 从儒家的视角看生殖干预与人的尊严[J]. 自然辩证法研究,2019,35(04):95-101.

[8] CHERVENAK F A, MCCULLOUGH L B, SKUPSKI D, et al. Ethical issues in the management of pregnancies complicated by fetal anomalies[J]. Obstetrical & gynecological survey, 2003, 58(7):473-483.

定的过程。[1] 对比其他角色，伦理委员会在面对胎儿生命权的问题时，则会更有经验也更公正；而法院作为司法机构则会使最终决定具有法律效力，从而减少了不必要的纠纷与矛盾。[2]

目前，针对出生缺陷伦理问题的研究方法主要集中于对出生缺陷某一环节中出现的伦理问题进行内容分析，诸如遗传咨询[3]、孕前优生检查[4]及产前诊断、[5]出生缺陷儿去留决定、[6]出生缺陷儿的生命权等。[7] 也有学者对出生缺陷个案进行案例分析，[8]并对其中发现的伦理问题进行进一步讨论。出生缺陷的伦理问题不只是在理论中的总结，更是实证研究中需要探索的方向。有少数学者运用定性访谈的方式对出生缺陷疾病进行研究，仅有极少数研究立足于出生缺陷伦理问题的实证研究，如美国一项基于女性对药物性遗传咨询看法的研究中，[9]对36位女性进行了焦点小组访谈，了解到女性对于药物遗传咨询的认可，但对隐私问题、胎儿安全问题予以高度关注，而多数定性研究则主要是在描述出生缺陷患儿及其家庭的治疗负担、[10]心理负担、[11]生命质量。[12] 除此之外，菲律宾的一项民族志研究基于唇腭裂疾病对唇腭裂患者、正常人对照组以及医疗服务人员进行定性访谈，[13]以疾病理论的解释模型，通过访谈对象对唇腭裂疾病的解释及疾病归因，了解各人群对唇腭裂疾病的深层次的看法及态度。

出生缺陷相关的伦理问题往往涉及很多复杂的因素，例如国家的历史传统、社会的风俗与文化、个人的宗教信仰与价值观念等，受这些因素影响而形成的伦理态度，可能既需要以定性的研究手段去深入探索和理解，也需要用定量的方法去进行科学地测量。如能客观、真实地了解从事出生缺陷防治工作的妇幼卫生专业人员对待出生缺陷相关伦理问题的

---

[1] SANTUCCI A K, GOLD M A, AKERS A Y, et al. Women's perspectives on counseling about risks for medication-induced birth defects[J]. Birth defects research part a — clinical and molecular teratology, 2010, 88(1): 64-69.

[2] HARRIS K W, BRELSFORD K M, KAVANAUGH-MCHUGH A, et al. Uncertainty of prenatally diagnosed congenital heart disease: a qualitative study[J]. Jama network open, 2020, 3(5).

[3] 张广森."生命伦理责任"：生命伦理学的本体论承诺——以有缺陷新生儿的处置为例[J]. 哲学动态, 2009, (06): 39-44.

[4] 姜大朋, 李昭铸, 张玉波. 严重缺陷新生儿不同处理态度引发的思考[J]. 中国优生与遗传杂志, 2007, (12): 5-6.

[5] 李铭臻, 王奇玲, 李飞成, 等. 孕前优生健康检查的伦理思考[J]. 中国医学伦理学, 2013, 26(03): 334-336.

[6] 鲁丽萍, 张以善. 医患关系与医患共同决策关系辨析[J]. 医学与哲学, 2019, 40(06): 64-66.

[7] 章伟芳, 方曙. 关于有缺陷新生儿临床处置的思考[J]. 中国医学伦理学, 2003, (04): 46-47.

[8] 李亚明. 从儒家的视角看生殖干预与人的尊严[J]. 自然辩证法研究, 2019, 35(04): 95-101.

[9] SANTUCCI A K, GOLD M A, AKERS A Y, et al. Women's perspectives on counseling about risks for medication-induced birth defects[J]. Birth defects research part a — clinical and molecular teratology, 2010, 88(1): 64-69.

[10] HARRIS K W, BRELSFORD K M, KAVANAUGH-MCHUGH A, et al. Uncertainty of prenatally diagnosed congenital heart disease: a qualitative study[J]. Jama network open, 2020, 3(5).

[11] BAKSHI N, KATOCH D, SINHA C B, et al. Assessment of patient and caregiver attitudes and approaches to decision-making regarding bone marrow transplant for sickle cell disease: a qualitative study[J]. Jama network open, 2020, 3(5).

[12] AWOYALE T, ONAJOLE A T, OGUNNOWO B E, et al. Quality of life of family caregivers of children with orofacial clefts in Nigeria: a mixed-method study[J]. Oral diseases, 2016, 22(2): 116-122.

[13] DAACK-HIRSCH S, GAMBOA H. Filipino explanatory models of cleft lip with or without cleft palate[J]. Cleft palate-craniofacial journal, 2010, 47(2): 122-133.

态度,将更有利于全面把握专业人员对上述主要伦理问题的价值取向,找到目前出生缺陷防治过程中的主要伦理困境,这对于今后提出出生缺陷防治工作的伦理规范,更好地指导妇幼卫生和出生缺陷防治的工作具有重要意义。

18.2 专业人员的伦理态度调查的研究方法

18.2.1 研究设计

本研究拟采用基于扎根理论的定性研究方法,并结合定量的伦理态度调查问卷,采用混合研究方法对出生缺陷防治相关伦理态度进行深入探索:基于扎根理论,通过定性研究构建专业人员对于出生缺陷胎儿生命权伦理态度的解释模型,同时为后续定量研究的问卷条目设计提供案例线索及相关因素选项;通过定量的态度调查,了解妇幼卫生专业人员对于出生缺陷胎儿生命权的态度取向及其相关因素,为出生缺陷防治工作提供实证伦理研究的参考资料。

18.2.2 定性研究部分

1. 研究现场

根据湖南省所辖14市(州)的市(州)国内生产总值水平,按照地域经济发展水平的高、低两个等级,分别选取长沙、怀化作为两类地区的代表地域;以目的性抽样的方式,在上述两个市选取妇幼卫生相关专业医疗卫生机构作为研究现场。

2. 研究对象

综合考虑专业人员在不同医疗机构隶属级别、职称、专业领域的分布,通过目的性抽样的方式,将在上述医疗卫生机构中从事妇幼卫生和出生缺陷防治服务的专业人员列为研究对象。

根据定性研究的信息饱和原则,最终对13名专业人员进行访谈。在13位访谈对象中,男性1位,女性12位;4位来自省级医疗服务机构,6位来自市级医疗服务机构,3位来自社区卫生服务中心;6位在保健相关专业领域工作,3位在遗传咨询相关科室工作,3位在妇产科工作,1位在小儿心外科工作;初级职称3位,中级职称2位,副高级6位,正高级2位。

3. 定性研究内容及工具

本研究通过文献学习、专家咨询及预调查,设计并完善"专业人员出生缺陷相关伦理问题态度取向访谈提纲",了解专业人员对出生缺陷胎儿生命权的态度,提出以下问题:①出生缺陷胎儿应不应该出生?②在什么情况下应该出生?③出生缺陷胎儿能否出生应该由谁做决定?

(1)设置问题"您在从事出生缺陷防治的卫生服务工作中有没有遇到过让您印象深刻,存在伦理问题的出生缺陷案例?",邀请专业人员讲述自己经历的出生缺陷相关案例,逐步打开话题,根据专业人员谈论的实际案例内容对专业人员展开提问。

(2)为了解专业人员对于出生缺陷胎儿是否应该出生,以及在什么情况下应该出生的伦理态度，询问"您觉得什么情况下有出生缺陷的孩子应该出生，什么情况下应该流产？"。

（3）为了解专业人员对于谁应对出生缺陷胎儿生命权做决定的伦理态度，询问专业人员"您认为有出生缺陷的孩子是生下来还是流产，这个决定应该由谁来做？原因是什么？"。

在面对面访谈获取资料的基础上，运用扎根理论的分析原则，从一个核心主题出发，通过对资料的收集与整理和归纳性分析，呈现出反映社会现象的核心概念，通过这些概念间的联系，建构相关理论，以理解社会互动、社会过程和社会变化。[1][2] 本研究将深入挖掘专业人员对于出生缺陷胎儿生命权的伦理态度，寻找胎儿生命权有关的概念和类属，探讨专业人员对出生缺陷胎儿生命权态度的考虑因素，最终形成专业人员对出生缺陷胎儿生命权态度的理论框架。

4. 定性研究过程

（1）访谈前准备

本研究来源于湖南省出生缺陷协同防控重大科技专项，由课题组负责人联系湖南省妇幼保健院管理各级出生缺陷防治工作实施工作的负责人，确定各级妇幼卫生相关服务机构为研究现场。

在确定研究现场后，通过省妇幼负责人，与长沙市及怀化市各级妇幼卫生相关服务机构主管妇幼卫生相关服务工作的负责人取得联系。以目的性抽样的方式，确定从事妇幼卫生服务工作的专业人员为访谈对象，如：在妇幼保健院从事妇女保健、儿童保健等工作的专业人员，或是在医疗机构从事妇/产/儿科等工作的专业人员。最终，拟定20余名访谈人员名单。

在确定需访谈的研究对象后，通过各级妇幼卫生相关服务工作负责人，提前与访谈对象取得联系，询问对方是否愿意参与调查，在征得同意后，根据研究对象的需要确定访谈时间及地点。

（2）面对面访谈

访谈前，由工作人员向访谈对象当面介绍调查员，然后调查员进行自我介绍，说明访谈目的和意义，同时明确受访者的权利和义务，耐心解答各种疑问，并强调他们可以随时退出访谈，让受访者感受到真诚和尊重。

研究对象由课题组负责人和课题组成员根据事先拟定的访谈提纲进行访谈，访谈时间为40分钟左右。在调查对象允许的情况下对访谈内容进行全程录音。在访谈过程中，调查者尽量避免受到主观预设的干扰，给受访者充足的表达空间，只对话题给予适度的引导。结束访谈后，研究者将所得录音文件以及现场笔记即时捕捉到的信息（关键词、非言语行为等）转成文字资料。

在纳入第13位专业人员时，已经不再出现新的信息，可认为已达到理论饱和。访谈录音总时长共计约9小时，每1小时的访谈录音大约需要花3小时的时间转录成文字。转录并整理后，最终得到文字资料约14万字。

（3）访谈方式及地点：13位专业人员全部通过面对面访谈的方式参与调查，每位专业人员访谈时长均为40分钟左右。访谈地点主要为专业人员所在的医疗机构：10例在专业

---

[1] 陈向明. 扎根理论的思路和方法[J]. 教育研究与实验, 1999, (04): 58-63.
[2] 费小冬. 扎根理论研究方法论：要素、研究程序和评判标准[J]. 公共行政评论, 2008, (03): 23-43.

人员的办公室完成访谈，3例在专业人员工作地点的会议室完成访谈。

5. 定性研究资料整理与分析

(1) 预处理

预处理是对转录成文字的原始资料进行编号和分类汇总，以更好地识别转录内容所对应的研究对象的过程。本研究将13位研究对象依次编码为N1~N13，同时，将受访者的具体信息隐去，保护研究对象隐私并可在后续分析中快速对应研究对象信息，提高分析效率。

(2) 阅读原始资料

通过Nvivo12.0软件导入已编号归档的Word文档，以旁观者的角度保持客观地阅读资料，通读所有原始资料，熟悉资料内容，大致了解研究对象的情况，在尽量悬置主观预设的前提下尝试多角度解读资料，为正式分析奠定基础。

(3) 定性资料分析过程

① 开放式编码

开放式编码是资料分析中最基本的工作，在此阶段，首先对13个访谈定性资料逐字逐句拆解，并赋予其新的概念和意义，同时结合研究对象本身的语言，对原始资料进行编码。

② 轴心式编码

轴心式编码是对开放式编码结果的再一次审视，用尽量少的码号尽可能多地反映原始资料。本研究围绕"出生缺陷胎儿的生命权"有关内容，将开放式编码所得的节点，按其意义相似性进行比较和归类，并建立概念和类属之间的关系。根据其内容对节点进行命名，构成轴心式编码。

③ 选择式编码

在轴心式编码的基础上，对主类属、子类属及其各维度之间的相互关系进行联系，系统分析所有已发现的类属关系后，选择出"核心类属"，即为核心主题。

18.2.3 定量研究部分

1. 研究对象

本研究的开展得到了湖南省出生缺陷协同防控重大科技专项的支持，基于该重大专项搭建的项目合作平台，本课题组在湖南省妇幼保健院建立的出生缺陷相关防治工作网络中开展调查，此工作网络覆盖了全省14个地州市各个层级的妇幼相关卫生服务机构，其中主要包括各级妇幼保健院负责妇幼卫生相关服务的专业人员、综合医院中从事妇/产/儿科的专业人员以及社区卫生服务中心负责妇女保健与儿童保健等妇幼相关工作的专业人员。

根据《2020年湖南省卫生健康事业发展公报》，至2020年末，全省从事妇幼卫生服务的卫生技术人员共计25860人，[1]据估算，从事出生缺陷防治工作的妇幼卫生专业人员为全省妇幼卫生技术人员的30%，为7758人。

样本量计算参照编制量表条目数的10倍，[2]同时考虑10%的无效问卷，估算最小样本量为385人。本研究以自愿参加的原则，最终在参与2020—2021年出生缺陷相关防治

---

[1] 湖南省卫生健康委员会. 2020年湖南省卫生健康事业发展统计公报[R]. 长沙：湖南省卫生健康委员会，2021.
[2] 倪平，陈京立，刘娜. 护理研究中量性研究的样本量估计[J]. 中华护理杂志，2010，45(04)：378-380.

培训的专业人员中,征募到 785 名专业人员参与调查,并在获得知情同意后进行问卷填答。

纳入标准:(1)从事妇幼卫生服务相关专业的专业人员;

(2)年龄在 18 岁及以上;

(3)对本研究知情并签署电子知情同意书。

2.定量研究内容与工具

本研究通过前期定性研究的线索调查、个案访谈,收集整理得到了有关"出生缺陷胎儿生命权"的典型伦理案例;基于这些典型伦理案例,对案例涉及个人有关的信息等进行脱敏处理,对相关专业术语在咨询专业人员后使用通俗易懂的表述进行替换;将改编后的"伦理案例"设计发展为伦理态度调查问卷,并进行了两轮专家咨询,根据专家意见进行修改和完善,最后定稿形成"出生缺陷相关伦理问题态度调查问卷"(问卷开发过程详见下文的"出生缺陷相关伦理问题态度问卷的设计与开发";问卷详见附录 C)。具体研究内容如下:

(1)收集专业人员的社会人口学特征及职业特征信息

① 社会人口学特征包括性别、年龄、民族、现居住地、文化程度、婚姻状况、宗教信仰、是否已育有孩子、身边的亲友是否育有出生缺陷患儿。

② 职业特征包括所在医疗机构隶属级别、所在医疗机构类别、职称、岗位性质、专业领域是否接受过出生缺陷防治相关培训、是否接受过出生缺陷相关伦理学培训。

(2)出生缺陷相关伦理问题态度问卷的设计与开发

通过两个阶段的研究工作完成"出生缺陷相关伦理问题态度问卷"的设计与开发:

第一阶段:案例的收集与整理

在前期定性研究中,通过线索调查、个案访谈,收集整理得到了有关"生命权"的典型伦理案例,在经过一轮专家咨询后,确定了四个具有代表性的出生缺陷疾病的案例,分别为先天性心脏病、唇腭裂、手指缺失以及苯丙酮尿症。

案例一:先天性心脏病,此类疾病可在胎儿出生后进行治疗且有可能完全治愈,但是患儿家庭需要承担一定的经济负担;并且,如果患儿的情况复杂,心脏修复手术以及其他相关的治疗费用可能会比较高昂。

案例二:唇腭裂,与以结构性畸形为代表的出生缺陷疾病有关。此类疾病可以在胎儿出生后进行矫正及康复治疗,但患儿仍有可能面临外观可见的终身畸形,且也会给家庭带来不同程度的负担。

案例三:手指缺失,与以结构性畸形为代表的出生缺陷疾病有关。手指缺失属于较为严重的结构性畸形,虽能进行修复但对患儿功能上的影响却是不可逆的。

案例四:苯丙酮尿症,与以遗传代谢病为代表的出生缺陷疾病有关。此类疾病在胎儿出生后没有外观畸形,病情可以在药物治疗的前提下保持稳定,但是需要长期甚至是终身服药治疗,家庭的照顾负担以及经济负担将超出一般城乡家庭所能承受的程度。

第二阶段:标准化案例的编订

①案例标准化原则

A.保护个人隐私:隐去可能推断出患者个人情况的信息;

B.案例中立化:不在案例中表现偏向,尽可能用中立化的语言去表述案例;

C.不提供过多信息:仅提供必要的信息,避免过多的信息影响受访者判断。

②案例基本特征

针对四个不同出生缺陷疾病的疾病特征,案例所涉及的胎儿的胎龄、家庭环境以及角色立场撰写案例内容。案例一描述了王女士夫妇有意愿留下患有先天性心脏病的胎儿,案例二描述了吴女士夫妇和孩子的祖父母对于唇腭裂胎儿继续妊娠还是终止妊娠的不同考虑及态度,案例三描述了杨女士夫妇和孩子祖父母在面对手指缺失胎儿时的不同想法与选择,案例四描述了段女士夫妇对于患有苯丙酮尿症胎儿的不同考虑及选择。具体见表18-1。

表18-1 出生缺陷相关伦理案例基本特征

案例	疾病	疾病特征	胎龄	家庭环境	角色立场
案例一	先天性心脏病	多次手术修复;有望治愈;手术费用较高	孕23周(胎龄6个月)	普通收入的城市居民;曾因胎儿有出生缺陷疾病流产,家庭珍视此胎儿	王女士夫妇有意向留下孩子
案例二	唇腭裂	可以手术修复;恢复效果难以判断	孕22~24周(胎龄6个月左右)	农村居民;胎儿父母与祖辈之间的想法有差异;担心受到歧视	吴女士夫妇愿意生下孩子,胎儿的祖父母想要吴女士流产
案例三	手指缺失	三个指头缺失;无法评估预后效果	孕18周(胎龄4个多月)	胎儿父母与祖辈之间的想法有差异;担心终身残疾以及受到歧视	杨女士夫妇计划流产,胎儿的祖父母觉得可以生下来
案例四	苯丙酮尿症	可能导致孩子生长发育迟缓及神经精神方面问题;如早诊断早治疗可正常生长发育并维持正常生活;需要终身通过饮食控制和药物进行治疗;经济压力大	孕16周(胎龄4个月)	夫妻之间的想法有差异	段女士想要留下胎儿,段女士丈夫想让妻子流产

(3)伦理态度问卷的条目设计

①专业人员对于胎儿应不应该出生的态度取向

以上四个案例描述了胎儿被诊断为有不同严重程度的出生缺陷疾病。调查员询问被调查对象(即妇幼专业工作人员):"如果让您来做决定,您认为上述案例中的胎儿应不应该出生?"。将选项设置为"应该"和"不应该"两个态度选项。

②专业人员对于胎儿在什么情况下应该出生的态度取向

在调查专业人员对出生缺陷胎儿生命权的态度后,还通过可多项选择的排序题,了解被调查对象对于四个案例中胎儿应该或不应该出生的考虑因素。通过参照伦理价值取向，并汇总前期定性研究的主要结果得出以下10条可选择的考虑因素：

因素①"对医疗/社会保障等资源分配公正性的影响"；

因素②"家庭对于胎儿疾病的接受程度"；

因素③"胎儿的疾病对家庭或某个家庭成员可能带来的不利影响"；

因素④"胎儿的疾病对孕妇可能带来的不利影响"；

因素⑤"胎儿是一条生命应该留下"；

因素⑥"胎儿自身疾病的严重程度"；

因素⑦"胎儿自身疾病对胎儿身体功能及成长发育的影响"；

因素⑧"孕妇及其家庭的自主选择"；

因素⑨"临床专业人员对胎儿疾病的治疗指征评估及相关专业建议"；

因素⑩"宗教或信仰考虑"。

3）专业人员对于家庭中谁应对出生缺陷胎儿做决定的态度取向

针对以上四个案例中不同人物角色在胎儿被诊断有出生缺陷后对继续妊娠还是终止妊娠的不同选择，询问被调查对象（即妇幼专业工作人员）：①"您是否赞同案例中××人物角色的想法？"及②"此案例中，您认为谁有权对出生缺陷胎儿继续妊娠或终止妊娠做出最终决定？"。

对于问题①的回答，采用李克特五点式量表设置选项：包括"非常赞同""赞同""不确定""不赞同""非常不赞同"五个态度选择；对问题②的回答选项，采用实际案例中涉及的具体人物角色作为选项，以案例二为例，选项为：有权对出生缺陷胎儿继续妊娠或终止妊娠做出最终决定的是："吴女士""吴女士丈夫""吴女士夫妇""孩子的祖父母""家人共同决定"五种不同的情况。

(4) 态度问卷的最终形成

①专家咨询

在确定问卷初稿后，邀请出生缺陷相关疾病领域、医学伦理领域以及公共卫生领域的专家进行第二轮专家咨询，主要对案例内容，所涉及生命权的基本问题，以及问卷条目进行评分与评价，并根据专家意见对问卷进行修改。

②预调查

以相关妇幼卫生专业人员作为研究对象进行预调查，了解研究对象对调查问卷内容的意见，根据反馈意见，对问卷进行细微调整。

3. 定量调查实施过程

定量的态度问卷正式确定后，课题组在湖南省妇幼保健院建立的出生缺陷相关防治工作网络中开展了态度问卷调查。具体调查过程如下：

(1) 专业人员征募及问卷发放

课题组在湖南省妇幼保健院及湖南省出生缺陷协同防治重大专项课题负责人的支持下，在全省出生缺陷防治专业人员的工作培训微信群中，发布了本调查研究的调查说明以及调查对象征募告知书；以网络问卷的形式，在专业人员的培训工作微信群中发布了经上述程序完成的"自编出生缺陷相关伦理问题态度问卷"。

(2) 问卷调查实施及数据收集

在 2022 年 2 月 14 日至 21 日对微信群中的出生缺陷防治专业人员开展调查，为号召群组中的专业人员参与调查，调查期间每隔两天在微信群中发布一则邀请信。同时，在网络问卷发出后，调查人员每天都会在问卷后台检查问卷填答的逻辑错误或漏答情况，筛选出无效问卷并进行剔除，从而保证调查收取的数据质量。

4. 定量数据分析方法

采用 Excel 进行数据整理，使用 SPSS24.0 进行数据分析。

(1) 使用频数和构成比，描述专业人员特征及专业人员对于出生缺陷相关伦理问题的基本态度。

(2) 使用频数，描述专业人员对于出生缺陷胎儿的生命权考虑最多的因素；并对专业人员所选择的考虑因素，由第一位至第十一位依次赋值 11 分至 1 分，对于专业人员未选择的因素，赋值为 0 分，最终对每个因素的得分取平均值，从而描述专业人员对于出生缺陷胎儿的生命权最优先考虑的因素。

例：以三位专业人员（假定为 A、B、C 三位）所选择的前五个因素为例，如表 18-2 所示，对所选因素依次赋值后取平均值得到："因素①"均值为 6.33，"因素②"均值为 6.67，"因素④"均值为 3.67，"因素⑦"均值为 5.67，"因素⑨"均值为 6.33，因此可得出三位专业人员最优先选择的因素为"因素②"。

表 18-2 因素的赋值示例

	因素选项						因素赋值				
	第1位	第2位	第3位	第4位	第5位		因素①	因素②	因素④	因素⑦	因素⑨
专业人员 A	因素④	因素①	因素②	因素⑨	因素⑦		10	9	11	7	8
专业人员 B	因素②	因素⑦	因素①				9	11	0	10	0
专业人员 C	因素⑨						0	0	0	0	11
						均值	6.33	6.67	3.67	5.67	6.33

(3) 采用二分类 logistic 回归（前进法）进行多因素分析，以 0.05 为入选标准，以 0.10 为剔除标准，进行自变量的筛选。得出比值比（OR）与 95% 置信区间（95% CI），进行相关因素分析。

18.2.4 调查现场实施过程

定量研究问卷以网络问卷的形式进行发放，在网络问卷设计的过程中，将所有问题设置为必填，并在问卷提交前设置问卷预览模式，从而提醒研究对象确保问卷已填答完整。同时，对问卷进行调试，简化调查流程，以方便研究对象通过最便捷的方式完成问卷填答。

18.2.5 伦理学考虑

本研究通过了中南大学湘雅公共卫生学院伦理委员会的批准（伦理审查编号 XVGW-2021-01）。在调查过程中，调查员会先告知研究对象本研究的内容和目的，并承诺对其个人信息严格保密。所有研究对象均自愿同意加入本项研究，同时提前获取研究对象的知情同意。

18.3 专业人员的伦理态度调查的主要研究结果

18.3.1 定性研究结果

1. 开放式编码结果

在开放式编码阶段,首先对13个访谈案例反复阅读,逐字逐句拆解,并赋予其新的概念和意义。最终形成与"出生缺陷胎儿的生命权"有关的概念97个,子类属24个,部分开放式编码见表18-3。

表18-3 "出生缺陷胎儿的生命权"开放式编码示例

访谈原文示例	概念化	子类属
一个多指,有一些小的肢体的残疾,但是这个残疾它不影响患儿独立生活的能力。	独立生活能力	患儿身体功能及成长发展
出生缺陷影响了以后的生活,或者说胎儿出生以后都很难活下来。	对生活的影响	
但是像有些小的畸形,出生后可以纠正,或者即使不纠正也不影响他的生活质量、生命周期。	生活质量及生命周期	
这种严重致死致残的,我觉得确实不能够出生。	严重致死致残	疾病的严重程度
我们会告诉家属,你这个孩子的畸形很复杂。	畸形复杂程度	
有些先天性心脏病在胎儿出生之后会慢慢地自愈的,有些是可以通过手术来治好的。	可治愈疾病	疾病的治疗效果
唇腭裂,都可以进行手术修补的。	可修补疾病	
那种严重致畸致残的,没办法出生以后治疗的,当然我们觉得还是可以考虑放弃。	不能治疗的情况	
前提条件是他家庭能够接受这个疾病,能够接受后续这个疾病带来的所有问题,有的家庭是承受不了的。	家庭对疾病接受程度	家庭的接受程度
我觉得有一部分出生缺陷胎儿是可以留下来的,除非双方家里态度坚决,不能接受这个情况。	家庭坚决不接受	
遵从他自己家庭的情况,就是家庭经济的承受能力。	经济承受能力	
有的家庭搞不懂这些疾病的情况,他的医学知识的认知能力是不够的。	医学知识认知能力	

续表18-3

访谈原文示例	概念化	子类属
这些疾病是有争论的,我会让胎儿父母去上级医院转诊,就是去看其他专家的一些意见。	上级医院的意见	专业人员的医疗建议
如果医学上能够判定的,能够有什么很好的决策,给他们家庭做指导,那也会告知他,主要是给他提供更多的信息。	提供医学信息	
有六种明确可引产的严重致畸致残疾病的引产指征。	明确的引产指征	
我们应该去做一些规范,社会是有序的,做事情都应该有规矩的。	社会规范	社会规范及保障
国外有制定一个基本的法律规范,就比如禁止引产。	法律规范	
如果说这个孩子已经诊断了是唐氏综合征,我们也会跟他讲,国家现行的防治规范是不建议这种孩子出生的。	防治政策规范	
从宗教方面来说,天主教要求严禁堕胎,所以你不管怎么样都不能引产。	宗教规范	
如果没有社会保障的话,对于家庭来说,很难决定要不要这个孩子。	社会保障	
有些父亲在做决策的时候会更理智,所以有的时候我们也会参考父亲的决策。	父亲更理智	父亲职责
孕妇应该有老公的支持,如果没有她老公的支持,她就没有精神支撑,老公是她最大的一个支持。	丈夫对孕妇的支持	
父母当中更重要的应该是母方,母方应该占更大的优势,更大的比例,因为引产的话,她是直接经历的那个人。	母亲直接经历怀孕	母方优势大
应该是更多地听取妈妈的意见,而且中国社会上的确就是这样,母亲可能对孩子更上心。	母亲对孩子更上心	
有些父母年纪比较轻或者是智力程度不高的话,确实他们家里人会代为决定。	父母为无民事行为人	家人代为决定
如果丈夫在外地,他至少会给我们一个录音或者东西给我们,证明他委托了谁,他委托他自己的爸爸妈妈帮他决定。	委托家人决定	
之前有一对聋哑人夫妇,他们都不能和我们正常交流,所以我们全程都是和孩子的奶奶沟通的,最终决定也是孩子奶奶告诉我们的。	父母为聋哑人	

续表18-3

访谈原文示例	概念化	子类属
有的家里有很厉害的家庭成员,就会替孕妇夫妇做主。	厉害的家庭成员	强势的角色
我觉得这种高知家庭,家里面经济社会地位很高的人更容易对孕妇的决定产生影响。	高知家庭	
如果夫妻条件一般般,需要父母亲的直接经济基础支撑的时候,99%都是老人家来做决定。	祖辈给予经济支持	祖辈父母
公公婆婆也参与进来的更多,也是要看家庭的生活习惯,家族的观念来决定的。	祖辈的家族观念	
是他们家族决定的,因为孩子出生以后,不仅仅是父母在带,更多的是爷爷奶奶那一辈参与带这个孩子。	祖辈参与照料孩子	

2. 轴心式编码结果

本研究围绕"出生缺陷胎儿的生命权"有关内容,将开放式所得的概念按其意义相似性进行比较和归类,最终形成与"出生缺陷胎儿的生命权"有关的主类属7个,见表18-4。

表18-4 "出生缺陷胎儿的生命权"轴心式编码

主类属	子类属	关系的内涵
疾病及患儿因素	患儿身体功能及成长发展	疾病在患儿功能及成长发展的过程中带来的影响
	疾病的治疗效果	治疗效果是指疾病的治疗情况,如可治疗、可治愈、可修复
	疾病的严重程度	严重程度是指疾病的不同指征
	胎儿发育情况	胎儿在疾病的影响下在母体内的生长发育情况
家庭及孕妇因素	家庭的接受程度	家庭在经济、认知、情感等方面对于患儿疾病的接受程度
	对家庭带来的影响	胎儿对家庭带来的负担或是对家庭提供的支持
	孕妇因素	孕妇是家庭的一部分,疾病对孕妇的影响
医疗因素	专业人员的医疗建议	专业人员对于出生缺陷疾病给出的专业医疗建议
	医疗技术的发展	出生缺陷疾病医疗诊治技术的发展
社会因素	社会规范及保障	社会为出生缺陷患儿及其家庭提供的规范及保障
	社会负担	疾病给社会带来的负担
	社会态度	社会公众对出生缺陷疾病的态度
自我价值取向	尊重家庭的决定	家庭对于出生缺陷胎儿的生命权的最终决定
	个人价值观	个人价值观是自我价值取向的一部分
	尊重胎儿出生的权利	个人对于生命权的价值取向

续表18-4

主类属	子类属	关系的内涵
胎儿父母决定	父母决定	应由父母共同做出决定
	父亲职责	做决定时,父亲承担作为父亲的责任
	两方共同孕育孩子	父母共同孕育孩子,应一同决定
	母方优势大	母亲在做决定时有更大的权利
	孕妇本人	由孕妇本人做决定
家庭一起决定	家族决定	实际由家族成员共同做出决定
	家人代为决定	实际由家人代表胎儿父母做出决定
	强势的角色	强势的家庭成员可能会决定家族的选择
	祖辈父母	祖辈父母做决定属于家族做出的决定

3. 选择式编码结果

在开放式编码和轴心式编码的基础上,对于主类属和子类属进行提炼与选择,最终形成核心编码。本研究对于"出生缺陷胎儿的生命权"共得出两个核心主题,分别为"出生缺陷胎儿生命权考虑因素"及"谁对出生缺陷胎儿做决定"。其中"出生缺陷胎儿生命权考虑因素"主要包括"疾病及患儿因素""家庭及孕妇因素""医疗因素""社会因素""自我价值取向"五个主类属;"谁对出生缺陷胎儿做决定"主要包括"胎儿父母决定"和"家庭一起决定"两个主类属。各个主题下的类属构成以及编码频次结果(编码频次是某因素出现的频率,可认为编码频次越高的因素,对研究问题的影响越大),见表18-5。

表18-5 "出生缺陷胎儿的生命权"选择式编码

核心编码结果(次)	主轴编码结果	开放编码频次
出生缺陷胎儿生命权考虑因素(131)	疾病及患儿因素	56
	家庭及孕妇因素	27
	医疗因素	22
	社会因素	17
	自我价值取向	9
谁对出生缺陷胎儿做决定(56)	胎儿父母决定	37
	家庭一起决定	19

4. 专业人员伦理态度的理论模型构建

根据分析结果,以"出生缺陷胎儿生命权考虑因素"为核心主题,建立专业人员对出生缺陷胎儿生命权态度取向的理论框架,见图18-1。

5. 专业人员对出生缺陷胎儿生命权的考虑因素

"出生缺陷胎儿生命权考虑因素"可分为五个考虑因素:疾病及患儿因素、家庭及孕妇

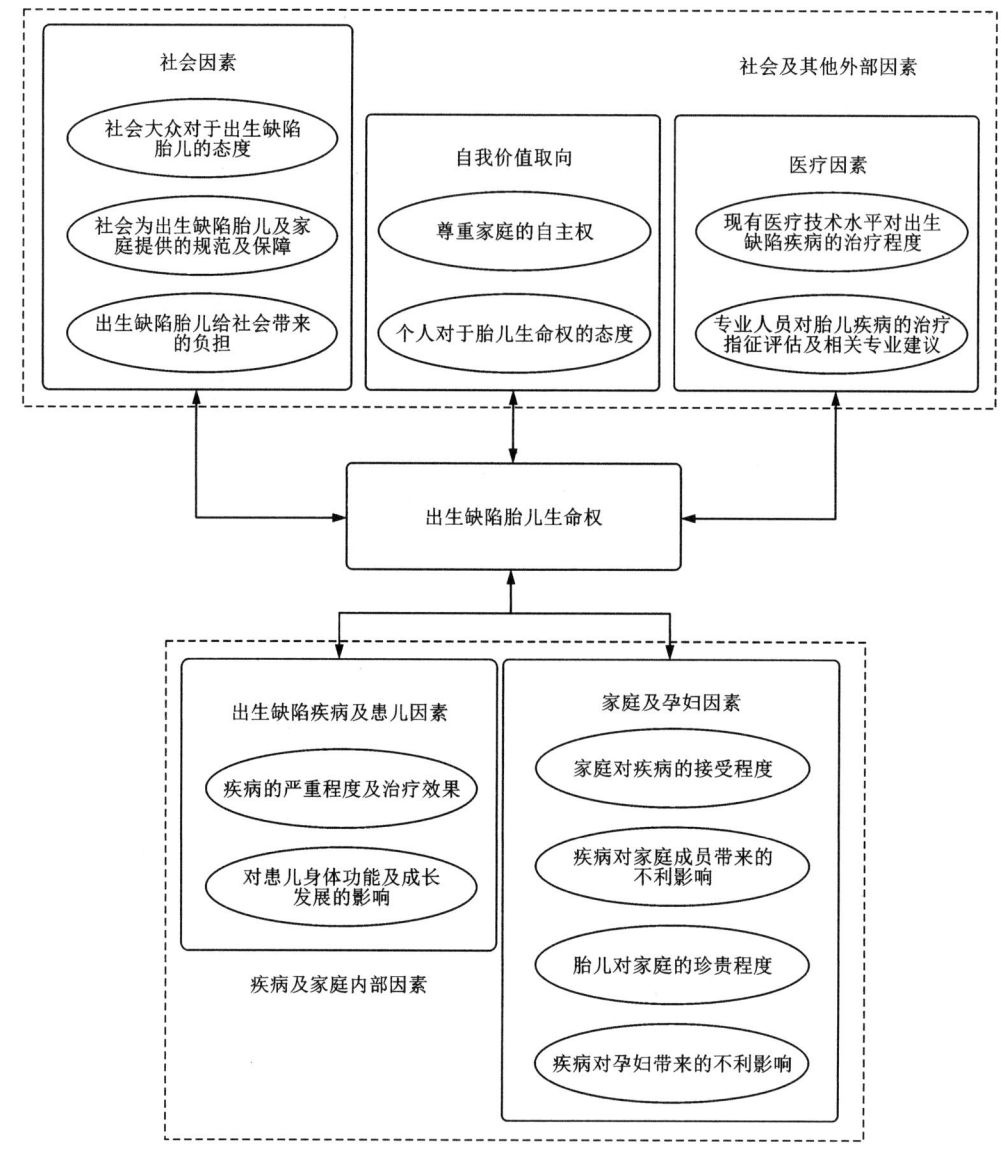

图 18-1 专业人员对出生缺陷胎儿生命权态度取向的理论框架

因素、医疗因素、社会因素以及自我价值取向,其中前两个因素可以组成疾病及家庭内部因素,其他三个因素可以组成社会及其他外部因素,本节将根据这两大因素进行分析。

(1)疾病及家庭内部因素

"疾病及家庭内部因素"是专业人员考虑最多的因素,由"出生缺陷疾病及患儿因素"和"家庭及孕妇因素"构成。

①"出生缺陷疾病及患儿因素"

"疾病的严重程度及治疗效果"和"疾病对患儿身体功能及成长发展的影响"是"出生缺陷疾病及患儿因素"的主要组成部分。此部分专业人员多会通过对不同情况的疾病进行分类,对于不同情况的出生缺陷疾病也有不同的态度。有的专业人员根据疾病的严重程度及疾病种类进行分类，较多的专业人员提出对于严重致残致畸的胎儿应该舍弃，而仅有轻微出生缺陷疾病的胎儿应当得到救治，也有专业人员对于病种进行分类，如案例 N10 的专业人员提出像患有唐氏综合征一类的染色体疾病的胎儿不应该出生。另外，专业人员也会通过疾病的治疗情况来对疾病进行分类，可分为可治愈疾病、可治疗疾病、可修复疾病、治疗过程复杂的疾病以及不可医治的疾病，一部分专业人员认为患有可治愈、可治疗、可修复疾病的胎儿是可以出生的，而对于患有明确无法治疗的疾病的胎儿则应该考虑放弃。

对于"疾病对患儿身体功能及成长发展的影响"，部分专业人员通过对胎儿未来身体功能、生活质量、独立生活能力、外观以及智力的影响来衡量疾病对胎儿的影响。其中，有专业人员明确表示会造成智力影响的患儿不应该出生，因为他们没有生存能力，需要依附他人才能正常生活。除此之外，案例 N13 的专业人员表示出生缺陷疾病对胎儿的发育情况带来的影响也需要予以关注。

②"家庭及孕妇因素"

"家庭对疾病的接受程度""疾病对家庭成员带来的不利影响""胎儿对家庭的珍贵程度"及"疾病对孕妇带来的不利影响"是"家庭及孕妇因素"的主要构成。专业人员主要从胎儿疾病对家庭的影响及家庭对于胎儿的接受程度两个角度进行探讨。

对于出生缺陷疾病的接受程度，不同的家庭情况会有不同的表现，如有宗教信仰的家庭可能会出于宗教信仰的考虑对胎儿接受程度较高，认为只要这是我的孩子，我就应该生下他。而有的家庭则会表示难以接受，并且态度坚决，这可能与家庭关系、家庭经济承受能力以及医学知识的认知能力有关，如案例 N4 的专业人员提出，如果这个家庭的经济承受能力较差，家庭就会坚持放弃胎儿；案例 N7 的专业人员提出，当家庭对于胎儿疾病的情况不了解，对医学知识的认知能力差，也会倾向于放弃胎儿。

对于胎儿疾病对家庭的影响既可以分为对家庭及孕妇的影响，也可以分为有利影响和不利影响。"胎儿对家庭带来的不利影响"是指出生缺陷胎儿可能给家庭带来的负担，主要可以概括为出生缺陷家庭可能面临的经济负担、照料负担、心理负担，以及疾病对于家庭关系带来的不利影响。"胎儿对家庭的珍贵程度"就反映了专业人员考虑到胎儿疾病对于家庭的有利影响，如案例 N3 提出，若此胎儿对于家庭来说是来之不易的，如试管婴儿或孕妇为高龄产妇，那么这个胎儿很可能成为家庭关系中的纽带，并为家庭提供支持。孕妇作为与胎儿关系最密切的家庭成员，"胎儿对孕妇的不利影响"主要包括：在妊娠过程中胎儿疾病对于孕妇可能带来的风险，如对身体健康的影响以及对于胎儿情况的过度担心而产生的心理方面的影响。

(2) 社会及其他外部因素

此部分主要包括对"医疗因素""社会因素"以及"自我价值取向"的考虑。其中，专业人员对"医疗因素"的考虑最多，"社会因素"次之。

①医疗因素

对于"医疗因素"，主要考虑的有"临床专业人员对于胎儿疾病的治疗指征评估及相关专业建议"和"出生缺陷疾病诊疗技术的发展状况"两方面。

专业人员在与家庭沟通的过程中，在告知家庭出生缺陷疾病的具体情况的同时也会相应地提供一定的医疗建议。当有明确的疾病引产指征时，所提供的医疗建议一般是统一的，而对于有争议的疾病或是不同的咨询对象，医疗建议的提供方式则会各有不同。基层医疗机构的专业人员会建议该家庭转诊到上级医院,如省妇幼、省儿童医院等可以做产前诊断的机构,同时基层的专业人员也会依据上级单位的意见提供医疗建议。而案例 N6 的基层专业人员还表示,在身边亲友来询问意见时,则会以"如果这是我的孩子"的角度来为其亲友提供建议。但是,省级医院的专业人员则会更为保守,有专业人员表示会在自己的专业和医学知识的范围内为家庭提供专业建议,也有专业人员认为医学建议只是众多因素中的一个因素,而不是唯一的因素。"出生缺陷疾病诊疗技术的发展状况"也是一些专业人员的考虑因素,对于因为医学技术发展而使得一部分疾病能够得到治疗的情况,专业人员认为这种情况是可以生下这个孩子的,而对于医学发展存在局限性的一部分疾病,有专业人员也会因为无法知晓胎儿的具体情况,而在与家庭沟通的过程中感到苦恼。

②社会因素

"社会因素"主要归纳为"出生缺陷胎儿给社会带来的负担""社会为出生缺陷胎儿及家庭提供的规范及保障"以及"社会大众对于出生缺陷胎儿的态度"。

专业人员提出的"出生缺陷胎儿给社会带来的负担"主要指出生缺陷胎儿在出生后可能产生的在社会医疗资源等方面的负担。而由此也引出了"社会为出生缺陷胎儿及家庭提供的规范及保障"的考虑,有专业人员提出社会是有序的,而在这一前提下,出生缺陷胎儿的生命权就与社会大环境内的规则、规范息息相关,有的规范是宗教层面的,有的是国家、法律层面的。案例 N3 的专业人员提出,明确法律法规,保障社会的秩序,也是为了保障更多人的合法权益。而同时案例 N4 的专业人员提出出生缺陷疾病也是全社会的问题,社会保障也是应该考虑的一个方面。对于"社会大众对于出生缺陷胎儿的态度",案例 N3 的专业人员提出,出生缺陷患儿的出生是否会影响人口素质及人口质量,而对于整个社会来说,社会是多元化的,出生缺陷胎儿也是社会的组成部分。而基于不同的考虑,社会大众对于出生缺陷胎儿的态度可能是包容的,也可能是排斥的,也或者是同情的。

③自我价值取向

"自我价值取向"主要包括"尊重家庭的决定"和"个人对胎儿生命权的态度"。专业人员在考虑到出生缺陷胎儿的生命权时,纵然有上述多方面因素的考虑,但有些专业人员还会提到应该根据家庭或是孕妇个人的意愿来考虑胎儿的生命权。同时案例 N3 的专业人员提出,对于出生缺陷胎儿的生命权的态度,也可能取决于专业人员或是作为一个普通人对于生命权的看法,即每个人的个人价值观。在有的人眼中,可能即使是一只蚂蚁也不敢踩死,而有的人则会无视生死,因此,在不同的生命价值观中,对于出生缺陷胎儿的生命权也会有不同的态度。

6. 对谁有权决定出生缺陷胎儿出生的态度调查

"谁对出生缺陷胎儿做决定"主要可分为"胎儿父母决定"和"家庭一起决定"。

(1) 胎儿父母决定

在 13 位专业人员中,有 12 位专业人员认为应该由胎儿父母一起做决定,其中有 9 位专业人员表示,在夫妻二人共同商议之后,应由孕妇本人最终决定,或认为在父母的角色中,母亲应该占有更大的优势。有 4 位专业人员认为父亲在做决定的过程中应该承担一定的责任,为孕妇提供支持,父母双方应共同孕育孩子。而在专业人员经历的实际案例中,有 7 位专业人员表示在实际情况下做出决定的依然是胎儿父母,即使在告知时家庭成员会参与了解,但是最终签字的依然是胎儿父母,或者是孕妇本人。

(2)家庭一起决定

在13位专业人员中,有1位专业人员认为家庭应一同决定,另外在赞同应由胎儿父母一同决定的专业人员中还有3位专业人员认为家庭可以一同参与决定。在专业人员经历的实际案例中,尽管大部分专业人员认为应由胎儿父母做决定,但是在接受访谈的13位专业人员中,几乎全部专业人员都经历过由家族最终做出决定的案例。家族决定的情况主要有以下几种:①在胎儿父母不能做出决定的情况下家人代表其做出决定;②由家庭成员一起决定。第一种,胎儿父母不能做出决定的情况主要有:胎儿父母为无民事行为人(如智障、聋哑人)、胎儿父母由于不方便到场而授权给家庭成员做决定。而第二种,家庭成员一起决定的情况主要有:父母无经济条件而需要依托家庭的力量养育孩子,家族中有较为强势或是有威望的长辈并由其对家族重大事务作出决定,以及孕妇在家庭中无话语权、家庭地位不高的情况。

18.3.2 定量研究结果

1. 妇幼卫生专业人员的背景特征

(1)社会人口学特征

本研究共收集问卷785份,其中有效问卷为750份,有效率为95.5%。其中,女性599人,占79.9%;年龄集中在31~50岁,共454人,占60.5%,其次为30岁及以下(258人,34.4%),50岁以上(38人,5.1%);民族以汉族为主,占69.2%(519人);现居住地以城市为主,占88.3%(662人);文化程度较高,大专及以上学历者占92.1%(691人);72.1%(541人)已婚,有10人(1.3%)报告有宗教信仰,69.9%(524人)报告已育有孩子,26.8%(201人)报告其身边亲友育有出生缺陷的孩子。详见表18-6。

表18-6 社会人口学特征与基本信息表($n=750$)

变量		人数	构成比/%
性别			
	男	151	20.1
	女	599	79.9
年龄(岁)			
	30岁及以下	258	34.4
	31~50岁	454	60.5
	50岁以上	38	5.1
民族			
	汉族	519	69.2
	少数民族	231	30.8
现居住地			
	城市(含县城、镇)	662	88.3

续表18-6

变量		人数	构成比/%
	农村	88	11.7
文化程度			
	高中及以下(含中专)	59	7.9
	大专及本科	620	82.7
	硕士及以上	71	9.5
婚姻状况			
	未婚	188	25.1
	已婚	541	72.1
	其他*	21	2.8
宗教信仰			
	有	10	1.3
	无	740	98.7
是否已育有孩子			
	是	524	69.9
	否	226	30.1
身边的亲友是否育有出生缺陷的孩子			
	是	201	26.8
	否	549	73.2

注：*其他是指离婚及丧偶。

(2)职业特征

在750名妇幼卫生服务人员中，多数来自市、县级医院/妇幼保健院，占69.6%(522人)；68.5%(514人)属于妇幼相关医疗机构，职称集中于初级(30.4%，228人)和中级(36.8%，276人)，以全职为主，占87.1%(653人)，所从事领域主要为妇/产/儿科(55.2%，414人)、出生缺陷相关保健专业(25.2%，189人)以及出生缺陷相关筛查专业(18.9%，142人)，35.1%(263人)接受过出生缺陷防治相关培训，25.3%(190人)接受过出生缺陷相关伦理学培训。详见表18-7。

表18-7 职业特征信息表($n=750$)

变量		人数	构成比/%
所在医疗机构隶属级别			
	社区卫生服务中心/乡镇卫生院	48	6.4
	市、县级医院/妇幼保健院	522	69.6

续表18-7

变量		人数	构成比/%
	省级医院/妇幼保健院	71	9.5
	部属医院	49	6.5
	其他	60	8.0
所在医疗机构类别			
	妇幼相关医疗卫生机构[a]	514	68.5
	综合医院	154	20.5
	其他	82	10.9
职称			
	初级	228	30.4
	中级	276	36.8
	副高级	120	16.0
	正高级	20	2.7
	专干或临聘人员	106	14.1
岗位性质			
	全职	653	87.1
	兼职	97	12.9
所从事专业领域			
	妇/产/儿科[b]	414	55.2
	出生缺陷相关保健专业[c]	189	25.2
	出生缺陷相关筛查专业[d]	142	18.9
	健康教育及信息科	113	15.1
	其他	107	14.3
是否接受过出生缺陷防治相关培训			
	是	263	35.1
	否	487	64.9
是否接受过出生缺陷相关伦理学培训			
	是	190	25.3
	否	560	74.7

注：a 妇幼相关医疗机构是指妇幼保健院（站/所）以及妇产专科医院；b 妇/产/儿科包括妇科、产科及儿科；c 出生缺陷相关保健专业包括保健部、妇女保健、儿童保健、婚前/孕前保健；d 出生缺陷相关筛查专业包括遗传咨询、影像医学、辅助生殖；其他是指与妇幼卫生服务相关的其他专业。

2. 专业人员对出生缺陷案例问卷的伦理态度调查结果

(1) 专业人员对于出生缺陷胎儿应不应该出生的态度取向

调查结果显示，对于患有先天性心脏病和手指缺失的胎儿，专业人员的选项并无较大差别，54.5%(409人)的专业人员认为患有先天性心脏病的胎儿不应该出生，45.5%的专业人员认为此类胎儿应该出生；50.8%(381人)认为患有手指缺失的胎儿应该出生，49.2%(369人)认为不应该出生。

对于患有唇腭裂和苯丙酮尿症的胎儿，专业人员的选项各有不同，多数(63.5%，476人)的专业人员认为患有唇腭裂的胎儿应该出生，而有36.5%(274人)认为此类胎儿不应该出生；而仅有39.7%(298人)认为患有苯丙酮尿症的患儿应该出生，大部分人(60.3%，452人)认为患有苯丙酮尿症的胎儿不应该出生。见图18-2。

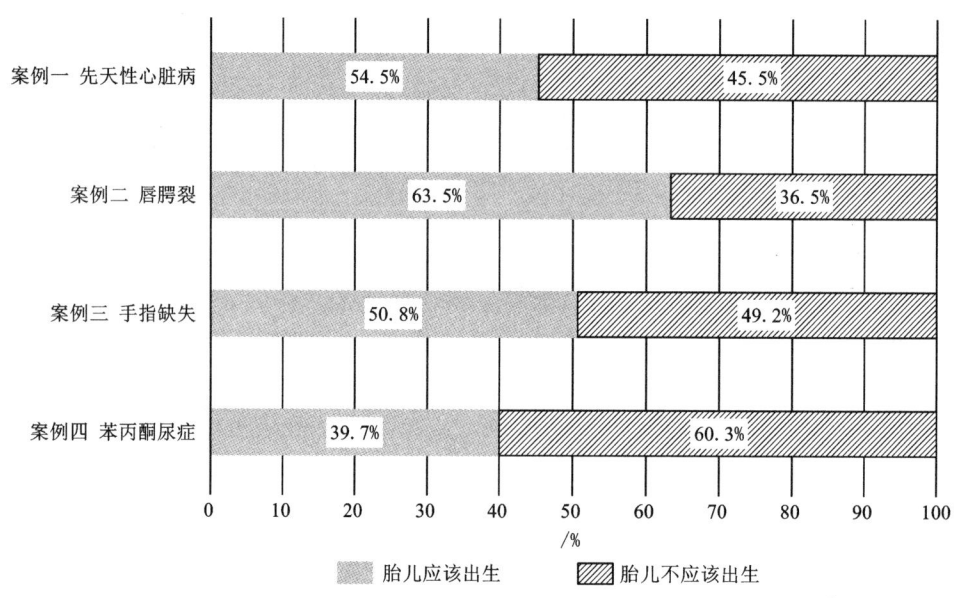

图18-2 专业人员对于胎儿应不应该出生的态度取向

(2)专业人员对出生缺陷胎儿生命权态度的考虑因素

综合分析四个不同出生缺陷疾病的案例得出，妇幼卫生专业人员对于不同出生缺陷情况所选择的生命权考虑因素较为一致。专业人员选择最多的三项因素为"胎儿自身疾病对胎儿身体功能及成长发育的影响""胎儿自身疾病的严重程度"以及"临床专业人员对胎儿疾病的治疗指征评估及相关专业建议"，优先选择的前三位因素与选择最多的前两位因素相同，只有第三位因素不同，为"孕妇及其家庭的自主选择"，详见表18-8。

对认为该案例胎儿应该出生的专业人员，考虑最多的以及最优先考虑的前三位因素与整体情况相似，只是排序略有不同。相较于其他案例，对于先天性心脏病的案例，专业人员则更多考虑"临床专业人员对胎儿疾病的治疗指征评估及相关专业建议"，同时更优先考虑"孕妇及其家庭的自主选择"。

认为该案例胎儿不应该出生的专业人员，对各案例考虑最多以及最优先考虑的前两位因素与整体情况一致，第三位因素为"胎儿的疾病对家庭或某个家庭成员可能带来的不利影响"。因此，认为胎儿不应该出生的专业人员会更多、更优先考虑"胎儿的疾病对家庭或某个家庭成员可能带来的不利影响"。

表 18-8 专业人员对出生缺陷胎儿生命权态度的考虑因素

考虑因素	案例一		案例二		案例三		案例四	
	频数	均值±标准差	频数	均值±标准差	频数	均值±标准差	频数	均值±标准差
(a) 整体情况	n=750		n=750		n=750		n=750	
胎儿自身疾病对胎儿身体功能及成长发育的影响	496	6.25±4.587	473	5.95±4.673	497	6.26±4.569	528	6.72±4.463
胎儿自身疾病的严重程度	462	6.11±4.936	460	6.13±4.951	477	6.42±4.925	499	6.76±4.868
临床专业人员对胎儿疾病的治疗指征评估及相关专业建议	403	4.03±4.096	386	3.90±4.149	374	3.60±3.953	378	3.71±4.053
孕妇及其家庭的自主选择	359	4.56±4.982	369	4.70±4.974	358	4.68±5.060	350	4.57±5.038
(b) 认为该案例中胎儿应该出生的情况	n=341		n=476		n=381		n=298	
临床专业人员对胎儿疾病的治疗指征评估及相关专业建议	209	4.61±4.121	263	4.23±4.199	195	3.74±4.011	159	4.00±4.165
胎儿自身疾病的严重程度	207	5.50±4.556	281	5.44±4.650	224	5.39±4.615	179	5.55±4.632
胎儿自身疾病对胎儿身体功能及成长发育的影响	204	5.78±4.844	291	6.03±4.898	235	6.10±4.896	184	6.18±4.941
孕妇及其家庭的自主选择	198	5.52±4.923	263	5.26±4.941	196	5.00±5.009	140	4.51±4.935
(c) 认为该案例中胎儿不应该出生的情况	n=409		n=247		n=369		n=452	
胎儿自身疾病对胎儿身体功能及成长发育的影响	289	6.87±4.524	192	6.83±4.589	273	7.16±4.347	349	7.50±4.177
胎儿自身疾病的严重程度	258	6.40±4.999	169	6.28±5.048	242	6.74±4.941	315	7.14±4.786
胎儿的疾病对家庭或某个家庭成员可能带来的不利影响	227	4.63±4.264	133	4.06±4.298	193	4.16±4.102	249	4.43±4.134
临床专业人员对胎儿疾病的治疗指征评估及相关专业建议	194	3.54±4.015	123	3.32±4.002	179	3.45±3.892	219	3.52±3.970

(3) 专业人员对于家庭中谁应对出生缺陷胎儿做决定的态度取向

①对各案例角色想法的基本态度

对于四个不同出生缺陷疾病的案例，专业人员对于各案例角色想法的基本态度各有不同，见表18-9。对于先天性心脏病(321人，42.8%)和唇腭裂(401人，53.5%)的案例，专业人员倾向于选择"赞同"胎儿父母将孩子生下来的做法，尤其是在唇腭裂案例中，对于孩子祖父母想让孕妇流产的想法，较多专业人员选择"不赞同"(395人，52.7%)。详见表18-9。

对于手指缺失的案例，有331人(44.1%)表示赞同胎儿父母放弃胎儿的想法，但是对于孩子祖父母觉得孩子可以生下来的想法，选择"赞同"与"不赞同"的人数相当：表示赞同的有272人(36.3%)，不赞同的有283人(37.7%)。

对于苯丙酮尿症的案例，专业人员更倾向于赞同(352人，46.9%)胎儿父亲不想要这个孩子的想法，并且有359人(47.9%)对胎儿母亲决定留下孩子的想法表示不赞同。

表18-9 对各案例角色想法的基本态度($n=750$)

各案例角色想法		赞同/人	不确定/人	不赞同
案例一	对胎儿父母愿意留下孩子的想法	321(42.8%)	138(18.4%)	291(38.8%)
案例二	对胎儿父母将孩子生下来的做法	401(53.5%)	143(19%)	206(27.5%)
	对胎儿的祖父母想让孕妇流产的做法	193(25.7%)	162(21.6%)	395(52.7%)
案例三	对胎儿父母放弃胎儿的想法	331(44.1%)	170(22.7%)	249(33.2%)
	对胎儿的祖父母觉得孩子可以生下来的想法	272(36.3%)	195(26%)	283(37.7%)
案例四	对胎儿母亲决定留下孩子的想法	237(31.6%)	154(20.5%)	359(47.9%)
	对胎儿父亲不想要这个孩子的想法	352(46.9%)	185(24.7%)	213(28.4%)

②对最终决定权的基本态度

对于四个不同出生缺陷疾病的最终决定权，专业人员的选项较为一致。大部分(75%~78%)专业人员都倾向于选择"夫妻共同决定"，其次倾向于选择"孕妇决定"(9%~12%)及"家庭共同决定"(9%~10%)，少数人选择"孕妇丈夫决定"(2%~3%)及"祖辈决定"(2%~3%)，详见图18-3。

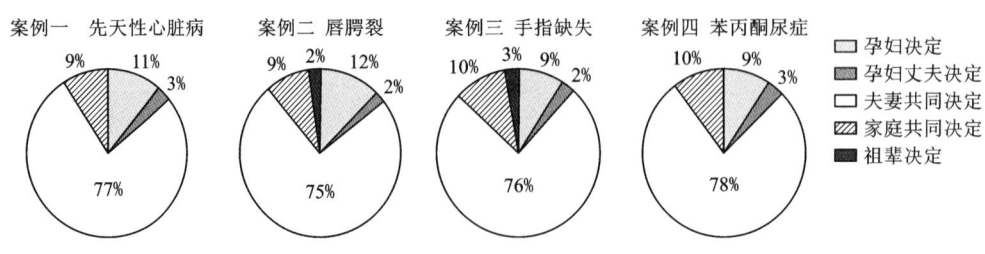

图18-3 最终决定权的基本态度

3. 不同特征的专业人员对出生缺陷胎儿生命权的价值取向

为明确不同特征的专业人员对于四个患有不同出生缺陷疾病胎儿生命权的价值取向，本研究以各案例中"胎儿是否应该出生"作为应变量，将专业人员的一般人口学特征（性别、年龄、民族、现居住地、文化程度、婚姻状况、宗教信仰、是否已育有孩子、身边的亲友是否育有出生缺陷患儿）及职业特征（所在医疗机构隶属级别、所在医疗机构类别、职称、岗位性质、专业领域、是否接受过出生缺陷防治相关培训、是否接受过出生缺陷相关伦理学培训）作为自变量。建立多因素二元 logistic 回归（前进法）分析不同特征的专业人员对四个不同出生缺陷疾病胎儿生命权的态度差异，同时，以 0.05 为入选标准、以 0.10 为剔除标准，进行自变量的筛选。详见表 18-10。

表 18-10　出生缺陷胎儿生命权态度二元 logistic 回归模型变量赋值

因素	变量	赋值说明
性别	X_1	男＝1（参照组），女＝2
年龄	X_2	
	$X_{2.1}$	30 岁及以下：是＝1，否＝0（参照组）
	$X_{2.2}$	31~50 岁：是＝1，否＝0
	$X_{2.3}$	50 岁以上：是＝1，否＝0
民族	X_3	汉族＝1（参照组），少数民族＝2
现居住地	X_4	城市（含县城/镇）＝1（参照组），农村＝2
文化程度	X_5	
	$X_{5.1}$	高中及以下（含中专）：是＝1，否＝0（参照组）
	$X_{5.2}$	大专及本科＝2：是＝1，否＝0
	$X_{5.3}$	硕士及以上＝3：是＝1，否＝0
婚姻状况	X_6	未婚＝1（参照组），已婚＝2，其他＝3
宗教信仰	X_7	无＝1（参照组），有＝2
是否已育有孩子	X_8	否＝0（参照组），是＝1
身边的亲友是否育有出生缺陷患儿	X_9	否＝0（参照组），是＝1
所在医疗机构隶属级别	X_{10}	
	$X_{10.1}$	社区卫生服务中心/乡镇卫生院：是＝1，否＝0（参照组）
	$X_{10.2}$	市、县级医院/妇幼保健院：是＝1，否＝0
	$X_{10.3}$	省级医院/妇幼保健院：是＝1，否＝0
	$X_{10.4}$	部属医院：是＝1，否＝0
	$X_{10.5}$	其他：是＝1，否＝0
所在医疗机构类别	X_{11}	

续表18-10

因素	变量	赋值说明
	$X_{11.1}$	妇幼保健院及妇产专科医院：是=1，否=0（参照组）
	$X_{11.2}$	综合医院：是=1，否=0
	$X_{11.3}$	其他：是=1，否=0
职称	X_{12}	
	$X_{12.1}$	专干或临聘人员：是=1，否=0（参照组）
	$X_{12.2}$	初级：是=1，否=0
	$X_{12.3}$	中级：是=1，否=0
	$X_{12.4}$	副高级：是=1，否=0
	$X_{12.5}$	正高级：是=1，否=0
岗位性质	X_{13}	全职=1（参照组），兼职=2
专业领域是否为妇/产/儿科	X_{14}	否=0（参照组），是=1
专业领域为出生缺陷相关保健专业	X_{15}	否=0（参照组），是=1
专业领域为出生缺陷相关筛查专业	X_{16}	否=0（参照组），是=1
专业领域为健康教育及信息科	X_{17}	否=0（参照组），是=1
专业领域为与妇幼相关的其他专业	X_{18}	否=0（参照组），是=1
是否接受过出生缺陷防治相关培训	X_{19}	否=0（参照组），是=1
是否接受过出生缺陷相关伦理学培训	X_{20}	否=0（参照组），是=1
胎儿应不应该出生	Y	应该=1（参照组），不应该=2

二元logistic回归结果显示，对于先天性心脏病案例（案例一），有宗教信仰（OR=0.187；95%CI：0.039~0.908）、从事出生缺陷相关保健专业（OR=0.687；95%CI：0.485~0.974）以及接受过出生缺陷防治相关培训（OR=0.589；95%CI：0.367~0.946）的专业人员更倾向于选择此胎儿应该出生。

对于唇腭裂案例（案例二），相对于年龄在30岁以下的专业人员，50岁及以上（OR=0.395；95%CI：0.163~0.958）的专业人员更倾向于选择此胎儿应该出生；中级职称（OR=2.246；95%CI：1.171~4.305）、兼职（OR=2.649；95%CI：1.524~4.602）的专业人员则倾向于此胎儿不应该出生。

对于苯丙酮尿症案例（案例四），从事出生缺陷相关保健专业的专业人员（OR=0.629；95%CI：0.441~0.896）更倾向于选择患有苯丙酮尿症的胎儿应该出生，这与先天性心脏病案例（案例一）相似，而少数民族（OR=1.481；95%CI：1.020~2.150）、已婚（OR=1.976；95%CI：1.175~3.322）以及从事与妇幼相关的其他专业（OR=1.640；95%CI：1.028~2.616）的专业人员则倾向于选择患有苯丙酮尿症的胎儿不应该出生。手指缺失案例（案例三）多因素分析结果无显著差异，故未列入表中。详见表18-11。

表 18-11 各案例出生缺陷胎儿生命权多因素分析

变量	β	S.E	Wald χ^2	P	OR	95%CI	
						上限	下限
案例一							
宗教信仰							
无(参照)							
有	−1.674	0.805	4.324	0.038	0.187	0.039	0.908
专业领域为出生缺陷相关保健专业							
否(参照)							
是	−0.375	0.178	4.442	0.035	0.687	0.485	0.974
是否接受过出生缺陷防治相关培训							
否(参照)							
是	−0.529	0.241	4.806	0.028	0.589	0.367	0.946
案例二							
年龄							
30岁及以下(参照)							
31~50岁	−0.232	0.238	0.943	0.331	0.793	0.497	1.266
50岁以上	−0.929	0.452	4.220	0.040	0.395	0.163	0.958
职称							
专干或临聘人员(参照)							
初级	0.594	0.313	3.601	0.058	1.812	0.981	3.348
中级	0.809	0.332	5.933	0.015	2.246	1.171	4.305
副高级	0.442	0.370	1.432	0.231	1.556	0.754	3.211
正高级	0.297	0.571	0.270	0.603	1.346	0.439	4.124
岗位性质							
全职(参照)							
兼职	0.974	0.282	11.941	0.001	2.649	1.524	4.602
案例四							
民族							
汉族(参照)							
少数民族	0.393	0.190	4.271	0.039	1.481	1.020	2.150
婚姻状况							
未婚(参照)							
已婚	0.681	0.265	6.594	0.010	1.976	1.175	3.322
其他	0.469	0.530	0.785	0.376	1.599	0.566	4.517

续表18-11

变量	β	S.E	Wald χ^2	P	OR	95%CI 上限	下限
专业领域为出生缺陷相关保健专业							
否(参照)							
是	-0.464	0.181	6.594	0.010	0.629	0.441	0.896
专业领域为与妇幼相关的其他专业							
否(参照)							
是	0.494	0.238	4.302	0.038	1.640	1.028	2.616

18.4 专业人员的伦理态度实证研究结果的讨论

18.4.1 专业人员对于出生缺陷胎儿生命权的伦理态度

1. 对于不同出生缺陷疾病的胎儿生命权的伦理态度

在定性研究中，专业人员普遍认为严重致残致畸的胎儿应该考虑舍弃，这与国内学者的观点一致：即认为胎儿如果存在严重致残致畸的先天性疾病，即使出生也很难存活，或者出生后基本无认知能力，[1]就应该考虑舍弃。同时，及时对严重致残致畸的胎儿实施终止妊娠也是符合医学伦理原则的。[2] 除此之外，被访的专业人员表示，在出生缺陷防治工作的现实情境中，他们面临的更多的是出生缺陷胎儿的疾病状况在目前的医疗技术水平下并不能被明确诊断，或是其康复状况等预后也不易评估的情况，因此，被访的专业人员在面对这部分出生缺陷胎儿生命权问题时，需要综合考虑出生缺陷胎儿疾病、家庭、医疗及社会等多方面因素之后再进行抉择。

本研究发现，专业人员针对不同出生缺陷类型胎儿的生命权，态度并不相同。其中，较明确的态度是认为患有唐氏综合征的胎儿不应该出生。被访专业人员一致认为，确诊是唐氏综合征高危风险的胎儿，虽然出生后可以存活，但是孩子的认知功能因疾病受到严重影响，需要家庭照料者的长期照护；并且，从我国目前的发展水平来看，患儿家庭也将承受沉重的经济负担。国内学者通过测算唐氏综合征儿童的疾病负担发现，每名唐氏综合征患儿的家庭经济负担是当年城镇居民人均可支配收入的46倍，而降低唐氏儿的经济负担的根本办法就是减少唐氏儿的出生。[3] 在定量研究中，专业人员对于可能患有严重先天性心脏病和手指缺失的胎儿，认为该类胎儿应该出生和不应该出生的人数相当。因此，对

---

[1] 陆于宏,张金钟. "放弃"或"救治"冲击道德底线——关于有缺陷新生儿救治问题的伦理思考[J]. 医学与哲学(临床决策论坛版), 2008, 29(11): 74-76.

[2] 顾蔚蓉,李笑天. 胎儿医学领域的医学伦理问题[J]. 中国实用妇科与产科杂志, 2013, 29(08): 604-608.

[3] 王斌,陈英耀,石琦,等. 我国唐氏综合征的疾病经济负担研究[J]. 中国卫生经济, 2006, (03): 24-26.

于出生后预后结局不明确的出生缺陷(如病情复杂的先天性心脏病)和造成终身残疾的结构性畸形,专业人员的态度不相同,这可能与专业人员不同的考虑因素有关。

另外,多数(63.5%)专业人员认为患有唇腭裂的胎儿应该出生,而有较多(60.3%)的专业人员认为患有苯丙酮尿症的胎儿不应该出生。这可能与专业人员对于相应疾病治疗进展的专业背景知识有关。随着出生缺陷疾病诊疗技术的发展,唇腭裂患儿在接受手术后,大多数能逐渐康复,而唇腭裂也并不会对其身体健康、神经功能以及认知功能等方面造成影响。同时,唇腭裂患儿及其家庭对于健康生活需求的日益重视,使得患儿及其家庭在面对疾病时会更积极主动地参与治疗,[1]从而使专业人员对于患有出生后可修复的结构性畸形的胎儿的疾病预后效果及胎儿未来成长发育的情况更有信心。因此,更多专业人员认为患有出生后可修复的结构性畸形的胎儿是应该出生的。而对于患有苯丙酮尿症胎儿,虽然有明确的治疗方案可以进行医治,但是其预后效果因人而异,并且要求患者自新生儿时期开始接受持续性治疗,[2]若不能得到及时治疗或是在治疗途中断治疗都会导致不同程度的智力损伤,[3]同时有调查显示,由于需要长期治疗并饱受疾病的困扰,苯丙酮尿症的患儿的生活质量明显低于正常儿童。[4] 因此,这可能导致更多专业人员对于患有不可治愈、需要终身服药的遗传代谢性疾病胎儿的预后及生活质量感到担忧,并认为此类胎儿不应该出生。

2. 专业人员的背景特征对其生命权态度的影响

不同特征的专业人员对于不同出生缺陷疾病胎儿的生命权也有不同的态度。其中,有宗教信仰的专业人员更倾向于认为患有先天性心脏病的胎儿应该出生,这可能与有宗教信仰的专业人员一般会用自己的宗教信仰的准则来解释胎儿生命权的问题有关,如天主教禁止堕胎,认为应该尊重胎儿的生命权。[5]年龄较大的专业人员更倾向于认为唇腭裂的胎儿应该出生,可能是由于年龄较大的专业人员经历的唇腭裂相关案例更多,对于此类疾病的情况更为了解,所以对于唇腭裂胎儿的康复及治疗更有信心。[1]少数民族和已婚的专业人员则认为患有苯丙酮尿症的胎儿不应该出生,此类专业人员可能考虑到了苯丙酮尿症患儿出生后需要家庭的持续照料,并且治疗情况因人而异的特点。[4]也有学者提出,不同特征的民族风俗也会产生特殊的生育习俗,[6]因此,少数民族的专业人员也可能有自己的民族习惯,对于生命权有着不一样的态度与看法。

在妇幼卫生服务机构工作的专业人员中,具体从事的专业领域、职称、岗位性质以及是否接受过出生缺陷防治相关培训的情况会使其对出生缺陷胎儿生命权有不同的态度。其中,从事出生缺陷相关保健专业的专业人员更倾向于选择患有先天性心脏病和苯丙酮尿症

---

[1] 徐婷婷,王晓东,余海燕. 胎儿唇腭裂产前诊断及预后研究现状[J]. 中华妇幼临床医学杂志(电子版),2018,14(04):373-377.

[2] 黄尚志,宋昉. 苯丙酮尿症的临床实践指南[J]. 中华医学遗传学杂志,2020,(03):226-234.

[3] 张提. 苯丙酮尿症患儿家属早期遵医行为现状调查及影响因素分析[J]. 河南医学研究,2020,29(27):24-26.

[4] 赵金琦,杨楠,宫丽霏,等. 北京市先天性甲状腺功能减低症和苯丙酮尿症儿童主观生活质量和自我意识的研究[J]. 中国生育健康杂志,2021,32(03):281-285.

[5] 洪楼. 道德义务的神圣命令理论探析[J]. 道德与文明,2016,(03):88-95.

[6] 秦玉香. 西部少数民族地区妇女生育权的保障与实现[J]. 攀登,2006,(02):122-124.

的胎儿应该出生。这一结果，可能是因为这类专业人员对于出生缺陷疾病的基本情况以及相关专业知识更加熟悉，而且在日常生活中能够接触到更多的出生缺陷患儿，因此他们可能会倾向于根据自己的专业知识和工作经验，对案例中出生缺陷的胎儿做出判断。接受过出生缺陷防治相关培训的专业人员也更倾向于选择患有先天性心脏病的胎儿应该出生，有研究得出，专业人员对于出生缺陷相关知识的获取途径主要就是参与出生缺陷防治相关培训，[1]因此参与过出生缺陷防治培训的专业人员可能会有更多的出生缺陷相关理论知识的支持，对出生缺陷防治相关的政策也更加了解。对比专干或临聘人员，中级职称的专业人员则更倾向于认为患有唇腭裂的胎儿不应该出生，这可能与不同层级专业人员所受到的出生缺陷防治专业培训情况以及所接触的出生缺陷案例情况的不同有关，中级职称的专业人员可能会通过自身的工作经验来对胎儿生命权进行判断，根据具体情况的不同可能会有不同的选择，而临聘人员则可能缺乏相关出生缺陷防治经验，更多地通过自身生活经验来对案例进行判断。其次，对比全职的专业人员，兼职的专业人员则倾向于患有唇腭裂的胎儿不应该出生，这可能与兼职的专业人员从事的专业领域较多，对于出生缺陷相关防治工作的经验更丰富，因此考虑到的因素更多，所以对于这类出生缺陷胎儿是否应该出生的态度则会更加慎重。从事与妇幼相关的其他专业的专业人员则倾向于选择患有苯丙酮尿症的胎儿不应该出生，此类专业人员只是从事妇幼相关的专业，不会直接接触出生缺陷患儿及其家庭，所以对于相关专业知识与政策并不熟知，只能通过现有的苯丙酮尿症疾病情况，以及案例中所提供的有限信息进行判断。

因此，对于从事出生缺陷防治相关工作的专业人员，应加强对各层级专业人员的出生缺陷防治相关的知识培训与专业培训，同时请有出生缺陷防治相关经验的专业人员传授经验，使更多的专业人员对出生缺陷防治相关工作以及出生缺陷疾病特点有全方位的认识，从而使专业人员在面对出生缺陷相关疾病时能够提供有效的医学知识支持。同时，不同特征的专业人员对出生缺陷疾病的态度并不一致，这也可能导致专业人员在出生缺陷防治的实践工作中，与家属沟通时会产生困惑，存在如何告知、怎样告知的疑问。因此，应考虑出台出生缺陷防治工作实施规范，为专业人员的出生缺陷防治实践工作提供指导。

18.4.2　专业人员对出生缺陷胎儿生命权态度的考虑因素

根据定性研究结果，专业人员对于出生缺陷胎儿生命权的考虑因素主要由疾病及患儿的因素、家庭及孕妇的因素、医疗相关因素、社会因素以及专业人员的自我价值观五类因素构成。

从疾病和患儿的角度考虑，专业人员认为主要因素是"疾病的严重程度及治疗效果"和"对患儿身体功能及成长发展的影响"，这与国外学者Clark[2]和国内学者陆宇宏[3]等人

---

[1] 董琳，唐毅，汪勤，等.基层计划生育工作者对出生缺陷干预认知及态度调查[J].中国妇幼保健，2006，(22)：3101-3103.

[2] PETER A C. Decision-making in neonatology: an ethical analysis from the catholic perspective[J]. Contemporary issues in bioethics [Internet], 2012, London: intech open.

[3] 陆于宏，张金钟."放弃"或"救治"冲击道德底线——关于有缺陷新生儿救治问题的伦理思考[J].医学与哲学(临床决策论坛版)，2008，29(11)：74-76.

提出的观点一致,在判断出生缺陷胎儿是否有生命权时,应考虑胎儿是否还有自我意识以及将来是否能够独立生活,并保证胎儿未来发展的生活质量。从家庭和孕妇的角度考虑,专业人员认为"家庭对疾病的接受程度""胎儿对家庭的珍贵程度""疾病对家庭成员带来的不利影响"以及"疾病对孕妇带来的不利影响"四个方面需要关注。出生缺陷疾病的发生会对家庭产生巨大的影响,[1]在疾病的影响下家庭不仅要承担一定经济负担,也会增加家庭成员的心理负担,[2]因此,疾病对于家庭的影响不容忽视,同时出生缺陷胎儿出生后也将成为家庭中的一员,那么家庭如何对待出生缺陷胎儿也是应该考虑的因素。有研究表示,出生缺陷胎儿的治疗效果及康复程度与家庭之间的关系密不可分,[3]家庭对于胎儿的重视程度也决定了家庭可以为胎儿提供的家庭支持的程度,从而使胎儿在出生后能够得到有效治疗。[4]孕妇作为与胎儿有着密切联系的个体,疾病对孕妇带来的风险也应该予以重视,对此有学者提出当胎儿疾病对孕妇生命产生严重威胁时,应优先考虑孕妇的利益。[5]

从医疗因素来考虑,专业人员从医学技术的发展和对出生缺陷胎儿家庭提供的治疗建议两个方面来探讨。随着医学技术的发展,有一部分出生缺陷疾病已经能够得到有效治疗并且病情能够得到控制,患者日常生活与正常人无异。[6]但是仍有一些疾病,由于病情复杂,其治疗的效果也难以预测,而专业人员由于现有诊断技术的限制,对于这类疾病的诊断以及预后情况也难以做出评估。因此,在对家庭告知的过程中,专业人员是否能为家庭提供具体详细的医疗建议以及专业医学知识也是影响胎儿生命权的因素。[7]虽然医学伦理原则对医疗服务中的信息告知有着明确的规定,[8]但是在实际实践中,依旧会存在告知不充分或者不知如何告知等问题。对此,有专业人员提出,在出生缺陷相关的卫生服务中,应形成更具体有效的医疗信息告知原则(或流程),这样才能在面对出生缺陷胎儿相关医疗信息告知时,更好地在遵循生命医学伦理原则以及职业道德的基础上向胎儿的父母及家庭成员进行信息告知。

从社会的角度出发,专业人员首先考虑到的是社会是否能对出生缺陷胎儿的家庭提供保障来减轻家庭的负担,同时,也有专业人员考虑的是出生缺陷胎儿的出生是否会给社会带来负担。学者魏来在探讨出生人口素质和我国未来发展情况的研究中提出,[9]出生缺陷胎儿的出生不仅会给社会带来经济损失,还会对社会人口素质造成影响,降低社会未来

---

[1] 卢庆彬,赵仲堂,王志萍. 出生缺陷无形负担研究进展及存在问题[J]. 中国公共卫生,2010,26(01):46-48.

[2] 魏来. 我国出生人口素质偏低对发展的影响及其对策建议[J]. 西北人口,2006,(03):30-33.

[3] 陆杰华,刘芹,刘烁瞳,等. 21世纪我国出生缺陷疾病所致的寿命损失分析[J]. 中国计划生育学杂志,2020,28(08):1154-1157.

[4] 纪颖,郑晓瑛. 出生缺陷疾病经济负担的评价[J]. 人口与经济,2006,(05):8-11.

[5] 樊民胜. 人工流产及中期妊娠引产的伦理学问题[J]. 中国实用妇科与产科杂志,2012,28(09):672-674.

[6] 徐婷婷,王晓东,余海燕. 胎儿唇腭裂产前诊断及预后研究现状[J]. 中华妇幼临床医学杂志(电子版),2018,14(04):373-377.

[7] 顾蔚蓉,李笑天. 胎儿医学领域的医学伦理问题[J]. 中国实用妇科与产科杂志,2013,29(08):604-608.

[8] 董玉君,朱平. 医学遗传和遗传服务中伦理问题的国际准则(WHO医学遗传学伦理学会议报告)——世界卫生组织人类遗传学项目组1998[J]. 中国优生与遗传杂志,2001,(02):10-15.

[9] 魏来. 我国出生人口素质偏低对发展的影响及其对策建议[J]. 西北人口,2006,(03):30-33.

劳动力的素质，并且从长远来看，携带遗传基因的出生缺陷儿也会影响后代的身体发育情况，从而影响社会整体的健康发展。也有学者对于此类说法有不同的态度，认为这样的看法是对胎儿生命的最大漠视，是不符合医学治病救人的宗旨和基本伦理原则的。[1] 现今，为推行"优生"政策，我国在2021年6月出台了《关于优化生育政策促进人口长期均衡发展的决定》，其中强调通过出生缺陷防治工作，减少出生缺陷的发生及先天残疾的出现，达到提高人口素质、促进我国人口健康均衡发展的目的。[2] 也有周清红等学者强调开展优生优育政策会对提高我国人口素质、提高民族发展水平有重要意义。[3] 但在"优生"政策推广实施的同时，现有的残障人群和遗传性疾病的基因携带者也会因此感到压力并遭受歧视；[4] 出生缺陷的胎儿在出生后也可能会面对社会公众的差别对待，因此，公众对于出生缺陷胎儿的态度究竟是包容还是排斥？这个问题也是本研究接受访谈的专业人员提出的需要考虑的因素。社会公众对于出生缺陷胎儿的态度不仅受社会文化大背景的影响，同时也取决于公众个人的价值取向。从情感主义的角度考虑，有学者认为，生命是值得敬畏的，应该尊重胎儿出生的权利；[5] 也有人从利己主义的价值取向出发，认为出生缺陷的问题会给社会带来多方面的负担、严重威胁社会的发展，进而影响其他社会成员所能享受的社会资源的总量。[6]

定量研究发现，专业人员对于出生缺陷胎儿生命权的考虑因素主要集中于"胎儿自身疾病对胎儿身体功能及成长发育的影响""胎儿自身疾病的严重程度""临床专业人员对胎儿疾病的治疗指征评估及相关专业建议""孕妇及其家庭的自主选择"，而认为胎儿不应该出生的专业人员则会更优先以及更多地考虑"胎儿的疾病对家庭成员可能带来的不利影响"。

从伦理价值取向的角度考虑，或可认为专业人员对于出生缺陷胎儿的生命权更多倾向于从功利主义、德性论以及契约论的价值取向。专业人员从胎儿疾病情况、未来发展情况、家庭决定以及专业人员的建议四个角度考虑胎儿生命权的问题，这体现了功利主义中强调的以大多数人的利益为先的原则，[7] 也与王丹虹等学者提出的应从疾病、患儿、家庭、医学等多方面因素考虑胎儿生命权一致。[8] 同时，专业人员作为出生缺陷防治相关

---

[1] 孙宏亮，唐沛妍，姜兰姝，等. 从关怀伦理的视角审视出生缺陷干预[J]. 中国医学伦理学，2017，30(04)：427-431.

[2] 吕诺，田晓航. 实施三孩生育政策 配套生育支持措施——解读《中共中央国务院关于优化生育政策促进人口长期均衡发展的决定》[J]. 农民文摘，2021，(09)：4-5.

[3] 周清红，张永梅. 优生优育中应用孕前优生健康检查联合婚前检查的意义[J]. 中国现代药物应用，2020，14(21)：62-64.

[4] 睢素利. 我国遗传服务和出生缺陷干预相关问题探讨[J]. 中国医学伦理学，2013，26(02)：252-254.

[5] 陶文佳. 道德与社会形成的另一种假说——卢梭情感主义自然状态学说的创见及问题[J]. 湖北大学学报(哲学社会科学版)，2021，48(03)：39-48.

[6] 柴琳. 利己主义道德哲学在实践中的几个问题[J]. 西部学刊，2021，(02)：143-146.

[7] 韩东屏. 西方规范伦理学的弊病与诊疗——重置功利论、道义论、德性论及其道德原则[J]. 中州学刊，2020，(07)：91-99.

[8] 王丹虹，陈平洋. 残疾及有缺陷新生儿救治的伦理思考：案例分析[J]. 医学与哲学(人文社会医学版)，2010，31(09)：17-18.

领域的从业者，也会从专科医生的医疗建议及出生缺陷胎儿家庭的角度考虑有缺陷胎儿生命权的问题，这也符合德性论寻求多方建议，从而得出更中肯的选择的价值取向，也与周晓军等学者提出的对于胎儿生命权应充分考虑医患双方的意见相一致。[1] 而专业人员对于尊重孕妇及其家庭的决定也体现了契约论尊重利益方决定的观点，[2]与睢素利学者提出的尊重孕妇及家庭作为利益相关者的权益的观点一致。[3] 而认为胎儿不应该出生的专业人员则更倾向于从利己主义的角度，从疾病对家庭成员的影响方面来思考胎儿生命权的问题，樊民胜学者也提出了在胎儿疾病会对孕妇造成影响时，应优先考虑孕妇个人的利益。[4]

18.4.3 关于出生缺陷胎儿能否出生的决定权

专业人员对于在家庭中谁有权决定有缺陷胎儿能否出生的态度较为一致，定性研究和定量研究均发现，无论出生缺陷疾病的类型，多数专业人员认为对于出生缺陷胎儿的决定应由夫妻双方共同做出，其次认为应由孕妇本人或是家庭一起做决定。这与国内学者的研究发现较为一致。[5] 而这一结果，与医学伦理原则中提到的，在面对胎儿是否应该出生这一问题时，应尊重孕妇本人的生育权，即应由孕妇本人对胎儿生命权做出决定的规定相违背，[6]但这可能是因为出生缺陷胎儿的情况较正常胎儿的情况更为复杂，因此需要胎儿父母或家庭成员共同做出决定。

当本研究人员在询问专业人员所经历的实际案例中，关于胎儿能否出生最终是如何做出决定时，虽然有7位专业人员表示会在实际情况中要求必须由胎儿父母签字做决定，但是所有接受访谈的专业人员都表示其经历过由家庭最终做出决定或是参与决定的情况。有时由家庭做决定的情况是不可避免的，如胎儿父母为无民事行为能力人则不能自己做出决定，或者是由于胎儿父母不能到场决定而授权其家人代其作出决定，因此，家庭成员最终会代替胎儿父母对出生缺陷胎儿是否应该出生做出决定。但同时，也存在由于出生缺陷家庭具体情况的不同，而导致最终由家庭对出生缺陷胎儿做出决定的情况。有专业人员提出，当胎儿父母无经济条件抚养孩子，需要依托家庭成员的支持来养育孩子时，决定一般会由提供支持的家庭成员做出；也有专业人员提出，当此出生缺陷胎儿的家庭中有性格强势或在家族中有威望的长辈时，决定会由他们做出；而同时，如果孕妇本人在家庭中的地位不高，也会导致孕妇无法对胎儿是否应该出生做出决定。因此，本研究所反映的家庭做决定的现实情况与理论依据之间仍存在差距。

在中国传统文化的背景下，家庭成员共同参与家庭中重大事件的决定是约定俗成的，

---

[1]周晓军,李雪梅. 新生儿疾病筛查工作中的伦理学思考[J]. 医学与哲学(人文社会医学版), 2010, 31(01): 45-46.
[2]谭研. 新契约论的道德基础与理论界限[J]. 理论月刊, 2021, (10): 100-106.
[3]睢素利. 我国遗传服务和出生缺陷干预相关问题探讨[J]. 中国医学伦理学, 2013, 26(02): 252-254.
[4]樊民胜. 人工流产及中期妊娠引产的伦理学问题[J]. 中国实用妇科与产科杂志, 2012, 28(09): 672-674.
[5]姜大朋,李昭铸,张玉波. 严重缺陷新生儿不同处理态度引发的思考[J]. 中国优生与遗传杂志, 2007, (12): 5-6.
[6]周清红,张永梅. 优生优育中应用孕前优生健康检查联合婚前检查的意义[J]. 中国现代药物应用, 2020, 14(21): 62-64.

也有学者表示家庭应是生育决定的基本单位，[1]家庭一同参与照料抚养孩子一直是中国式家庭的育儿方式。[2]因此，在家庭面临抉择时，胎儿祖辈或是其他家族成员都将参与决定的过程，而在这种情况下，家庭成员的构成就显得格外重要，如：胎儿祖辈，或是在实际案例中提及的强势的、有威望的家庭成员都会对家庭如何做决定造成影响。孕妇作为怀孕过程的主要经历者，其在家庭关系中的地位也不能忽视。专业人员指出，孕妇的决定权与生育权受到影响的程度主要取决于女性的家庭地位。有的专业人员提到部分妇女的家庭地位处于弱势，而有的专业人员表示如今孕妇的独立意识提高，同时其家庭地位也得到提高。而造成这种差异可能是由于家庭的经济基础、家庭成员的构成、原生家庭的特征以及受教育程度等因素的影响。[3]其次，家庭在面对出生缺陷胎儿是否应该出生的问题时会难以决定，主要与家庭对于出生缺陷疾病的认知度、家庭经济状况以及医治与照料出生缺陷胎儿对家庭可能带来的负担有关。如果医生能够做到充分告知，即让家庭充分地了解与理解疾病的具体情况，使其能对胎儿的决定作出充分的考虑，[4]使家庭在医学知识上得到充分支持，那么家庭在对出生缺陷胎儿做决定时则更容易达成一致。同时，如果社会能够对出生缺陷患儿家庭提供一定的社会保障政策或是出台较为明确的出生缺陷相关防治规范，减轻家庭在照料出生缺陷患儿时可能产生的负担，也能为家庭决定提供一定的政策支持。

18.4.4 研究不足与展望

本研究首次采用混合研究的设计，以实证伦理研究的方法，构建了出生缺陷专业人员对出生缺陷胎儿生命权的解释模型，并采用以案例为基础的定量的态度问卷调查了妇幼卫生专业人员对出生缺陷胎儿生命权的伦理态度及其价值取向。但是，本研究也明显存在一些不足：第一，本研究仅对出生缺陷胎儿是否有生命权进行了探讨，对于有缺陷胎儿什么时候有生命权并未进行讨论。第二，本研究以专业人员为研究对象，因此，可能会出现社会期望偏倚，专业人员通常都会从医务工作者的角度给出对于生命权的基本态度，从遵循医护人员救死扶伤的基本原则出发，考虑出生缺陷胎儿是否应该出生的问题。最后，定量研究的内容是通过线上问卷的形式进行收集的，可能存在一定选择偏倚。

出生缺陷胎儿生命权的伦理问题涵盖的内容也不只是出生缺陷胎儿是否能出生的问题，还有出生缺陷胎儿生命权的价值与意义，有缺陷胎儿是否成为人，从什么时候起享有生命权等更深层次的伦理问题。同时，出生缺陷防治相关的伦理问题存在于出生缺陷防治工作的各个阶段，其中有许多需要进一步讨论的伦理问题。而各个伦理问题之间并不是相互独立的，而是相互交叉、相辅相成的。因此，未来需要更多的研究人员参与到出生缺陷相关实证伦理研究的研究领域，将实证伦理研究与理论分析相结合，共同探讨出生缺陷防治相关的伦理问题以及出生缺陷防治工作中可能遇到的伦理困境。

---

[1] 王晓宇，原新，韩昱洁. 家庭生育决策与全面两孩政策——基于流动人口的视角[J]. 南开经济研究，2018，(02)：93-109.

[2] 袁扬舟. 生育政策与家庭微观决策及宏观经济结构[J]. 经济研究，2021，56(04)：160-179.

[3] 姜海纳. 家庭决策模式研究：回顾与展望[J]. 现代管理科学，2018，(08)：49-51.

[4] 董玉君，朱平. 医学遗传和遗传服务中伦理问题的国际准则(WHO 医学遗传学伦理学会议报告)——世界卫生组织人类遗传学项目组1998[J]. 中国优生与遗传杂志，2001，(02)：10-15.

附录一

中共中央 国务院印发《"健康中国2030"规划纲要》

新华社北京10月25日电 近日,中共中央、国务院印发了《"健康中国2030"规划纲要》,并发出通知,要求各地区各部门结合实际认真贯彻落实。

基本信息

中文名称	"健康中国2030"规划纲要
发布机构	中共中央、国务院
发布日期	2016年10月25日

《"健康中国2030"规划纲要》全文如下。

目录
序言
第一篇　总体战略
第一章　指导思想
第二章　战略主题
第三章　战略目标
第二篇　普及健康生活
第四章　加强健康教育
第五章　塑造自主自律的健康行为
第六章　提高全民身体素质
第三篇　优化健康服务
第七章　强化覆盖全民的公共卫生服务
第八章　提供优质高效的医疗服务
第九章　充分发挥中医药独特优势
第十章　加强重点人群健康服务
第四篇　完善健康保障
第十一章　健全医疗保障体系
第十二章　完善药品供应保障体系
第五篇　建设健康环境

第十三章　深入开展爱国卫生运动
第十四章　加强影响健康的环境问题治理
第十五章　保障食品药品安全
第十六章　完善公共安全体系
第六篇　发展健康产业
第十七章　优化多元办医格局
第十八章　发展健康服务新业态
第十九章　积极发展健身休闲运动产业
第二十章　促进医药产业发展
第七篇　健全支撑与保障
第二十一章　深化体制机制改革
第二十二章　加强健康人力资源建设
第二十三章　推动健康科技创新
第二十四章　建设健康信息化服务体系
第二十五章　加强健康法治建设
第二十六章　加强国际交流合作
第八篇　强化组织实施
第二十七章　加强组织领导
第二十八章　营造良好社会氛围
第二十九章　做好实施监测

序言

健康是促进人的全面发展的必然要求，是经济社会发展的基础条件。实现国民健康长寿，是国家富强、民族振兴的重要标志，也是全国各族人民的共同愿望。

党和国家历来高度重视人民健康。新中国成立以来特别是改革开放以来，我国健康领域改革发展取得显著成就，城乡环境面貌明显改善，全民健身运动蓬勃发展，医疗卫生服务体系日益健全，人民健康水平和身体素质持续提高。2015 年我国人均预期寿命已达 76.34 岁，婴儿死亡率、5 岁以下儿童死亡率、孕产妇死亡率分别下降到 8.1‰、10.7‰和 20.1/10 万，总体上优于中高收入国家平均水平，为全面建成小康社会奠定了重要基础。同时，工业化、城镇化、人口老龄化、疾病谱变化、生态环境及生活方式变化等，也给维护和促进健康带来一系列新的挑战，健康服务供给总体不足与需求不断增长之间的矛盾依然突出，健康领域发展与经济社会发展的协调性有待增强，需要从国家战略层面统筹解决关系健康的重大和长远问题。

推进健康中国建设，是全面建成小康社会、基本实现社会主义现代化的重要基础，是全面提升中华民族健康素质、实现人民健康与经济社会协调发展的国家战略，是积极参与全球健康治理、履行 2030 年可持续发展议程国际承诺的重大举措。未来 15 年，是推进健康中国建设的重要战略机遇期。经济保持中高速增长将为维护人民健康奠定坚实基础，消费结构升级将为发展健康服务创造广阔空间，科技创新将为提高健康水平提供有力支撑，各方面制度更加成熟更加定型将为健康领域可持续发展构建强大保障。

为推进健康中国建设,提高人民健康水平,根据党的十八届五中全会战略部署,制定本规划纲要。本规划纲要是推进健康中国建设的宏伟蓝图和行动纲领。全社会要增强责任感、使命感,全力推进健康中国建设,为实现中华民族伟大复兴和推动人类文明进步作出更大贡献。

第一篇 总体战略

第一章 指导思想

推进健康中国建设,必须高举中国特色社会主义伟大旗帜,全面贯彻党的十八大和十八届三中、四中、五中全会精神,以马克思列宁主义、毛泽东思想、邓小平理论、"三个代表"重要思想、科学发展观为指导,深入学习贯彻习近平总书记系列重要讲话精神,紧紧围绕统筹推进"五位一体"总体布局和协调推进"四个全面"战略布局,认真落实党中央、国务院决策部署,坚持以人民为中心的发展思想,牢固树立和贯彻落实新发展理念,坚持正确的卫生与健康工作方针,以提高人民健康水平为核心,以体制机制改革创新为动力,以普及健康生活、优化健康服务、完善健康保障、建设健康环境、发展健康产业为重点,把健康融入所有政策,加快转变健康领域发展方式,全方位、全周期维护和保障人民健康,大幅提高健康水平,显著改善健康公平,为实现"两个一百年"奋斗目标和中华民族伟大复兴的中国梦提供坚实健康基础。

主要遵循以下原则:

——健康优先。把健康摆在优先发展的战略地位,立足国情,将促进健康的理念融入公共政策制定实施的全过程,加快形成有利于健康的生活方式、生态环境和经济社会发展模式,实现健康与经济社会良性协调发展。

——改革创新。坚持政府主导,发挥市场机制作用,加快关键环节改革步伐,冲破思想观念束缚,破除利益固化藩篱,清除体制机制障碍,发挥科技创新和信息化的引领支撑作用,形成具有中国特色、促进全民健康的制度体系。

——科学发展。把握健康领域发展规律,坚持预防为主、防治结合、中西医并重,转变服务模式,构建整合型医疗卫生服务体系,推动健康服务从规模扩张的粗放型发展转变到质量效益提升的绿色集约式发展,推动中医药和西医药相互补充、协调发展,提升健康服务水平。

——公平公正。以农村和基层为重点,推动健康领域基本公共服务均等化,维护基本医疗卫生服务的公益性,逐步缩小城乡、地区、人群间基本健康服务和健康水平的差异,实现全民健康覆盖,促进社会公平。

第二章 战略主题

"共建共享、全民健康",是建设健康中国的战略主题。核心是以人民健康为中心,坚持以基层为重点,以改革创新为动力,预防为主,中西医并重,把健康融入所有政策,人民共建共享的卫生与健康工作方针,针对生活行为方式、生产生活环境以及医疗卫生服务等健康影响因素,坚持政府主导与调动社会、个人的积极性相结合,推动人人参与、人人尽力、人人享有,落实预防为主,推行健康生活方式,减少疾病发生,强化早诊断、早治疗、早康复,实现全民健康。

共建共享是建设健康中国的基本路径。从供给侧和需求侧两端发力,统筹社会、行业和个人三个层面,形成维护和促进健康的强大合力。要促进全社会广泛参与,强化跨部门协作,深化军民融合发展,调动社会力量的积极性和创造性,加强环境治理,保障食品药品安全,预防和减少伤害,有效控制影响健康的生态和社会环境危险因素,形成多层次、多元化的社会共治格局。要推动健康服务供给侧结构性改革,卫生计生、体育等行业要主动适应人民健康需求,深化体制机制改革,优化要素配置和服务供给,补齐发展短板,推动健康产业转型升级,满足人民群众不断增长的健康需求。要强化个人健康责任,提高全民健康素养,引导形成自主自律、符合自身特点的健康生活方式,有效控制影响健康的生活行为因素,形成热爱健康、追求健康、促进健康的社会氛围。

全民健康是建设健康中国的根本目的。立足全人群和全生命周期两个着力点,提供公平可及、系统连续的健康服务,实现更高水平的全民健康。要惠及全人群,不断完善制度、扩展服务、提高质量,使全体人民享有所需要的、有质量的、可负担的预防、治疗、康复、健康促进等健康服务,突出解决好妇女儿童、老年人、残疾人、低收入人群等重点人群的健康问题。要覆盖全生命周期,针对生命不同阶段的主要健康问题及主要影响因素,确定若干优先领域,强化干预,实现从胎儿到生命终点的全程健康服务和健康保障,全面维护人民健康。

第三章 战略目标

到 2020 年,建立覆盖城乡居民的中国特色基本医疗卫生制度,健康素养水平持续提高,健康服务体系完善高效,人人享有基本医疗卫生服务和基本体育健身服务,基本形成内涵丰富、结构合理的健康产业体系,主要健康指标居于中高收入国家前列。

到 2030 年,促进全民健康的制度体系更加完善,健康领域发展更加协调,健康生活方式得到普及,健康服务质量和健康保障水平不断提高,健康产业繁荣发展,基本实现健康公平,主要健康指标进入高收入国家行列。到 2050 年,建成与社会主义现代化国家相适应的健康国家。

到 2030 年具体实现以下目标:

——人民健康水平持续提升。人民身体素质明显增强,2030 年人均预期寿命达到 79.0 岁,人均健康预期寿命显著提高。

——主要健康危险因素得到有效控制。全民健康素养大幅提高,健康生活方式得到全面普及,有利于健康的生产生活环境基本形成,食品药品安全得到有效保障,消除一批重大疾病危害。

——健康服务能力大幅提升。优质高效的整合型医疗卫生服务体系和完善的全民健身公共服务体系全面建立,健康保障体系进一步完善,健康科技创新整体实力位居世界前列,健康服务质量和水平明显提高。

——健康产业规模显著扩大。建立起体系完整、结构优化的健康产业体系,形成一批具有较强创新能力和国际竞争力的大型企业,成为国民经济支柱性产业。

——促进健康的制度体系更加完善。有利于健康的政策法律法规体系进一步健全,健康领域治理体系和治理能力基本实现现代化。

健康中国建设主要指标

领域	指标	年份		
		2015年	2020年	2030年
健康水平	人均预期寿命(岁)	76.34	77.3	79.0
	婴儿死亡率(‰)	8.1	7.5	5.0
	5岁以下儿童死亡率(‰)	10.7	9.5	6.0
	孕产妇死亡率(1/10万)	20.1	18.0	12.0
	城乡居民达到《国民体质测定标准》合格以上的人数比例(%)	89.6 (2014年)	90.6	92.2
健康生活	居民健康素养水平(%)	10	20	30
	经常参加体育锻炼人数(亿人)	3.6(2014年)	4.35	5.3
健康服务与保障	重大慢性病过早死亡率(%)	19.1 (2013年)	比2015年降低10%	比2015年降低30%
	每千常住人口执业(助理)医师数(人)	2.2	2.5	3.0
	个人卫生支出占卫生总费用的比重(%)	29.3	28左右	25左右
健康环境	地级及以上城市空气质量优良天数比率(%)	76.7	>80	持续改善
	地表水质量达到或好于Ⅲ类水体比例(%)	66	>70	持续改善
健康产业	健康服务业总规模(万亿元)	-	>8	16

第二篇　普及健康生活

第四章　加强健康教育

第一节　提高全民健康素养

推进全民健康生活方式行动，强化家庭和高危个体健康生活方式指导及干预，开展健康体重、健康口腔、健康骨骼等专项行动，到2030年基本实现以县（市、区）为单位全覆盖。开发推广促进健康生活的适宜技术和用品。建立健康知识和技能核心信息发布制度，健全覆盖全国的健康素养和生活方式监测体系。建立健全健康促进与教育体系，提高健康教育服务能力，从小抓起，普及健康科学知识。加强精神文明建设，发展健康文化，移风易俗，培育良好的生活习惯。各级各类媒体加大健康科学知识宣传力度，积极建设和规范各类广播电视等健康栏目，利用新媒体拓展健康教育。

第二节　加大学校健康教育力度

将健康教育纳入国民教育体系，把健康教育作为所有教育阶段素质教育的重要内容。以中小学为重点，建立学校健康教育推进机制。构建相关学科教学与教育活动相结合、课堂教育与课外实践相结合、经常性宣传教育与集中式宣传教育相结合的健康教育模式。培养健康教育师资，将健康教育纳入体育教师职前教育和职后培训内容。

第五章　塑造自主自律的健康行为

第一节　引导合理膳食

制定实施国民营养计划，深入开展食物（农产品、食品）营养功能评价研究，全面普及膳食营养知识，发布适合不同人群特点的膳食指南，引导居民形成科学的膳食习惯，推进健康饮食文化建设。建立健全居民营养监测制度，对重点区域、重点人群实施营养干预，重点解决微量营养素缺乏、部分人群油脂等高热能食物摄入过多等问题，逐步解决居民营养不足与过剩并存问题。实施临床营养干预。加强对学校、幼儿园、养老机构等营养健康工作的指导。开展示范健康食堂和健康餐厅建设。到2030年，居民营养知识素养明显提高，营养缺乏疾病发生率显著下降，全国人均每日食盐摄入量降低20%，超重、肥胖人口增长速度明显放缓。

第二节　开展控烟限酒

全面推进控烟履约，加大控烟力度，运用价格、税收、法律等手段提高控烟成效。深入开展控烟宣传教育。积极推进无烟环境建设，强化公共场所控烟监督执法。推进公共场所禁烟工作，逐步实现室内公共场所全面禁烟。领导干部要带头在公共场所禁烟，把党政机关建成无烟机关。强化戒烟服务。到2030年，15岁以上人群吸烟率降低到20%。加强限酒健康教育，控制酒精过度使用，减少酗酒。加强有害使用酒精监测。

第三节　促进心理健康

加强心理健康服务体系建设和规范化管理。加大全民心理健康科普宣传力度，提升心理健康素养。加强对抑郁症、焦虑症等常见精神障碍和心理行为问题的干预，加大对重点人群心理问题早期发现和及时干预力度。加强严重精神障碍患者报告登记和救治救助管理。全面推进精神障碍社区康复服务。提高突发事件心理危机的干预能力和水平。到2030年，常见精神障碍防治和心理行为问题识别干预水平显著提高。

第四节 减少不安全性行为和毒品危害

强化社会综合治理，以青少年、育龄妇女及流动人群为重点，开展性道德、性健康和性安全宣传教育和干预，加强对性传播高危行为人群的综合干预，减少意外妊娠和性相关疾病传播。大力普及有关毒品危害、应对措施和治疗途径等知识。加强全国戒毒医疗服务体系建设，早发现、早治疗成瘾者。加强戒毒药物维持治疗与社区戒毒、强制隔离戒毒和社区康复的衔接。建立集生理脱毒、心理康复、就业扶持、回归社会于一体的戒毒康复模式，最大限度减少毒品社会危害。

第六章 提高全民身体素质

第一节 完善全民健身公共服务体系

统筹建设全民健身公共设施，加强健身步道、骑行道、全民健身中心、体育公园、社区多功能运动场等场地设施建设。到2030年，基本建成县乡村三级公共体育设施网络，人均体育场地面积不低于2.3平方米，在城镇社区实现15分钟健身圈全覆盖。推行公共体育设施免费或低收费开放，确保公共体育场地设施和符合开放条件的企事业单位体育场地设施全部向社会开放。加强全民健身组织网络建设，扶持和引导基层体育社会组织发展。

第二节 广泛开展全民健身运动

继续制定实施全民健身计划，普及科学健身知识和健身方法，推动全民健身生活化。组织社会体育指导员广泛开展全民健身指导服务。实施国家体育锻炼标准，发展群众健身休闲活动，丰富和完善全民健身体系。大力发展群众喜闻乐见的运动项目，鼓励开发适合不同人群、不同地域特点的特色运动项目，扶持推广太极拳、健身气功等民族民俗民间传统运动项目。

第三节 加强体医融合和非医疗健康干预

发布体育健身活动指南，建立完善针对不同人群、不同环境、不同身体状况的运动处方库，推动形成体医结合的疾病管理与健康服务模式，发挥全民科学健身在健康促进、慢性病预防和康复等方面的积极作用。加强全民健身科技创新平台和科学健身指导服务站点建设。开展国民体质测试，完善体质健康监测体系，开发应用国民体质健康监测大数据，开展运动风险评估。

第四节 促进重点人群体育活动

制定实施青少年、妇女、老年人、职业群体及残疾人等特殊群体的体质健康干预计划。实施青少年体育活动促进计划，培育青少年体育爱好，基本实现青少年熟练掌握1项以上体育运动技能，确保学生校内每天体育活动时间不少于1小时。到2030年，学校体育场地设施与器材配置达标率达到100%，青少年学生每周参与体育活动达到中等强度3次以上，国家学生体质健康标准达标优秀率25%以上。加强科学指导，促进妇女、老年人和职业群体积极参与全民健身。实行工间健身制度，鼓励和支持新建工作场所建设适当的健身活动场地。推动残疾人康复体育和健身体育广泛开展。

第三篇 优化健康服务

第七章 强化覆盖全民的公共卫生服务

第一节 防治重大疾病

实施慢性病综合防控战略，加强国家慢性病综合防控示范区建设。强化慢性病筛查和早期发现，针对高发地区重点癌症开展早诊早治工作，推动癌症、脑卒中、冠心病等慢性病的机会性筛查。基本实现高血压、糖尿病患者管理干预全覆盖，逐步将符合条件的癌症、脑卒中等重大慢性病早诊早治适宜技术纳入诊疗常规。加强学生近视、肥胖等常见病防治。到2030年，实现全人群、全生命周期的慢性病健康管理，总体癌症5年生存率提高15%。加强口腔卫生，12岁儿童患龋率控制在25%以内。

加强重大传染病防控。完善传染病监测预警机制。继续实施扩大国家免疫规划，适龄儿童国家免疫规划疫苗接种率维持在较高水平，建立预防接种异常反应补偿保险机制。加强艾滋病检测、抗病毒治疗和随访管理，全面落实临床用血核酸检测和预防艾滋病母婴传播，疫情保持在低流行水平。建立结核病防治综合服务模式，加强耐多药肺结核筛查和监测，规范肺结核诊疗管理，全国肺结核疫情持续下降。有效应对流感、手足口病、登革热、麻疹等重点传染病疫情。继续坚持以传染源控制为主的血吸虫病综合防治策略，全国所有流行县达到消除血吸虫病标准。继续巩固全国消除疟疾成果。全国所有流行县基本控制包虫病等重点寄生虫病流行。保持控制和消除重点地方病，地方病不再成为危害人民健康的重点问题。加强突发急性传染病防治，积极防范输入性突发急性传染病，加强鼠疫等传统烈性传染病防控。强化重大动物源性传染病的源头治理。

第二节 完善计划生育服务管理

健全人口与发展的综合决策体制机制，完善有利于人口均衡发展的政策体系。改革计划生育服务管理方式，更加注重服务家庭，构建以生育支持、幼儿养育、青少年发展、老人赡养、病残照料为主题的家庭发展政策框架，引导群众负责任、有计划地生育。完善国家计划生育技术服务政策，加大再生育计划生育技术服务保障力度。全面推行知情选择，普及避孕节育和生殖健康知识。完善计划生育家庭奖励扶助制度和特别扶助制度，实行奖励扶助金标准动态调整。坚持和完善计划生育目标管理责任制，完善宣传倡导、依法管理、优质服务、政策推动、综合治理的计划生育长效工作机制。建立健全出生人口监测工作机制。继续开展出生人口性别比治理。到2030年，全国出生人口性别比实现自然平衡。

第三节 推进基本公共卫生服务均等化

继续实施完善国家基本公共卫生服务项目和重大公共卫生服务项目，加强疾病经济负担研究，适时调整项目经费标准，不断丰富和拓展服务内容，提高服务质量，使城乡居民享有均等化的基本公共卫生服务，做好流动人口基本公共卫生计生服务均等化工作。

第八章 提供优质高效的医疗服务

第一节 完善医疗卫生服务体系

全面建成体系完整、分工明确、功能互补、密切协作、运行高效的整合型医疗卫生服务体系。县和市域内基本医疗卫生资源按常住人口和服务半径合理布局，实现人人享有均等化的基本医疗卫生服务；省级及以上分区域统筹配置，整合推进区域医疗资源共享，基本实现优质医疗卫生资源配置均衡化，省域内人人享有均质化的危急重症、疑难病症诊疗和专科医疗服务；依托现有机构，建设一批引领国内、具有全球影响力的国家级医学中心，建设一批区域医学中心和国家临床重点专科群，推进京津冀、长江经济带等区域医疗卫生协同发展，带动医疗服务区域发展和整体水平提升。加强康复、老年病、长期护理、慢性病管理、安宁疗护等接续性医疗机构建设。实施健康扶贫工程，加大对中西部贫困地区医疗卫生机构建设支持力度，提升服务能力，保障贫困人口健康。到2030年，15分钟基本医疗卫生服务圈基本形成，每千常住人口注册护士数达到4.7人。

第二节　创新医疗卫生服务供给模式

建立专业公共卫生机构、综合和专科医院、基层医疗卫生机构"三位一体"的重大疾病防控机制，建立信息共享、互联互通机制，推进慢性病防、治、管整体融合发展，实现医防结合。建立不同层级、不同类别、不同举办主体医疗卫生机构间目标明确、权责清晰的分工协作机制，不断完善服务网络、运行机制和激励机制，基层普遍具备居民健康守门人的能力。完善家庭医生签约服务，全面建立成熟完善的分级诊疗制度，形成基层首诊、双向转诊、上下联动、急慢分治的合理就医秩序，健全治疗-康复-长期护理服务链。引导三级公立医院逐步减少普通门诊，重点发展危急重症、疑难病症诊疗。完善医疗联合体、医院集团等多种分工协作模式，提高服务体系整体绩效。加快医疗卫生领域军民融合，积极发挥军队医疗卫生机构作用，更好为人民服务。

第三节　提升医疗服务水平和质量

建立与国际接轨、体现中国特色的医疗质量管理与控制体系，基本健全覆盖主要专业的国家、省、市三级医疗质量控制组织，推出一批国际化标准规范。建设医疗质量管理与控制信息化平台，实现全行业全方位精准、实时管理与控制，持续改进医疗质量和医疗安全，提升医疗服务同质化程度，再住院率、抗菌药物使用率等主要医疗服务质量指标达到或接近世界先进水平。全面实施临床路径管理，规范诊疗行为，优化诊疗流程，增强患者就医获得感。推进合理用药，保障临床用血安全，基本实现医疗机构检查、检验结果互认。加强医疗服务人文关怀，构建和谐医患关系。依法严厉打击涉医违法犯罪行为特别是伤害医务人员的暴力犯罪行为，保护医务人员安全。

第九章　充分发挥中医药独特优势

第一节　提高中医药服务能力

实施中医临床优势培育工程，强化中医药防治优势病种研究，加强中西医结合，提高重大疑难病、危急重症临床疗效。大力发展中医非药物疗法，使其在常见病、多发病和慢性病防治中发挥独特作用。发展中医特色康复服务。健全覆盖城乡的中医医疗保健服务体系。在乡镇卫生院和社区卫生服务中心建立中医馆、国医堂等中综合服务区，推广适宜技术，所有基层医疗卫生机构都能够提供中医药服务。促进民族医药发展。到2030年，中医药在治未病中的主导作用、在重大疾病治疗中的协同作用、在疾病康复中的核心作用得到充分发挥。

第二节 发展中医养生保健治未病服务

实施中医治未病健康工程，将中医药优势与健康管理结合，探索融健康文化、健康管理、健康保险为一体的中医健康保障模式。鼓励社会力量举办规范的中医养生保健机构，加快养生保健服务发展。拓展中医医院服务领域，为群众提供中医健康咨询评估、干预调理、随访管理等治未病服务。鼓励中医医疗机构、中医医师为中医养生保健机构提供保健咨询和调理等技术支持。开展中医中药中国行活动，大力传播中医药知识和易于掌握的养生保健技术方法，加强中医药非物质文化遗产的保护和传承运用，实现中医药健康养生文化创造性转化、创新性发展。

第三节 推进中医药继承创新

实施中医药传承创新工程，重视中医药经典医籍研读及挖掘，全面系统继承历代各家学术理论、流派及学说，不断弘扬当代名老中医药专家学术思想和临床诊疗经验，挖掘民间诊疗技术和方药，推进中医药文化传承与发展。建立中医药传统知识保护制度，制定传统知识保护名录。融合现代科技成果，挖掘中药方剂，加强重大疑难疾病、慢性病等中医药防治技术和新药研发，不断推动中医药理论与实践发展。发展中医药健康服务，加快打造全产业链服务的跨国公司和国际知名的中国品牌，推动中医药走向世界。保护重要中药资源和生物多样性，开展中药资源普查及动态监测。建立大宗、道地和濒危药材种苗繁育基地，提供中药材市场动态监测信息，促进中药材种植业绿色发展。

第十章 加强重点人群健康服务

第一节 提高妇幼健康水平

实施母婴安全计划，倡导优生优育，继续实施住院分娩补助制度，向孕产妇免费提供生育全过程的基本医疗保健服务。加强出生缺陷综合防治，构建覆盖城乡居民，涵盖孕前、孕期、新生儿各阶段的出生缺陷防治体系。实施健康儿童计划，加强儿童早期发展，加强儿科建设，加大儿童重点疾病防治力度，扩大新生儿疾病筛查，继续开展重点地区儿童营养改善等项目。提高妇女常见病筛查率和早诊早治率。实施妇幼健康和计划生育服务保障工程，提升孕产妇和新生儿危急重症救治能力。

第二节 促进健康老龄化

推进老年医疗卫生服务体系建设，推动医疗卫生服务延伸至社区、家庭。健全医疗卫生机构与养老机构合作机制，支持养老机构开展医疗服务。推进中医药与养老融合发展，推动医养结合，为老年人提供治疗期住院、康复期护理、稳定期生活照料、安宁疗护一体化的健康和养老服务，促进慢性病全程防治管理服务同居家、社区、机构养老紧密结合。鼓励社会力量兴办医养结合机构。加强老年常见病、慢性病的健康指导和综合干预，强化老年人健康管理。推动开展老年心理健康与关怀服务，加强老年痴呆症等的有效干预。推动居家老人长期照护服务发展，全面建立经济困难的高龄、失能老人补贴制度，建立多层次长期护理保障制度。进一步完善政策，使老年人更便捷获得基本药物。

第三节 维护残疾人健康

制定实施残疾预防和残疾人康复条例。加大符合条件的低收入残疾人医疗救助力度，将符合条件的残疾人医疗康复项目按规定纳入基本医疗保险支付范围。建立残疾儿童康复救助制度,有条件的地方对残疾人基本型辅助器具给予补贴。将残疾人康复纳入基本公共服务,实施精准康复,为城乡贫困残疾人、重度残疾人提供基本康复服务。完善医疗机构无障碍设施,改善残疾人医疗服务。进一步完善康复服务体系,加强残疾人康复和托养设施建设,建立医疗机构与残疾人专业康复机构双向转诊机制,推动基层医疗卫生机构优先为残疾人提供基本医疗、公共卫生和健康管理等签约服务。制定实施国家残疾预防行动计划,增强全社会残疾预防意识,开展全人群、全生命周期残疾预防,有效控制残疾的发生和发展。加强对致残疾病及其他致残因素的防控。推动国家残疾预防综合试验区试点工作。继续开展防盲治盲和防聋治聋工作。

第四篇　完善健康保障

第十一章　健全医疗保障体系

第一节　完善全民医保体系

健全以基本医疗保障为主体、其他多种形式补充保险和商业健康保险为补充的多层次医疗保障体系。整合城乡居民基本医保制度和经办管理。健全基本医疗保险稳定可持续筹资和待遇水平调整机制,实现基金中长期精算平衡。完善医保缴费参保政策,均衡单位和个人缴费负担,合理确定政府与个人分担比例。改进职工医保个人账户,开展门诊统筹。进一步健全重特大疾病医疗保障机制,加强基本医保、城乡居民大病保险、商业健康保险与医疗救助等的有效衔接。到2030年,全民医保体系成熟定型。

第二节　健全医保管理服务体系

严格落实医疗保险基金预算管理。全面推进医保支付方式改革,积极推进按病种付费、按人头付费,积极探索按疾病诊断相关分组付费(DRGs)、按服务绩效付费,形成总额预算管理下的复合式付费方式,健全医保经办机构与医疗机构的谈判协商与风险分担机制。加快推进基本医保异地就医结算,实现跨省异地安置退休人员住院医疗费用直接结算和符合转诊规定的异地就医住院费用直接结算。全面实现医保智能监控,将医保对医疗机构的监管延伸到医务人员。逐步引入社会力量参与医保经办。加强医疗保险基础标准建设和应用。到2030年,全民医保管理服务体系完善高效。

第三节　积极发展商业健康保险

落实税收等优惠政策,鼓励企业、个人参加商业健康保险及多种形式的补充保险。丰富健康保险产品,鼓励开发与健康管理服务相关的健康保险产品。促进商业保险公司与医疗、体检、护理等机构合作,发展健康管理组织等新型组织形式。到2030年,现代商业健康保险服务业进一步发展,商业健康保险赔付支出占卫生总费用比重显著提高。

第十二章　完善药品供应保障体系

第一节　深化药品、医疗器械流通体制改革

推进药品、医疗器械流通企业向供应链上下游延伸开展服务,形成现代流通新体系。规范医药电子商务,丰富药品流通渠道和发展模式。推广应用现代物流管理与技术,健全

中药材现代流通网络与追溯体系。落实医疗机构药品、耗材采购主体地位，鼓励联合采购。完善国家药品价格谈判机制。建立药品出厂价格信息可追溯机制。强化短缺药品供应保障和预警，完善药品储备制度和应急供应机制。建设遍及城乡的现代医药流通网络，提高基层和边远地区药品供应保障能力。

第二节　完善国家药物政策

巩固完善国家基本药物制度，推进特殊人群基本药物保障。完善现有免费治疗药品政策，增加艾滋病防治等特殊药物免费供给。保障儿童用药。完善罕见病用药保障政策。建立以基本药物为重点的临床综合评价体系。按照政府调控和市场调节相结合的原则，完善药品价格形成机制。强化价格、医保、采购等政策的衔接，坚持分类管理，加强对市场竞争不充分药品和高值医用耗材的价格监管，建立药品价格信息监测和信息公开制度，制定完善医保药品支付标准政策。

第五篇　建设健康环境

第十三章　深入开展爱国卫生运动

第一节　加强城乡环境卫生综合整治

持续推进城乡环境卫生整洁行动，完善城乡环境卫生基础设施和长效机制，统筹治理城乡环境卫生问题。加大农村人居环境治理力度，全面加强农村垃圾治理，实施农村生活污水治理工程，大力推广清洁能源。到2030年，努力把我国农村建设成为人居环境干净整洁、适合居民生活养老的美丽家园，实现人与自然和谐发展。实施农村饮水安全巩固提升工程，推动城镇供水设施向农村延伸，进一步提高农村集中供水率、自来水普及率、水质达标率和供水保证率，全面建立从源头到龙头的农村饮水安全保障体系。加快无害化卫生厕所建设，力争到2030年，全国农村居民基本都能用上无害化卫生厕所。实施以环境治理为主的病媒生物综合预防控制策略。深入推进国家卫生城镇创建，力争到2030年，国家卫生城市数量提高到全国城市总数的50%，有条件的省（自治区、直辖市）实现全覆盖。

第二节　建设健康城市和健康村镇

把健康城市和健康村镇建设作为推进健康中国建设的重要抓手，保障与健康相关的公共设施用地需求，完善相关公共设施体系、布局和标准，把健康融入城乡规划、建设、治理的全过程，促进城市与人民健康协调发展。针对当地居民主要健康问题，编制实施健康城市、健康村镇发展规划。广泛开展健康社区、健康村镇、健康单位、健康家庭等建设，提高社会参与度。重点加强健康学校建设，加强学生健康危害因素监测与评价，完善学校食品安全管理、传染病防控等相关政策。加强健康城市、健康村镇建设监测与评价。到2030年，建成一批健康城市、健康村镇建设的示范市和示范村镇。

第十四章　加强影响健康的环境问题治理

第一节　深入开展大气、水、土壤等污染防治

以提高环境质量为核心，推进联防联控和流域共治，实行环境质量目标考核，实施最

严格的环境保护制度，切实解决影响广大人民群众健康的突出环境问题。深入推进产业园区、新城、新区等开发建设规划环评，严格建设项目环评审批，强化源头预防。深化区域大气污染联防联控，建立常态化区域协作机制。完善重度及以上污染天气的区域联合预警机制。全面实施城市空气质量达标管理，促进全国城市环境空气质量明显改善。推进饮用水水源地安全达标建设。强化地下水管理和保护，推进地下水超采区治理与污染综合防治。开展国家土壤环境质量监测网络建设，建立建设用地土壤环境质量调查评估制度，开展土壤污染治理与修复。以耕地为重点，实施农用地分类管理。全面加强农业面源污染防治，有效保护生态系统和遗传多样性。加强噪声污染防控。

第二节　实施工业污染源全面达标排放计划

全面实施工业污染源排污许可管理，推动企业开展自行监测和信息公开，建立排污台账，实现持证按证排污。加快淘汰高污染、高环境风险的工艺、设备与产品。开展工业集聚区污染专项治理。以钢铁、水泥、石化等行业为重点，推进行业达标排放改造。

第三节　建立健全环境与健康监测、调查和风险评估制度

逐步建立健全环境与健康管理制度。开展重点区域、流域、行业环境与健康调查，建立覆盖污染源监测、环境质量监测、人群暴露监测和健康效应监测的环境与健康综合监测网络及风险评估体系。实施环境与健康风险管理。划定环境健康高风险区域，开展环境污染对人群健康影响的评价，探索建立高风险区域重点项目健康风险评估制度。建立环境健康风险沟通机制。建立统一的环境信息公开平台，全面推进环境信息公开。推进县级及以上城市空气质量监测和信息发布。

第十五章　保障食品药品安全

第一节　加强食品安全监管

完善食品安全标准体系，实现食品安全标准与国际标准基本接轨。加强食品安全风险监测评估，到2030年，食品安全风险监测与食源性疾病报告网络实现全覆盖。全面推行标准化、清洁化农业生产，深入开展农产品质量安全风险评估，推进农兽药残留、重金属污染综合治理，实施兽药抗菌药治理行动。加强对食品原产地指导监管，完善农产品市场准入制度。建立食用农产品全程追溯协作机制，完善统一权威的食品安全监管体制，建立职业化检查员队伍，加强检验检测能力建设，强化日常监督检查，扩大产品抽检覆盖面。加强互联网食品经营治理。加强进口食品准入管理，加大对境外源头食品安全体系检查力度，有序开展进口食品指定口岸建设。推动地方政府建设出口食品农产品质量安全示范区。推进食品安全信用体系建设，完善食品安全信息公开制度。健全从源头到消费全过程的监管格局，严守从农田到餐桌的每一道防线，让人民群众吃得安全、吃得放心。

第二节　强化药品安全监管

深化药品(医疗器械)审评审批制度改革，研究建立以临床疗效为导向的审批制度，提高药品(医疗器械)审批标准。加快创新药(医疗器械)和临床急需新药(医疗器械)的审评审批，推进仿制药质量和疗效一致性评价。完善国家药品标准体系，实施医疗器械标准提高计划，积极推进中药(材)标准国际化进程。全面加强药品监管，形成全品种、全过程的监管链条。加强医疗器械和化妆品监管。

第十六章 完善公共安全体系

第一节 强化安全生产和职业健康

加强安全生产，加快构建风险等级管控、隐患排查治理两条防线，切实降低重特大事故发生频次和危害后果。强化行业自律和监督管理职责，推动企业落实主体责任，推进职业病危害源头治理，强化矿山、危险化学品等重点行业领域安全生产监管。开展职业病危害基本情况普查，健全有针对性的健康干预措施。进一步完善职业安全卫生标准体系，建立完善重点职业病监测与职业病危害因素监测、报告和管理网络，遏制尘肺病和职业中毒高发势头。建立分级分类监管机制，对职业病危害高风险企业实施重点监管。开展重点行业领域职业病危害专项治理。强化职业病报告制度，开展用人单位职业健康促进工作，预防和控制工伤事故及职业病发生。加强全国个人辐射剂量管理和放射诊疗辐射防护。

第二节 促进道路交通安全

加强道路交通安全设施设计、规划和建设，组织实施公路安全生命防护工程，治理公路安全隐患。严格道路运输安全管理，提升企业安全自律意识，落实运输企业安全生产主体责任。强化安全运行监管能力和安全生产基础支撑。进一步加强道路交通安全治理，提高车辆安全技术标准，提高机动车驾驶人和交通参与者综合素质。到2030年，力争实现道路交通万车死亡率下降30%。

第三节 预防和减少伤害

建立伤害综合监测体系，开发重点伤害干预技术指南和标准。加强儿童和老年人伤害预防和干预，减少儿童交通伤害、溺水和老年人意外跌落，提高儿童玩具和用品安全标准。预防和减少自杀、意外中毒。建立消费品质量安全事故强制报告制度，建立产品伤害监测体系，强化重点领域质量安全监管，减少消费品安全伤害。

第四节 提高突发事件应急能力

加强全民安全意识教育。建立健全城乡公共消防设施建设和维护管理责任机制，到2030年，城乡公共消防设施基本实现全覆盖。提高防灾减灾和应急能力。完善突发事件卫生应急体系，提高早期预警、及时发现、快速反应和有效处置能力。建立包括军队医疗卫生机构在内的海陆空立体化的紧急医学救援体系，提升突发事件紧急医学救援能力。到2030年，建立起覆盖全国、较为完善的紧急医学救援网络，突发事件卫生应急处置能力和紧急医学救援能力达到发达国家水平。进一步健全医疗急救体系，提高救治效率。到2030年，力争将道路交通事故死伤比基本降低到中等发达国家水平。

第五节 健全口岸公共卫生体系

建立全球传染病疫情信息智能监测预警、口岸精准检疫的口岸传染病预防控制体系和种类齐全的现代口岸核生化有害因子防控体系，建立基于源头防控、境内外联防联控的口岸突发公共卫生事件应对机制，健全口岸病媒生物及各类重大传染病监测控制机制，主动预防、控制和应对境外突发公共卫生事件。持续巩固和提升口岸核心能力，创建国际卫生机场（港口）。完善国际旅行与健康信息网络，提供及时有效的国际旅行健康指导，建成国际一流的国际旅行健康服务体系，保障出入境人员健康安全。

提高动植物疫情疫病防控能力，加强进境动植物检疫风险评估准入管理，强化外来动植物疫情疫病和有害生物查验截获、检测鉴定、除害处理、监测防控规范化建设，健全对购买和携带人员、单位的问责追究体系，防控国际动植物疫情疫病及有害生物跨境传播。健全国门生物安全查验机制，有效防范物种资源丧失和外来物种入侵。

第六篇　发展健康产业

第十七章　优化多元办医格局

进一步优化政策环境，优先支持社会力量举办非营利性医疗机构，推进和实现非营利性民营医院与公立医院同等待遇。鼓励医师利用业余时间、退休医师到基层医疗卫生机构执业或开设工作室。个体诊所设置不受规划布局限制。破除社会力量进入医疗领域的不合理限制和隐性壁垒。逐步扩大外资兴办医疗机构的范围。加大政府购买服务的力度，支持保险业投资、设立医疗机构，推动非公立医疗机构向高水平、规模化方向发展，鼓励发展专业性医院管理集团。加强政府监管、行业自律与社会监督，促进非公立医疗机构规范发展。

第十八章　发展健康服务新业态

积极促进健康与养老、旅游、互联网、健身休闲、食品融合，催生健康新产业、新业态、新模式。发展基于互联网的健康服务，鼓励发展健康体检、咨询等健康服务，促进个性化健康管理服务发展，培育一批有特色的健康管理服务产业，探索推进可穿戴设备、智能健康电子产品和健康医疗移动应用服务等发展。规范发展母婴照料服务。培育健康文化产业和体育医疗康复产业。制定健康医疗旅游行业标准、规范，打造具有国际竞争力的健康医疗旅游目的地。大力发展中医药健康旅游。打造一批知名品牌和良性循环的健康服务产业集群，扶持一大批中小微企业配套发展。

引导发展专业的医学检验中心、医疗影像中心、病理诊断中心和血液透析中心等。支持发展第三方医疗服务评价、健康管理服务评价，以及健康市场调查和咨询服务。鼓励社会力量提供食品药品检测服务。完善科技中介体系，大力发展专业化、市场化医药科技成果转化服务。

第十九章　积极发展健身休闲运动产业

进一步优化市场环境，培育多元主体，引导社会力量参与健身休闲设施建设运营。推动体育项目协会改革和体育场馆资源所有权、经营权分离改革，加快开放体育资源，创新健身休闲运动项目推广普及方式，进一步健全政府购买体育公共服务的体制机制，打造健身休闲综合服务体。鼓励发展多种形式的体育健身俱乐部，丰富业余体育赛事，积极培育冰雪、山地、水上、汽摩、航空、极限、马术等具有消费引领特征的时尚休闲运动项目，打造具有区域特色的健身休闲示范区、健身休闲产业带。

第二十章　促进医药产业发展

第一节　加强医药技术创新

完善政产学研用协同创新体系，推动医药创新和转型升级。加强专利药、中药新药、新型制剂、高端医疗器械等创新能力建设，推动治疗重大疾病的专利到期药物实现仿制上市。大力发展生物药、化学药新品种、优质中药、高性能医疗器械、新型辅料包材和制药设备，推动重大药物产业化，加快医疗器械转型升级，提高具有自主知识产权的医学诊疗设备、医用材料的国际竞争力。加快发展康复辅助器具产业，增强自主创新能力。健全质量标准体系，提升质量控制技术，实施绿色和智能改造升级，到2030年，药品、医疗器械质量标准全面与国际接轨。

第二节　提升产业发展水平

发展专业医药园区，支持组建产业联盟或联合体，构建创新驱动、绿色低碳、智能高效的先进制造体系，提高产业集中度，增强中高端产品供给能力。大力发展医疗健康服务贸易，推动医药企业走出去和国际产业合作，提高国际竞争力。到2030年，具有自主知识产权新药和诊疗装备国际市场份额大幅提高，高端医疗设备市场国产化率大幅提高，实现医药工业中高速发展和向中高端迈进，跨入世界制药强国行列。推进医药流通行业转型升级，减少流通环节，提高流通市场集中度，形成一批跨国大型药品流通企业。

第七篇　健全支撑与保障

第二十一章　深化体制机制改革

第一节　把健康融入所有政策

加强各部门各行业的沟通协作，形成促进健康的合力。全面建立健康影响评价评估制度，系统评估各项经济社会发展规划和政策、重大工程项目对健康的影响，健全监督机制。畅通公众参与渠道，加强社会监督。

第二节　全面深化医药卫生体制改革

加快建立更加成熟定型的基本医疗卫生制度，维护公共医疗卫生的公益性，有效控制医药费用不合理增长，不断解决群众看病就医问题。推进政事分开、管办分开，理顺公立医疗卫生机构与政府的关系，建立现代公立医院管理制度。清晰划分中央和地方以及地方各级政府医药卫生管理事权，实施属地化和全行业管理。推进军队医院参加城市公立医院改革、纳入国家分级诊疗体系工作。健全卫生计生全行业综合监管体系。

第三节　完善健康筹资机制

健全政府健康领域相关投入机制，调整优化财政支出结构，加大健康领域投入力度，科学合理界定中央政府和地方政府支出责任，履行政府保障基本健康服务需求的责任。中央财政在安排相关转移支付时对经济欠发达地区予以倾斜，提高资金使用效益。建立结果导向的健康投入机制，开展健康投入绩效监测和评价。充分调动社会组织、企业等的积极性，形成多元筹资格局。鼓励金融等机构创新产品和服务，完善扶持措施。大力发展慈善事业，鼓励社会和个人捐赠与互助。

第四节 加快转变政府职能

进一步推进健康相关领域简政放权、放管结合、优化服务。继续深化药品、医疗机构等审批改革，规范医疗机构设置审批行为。推进健康相关部门依法行政，推进政务公开和信息公开。加强卫生计生、体育、食品药品等健康领域监管创新，加快构建事中和事后监管体系，全面推开"双随机、一公开"机制建设。推进综合监管，加强行业自律和诚信建设，鼓励行业协会商会发展，充分发挥社会力量在监管中的作用，促进公平竞争，推动健康相关行业科学发展，简化健康领域公共服务流程，优化政府服务，提高服务效率。

第二十二章 加强健康人力资源建设

第一节 加强健康人才培养培训

加强医教协同，建立完善医学人才培养供需平衡机制。改革医学教育制度，加快建成适应行业特点的院校教育、毕业后教育、继续教育三阶段有机衔接的医学人才培养培训体系。完善医学教育质量保障机制，建立与国际医学教育实质等效的医学专业认证制度。以全科医生为重点，加强基层人才队伍建设。完善住院医师与专科医师培养培训制度，建立公共卫生与临床医学复合型高层次人才培养机制。强化面向全员的继续医学教育制度。加大基层和偏远地区扶持力度。加强全科、儿科、产科、精神科、病理、护理、助产、康复、心理健康等急需紧缺专业人才培养培训。加强药师和中医药健康服务、卫生应急、卫生信息化复合人才队伍建设。加强高层次人才队伍建设，引进和培养一批具有国际领先水平的学科带头人。推进卫生管理人员专业化、职业化。调整优化适应健康服务产业发展的医学教育专业结构，加大养老护理员、康复治疗师、心理咨询师等健康人才培养培训力度。支持建立以国家健康医疗开放大学为基础、中国健康医疗教育慕课联盟为支撑的健康教育培训云平台，便捷医务人员终身教育。加强社会体育指导员队伍建设，到2030年，实现每千人拥有社会体育指导员2.3名。

第二节 创新人才使用评价激励机制

落实医疗卫生机构用人自主权，全面推行聘用制，形成能进能出的灵活用人机制。落实基层医务人员工资政策。创新医务人员使用、流动与服务提供模式，积极探索医师自由执业、医师个体与医疗机构签约服务或组建医生集团。建立符合医疗卫生行业特点的人事薪酬制度。对接国际通行模式，进一步优化和完善护理、助产、医疗辅助服务、医疗卫生技术等方面人员评价标准。创新人才评价机制，不将论文、外语、科研作为基层卫生人才职称评审的硬性要求，健全符合全科医生岗位特点的人才评价机制。

第二十三章 推动健康科技创新

第一节 构建国家医学科技创新体系

大力加强国家临床医学研究中心和协同创新网络建设，进一步强化实验室、工程中心等科研基地能力建设，依托现有机构推进中医药临床研究基地和科研机构能力建设，完善医学研究科研基地布局。加强资源整合和数据交汇，统筹布局国家生物医学大数据、生物样本资源、实验动物资源等资源平台，建设心脑血管、肿瘤、老年病等临床医学数据示范中心。实施中国医学科学院医学与健康科技创新工程。加快生物医药和大健康产业基地建设，培育健康产业高新技术企业，打造一批医学研究和健康产业创新中心，促进医研企结合，推进医疗机构、科研院所、高等学校和企业等创新主体高效协同。加强医药成果转化推广平台建设，促进医学成果转化推广。建立更好的医学创新激励机制和以应用为导向的成果评价机制，进一步健全科研基地、生物安全、技术评估、医学研究标准与规范、医学伦理与科研诚信、知识产权等保障机制，加强科卫协同、军民融合、省部合作，有效提升基础前沿、关键共性、社会公益和战略高科技的研究水平。

第二节 推进医学科技进步

启动实施脑科学与类脑研究、健康保障等重大科技项目和重大工程，推进国家科技重大专项、国家重点研发计划重点专项等科技计划。发展组学技术、干细胞与再生医学、新型疫苗、生物治疗等医学前沿技术，加强慢病防控、精准医学、智慧医疗等关键技术突破，重点部署创新药物开发、医疗器械国产化、中医药现代化等任务，显著增强重大疾病防治和健康产业发展的科技支撑能力。力争到2030年，科技论文影响力和三方专利总量进入国际前列，进一步提高科技创新对医药工业增长贡献率和成果转化率。

第二十四章 建设健康信息化服务体系

第一节 完善人口健康信息服务体系建设

全面建成统一权威、互联互通的人口健康信息平台，规范和推动"互联网+健康医疗"服务，创新互联网健康医疗服务模式，持续推进覆盖全生命周期的预防、治疗、康复和自主健康管理一体化的国民健康信息服务。实施健康中国云服务计划，全面建立远程医疗应用体系，发展智慧健康医疗便民惠民服务。建立人口健康信息化标准体系和安全保护机制。做好公民入伍前与退伍后个人电子健康档案军地之间接续共享。到2030年，实现国家省市县四级人口健康信息平台互通共享、规范应用，人人拥有规范化的电子健康档案和功能完备的健康卡，远程医疗覆盖省市县乡四级医疗卫生机构，全面实现人口健康信息规范管理和使用，满足个性化服务和精准化医疗的需求。

第二节 推进健康医疗大数据应用

加强健康医疗大数据应用体系建设，推进基于区域人口健康信息平台的医疗健康大数据开放共享、深度挖掘和广泛应用。消除数据壁垒，建立跨部门跨领域密切配合、统一归口的健康医疗数据共享机制，实现公共卫生、计划生育、医疗服务、医疗保障、药品供应、综合管理等应用信息系统数据采集、集成共享和业务协同。建立和完善全国健康医疗数据资源目录体系，全面深化健康医疗大数据在行业治理、临床和科研、公共卫生、教育培训等领域的应用，培育健康医疗大数据应用新业态。加强健康医疗大数据相关法规和标准体系建设，强化国家、区域人口健康信息工程技术能力，制定分级分类分域的数据应用政策规范，推进网络可信体系建设，注重内容安全、数据安全和技术安全，加强健康医疗数据安全保障和患者隐私保护。加强互联网健康服务监管。

第二十五章　加强健康法治建设

推动颁布并实施基本医疗卫生法、中医药法，修订实施药品管理法，加强重点领域法律法规的立法和修订工作，完善部门规章和地方政府规章，健全健康领域标准规范和指南体系。强化政府在医疗卫生、食品、药品、环境、体育等健康领域的监管职责，建立政府监管、行业自律和社会监督相结合的监督管理体制。加强健康领域监督执法体系和能力建设。

第二十六章　加强国际交流合作

实施中国全球卫生战略，全方位积极推进人口健康领域的国际合作。以双边合作机制为基础，创新合作模式，加强人文交流，促进我国和"一带一路"沿线国家卫生合作。加强南南合作，落实中非公共卫生合作计划，继续向发展中国家派遣医疗队员，重点加强包括妇幼保健在内的医疗援助，重点支持疾病预防控制体系建设。加强中医药国际交流与合作。充分利用国家高层战略对话机制，将卫生纳入大国外交议程。积极参与全球卫生治理，在相关国际标准、规范、指南等的研究、谈判与制定中发挥影响，提升健康领域国际影响力和制度性话语权。

第八篇　强化组织实施

第二十七章　加强组织领导

完善健康中国建设推进协调机制，统筹协调推进健康中国建设全局性工作，审议重大项目、重大政策、重大工程、重大问题和重要工作安排，加强战略谋划，指导部门、地方开展工作。

各地区各部门要将健康中国建设纳入重要议事日程，健全领导体制和工作机制，将健康中国建设列入经济社会发展规划，将主要健康指标纳入各级党委和政府考核指标，完善考核机制和问责制度，做好相关任务的实施落实工作。注重发挥工会、共青团、妇联、残联等群团组织以及其他社会组织的作用，充分发挥民主党派、工商联和无党派人士作用，最大限度凝聚全社会共识和力量。

第二十八章　营造良好社会氛围

大力宣传党和国家关于维护促进人民健康的重大战略思想和方针政策，宣传推进健康中国建设的重大意义、总体战略、目标任务和重大举措。加强正面宣传、舆论监督、科学引导和典型报道，增强社会对健康中国建设的普遍认知，形成全社会关心支持健康中国建设的良好社会氛围。

第二十九章　做好实施监测

制定实施五年规划等政策文件，对本规划纲要各项政策和措施进行细化完善，明确各个阶段所要实施的重大工程、重大项目和重大政策。建立常态化、经常化的督查考核机制，强化激励和问责。建立健全监测评价机制，制定规划纲要任务部门分工方案和监测评估方案，并对实施进度和效果进行年度监测和评估，适时对目标任务进行必要调整。充分尊重人民群众的首创精神，对各地在实施规划纲要中好的做法和有效经验，要及时总结，积极推广。

附录二

产前诊断技术管理办法

基本信息

中文名称	产前诊断技术管理办法
发布机构	国家卫生健康委员会
发布日期	2003年5月1日
修订日期	2019年2月28日

第一章 总 则

第一条 为保障母婴健康，提高出生人口素质，保证产前诊断技术的安全、有效，规范产前诊断技术的监督管理，依据《中华人民共和国母婴保健法》以及《中华人民共和国母婴保健法实施办法》，制定本管理办法。

第二条 本管理办法中所称的产前诊断，是指对胎儿进行先天性缺陷和遗传性疾病的诊断，包括相应筛查。

产前诊断技术项目包括遗传咨询、医学影像、生化免疫、细胞遗传和分子遗传等。

第三条 本管理办法适用于各类开展产前诊断技术的医疗保健机构。

第四条 产前诊断技术的应用应当以医疗为目的，符合国家有关法律规定和伦理原则，由经资格认定的医务人员在经许可的医疗保健机构中进行。

医疗保健机构和医务人员不得实施任何非医疗目的的产前诊断技术。

第五条 国家卫生健康委负责全国产前诊断技术应用的监督管理工作。

第二章 管理与审批

第六条 国家卫生健康委根据医疗需求、技术发展状况、组织与管理的需要等实际情况，制定产前诊断技术应用规划。

第七条 产前诊断技术应用实行分级管理。

国家卫生健康委制定开展产前诊断技术医疗保健机构的基本条件和人员条件；颁布有关产前诊断的技术规范；指定国家级开展产前诊断技术的医疗保健机构；对全国产前诊断技术应用进行质量管理和信息管理；对全国产前诊断专业技术人员的培训进行规划。

省、自治区、直辖市人民政府卫生健康主管部门(以下简称省级卫生健康主管部门)根据当地实际，因地制宜地规划、审批或组建本行政区域内开展产前诊断技术的医疗保健机构；对从事产前诊断技术的专业人员进行系统培训和资格认定；对产前诊断技术应用进行质量管理和信息管理。

县级以上人民政府卫生健康主管部门负责本行政区域内产前诊断技术应用的日常监督管理。

第八条 从事产前诊断的卫生专业技术人员应符合以下所有条件：

（一）从事临床工作的，应取得执业医师资格；

（二）从事医技和辅助工作的，应取得相应卫生专业技术职称；

（三）符合《从事产前诊断卫生专业技术人员的基本条件》；

（四）经省级卫生健康主管部门考核合格，取得从事产前诊断的《母婴保健技术考核合格证书》或者《医师执业证书》中加注母婴保健技术（产前诊断类）考核合格的。

第九条 申请开展产前诊断技术的医疗保健机构应符合下列所有条件：

（一）设有妇产科诊疗科目；

（二）具有与所开展技术相适应的卫生专业技术人员；

（三）具有与所开展技术相适应的技术条件和设备；

（四）设有医学伦理委员会；

（五）符合《开展产前诊断技术医疗保健机构的基本条件》及相关技术规范。

第十条 申请开展产前诊断技术的医疗保健机构应当向所在地省级卫生健康主管部门提交下列文件：

（一）医疗机构执业许可证副本；

（二）开展产前诊断技术的母婴保健技术服务执业许可申请文件；

（三）可行性报告；

（四）拟开展产前诊断技术的人员配备、设备和技术条件情况；

（五）开展产前诊断技术的规章制度；

（六）省级以上卫生健康主管部门规定提交的其他材料。

申请开展产前诊断技术的医疗保健机构，必须明确提出拟开展的产前诊断具体技术项目。

第十一条 申请开展产前诊断技术的医疗保健机构，由所属省、自治区、直辖市人民政府卫生健康主管部门审查批准。省、自治区、直辖市人民政府卫生健康主管部门收到本办法第十条规定的材料后，组织有关专家进行论证，并在收到专家论证报告后30个工作日内进行审核。经审核同意的，发给开展产前诊断技术的母婴保健技术服务执业许可证，注明开展产前诊断以及具体技术服务项目；经审核不同意的，书面通知申请单位。

第十二条 国家卫生健康委根据全国产前诊断技术发展需要，在经审批合格的开展产前诊断技术服务的医疗保健机构中，指定国家级开展产前诊断技术的医疗保健机构。

第十三条 开展产前诊断技术的《母婴保健技术服务执业许可证》每三年校验一次，校验由原审批机关办理。经校验合格的，可继续开展产前诊断技术；经校验不合格的，撤销其许可证书。

第十四条 省、自治区、直辖市人民政府卫生健康主管部门指定的医疗保健机构，协助卫生健康主管部门负责对本行政区域内产前诊断的组织管理工作。

第十五条 从事产前诊断的人员不得在未许可开展产前诊断技术的医疗保健机构中从事相关工作。

第三章 实施

第十六条 对一般孕妇实施产前筛查以及应用产前诊断技术坚持知情选择。开展产前筛查的医疗保健机构要与经许可开展产前诊断技术的医疗保健机构建立工作联系,保证筛查病例能落实后续诊断。

第十七条 孕妇有下列情形之一的,经治医师应当建议其进行产前诊断:
(一)羊水过多或者过少的;
(二)胎儿发育异常或者胎儿有可疑畸形的;
(三)孕早期时接触过可能导致胎儿先天缺陷的物质的;
(四)有遗传病家族史或者曾经分娩过先天性严重缺陷婴儿的;
(五)年龄超过35周岁的。

第十八条 既往生育过严重遗传性疾病或者严重缺陷患儿的,再次妊娠前,夫妻双方应当到医疗保健机构进行遗传咨询。医务人员应当对当事人介绍有关知识,给予咨询和指导。

经治医师根据咨询的结果,对当事人提出医学建议。

第十九条 确定产前诊断重点疾病,应当符合下列条件:
(一)疾病发生率较高;
(二)疾病危害严重,社会、家庭和个人疾病负担大;
(三)疾病缺乏有效的临床治疗方法;
(四)诊断技术成熟、可靠、安全和有效。

第二十条 开展产前检查、助产技术的医疗保健机构在为孕妇进行早孕检查或产前检查时,遇到本办法第十七条所列情形的孕妇,应当进行有关知识的普及,提供咨询服务,并以书面形式如实告知孕妇或其家属,建议孕妇进行产前诊断。

第二十一条 孕妇自行提出进行产前诊断的,经治医师可根据其情况提供医学咨询,由孕妇决定是否实施产前诊断技术。

第二十二条 开展产前诊断技术的医疗保健机构出具的产前诊断报告,应当由2名以上经资格认定的执业医师签发。

第二十三条 对于产前诊断技术及诊断结果,经治医师应本着科学、负责的态度,向孕妇或家属告知技术的安全性、有效性和风险性,使孕妇或家属理解技术可能存在的风险和结果的不确定性。

第二十四条 在发现胎儿异常的情况下,经治医师必须将继续妊娠和终止妊娠可能出现的结果以及进一步处理意见,以书面形式明确告知孕妇,由孕妇夫妻双方自行选择处理方案,并签署知情同意书。若孕妇缺乏认知能力,由其近亲属代为选择。涉及伦理问题的,应当交医学伦理委员会讨论。

第二十五条 开展产前诊断技术的医疗保健机构对经产前诊断后终止妊娠娩出的胎儿,在征得其家属同意后,进行尸体病理学解剖及相关的遗传学检查。

第二十六条 当事人对产前诊断结果有异议的,可以依据《中华人民共和国母婴保健法实施办法》第五章的有关规定,申请技术鉴定。

第二十七条 开展产前诊断技术的医疗保健机构不得擅自进行胎儿的性别鉴定。对怀疑胎儿可能为伴性遗传病,需要进行性别鉴定的,由省、自治区、直辖市人民政府卫生健康主管部门指定的医疗保健机构按照有关规定进行鉴定。

第二十八条 开展产前诊断技术的医疗保健机构应当建立健全技术档案管理和追踪观察制度。

第四章 处罚

第二十九条 违反本办法规定,未经批准擅自开展产前诊断技术的非医疗保健机构,按照《医疗机构管理条例》有关规定进行处罚。

第三十条 对违反本办法,医疗保健机构未取得产前诊断执业许可或超越许可范围,擅自从事产前诊断的,按《中华人民共和国母婴保健法实施办法》有关规定处罚,由卫生健康主管部门给予警告,责令停止违法行为,没收违法所得;违法所得 5000 元以上的,并处违法所得 3 倍以上 5 倍以下的罚款;违法所得不足 5000 元的,并处 5000 元以上 2 万元以下的罚款。情节严重的,依据《医疗机构管理条例》依法吊销医疗机构执业许可证。

第三十一条 对未取得《母婴保健技术考核合格证书》或者《医师执业证书》中未加注母婴保健技术(产前诊断类)考核合格的个人,擅自从事产前诊断或者超范围执业的,由县级以上人民政府卫生健康主管部门给予警告或者责令暂停六个月以上一年以下执业活动;情节严重的,按照《中华人民共和国执业医师法》吊销其医师执业证书。构成犯罪的,依法追究刑事责任。

第三十二条 违反本办法第二十七条规定,按照《中华人民共和国母婴保健法实施办法》第四十二条规定处罚。

第五章 附则

第三十三条 各省、自治区、直辖市人民政府卫生健康主管部门可以根据本办法和本地实际情况制定实施细则。

第三十四条 本办法自 2003 年 5 月 1 日起施行。

附录三

开展产前筛查技术医疗机构基本标准

基本信息

中文名称	开展产前筛查技术医疗机构基本标准
发布机构	国家卫生健康委员会
发布日期	2020年1月3日

产前筛查是指通过临床咨询、医学影像、生化免疫等技术项目对胎儿进行先天性缺陷和遗传性疾病筛查。产前筛查技术配置应当以人群对产前筛查技术服务需求、产前筛查技术发展为依据，符合区域医疗卫生资源规划要求。开展产前筛查技术医疗机构(以下简称产前筛查机构)应当达到以下基本标准。

一、主要职责

(一)进行出生缺陷防治健康教育。

(二)开展与产前筛查相关的临床咨询。

(三)开展常见的胎儿染色体病、开放性神经管畸形、超声下常见严重的胎儿结构畸形等产前筛查工作。

(四)将拟进行产前诊断的孕妇转诊至与其合作的产前诊断机构。

(五)统计和分析产前筛查有关信息，按要求定期报送卫生健康行政部门。

(六)建立追踪随访制度，对接受筛查的孕妇进行妊娠结局追踪随访。

(七)接受有合作关系产前诊断机构的人员培训、技术指导与质量控制。

(八)建立技术档案管理制度，对在本机构进行筛查的孕妇建立信息档案，档案资料保存期应为15年。

二、设置要求

(一)设有妇产、超声、检验等科室，设有医学伦理委员会。具有开展临床咨询、助产技术、超声产前筛查等专业能力，可独立开展生化免疫实验室检测，或与产前诊断机构合作开展生化免疫实验室检测、孕妇外周血胎儿游离DNA产前筛查与诊断相关采血服务。

(二)配备至少2名从事临床咨询的妇产科医师，其中1名具有5年中级以上技术职称；配备至少2名从事超声产前筛查的临床医师，其中1名具有中级以上技术职称且具有2年以上妇产科超声检查工作经验；设置生化免疫实验室的医疗机构应当配备至少2名生化免疫实验室技术人员，其中1名应当具有中级以上技术职称且具有2年以上临床实验室工作经验。产前筛查机构配备的各类卫生专业技术人员应当满足相应工作量的要求。

(三)与产前诊断机构建立转会诊关系，双方签订转会诊协议，接受其人员培训、技术指导与质量控制。

三、人员能力

（一）从事产前筛查的卫生专业技术人员必须经过省级卫生健康行政部门组织的产前筛查技术专业培训，并考试合格。

（二）各类卫生专业技术人员能力。

1. 从事临床咨询的医师应当取得妇产科执业医师资格，并符合以下条件。

（1）大专以上学历或中级以上技术职称，且具有2年以上临床咨询相关工作经验。

（2）具备以下相关专业基本知识和技能。

①掌握临床咨询的目的、原则、步骤和基本策略。

②了解基本的医学遗传学基础理论知识，掌握产前筛查方案及产前诊断指征，具有识别常见胎儿异常的能力及掌握转诊指征。

③了解常见的致畸因素以及预防措施。

2. 从事超声产前筛查的临床医师应当取得执业医师资格，并符合以下条件。

（1）大专以上学历或中级以上技术职称，且具有2年以上妇产科超声检查工作经验。

（2）掌握胎儿系统超声筛查要求的正常图像与常见严重胎儿结构异常超声图像的识别能力。

3. 生化免疫实验室技术人员应当符合以下条件。

（1）大专以上学历或中级以上技术职称，且具有2年以上临床实验室工作经验。

（2）具备以下相关专业基本知识和技能。

①掌握标本收集与保存的基本知识。

②掌握产前筛查原理及方案。

③掌握标记免疫检测技术的基本知识与操作技能。

④掌握风险率分析及评估技术。

四、房屋与场地

（一）临床咨询诊室和超声产前筛查室各1间，每间面积≥12 m²。

（二）产前筛查实验室应当具有符合临床实验室要求的独立工作区域，并配备相应的仪器设备。

（三）设立相对独立的候诊区、宣教区。

五、设备配置

具有与开展产前筛查工作相适应的设备，具体设备基本要求见附表，超声产前筛查室应当配备保障工作需要的超声仪器及图文管理和声像存储系统。

六、规章制度

建立健全各项规章制度，包括产前筛查流程、设备管理制度、标本管理与生物安全制度、转会诊制度、患者知情同意制度、追踪随访制度、质量控制及信息管理与安全制度等。

七、质量控制

（一）严格落实《医疗质量管理办法》和《医疗技术临床应用管理办法》，建立院内质量控制工作小组，按照有关要求定期开展质量控制，分析并撰写质量控制报告，针对质量问题，提出整改措施并持续改进。

（二）接受有合作关系的产前诊断机构及同级以上卫生健康行政部门的质量控制与评

估，并达到相应要求。

(三)产前筛查质量控制包括以下内容。

1. 确保各项相关工作依法依规开展。

2. 确保按照各类技术规范要求有序开展各项工作。临床咨询、产前筛查实验室检测、超声产前筛查等应当符合相关技术规范、技术指南要求。

3. 设置生化免疫实验室的医疗机构应当按照有关要求开展室内质量控制和室间质量评价并合格。

附表：产前筛查机构设备基本要求

产前筛查机构设备基本要求

设备名称	基本数量
超声产前筛查室	
彩色多普勒超声诊断仪	1
超声工作站(图文管理和声像存储系统)	1
生化免疫实验室	
普通离心机	1
全自动生化免疫检测仪	1
普通电冰箱	2
-80℃冰箱	1
其他	
计算机(可接外网)	2
资料柜	2

附录四

开展产前诊断技术医疗机构基本标准

基本信息

中文名称	开展产前诊断技术医疗机构基本标准
发布机构	国家卫生健康委员会
发布日期	2020年1月3日

产前诊断是指通过遗传咨询、医学影像、细胞遗传和分子遗传等技术项目对胎儿进行先天性缺陷和遗传性疾病诊断。产前诊断技术配置应当以人群对产前诊断技术服务需求、产前诊断技术发展为依据，符合区域医疗卫生资源规划要求。开展产前诊断技术医疗机构（以下简称产前诊断机构）应当达到以下基本标准。

一、主要职责

（一）进行出生缺陷防治健康教育。

（二）接受产前筛查机构或其他医疗机构发现的拟进行产前诊断孕妇的转诊。

（三）开展与产前诊断相关的临床咨询。

（四）开展常见的胎儿染色体病、开放性神经管畸形、超声下常见严重的胎儿结构畸形等产前诊断工作。

（五）具有相应遗传咨询和实验室检测能力的，可开展常见单基因遗传性疾病的诊断。

（六）在征得家属同意后，对引产出的胎儿进行病理检查及相关遗传学检查。

（七）落实多学科转会诊、追踪随访、疑难病例讨论等各项规章制度。

（八）对有合作关系的产前筛查机构开展人员培训、技术指导和质量控制工作。

（九）对涉及医学伦理问题的病例应当及时经医学伦理委员会研究讨论。

（十）统计和分析产前诊断有关信息，尤其是确诊阳性病例的有关数据，按要求定期报送卫生健康行政部门。

（十一）建立技术档案管理制度，对在本机构进行筛查或诊断的孕妇建立信息档案，档案资料保存期应为15年。

二、设置要求

（一）设有妇产、儿科、医学影像（超声）、检验、病理等科室，具有独立的遗传咨询门诊，设有医学伦理委员会。

（二）有能力独立开展遗传咨询（包括遗传病咨询和产前咨询）、医学影像（超声）、生化免疫、细胞遗传和胎儿病理等技术服务。可独立开展分子遗传或按照有关要求与有能力的医疗机构合作开展相关服务。鼓励有能力的产前诊断机构独立开展分子遗传项目。

（三）配备至少2名具有副高以上技术职称的从事遗传病咨询的临床医师、2名具有副高以上技术职称的从事产前咨询的妇产科医师、2名具有副高以上技术职称的从事超声产前诊断的临床医师、1名具有副高以上技术职称的儿科医师、2名细胞遗传实验室技术人员，其中1名具有5年中级以上技术职称。设置分子遗传实验室的医疗机构应当配备至少2名分子遗传实验室技术人员，其中1名具有5年中级以上技术职称。从事遗传病咨询的临床医师可由具有能力的妇产科、儿科等临床医师兼任。产前诊断机构配备的各类卫生专业技术人员应当满足相应工作量的要求。

（四）设立产前诊断诊疗组织，设主任1名，负责本机构产前诊断工作。

（五）明确具体的内设机构，负责日常管理工作和信息档案管理工作。

三、人员能力

（一）从事产前诊断的卫生专业技术人员必须经过系统的产前诊断技术专业培训，通过省级卫生健康行政部门的考核获得母婴保健技术服务相应资格证明。从事辅助性产前诊断技术的人员，应当在获得母婴保健技术服务相应资格证明的人员指导下开展工作。

（二）各类卫生专业技术人员能力。

1. 从事遗传病咨询的临床医师应当取得执业医师资格，并符合以下条件。

（1）医学院校本科以上学历，具有5年以上遗传病咨询相关临床工作经验。

（2）具备以下相关专业基本知识和技能。

①掌握医学伦理、遗传病咨询的目的、原则、步骤和基本策略。

②具备系统扎实的医学遗传学基础理论知识，掌握常见遗传性疾病的临床表现、一般进程、预后、遗传方式、预防及相关治疗措施，并能正确评估遗传风险与再发风险。

③掌握胎儿常见遗传性疾病检测方法及临床意义，能正确告知辅助诊断手段，并结合临床判断遗传检测结果。

④具有针对明确致病基因先证者的单基因遗传性疾病进行相应产前诊断的能力。

⑤配合妇产科医师完成胎儿标本采集及医疗处置，并共同签署产前诊断报告。

2. 从事产前咨询的临床医师应当取得妇产科执业医师资格，并符合以下条件。

（1）大专以上学历，中级以上技术职称，且具有5年以上临床工作经验。

（2）具备以下相关专业基本知识和技能。

①掌握产前咨询的目的、原则、步骤和基本策略。

②具有基本的医学遗传学基础理论知识，掌握常见胎儿异常的临床表现、一般进程、预后。

③掌握胎儿生长发育进程，具有针对影响胎儿生长发育常见环境因素咨询的能力。

④掌握常见的致畸因素、致畸原理以及预防措施。

⑤掌握胎儿常见先天性缺陷的检测方法及临床意义。

⑥掌握介入性产前诊断技术（如绒毛取材、羊膜腔穿刺或脐静脉穿刺技术）。

3. 从事儿科诊疗活动的临床医师应当取得儿科执业医师资格，并符合以下条件。

（1）大专以上学历，中级以上技术职称，且具有5年以上临床工作经验。

（2）具备以下相关专业基本知识和技能。识别常见出生缺陷、单基因遗传性疾病、开展临床指导及评估预后的能力，对出生缺陷胎儿围产期保健进行指导。

4. 从事超声产前诊断的临床医师应当取得执业医师资格，并符合以下条件。

(1)大专以上学历,中级以上技术职称,且具有5年以上妇产科超声检查工作经验。

(2)具备以下相关专业基本知识和技能。

①掌握胎儿发育各阶段脏器的正常与异常超声影像学特征。

②具有常见严重胎儿结构异常超声图像的诊断识别能力。

③根据胎儿系统超声检查情况,结合相关资料,具有综合判断胎儿疾病及对超声结果解释的能力。

5.实验室技术人员应当具有相应卫生专业技术职称,并符合以下条件。

(1)大专以上学历或中级以上技术职称,且具有2年以上临床实验室工作经验。

(2)细胞遗传实验室技术人员应当具备以下相关专业基本知识和技能。

①掌握标本收集与保存的基本知识。

②掌握细胞培养的无菌操作技术。

③掌握外周血及产前诊断相关标本的培养、制片、显带染色体核型分析技术。

④了解染色体相关疾病,掌握细胞培养操作流程。

(3)分子遗传实验室技术人员应当具备以下相关专业基本知识和技能。

①掌握标本收集与保存的基本知识。

②掌握临床基因扩增检验技术分区操作原则。

③掌握基因扩增和一代测序等常用分子遗传学技术。

四、房屋与场地

(一)具备独立的遗传病咨询和产前咨询门诊,至少具备诊室1间、检查室1间,每间面积≥12 m^2。

(二)具备独立的超声产前诊断室至少1间,诊室面积≥16 m^2。

(三)具备介入性取材(羊水、绒毛、脐血)门诊手术室与孕妇术后休息观察室。

(四)染色体核型分析场所面积≥50 m^2,应当包含细胞培养室、标本制备室、阅片室。细胞培养室应当具备空气消毒设施,各工作室应当具备恒温设施。根据需要配置其他必要的设施设备。

(五)分子遗传实验室(可选)应当具备临床基因扩增实验室资质,严格遵守《医疗机构临床实验室管理办法》《医疗机构临床基因扩增检验实验室管理办法》等相关规定。

(六)设立相对独立的候诊区、宣教区。

(七)负责日常管理工作和信息档案管理工作的场所各1间,每间面积≥15 m^2。

五、设备配置

具有与开展产前诊断工作相适应的设备,具体设备基本要求见附表,鼓励设置远程会诊系统。

六、规章制度

建立健全各项规章制度,包括产前诊断流程、设备管理制度、标本管理与生物安全制度、多学科转会诊制度、患者知情同意制度、追踪随访制度、质量控制及信息管理与安全制度等。

七、质量控制

(一)严格落实《医疗质量管理办法》和《医疗技术临床应用管理办法》,建立院内质量控制工作小组,按照有关要求定期开展质量控制,分析并撰写质量控制报告,针对质量问题,提出整改措施并持续改进。

(二)接受同级以上卫生健康行政部门的质量控制与评估,并达到相应要求。

(三)负责本辖区产前筛查机构的质量控制。

(四)产前诊断质量控制包括以下内容。

1. 确保各项相关工作依法依规开展。

2. 确保按照各类技术规范要求有序开展各项工作。遗传病咨询、产前咨询、产前筛查与产前诊断实验室检测、超声产前筛查与超声产前诊断等应当符合相关技术规范、技术指南要求。

3. 按照有关要求开展实验室室内质量控制和室间质量评价并合格。开展孕妇外周血胎儿游离 DNA 产前筛查与诊断相应检测项目的医疗机构应当接受国家卫生健康委临床检验中心组织的室间质量评价。

附表:产前诊断机构设备基本要求

产前诊断机构设备基本要求

设备名称	基本数量
超声产前诊断室	
附穿刺引导装置的超声仪器	1
彩色多普勒超声诊断仪	2
超声工作站(图文管理和声像存储系统)	2
细胞遗传实验室	
普通双目显微镜	2
三筒研究显微镜附显微照相设备	1
倒置显微镜附显微照相设备	1
荧光显微镜	1
超净工作台或生物安全柜	1
二氧化碳培养箱	2
普通离心机	2
恒温干燥箱	1
超纯水仪或自动纯水蒸馏器	1
恒温水浴箱	2
普通电冰箱	2

续表

设备名称	基本数量
分析天平	1
普通天平	1
生化免疫实验室	
普通离心机	1
全自动生化免疫检测仪	1
普通电冰箱	2
-80℃冰箱	1
分子遗传实验室	
PCR仪	2
凝胶成像仪	1
普通离心机	1
台式高速离心机	1
电泳仪	1
分析天平	1
恒温培养箱	1
紫外分光光度计或核酸蛋白检测仪	1
生物安全柜	1
微量加样器（不同规格）	2（套）
普通电冰箱	2
-20℃冰箱	1
-80℃冰箱	1
产前诊断日常管理工作场所	
计算机（可接外网）	2
资料柜	2

附录五

中共中央国务院
关于优化生育政策
促进人口长期均衡发展的决定

基本信息

中文名称	关于优化生育政策促进人口长期均衡发展的决定
发布机构	中共中央、国务院
发布日期	2021年7月20日

人口发展是关系中华民族发展的大事情。为贯彻落实党的十九大和十九届二中、三中、四中、五中全会精神,促进人口长期均衡发展,现就优化生育政策,实施一对夫妻可以生育三个子女政策,并取消社会抚养费等制约措施、清理和废止相关处罚规定,配套实施积极生育支持措施(以下简称实施三孩生育政策及配套支持措施),作出如下决定。

一、充分认识优化生育政策、促进人口长期均衡发展的重大意义

党和国家始终坚持人口与发展综合决策,科学把握人口发展规律,坚持计划生育基本国策,有力促进了经济发展和社会进步,为全面建成小康社会奠定了坚实基础。党的十八大以来,党中央高度重视人口问题,根据我国人口发展变化形势,作出逐步调整完善生育政策、促进人口长期均衡发展的重大决策,各项工作取得显著成效。当前,进一步适应人口形势新变化和推动高质量发展新要求,实施三孩生育政策及配套支持措施,具有重大意义。

(一)有利于改善人口结构,落实积极应对人口老龄化国家战略。老龄化是全球性人口发展大趋势,也是我国发展面临的重大挑战。预计"十四五"期间我国人口将进入中度老龄化阶段,2035年前后进入重度老龄化阶段,将对经济运行全领域、社会建设各环节、社会文化多方面产生深远影响。实施三孩生育政策及配套支持措施,有利于释放生育潜能,减缓人口老龄化进程,促进代际和谐,增强社会整体活力。

(二)有利于保持人力资源禀赋优势,应对世界百年未有之大变局。人口是社会发展的主体,也是影响经济可持续发展的关键变量。实施三孩生育政策及配套支持措施,有利于未来保持适度人口总量和劳动力规模,更好发挥人口因素的基础性、全局性、战略性作用,为高质量发展提供有效人力资本支撑和内需支撑。

(三)有利于平缓总和生育率下降趋势,推动实现适度生育水平。群众生育观念已总体转向少生优育,经济负担、子女照料、女性对职业发展的担忧等成为制约生育的主要因素。

实施三孩生育政策及配套支持措施，促进生育政策与相关经济社会政策同向发力，有利于满足更多家庭的生育意愿，有利于提振生育水平。

（四）有利于巩固全面建成小康社会成果，促进人与自然和谐共生。今后一个时期，我国人口众多的基本国情不会改变，人口与资源环境承载力仍然处于紧平衡状态，脱贫地区以及一些生态脆弱、资源匮乏地区人口与发展矛盾仍然比较突出。实施三孩生育政策及配套支持措施，有利于进一步巩固脱贫攻坚和全面建成小康社会成果，引导人口区域合理分布，促进人口与经济、社会、资源、环境协调可持续发展。

二、指导思想、主要原则和目标

（五）指导思想。坚持以习近平新时代中国特色社会主义思想为指导，立足新发展阶段、贯彻新发展理念、构建新发展格局，实施积极应对人口老龄化国家战略，实施三孩生育政策及配套支持措施，改革服务管理制度，提升家庭发展能力，推动实现适度生育水平，促进人口长期均衡发展，为建设富强民主文明和谐美丽的社会主义现代化强国、实现中华民族伟大复兴的中国梦提供坚实基础和持久动力。

（六）主要原则

——以人民为中心。顺应人民群众期盼，积极稳妥推进优化生育政策，促进生育政策协调公平，满足群众多元化的生育需求，将婚嫁、生育、养育、教育一体考虑，切实解决群众后顾之忧，释放生育潜能，促进家庭和谐幸福。

——以均衡为主线。把促进人口长期均衡发展摆在全党全国工作大局、现代化建设全局中谋划部署，兼顾多重政策目标，统筹考虑人口数量、素质、结构、分布等问题，促进人口与经济、社会、资源、环境协调可持续发展，促进人的全面发展。

——以改革为动力。着眼于我国人口发展面临的突出矛盾和问题，着眼于现代化建设战略安排，深化改革，破除影响人口长期均衡发展的思想观念、政策法规、体制机制等制约因素，提高人口治理能力和水平。

——以法治为保障。坚持重大改革于法有据、依法实施，将长期以来党领导人民在统筹解决人口问题方面的创新理念、改革成果、实践经验转化为法律，保障人民群众合法权益，保障新时代人口工作行稳致远，保障人口发展战略目标顺利实现。

（七）主要目标

到2025年，积极生育支持政策体系基本建立，服务管理制度基本完备，优生优育服务水平明显提高，普惠托育服务体系加快建设，生育、养育、教育成本显著降低，生育水平适当提高，出生人口性别比趋于正常，人口结构逐步优化，人口素质进一步提升。

到2035年，促进人口长期均衡发展的政策法规体系更加完善，服务管理机制运转高效，生育水平更加适度，人口结构进一步改善。优生优育、幼有所育服务水平与人民群众对美好生活的需要相适应，家庭发展能力明显提高，人的全面发展取得更为明显的实质性进展。

三、组织实施好三孩生育政策

（八）依法实施三孩生育政策。修改《中华人民共和国人口与计划生育法》，提倡适龄婚育、优生优育，实施三孩生育政策。各省（自治区、直辖市）综合考虑本地区人口发展形势、工作基础和政策实施风险，做好政策衔接，依法组织实施。

（九）取消社会抚养费等制约措施。取消社会抚养费，清理和废止相关处罚规定。将入户、入学、入职等与个人生育情况全面脱钩。依法依规妥善处理历史遗留问题。对人口发展与经济、社会、资源、环境矛盾较为突出的地区，加强宣传倡导，促进相关惠民政策与生育政策有效衔接，精准做好各项管理服务。

（十）建立健全人口服务体系。以"一老一小"为重点，建立健全覆盖全生命周期的人口服务体系。加强基层服务管理体系和能力建设，增强抚幼养老功能。落实生育登记制度，做好生育咨询指导。推进出生医学证明、儿童预防接种、户口登记、医保参保、社保卡申领等"出生一件事"联办。

（十一）加强人口监测和形势研判。完善国家生命登记管理制度，健全覆盖全人群、全生命周期的人口监测体系，密切监测生育形势和人口变动趋势。依托国家人口基础信息库等平台，实现教育、公安、民政、卫生健康、医保、社保等人口服务基础信息融合共享、动态更新。建立人口长期均衡发展指标体系，健全人口预测预警制度。

四、提高优生优育服务水平

（十二）保障孕产妇和儿童健康。全面落实妊娠风险筛查与评估、高危孕产妇专案管理、危急重症救治、孕产妇死亡个案报告和约谈通报等母婴安全五项制度。实施妇幼健康保障工程，加快推进各级妇幼保健机构标准化建设和规范化管理，加强危重孕产妇、新生儿救治能力及儿科建设，夯实县乡村三级基层网络，加快补齐生育相关公共服务短板。促进生殖健康服务融入妇女健康管理全过程。加强儿童保健门诊标准化、规范化建设，加强对儿童青少年近视、营养不均衡、龋齿等风险因素和疾病的筛查、诊断、干预。做好儿童基本医疗保障工作。

（十三）综合防治出生缺陷。健全出生缺陷防治网络，落实三级预防措施。加强相关知识普及和出生缺陷防控咨询，强化婚前保健，推进孕前优生健康检查，加强产前筛查和诊断，推动围孕期、产前产后一体化管理服务和多学科协作。扩大新生儿疾病筛查病种范围，促进早筛早诊早治。做好出生缺陷患儿基本医疗和康复救助工作。

（十四）规范人类辅助生殖技术应用。强化规划引领，严格技术审批，建设供需平衡、布局合理的人类辅助生殖技术服务体系。加强人类辅助生殖技术服务监管，严格规范相关技术应用。开展孕育能力提升专项攻关，规范不孕不育诊治服务。

五、发展普惠托育服务体系

（十五）建立健全支持政策和标准规范体系。将婴幼儿照护服务纳入经济社会发展规划，强化政策引导，通过完善土地、住房、财政、金融、人才等支持政策，引导社会力量积极参与。以市地级行政区为单位制定整体解决方案，建立工作机制，推进托育服务健康发展。加大专业人才培养力度，依法逐步实行从业人员职业资格准入制度。发展智慧托育等新业态，培育托育服务、乳粉奶业、动画设计和制作等行业民族品牌。

（十六）大力发展多种形式的普惠服务。发挥中央预算内投资的引导和撬动作用，推动建设一批方便可及、价格可接受、质量有保障的托育服务机构。支持有条件的用人单位为职工提供托育服务。鼓励国有企业等主体积极参与各级政府推动的普惠托育服务体系建设。加强社区托育服务设施建设，完善居住社区婴幼儿活动场所和服务设施。制定家庭托育点管理办法。支持隔代照料、家庭互助等照护模式。支持家政企业扩大育儿服务。鼓励和支持有条件的幼儿园招收2至3岁幼儿。

（十七）加强综合监管。各类机构开展婴幼儿照护服务必须符合国家和地方相关标准和规范,并对婴幼儿安全和健康负主体责任。地方政府要承担监管责任,建立健全登记备案制度、信息公示制度、评估制度,加强动态管理,建立机构关停等特殊情况应急处置机制。

六、降低生育、养育、教育成本

(十八)完善生育休假与生育保险制度。严格落实产假、哺乳假等制度。支持有条件的地方开展父母育儿假试点,健全假期用工成本分担机制。继续做好生育保险对参保女职工生育医疗费用、生育津贴待遇等的保障,做好城乡居民医保参保人生育医疗费用保障,减轻生育医疗费用负担。

(十九)加强税收、住房等支持政策。结合下一步修改个人所得税法,研究推动将3岁以下婴幼儿照护费用纳入个人所得税专项附加扣除。地方政府在配租公租房时,对符合当地住房保障条件且有未成年子女的家庭,可根据未成年子女数量在户型选择等方面给予适当照顾。地方政府可以研究制定根据养育未成年子女负担情况实施差异化租赁和购买房屋的优惠政策。

(二十)推进教育公平与优质教育资源供给。推进城镇小区配套幼儿园治理,持续提升普惠性幼儿园覆盖率,适当延长在园时长或提供托管服务。推进义务教育优质均衡发展和城乡一体化,有效解决"择校热"难题。依托学校教育资源,以公益普惠为原则,全面开展课后文体活动、社会实践项目和托管服务,推动放学时间与父母下班时间衔接。改进校内教学质量和教育评价,将学生参加课外培训频次、费用等情况纳入教育督导体系。平衡家庭和学校教育负担,严格规范校外培训。

(二十一)保障女性就业合法权益。规范机关、企事业等用人单位招录、招聘行为,促进妇女平等就业。落实好《女职工劳动保护特别规定》,定期开展女职工生育权益保障专项督查。为因生育中断就业的女性提供再就业培训公共服务。将生育友好作为用人单位承担社会责任的重要方面,鼓励用人单位制定有利于职工平衡工作和家庭关系的措施,依法协商确定有利于照顾婴幼儿的灵活休假和弹性工作方式。适时对现行有关休假和工作时间的政策规定进行相应修改完善。

七、加强政策调整有序衔接

(二十二)维护好计划生育家庭合法权益。对全面两孩政策调整前的独生子女家庭和农村计划生育双女家庭,继续实行现行各项奖励扶助制度和优惠政策。探索设立独生子女父母护理假制度。加强立法,保障响应党和国家号召、实行计划生育家庭的合法权益。

(二十三)建立健全计划生育特殊家庭全方位帮扶保障制度。根据经济社会发展水平等因素,实行特别扶助制度扶助标准动态调整。对符合条件的计划生育特殊家庭成员,落实基本养老、基本医疗保障相关政策;优先安排入住公办养老机构,提供无偿或低收费托养服务;对住房困难的,优先纳入住房保障。有条件的地方可对计划生育特殊家庭成员中的生活长期不能自理、经济困难的老年人发放护理补贴。落实好扶助所需资金,有条件的地方可探索建立公益金或基金,重点用于帮扶计划生育特殊家庭。

(二十四)建立健全政府主导、社会组织参与的扶助关怀工作机制。通过公开招投标方式,支持有资质的社会组织接受计划生育特殊家庭委托,开展生活照料、精神慰藉等服务,依法代办入住养老机构、就医陪护等事务。深入开展"暖心行动"。建立定期巡访制度,落实计划生育特殊家庭"双岗"联系人制度,扎牢织密帮扶安全网。

八、强化组织实施保障

(二十五)加强党的领导。各级党委和政府要提高政治站位,增强国情、国策意识,坚持一把手亲自抓、负总责,坚持和完善目标管理责任制,加强统筹规划、政策协调和工作落实,推动出台积极生育支持措施,确保责任到位、措施到位、投入到位、落实到位。

(二十六)动员社会力量。加强政府和社会协同治理,充分发挥工会、共青团、妇联等群团组织在促进人口发展、家庭建设、生育支持等方面的重要作用。积极发挥计划生育协会作用,加强基层能力建设,做好宣传教育、生殖健康咨询服务、优生优育指导、计划生育家庭帮扶、权益维护、家庭健康促进等工作。鼓励社会组织开展健康知识普及、婴幼儿照护服务等公益活动。以满足老年人生活需求和营造婴幼儿健康成长环境为导向,开展活力发展城市创建活动。

(二十七)深化战略研究。面向建设社会主义现代化强国和实现中华民族伟大复兴,持续深化国家人口中长期发展战略和区域人口发展规划研究,完善人口空间布局,优化人力资源配置。加强新时代中国特色人口学科和理论体系建设,发展人口研究高端智库,促进国际交流合作。

(二十八)做好宣传引导。加强政策宣传解读,把各地区各部门和全社会的思想行动统一到党中央重大决策部署上来,引导社会各界正确认识人口的结构性变化,弘扬主旋律、汇聚正能量,及时妥善回应社会关切,营造良好氛围。弘扬中华民族传统美德,尊重生育的社会价值,提倡适龄婚育、优生优育,鼓励夫妻共担育儿责任,破除高价彩礼等陈规陋习,构建新型婚育文化。

(二十九)加强工作督导。各省(自治区、直辖市)要按照本决定要求,制定实施方案,狠抓任务落实,及时研究解决苗头性、倾向性问题,确保优化生育政策取得积极成效。各省(自治区、直辖市)党委和政府每年要向党中央、国务院报告本地区人口工作情况,中央将适时开展督查。

附录六

国务院办公厅关于印发国家残疾预防行动计划（2021—2025 年）的通知

国办发〔2021〕50 号

各省、自治区、直辖市人民政府，国务院各部委、各直属机构：

《国家残疾预防行动计划（2021—2025 年）》已经国务院同意，现印发给你们，请认真贯彻执行。

国务院办公厅
2021 年 12 月 14 日

基本信息

中文名称	国务院办公厅关于印发国家残疾预防行动计划（2021—2025 年）的通知
发布机关	国务院办公厅
发布日期	2022 年 1 月 5 日

国家残疾预防行动计划（2021—2025 年）

残疾严重损害个人健康、家庭幸福，影响经济社会健康发展，做好残疾预防对于保障人民群众生命安全和身体健康、提高全民族健康素质、促进经济社会高质量发展具有重大意义。"十三五"期间，通过制定实施《国家残疾预防行动计划（2016—2020 年）》，残疾预防工作取得显著成效。政府主导、多部门协调联动、社会共同参与的残疾预防工作格局初步形成，残疾预防法规政策更加完善，遗传和发育、疾病、伤害致残防控及残疾康复服务各项任务有效落实、工作目标如期实现。

当前，我国发展已进入新阶段，为贯彻落实党中央、国务院关于健康中国建设和新时代残疾人工作的决策部署，进一步加强残疾预防，有效减少和控制残疾发生、发展，依据《残疾预防和残疾人康复条例》等法规、政策，制定本行动计划。

一、总体要求

（一）指导思想。

以习近平新时代中国特色社会主义思想为指导，全面贯彻党的十九大和十九届历次全会精神，认真落实党中央、国务院决策部署，坚持以人民为中心的发展思想，贯彻预防为主的方针，以基层为重点，以改革创新为动力，将残疾预防融入经济社会发展各领域，全民动员、科学施策、依法推进，提高全社会残疾风险综合防控能力，有力保障人民群众生命安全和身体健康。

（二）基本原则。

政府主导，联防联控。进一步完善政府主导、多部门协调联动、社会共同参与的残疾预防工作格局。强化政府责任,加强跨部门协作,完善防治策略、制度安排和保障政策。落实单位、个人责任,调动全社会积极性,形成政府、社会、个人协同推进残疾预防的合力。

人人尽责,共建共享。倡导每个人是自己健康第一责任人的理念,把增强公民个人残疾预防意识和能力作为残疾预防的基础工程抓紧、抓实,广泛开展残疾预防宣传教育,让残疾预防知识、行为和技能成为全民普遍具备的素养和能力。

系统推进,早期干预。全面实施覆盖全人群全生命周期的残疾预防三级防控策略,着力推进关口前移、早期干预。针对各阶段主要致残因素采取综合干预措施,推进健康教育、健康促进,提供系统连续的筛查、诊断、治疗、康复一体化服务。

(三)工作目标。

到2025年,覆盖经济社会发展各领域的残疾预防政策体系进一步完善,全人群全生命周期残疾预防服务网络更加健全,全民残疾预防素养明显提升,遗传和发育、疾病、伤害等主要致残因素得到有效防控,残疾康复服务状况持续改善,残疾预防主要指标处于中高收入国家前列。

(四)主要指标。

领域		指标	2020年	2025年
残疾预防知识普及行动	1	重点人群残疾预防知识普及率	—	>80%
出生缺陷和发育障碍致残防控行动	2	婚前医学检查率	68.5%	>70%
	3	孕前优生健康检查目标人群覆盖率	>80%	>80%
	4	孕产妇系统管理率	>90%	>90%
	5	产前筛查率	>60%	>75%
	6	新生儿遗传代谢性疾病筛查率	≥98%	≥98%
	7	新生儿听力筛查率	86.5%	≥90%
	8	3岁以下儿童系统管理率	≥80%	≥85%
疾病致残防控行动	9	高血压患者基层规范管理服务率	>60%	≥65%
	10	2型糖尿病患者基层规范管理服务率	>60%	≥65%
	11	百万人口白内障复明手术率	>2000	>3000
	12	以社区为单位心理咨询室或社会工作室建成率	—	>80%
	13	登记在册的严重精神障碍患者规范管理率	>80%	>83%
	14	适龄儿童免疫规划疫苗接种率	>90%	>90%
	15	控制和消除重大地方病的县(市、区、旗)	>95%	>95%
	16	接触职业病危害的劳动者在岗期间职业健康检查率	≥90%	≥90%
伤害致残防控行动	17	生产安全事故发生起数	比2016年下降10%以上	比2020年下降10%以上
	18	声环境功能区夜间达标率	80.1%	达到85%

续表

领域		指标	2020年	2025年
康复服务促进行动	19	每10万人口康复医师人数	—	力争达到8人
	20	65岁以上失能老年人健康服务率	>80%	>80%
	21	开展精神障碍社区康复服务的县(市、区、旗)	—	>80%
	22	开展精神障碍社区康复服务的县(市、区、旗)的居家患者接受社区康复服务比率	—	>60%
	23	残疾人基本康复服务覆盖率	>80%	>85%
	24	残疾人辅助器具适配率	>80%	>85%
	25	公共建筑无障碍设施建设率	—	100%

注:"十三五"期间未开展数据统计工作的指标2020年数据标注为"—"。

二、主要行动

（一）残疾预防知识普及行动。

建立完善残疾预防科普知识资源库。出版、遴选、推介一批残疾预防科普读物,针对重点人群、主要致残因素定期更新、发布残疾预防核心知识。推动将残疾预防和出生缺陷防治核心知识纳入全科医生、专科医生、妇幼保健人员、社会工作人员、残疾人工作者等职业培训课程和教材内容,形成残疾预防知识科普骨干队伍,确保残疾预防知识规范、有效传播。(中国残联、国家卫生健康委牵头,中央宣传部、中央网信办、教育部、司法部、生态环境部、交通运输部、应急部、广电总局、国家疾控局、全国总工会、共青团中央按职责分工负责)

加强重点人群残疾预防知识普及。面向儿童、青少年、新婚夫妇、孕产妇、婴幼儿家长、老年人、高危职业从业者等重点人群开展针对性宣传教育,主动提供残疾预防和出生缺陷防治科普知识,普及遗传和发育、疾病、伤害等致残防控的科学知识、方法;面向伤病者、残疾人,加强康复知识宣传普及,着力提升康复意识、能力。(中国残联、国家卫生健康委牵头,教育部、民政部、司法部、生态环境部、交通运输部、应急部、国家疾控局、全国总工会、共青团中央、全国妇联按职责分工负责)

组织实施重点宣传教育行动。持续开展残疾预防日宣传教育活动,同时利用爱耳日、爱眼日、世界噪音日、防治碘缺乏病日、预防出生缺陷日、精神卫生日、防灾减灾日、全国消防日、全国交通安全日等宣传节点,加强残疾预防知识专题宣传,充分利用群众喜闻乐见的活动形式、传播方式,提升各类宣传教育活动的影响力、实效性。(中国残联、国家卫生健康委、中央宣传部牵头,中央网信办、教育部、工业和信息化部、公安部、民政部、司法部、人力资源社会保障部、生态环境部、交通运输部、应急部、广电总局、国家疾控局、全国总工会、共青团中央、全国妇联按职责分工负责)

（二）出生缺陷和发育障碍致残防控行动。

加强婚前、孕前保健。推进婚前保健,加强对遗传性疾病、指定传染病、严重精神障碍的检查并提出医学意见,指导婚前医学检查服务机构科学优化婚前医学检查场所布局及服务流程,加强婚姻登记场所婚姻家庭健康咨询室建设,加大健康婚育指导力度。深入实施孕前优生健康检查、增补叶酸等基本公共卫生服务，指导科学备孕，为计划怀孕夫妇提供健康教育、咨询指导、筛查评估、综合干预等孕前优生服务，推进补服叶酸预防神经管缺陷。（国家卫生健康委牵头，民政部、全国妇联按职责分工负责）

做好产前筛查、诊断。提供生育全程基本医疗保健服务，广泛开展产前筛查，加强对常见胎儿染色体病、严重胎儿结构畸形、单基因遗传病等重大出生缺陷的产前筛查和诊断。推进高龄孕产妇等重点人群的分类管理和服务，落实妊娠风险筛查与评估、高危孕产妇专案管理等制度，强化县、乡、村三级妇幼卫生服务网络建设，完善基层网底和转诊网络。（国家卫生健康委负责）

加强儿童早期筛查和早期干预。全面开展新生儿苯丙酮尿症、先天性甲状腺功能减低症等遗传代谢性疾病和听力筛查，逐步扩大致残性疾病筛查病种范围，推进早筛、早诊、早治。规范婴幼儿早期发展服务，加强对家庭和托幼机构儿童早期发展服务的指导，深入实施中央专项彩票公益金出生缺陷干预救助项目。做实0—6岁儿童健康管理工作，大力推进0—6岁儿童致残性疾病筛查，建立筛查、诊断、康复救助衔接机制，不断提升儿童致残性疾病早发现、早诊断、早干预、早康复能力和效果。（国家卫生健康委、中国残联牵头，教育部、全国妇联按职责分工负责）

(三)疾病致残防控行动。

加强慢性病致残防控。推广健康生活方式，提倡戒烟限酒、合理膳食、均衡营养、科学运动，减少每日食用油、盐、糖摄入量。开展全民健身行动，发挥好体育健身在主动健康干预、慢性病防治、康复中的作用。加强高血压、糖尿病等慢性病患者规范管理，做好并发症筛查和干预。丰富家庭医生签约服务内容，提高服务质量，推进基层慢性病医防融合管理。持续开展脑卒中等高危人群筛查与干预项目。着力做好防盲治盲、防聋治聋工作。（国家卫生健康委、国家疾控局牵头，教育部、体育总局、中国残联按职责分工负责）

加强社会心理服务和精神疾病防治。构建社会心理健康服务体系，强化重点人群心理健康服务、社会工作服务和个体危机干预，加强群体危机管理，将心理援助纳入突发事件应急预案，为遭遇突发公共事件群体提供心理援助服务。加强对精神分裂症、阿尔茨海默症、抑郁症、孤独症等主要致残性精神疾病的筛查识别和治疗。做好严重精神障碍患者规范管理，落实监管责任，加强救治救助。（中央政法委、公安部、民政部、国家卫生健康委、应急部、国家中医药局、国家疾控局、全国妇联、中国残联按职责分工负责）

加强传染病及地方病致残防控。全面实施国家免疫规划，继续将脊髓灰质炎、流行性乙型脑炎等致残性传染病的疫苗接种率维持在高水平。落实《中华人民共和国疫苗管理法》，保证疫苗使用安全。加强传染病防控，做好传染病报告及患者医疗救治。针对地方病流行状况，实行重点地方病监测全覆盖，持续消除碘缺乏病、大骨节病、氟骨症等重大地方病致残。（国家卫生健康委、国家疾控局牵头，各省级人民政府负责）

加强职业病致残防控。加强职业健康监管体系建设，做好重点行业职业健康管理，督促用人单位落实职业病防治主体责任，提升职业健康工作水平。落实防尘、防毒、防噪声、防辐射等重点措施，减少工作场所职业危害因素。加强重点人群劳动保护，避免接触有毒有害因素。加强严重致残职业病患者救治，预防尘肺病、职业中毒、噪声等致残。（国家卫生健康委牵头，国家发展改革委、人力资源社会保障部、应急部、全国总工会按职责分工负责）

(四)伤害致残防控行动。

加强安全生产和消防安全监督管理。加大安全生产监管执法力度,排查治理重点行业领域重大事故隐患,持续改善工矿行业劳动条件。大力推进工伤预防工作,减少因工伤致残。加强消防安全治理,排查治理客运车站、码头、医院、学校、幼儿园、养老院、儿童福利机构、未成年人救助保护机构及劳动密集型企业等人员密集场所的消防安全隐患,完善消防安全设施,提高防范火灾能力。(应急部牵头,教育部、民政部、人力资源社会保障部、住房城乡建设部、交通运输部、国家卫生健康委、全国总工会按职责分工负责)

加强道路交通和运输安全管理。加强交通安全系统治理、依法治理、综合治理、源头治理,深化隐患排查治理,提升道路设施安全保障水平,加大严重交通违法行为查处力度。加强道路运输指挥调度、动态监测、应急处置。加强旅游包车、班线客车、危险货物运输车、货车等重点车辆安全管理,推动落实政府领导责任、行业部门监管责任和企业安全主体责任。加强机动车生产、改装、登记、检验等环节监管。加强道路交通事故伤者救援渠道和救治网络建设,减少交通事故致残。(公安部、交通运输部牵头,工业和信息化部、文化和旅游部、国家卫生健康委、应急部、市场监管总局按职责分工负责)

加强儿童伤害和老年人跌倒致残防控。开展学校、幼儿园、社区、家庭儿童伤害综合干预,推广"四安全"儿童伤害综合干预模式,积极开展针对儿童溺水、道路交通伤害、跌落、烧烫伤、中毒、暴力等风险的安全教育,健全儿童用品强制性国家标准体系,加强对玩具、电子产品的监督和管理。推广使用儿童安全座椅。加强老年友好环境建设,鼓励家居环境适老化改造,改造易致跌倒的危险环境。开展老年人跌倒干预和健康指导,提高老年人及其照料者预防跌倒的意识和能力。提高对儿童伤害和老年人跌倒的救援、救治水平。(教育部、公安部、民政部、国家卫生健康委、市场监管总局、国家疾控局、全国妇联按职责分工负责)

增强防灾减灾能力。加强灾害风险隐患排查及群众性应急演练。做好灾害监测预警、应急准备、应急救援、生活救助、恢复重建等工作,加强社区、学校、幼儿园、医院、车站、工厂等人员密集场所灾害防御,依托现有资源,推动建设全国应急救援医疗平台,提高突发灾害现场应急处置能力和水平。完善应急医疗技能实战训练、救援人员康复治疗技能培训、移动医院和医疗救援装备储备等。(应急部牵头,教育部、民政部、自然资源部、交通运输部、水利部、国家卫生健康委、中国气象局按职责分工负责)

加强农产品和食品药品安全监管。聚焦突出问题,防范化解农产品质量安全风险隐患,推进农产品质量安全治理现代化。完善食品生产安全风险防控体系和分级管理制度,加强食品安全风险动态排查,定期开展风险评估研判,加强生产经营过程监管,加大抽检力度,严惩重处违法行为,压实企业主体责任。严厉打击制售假劣药品、无证医疗器械违法行为,持续加强药品不良反应和医疗器械不良事件监测。(市场监管总局牵头,农业农村部、国家卫生健康委、国家药监局按职责分工负责)

保障饮用水安全和加强空气、噪声污染治理。全面开展城乡饮用水卫生监测,及时掌握全国饮用水水质基本状况,确保达到生活饮用水卫生标准。加强水源保护和水质保障,推动城市供水设施建设改造,保障城市供水安全,推进农村饮水安全向农村供水保障转变。持续开展大气污染防治行动,强化工业企业无组织排放管控,推进工业污染源全面达标排放,加大超标处罚和联合惩戒力度。大力推进企业清洁生产,推动重点行业污染治理升级改造,积极推进钢铁等行业超低排放改造,深入推进柴油货车污染治理,实施清洁取暖等措施,加强环境空气质量监测,做好重污染天气应急响应。加强噪声污染治理,推动地级及以上城市全面实现功能区声环境质量自动监测。强化生态环境与健康管理,减少饮用水、空气、噪声等环境污染致残。(生态环境部牵头,自然资源部、住房城乡建设部、水利部、国家卫生健康委按职责分工负责)

(五)康复服务促进行动。

加强康复医疗服务。贯彻落实国家卫生健康委等八部门印发的《关于加快推进康复医疗工作发展的意见》,提高康复医疗服务能力,完善康复医疗服务指南和技术规范,积极发展中医特色康复服务。加强康复医疗人才教育培养,加快建设康复大学,鼓励有条件的院校设置康复治疗、康复工程等相关学科和专业。积极发展社区和居家康复医疗,鼓励有条件的医疗机构将机构内康复医疗服务延伸至社区和家庭。(国家发展改革委、教育部、民政部、国家卫生健康委、国家中医药局、中国残联按职责分工负责)

保障残疾人基本康复服务。落实政府基本公共服务责任,开展残疾人基本需求与服务状况调查,持续组织实施残疾人精准康复服务行动,为残疾人提供康复医疗、康复训练、康复辅助器具配置等基本康复服务。加强残疾人康复机构规范化建设,着力推进精神障碍、智力残疾等社区康复服务。健全基本康复服务、康复辅助器具适配服务标准规范,持续提升残疾康复服务质量。落实残疾儿童康复救助制度,合理确定救助标准,增加康复服务供给,确保残疾儿童得到及时有效的康复服务。有条件的地方可对城乡困难残疾人、重度残疾人基本型辅助器具适配给予补贴。(中国残联牵头,教育部、民政部、国家卫生健康委按职责分工负责)

加强长期照护服务。完善居家、社区、机构相衔接的专业化长期照护服务体系,改善失能老年人照护服务质量,努力延缓残疾发生、发展。落实经济困难的失能老年人补贴制度,加强与残疾人两项补贴政策衔接。稳步推进长期护理保险制度试点,推动形成符合我国国情的长期护理保险制度。鼓励发展商业性长期护理保险产品,为参保人提供个性化长期照护服务。(民政部、国家卫生健康委、市场监管总局、国家医保局、银保监会按职责分工负责)

提升无障碍设施建设水平。修订完善无障碍环境建设标准,组织创建全国无障碍建设城市,持续推动城市道路、公共交通、居住社区、公共服务设施和残疾人服务设施等加快无障碍建设和改造。实施困难重度残疾人家庭无障碍改造,提高残疾人家庭无障碍改造水平。探索传统无障碍设施设备数字化、智能化升级。加快发展信息无障碍,加快普及互联网网站、移动互联网应用程序和自助公共服务设备无障碍。(住房城乡建设部牵头,中央网信办、工业和信息化部、交通运输部、广电总局、中国残联按职责分工负责)

三、保障措施

(一)加强组织领导。国务院残疾人工作委员会负责组织实施本行动计划,指导各地、各有关部门及单位落实相关工作任务,定期召开会议,听取汇报,通报情况,开展调度,研究解决重大问题。各地要结合实际研究制定本地残疾预防行动计划,健全工作推进机制,保障工作条件,加强统筹调度,确保实现各项任务目标。各有关部门要按照职责分工,将所承担的残疾预防工作任务纳入重点工作安排,逐项抓好落实。(各级残疾人工作委员会及其成员单位、有关单位按职责分工负责)

（二）健全技术支撑体系。完善国家残疾预防专家咨询委员会，建立健全各省（自治区、直辖市）残疾预防专家咨询委员会，承担咨询、评估、宣教等任务，为本行动计划实施提供技术支持。加强残疾预防科技攻关、示范应用，针对残疾预防重点难点，结合中央财政科技计划（专项、基金等）以及地方科技发展专项等给予支持。强化残疾预防信息支撑，推动残疾预防信息跨部门跨区域共享。确定残疾预防重点联系地区，加强监测，探索经验，开展残疾预防新技术示范应用。（教育部、科技部、公安部、民政部、财政部、人力资源社会保障部、生态环境部、住房城乡建设部、交通运输部、国家卫生健康委、应急部、市场监管总局、国家疾控局、中国残联按职责分工负责）

（三）开展监测评估。国务院残疾人工作委员会成员单位和有关单位按职责分工做好相关任务指标年度监测，及时收集、分析反映相关任务落实情况的数据和信息。国务院残疾人工作委员会组织开展中期及终期评估，通过评估了解掌握本行动计划实施进展情况，系统分析评价目标任务完成情况，总结经验做法，找出突出问题，提出对策建议。地方各级残疾人工作委员会负责组织有关单位，做好本地残疾预防行动计划实施情况监测评估。对进度滞后、工作不力的地区、部门和单位，及时督促整改。（各级残疾人工作委员会及其成员单位、有关单位按职责分工负责）

（四）做好宣传引导。采取多种方式，强化舆论宣传，编写发布解读材料，宣传介绍实施本行动计划的重大意义、目标任务和主要举措，帮助社会各界了解掌握核心内容，鼓励引导社会广泛参与、支持实施。及时宣传报道实施进展、阶段性成效，做好经验交流分享，为推进实施营造良好氛围。（中国残联、国家卫生健康委牵头，中央宣传部、中央网信办、教育部、工业和信息化部、公安部、民政部、司法部、生态环境部、住房城乡建设部、交通运输部、应急部、市场监管总局、广电总局、国家疾控局、全国总工会、共青团中央、全国妇联按职责分工负责）

附录七

全国人民代表大会常务委员会关于修改《中华人民共和国人口与计划生育法》的决定

（2021年8月20日第十三届全国人民代表大会常务委员会第三十次会议通过）

基本信息

中文名称	全国人民代表大会常务委员会关于修改《中华人民共和国人口与计划生育法》的决定
发布机构	全国人民代表大会常务委员会
发布日期	2021年8月20日

第十三届全国人民代表大会常务委员会第三十次会议决定对《中华人民共和国人口与计划生育法》作如下修改：

一、将第二条第二款修改为："国家采取综合措施，调控人口数量，提高人口素质，推动实现适度生育水平，优化人口结构，促进人口长期均衡发展。"

二、将第十一条修改为："人口与计划生育实施方案应当规定调控人口数量，提高人口素质，推动实现适度生育水平，优化人口结构，加强母婴保健和婴幼儿照护服务，促进家庭发展的措施。"

三、将第十五条第二款中的"贫困地区"修改为"欠发达地区"。

四、将第十八条第一款修改为："国家提倡适龄婚育、优生优育。一对夫妻可以生育三个子女。"

五、第二十五条增加一款，作为第二款："国家支持有条件的地方设立父母育儿假。"

六、将第二十六条修改为："妇女怀孕、生育和哺乳期间，按照国家有关规定享受特殊劳动保护并可以获得帮助和补偿。国家保障妇女就业合法权益，为因生育影响就业的妇女提供就业服务。

"公民实行计划生育手术，享受国家规定的休假。"

七、增加一条，作为第二十七条："国家采取财政、税收、保险、教育、住房、就业等支持措施，减轻家庭生育、养育、教育负担。"

八、增加一条，作为第二十八条："县级以上各级人民政府综合采取规划、土地、住房、财政、金融、人才等措施，推动建立普惠托育服务体系，提高婴幼儿家庭获得服务的可及性和公平性。

"国家鼓励和引导社会力量兴办托育机构，支持幼儿园和机关、企业事业单位、社区提供托育服务。

"托育机构的设置和服务应当符合托育服务相关标准和规范。托育机构应当向县级人民政府卫生健康主管部门备案。"

九、增加一条,作为第二十九条:"县级以上地方各级人民政府应当在城乡社区建设改造中,建设与常住人口规模相适应的婴幼儿活动场所及配套服务设施。

"公共场所和女职工比较多的用人单位应当配置母婴设施,为婴幼儿照护、哺乳提供便利条件。"

十、增加一条,作为第三十条:"县级以上各级人民政府应当加强对家庭婴幼儿照护的支持和指导,增强家庭的科学育儿能力。

"医疗卫生机构应当按照规定为婴幼儿家庭开展预防接种、疾病防控等服务,提供膳食营养、生长发育等健康指导。"

十一、将第二十七条改为第三十一条,删去第四款,将第五款改为第四款,修改为:"在国家提倡一对夫妻生育一个子女期间,按照规定应当享受计划生育家庭老年人奖励扶助的,继续享受相关奖励扶助,并在老年人福利、养老服务等方面给予必要的优先和照顾。"

十二、增加一条,作为第三十二条:"获得《独生子女父母光荣证》的夫妻,独生子女发生意外伤残、死亡的,按照规定获得扶助。县级以上各级人民政府建立、健全对上述人群的生活、养老、医疗、精神慰藉等全方位帮扶保障制度。"

十三、将第二十九条改为第三十四条,将其中的"奖励"修改为"奖励和社会保障","较大的市"修改为"设区的市、自治州"。

十四、将第五章章名修改为"计划生育服务"。

十五、将第三十一条改为第三十六条,修改为:"各级人民政府应当采取措施,保障公民享有计划生育服务,提高公民的生殖健康水平。"

十六、将第三十三条改为第三十七条,修改为:"医疗卫生机构应当针对育龄人群开展优生优育知识宣传教育,对育龄妇女开展围孕期、孕产期保健服务,承担计划生育、优生优育、生殖保健的咨询、指导和技术服务,规范开展不孕不育症诊疗。"

十七、增加一条,作为第四十一条:"托育机构违反托育服务相关标准和规范的,由卫生健康主管部门责令改正,给予警告;拒不改正的,处五千元以上五万元以下的罚款;情节严重的,责令停止托育服务,并处五万元以上十万元以下的罚款。

"托育机构有虐待婴幼儿行为的,其直接负责的主管人员和其他直接责任人员终身不得从事婴幼儿照护服务;构成犯罪的,依法追究刑事责任。"

十八、将第三十九条改为第四十三条,删去第四项中的"或者社会抚养费",将"行政处分"修改为"处分";将第四十条改为第四十四条,将其中的"行政处分"修改为"处分"。

十九、删去第十九条第一款、第二十四条第三款、第三十二条、第三十四条第二款、第三十六条第三项、第三十七条、第四十一条、第四十二条、第四十五条。

二十、将第四十六条改为第四十七条,修改为:"中国人民解放军和中国人民武装警察部队执行本法的具体办法,由中央军事委员会依据本法制定。"

二十一、将第四条、第六条、第十条中的"计划生育行政部门"修改为"卫生健康主管部门";将第十三条第一款中的第一处"计划生育"修改为"卫生健康",删去"卫生";将第三十六条改为第四十条,将其中的"计划生育行政部门或者卫生行政部门依据职权"修改为"卫生健康主管部门";将第四十三条改为第四十五条,将其中的"计划生育行政部门"修改为"卫生健康主管部门"。

本决定自公布之日起施行。

《中华人民共和国人口与计划生育法》根据本决定作相应修改并对条文顺序作相应调整,重新公布。

附录八

中华人民共和国母婴保健法

基本信息

中文名称	中华人民共和国母婴保健法
发布机构	全国人民代表大会常务委员会
通过日期	1994年10月27日
当前版本	2017年11月4日修订

目录

第一章　总则
第二章　婚前保健
第三章　孕产期保健
第四章　技术鉴定
第五章　行政管理
第六章　法律责任
第七章　附则

第一章　总则

第一条　为了保障母亲和婴儿健康，提高出生人口素质，根据宪法，制定本法。

第二条　国家发展母婴保健事业，提供必要条件和物质帮助，使母亲和婴儿获得医疗保健服务。

国家对边远贫困地区的母婴保健事业给予扶持。

第三条　各级人民政府领导母婴保健工作。

母婴保健事业应当纳入国民经济和社会发展计划。

第四条　国务院卫生行政部门主管全国母婴保健工作，根据不同地区情况提出分级分类指导原则，并对全国母婴保健工作实施监督管理。

国务院其他有关部门在各自职责范围内，配合卫生行政部门做好母婴保健工作。

第五条　国家鼓励、支持母婴保健领域的教育和科学研究，推广先进、实用的母婴保健技术，普及母婴保健科学知识。

第六条 对在母婴保健工作中做出显著成绩和在母婴保健科学研究中取得显著成果的组织和个人,应当给予奖励。

第二章 婚前保健

第七条 医疗保健机构应当为公民提供婚前保健服务。

婚前保健服务包括下列内容:

(一)婚前卫生指导:关于性卫生知识、生育知识和遗传病知识的教育;

(二)婚前卫生咨询:对有关婚配、生育保健等问题提供医学意见;

(三)婚前医学检查:对准备结婚的男女双方可能患影响结婚和生育的疾病进行医学检查。

第八条 婚前医学检查包括对下列疾病的检查:

(一)严重遗传性疾病;

(二)指定传染病;

(三)有关精神病。

经婚前医学检查,医疗保健机构应当出具婚前医学检查证明。

第九条 经婚前医学检查,对患指定传染病在传染期内或者有关精神病在发病期内的,医师应当提出医学意见;准备结婚的男女双方应当暂缓结婚。

第十条 经婚前医学检查,对诊断患医学上认为不宜生育的严重遗传性疾病的,医师应当向男女双方说明情况,提出医学意见;经男女双方同意,采取长效避孕措施或者施行结扎手术后不生育的,可以结婚。但《中华人民共和国婚姻法》规定禁止结婚的除外。

第十一条 接受婚前医学检查的人员对检查结果持有异议的,可以申请医学技术鉴定,取得医学鉴定证明。

第十二条 男女双方在结婚登记时,应当持有婚前医学检查证明或者医学鉴定证明。

第十三条 省、自治区、直辖市人民政府根据本地区的实际情况,制定婚前医学检查制度实施办法。

省、自治区、直辖市人民政府对婚前医学检查应当规定合理的收费标准,对边远贫困地区或者交费确有困难的人员应当给予减免。

第三章 孕产期保健

第十四条 医疗保健机构应当为育龄妇女和孕产妇提供孕产期保健服务。

孕产期保健服务包括下列内容:

(一)母婴保健指导:对孕育健康后代以及严重遗传性疾病和碘缺乏病等地方病的发病原因、治疗和预防方法提供医学意见;

(二)孕妇、产妇保健:为孕妇、产妇提供卫生、营养、心理等方面的咨询和指导以及产前定期检查等医疗保健服务;

(三)胎儿保健:为胎儿生长发育进行监护,提供咨询和医学指导;

(四)新生儿保健:为新生儿生长发育、哺乳和护理提供医疗保健服务。

第十五条 对患严重疾病或者接触致畸物质,妊娠可能危及孕妇生命安全或者可能严重影响孕妇健康和胎儿正常发育的,医疗保健机构应当予以医学指导。

第十六条 医师发现或者怀疑患严重遗传性疾病的育龄夫妻,应当提出医学意见。育龄夫妻应当根据医师的医学意见采取相应的措施。

第十七条 经产前检查,医师发现或者怀疑胎儿异常的,应当对孕妇进行产前诊断。

第十八条 经产前诊断,有下列情形之一的,医师应当向夫妻双方说明情况,并提出终止妊娠的医学意见:

(一)胎儿患严重遗传性疾病的;

(二)胎儿有严重缺陷的;

(三)因患严重疾病,继续妊娠可能危及孕妇生命安全或者严重危害孕妇健康的。

第十九条 依照本法规定施行终止妊娠或者结扎手术,应当经本人同意,并签署意见。本人无行为能力的,应当经其监护人同意,并签署意见。

依照本法规定施行终止妊娠或者结扎手术的,接受免费服务。

第二十条 生育过严重缺陷患儿的妇女再次妊娠前,夫妻双方应当到县级以上医疗保健机构接受医学检查。

第二十一条 医师和助产人员应当严格遵守有关操作规程,提高助产技术和服务质量,预防和减少产伤。

第二十二条 不能住院分娩的孕妇应当由经过培训、具备相应接生能力的接生人员实行消毒接生。

第二十三条 医疗保健机构和从事家庭接生的人员按照国务院卫生行政部门的规定,出具统一制发的新生儿出生医学证明;有产妇和婴儿死亡以及新生儿出生缺陷情况的,应当向卫生行政部门报告。

第二十四条 医疗保健机构为产妇提供科学育儿、合理营养和母乳喂养的指导。

医疗保健机构对婴儿进行体格检查和预防接种,逐步开展新生儿疾病筛查、婴儿多发病和常见病防治等医疗保健服务。

第四章 技术鉴定

第二十五条 县级以上地方人民政府可以设立医学技术鉴定组织,负责对婚前医学检查、遗传病诊断和产前诊断结果有异议的进行医学技术鉴定。

第二十六条 从事医学技术鉴定的人员,必须具有临床经验和医学遗传学知识,并具有主治医师以上的专业技术职务。

医学技术鉴定组织的组成人员,由卫生行政部门提名,同级人民政府聘任。

第二十七条 医学技术鉴定实行回避制度。凡与当事人有利害关系,可能影响公正鉴定的人员,应当回避。

第五章 行政管理

第二十八条 各级人民政府应当采取措施,加强母婴保健工作,提高医疗保健服务水平，积极防治由环境因素所致严重危害母亲和婴儿健康的地方性高发性疾病，促进母婴保健事业的发展。

第二十九条　县级以上地方人民政府卫生行政部门管理本行政区域内的母婴保健工作。

第三十条　省、自治区、直辖市人民政府卫生行政部门指定的医疗保健机构负责本行政区域内的母婴保健监测和技术指导。

第三十一条　医疗保健机构按照国务院卫生行政部门的规定，负责其职责范围内的母婴保健工作，建立医疗保健工作规范，提高医学技术水平，采取各种措施方便人民群众，做好母婴保健服务工作。

第三十二条　医疗保健机构依照本法规定开展婚前医学检查、遗传病诊断、产前诊断以及施行结扎手术和终止妊娠手术的，必须符合国务院卫生行政部门规定的条件和技术标准，并经县级以上地方人民政府卫生行政部门许可。

严禁采用技术手段对胎儿进行性别鉴定，但医学上确有需要的除外。

第三十三条　从事本法规定的遗传病诊断、产前诊断的人员，必须经过省、自治区、直辖市人民政府卫生行政部门的考核，并取得相应的合格证书。

从事本法规定的婚前医学检查、施行结扎手术和终止妊娠手术的人员，必须经过县级以上地方人民政府卫生行政部门的考核，并取得相应的合格证书。

第三十四条　从事母婴保健工作的人员应当严格遵守职业道德，为当事人保守秘密。

第六章　法律责任

第三十五条　未取得国家颁发的有关合格证书的，有下列行为之一，县级以上地方人民政府卫生行政部门应当予以制止，并可以根据情节给予警告或者处以罚款：

(一)从事婚前医学检查、遗传病诊断、产前诊断或者医学技术鉴定的；

(二)施行终止妊娠手术的；

(三)出具本法规定的有关医学证明的。

上款第(三)项出具的有关医学证明无效。

第三十六条　未取得国家颁发的有关合格证书，施行终止妊娠手术或者采取其他方法终止妊娠，致人死亡、残疾、丧失或者基本丧失劳动能力的，依照刑法有关规定追究刑事责任。

第三十七条　从事母婴保健工作的人员违反本法规定，出具有关虚假医学证明或者进行胎儿性别鉴定的，由医疗保健机构或者卫生行政部门根据情节给予行政处分；情节严重的，依法取消执业资格。

第七章　附则

第三十八条　本法下列用语的含义：

指定传染病，是指《中华人民共和国传染病防治法》中规定的艾滋病、淋病、梅毒、麻疯病以及医学上认为影响结婚和生育的其他传染病。

严重遗传性疾病，是指由于遗传因素先天形成，患者全部或者部分丧失自主生活能力，后代再现风险高，医学上认为不宜生育的遗传性疾病。

有关精神病，是指精神分裂症、躁狂抑郁型精神病以及其他重型精神病。

产前诊断，是指对胎儿进行先天性缺陷和遗传性疾病的诊断。

第三十九条 本法自 1995 年 6 月 1 日起施行。

附录九

中华人民共和国基本医疗卫生与健康促进法

基本信息

中文名称	中华人民共和国基本医疗卫生与健康促进法
发布机构	全国人民代表大会常务委员会
通过日期	2019年12月28日

目录

第一章　总则
第二章　基本医疗卫生服务
第三章　医疗卫生机构
第四章　医疗卫生人员
第五章　药品供应保障
第六章　健康促进
第七章　资金保障
第八章　监督管理
第九章　法律责任
第十章　附则

第一章　总则

第一条　为了发展医疗卫生与健康事业，保障公民享有基本医疗卫生服务，提高公民健康水平，推进健康中国建设，根据宪法，制定本法。

第二条　从事医疗卫生、健康促进及其监督管理活动，适用本法。

第三条　医疗卫生与健康事业应当坚持以人民为中心，为人民健康服务。

医疗卫生事业应当坚持公益性原则。

第四条　国家和社会尊重、保护公民的健康权。

国家实施健康中国战略，普及健康生活，优化健康服务，完善健康保障，建设健康环境，发展健康产业，提升公民全生命周期健康水平。

国家建立健康教育制度，保障公民获得健康教育的权利，提高公民的健康素养。

第五条　公民依法享有从国家和社会获得基本医疗卫生服务的权利。

国家建立基本医疗卫生制度,建立健全医疗卫生服务体系,保护和实现公民获得基本医疗卫生服务的权利。

第六条 各级人民政府应当把人民健康放在优先发展的战略地位,将健康理念融入各项政策,坚持预防为主,完善健康促进工作体系,组织实施健康促进的规划和行动,推进全民健身,建立健康影响评估制度,将公民主要健康指标改善情况纳入政府目标责任考核。

全社会应当共同关心和支持医疗卫生与健康事业的发展。

第七条 国务院和地方各级人民政府领导医疗卫生与健康促进工作。

国务院卫生健康主管部门负责统筹协调全国医疗卫生与健康促进工作。国务院其他有关部门在各自职责范围内负责有关的医疗卫生与健康促进工作。

县级以上地方人民政府卫生健康主管部门负责统筹协调本行政区域医疗卫生与健康促进工作。县级以上地方人民政府其他有关部门在各自职责范围内负责有关的医疗卫生与健康促进工作。

第八条 国家加强医学基础科学研究,鼓励医学科学技术创新,支持临床医学发展,促进医学科技成果的转化和应用,推进医疗卫生与信息技术融合发展,推广医疗卫生适宜技术,提高医疗卫生服务质量。

国家发展医学教育,完善适应医疗卫生事业发展需要的医学教育体系,大力培养医疗卫生人才。

第九条 国家大力发展中医药事业,坚持中西医并重、传承与创新相结合,发挥中医药在医疗卫生与健康事业中的独特作用。

第十条 国家合理规划和配置医疗卫生资源,以基层为重点,采取多种措施优先支持县级以下医疗卫生机构发展,提高其医疗卫生服务能力。

第十一条 国家加大对医疗卫生与健康事业的财政投入,通过增加转移支付等方式重点扶持革命老区、民族地区、边疆地区和经济欠发达地区发展医疗卫生与健康事业。

第十二条 国家鼓励和支持公民、法人和其他组织通过依法举办机构和捐赠、资助等方式,参与医疗卫生与健康事业,满足公民多样化、差异化、个性化健康需求。

公民、法人和其他组织捐赠财产用于医疗卫生与健康事业的,依法享受税收优惠。

第十三条 对在医疗卫生与健康事业中做出突出贡献的组织和个人,按照国家规定给予表彰、奖励。

第十四条 国家鼓励和支持医疗卫生与健康促进领域的对外交流合作。

开展医疗卫生与健康促进对外交流合作活动,应当遵守法律、法规,维护国家主权、安全和社会公共利益。

第二章 基本医疗卫生服务

第十五条 基本医疗卫生服务,是指维护人体健康所必需、与经济社会发展水平相适应、公民可公平获得的,采用适宜药物、适宜技术、适宜设备提供的疾病预防、诊断、治疗、护理和康复等服务。

基本医疗卫生服务包括基本公共卫生服务和基本医疗服务。基本公共卫生服务由国家免费提供。

第十六条 国家采取措施，保障公民享有安全有效的基本公共卫生服务，控制影响健康的危险因素，提高疾病的预防控制水平。

国家基本公共卫生服务项目由国务院卫生健康主管部门会同国务院财政部门、中医药主管部门等共同确定。

省、自治区、直辖市人民政府可以在国家基本公共卫生服务项目基础上，补充确定本行政区域的基本公共卫生服务项目，并报国务院卫生健康主管部门备案。

第十七条 国务院和省、自治区、直辖市人民政府可以将针对重点地区、重点疾病和特定人群的服务内容纳入基本公共卫生服务项目并组织实施。

县级以上地方人民政府针对本行政区域重大疾病和主要健康危险因素，开展专项防控工作。

第十八条 县级以上人民政府通过举办专业公共卫生机构、基层医疗卫生机构和医院，或者从其他医疗卫生机构购买服务的方式提供基本公共卫生服务。

第十九条 国家建立健全突发事件卫生应急体系，制定和完善应急预案，组织开展突发事件的医疗救治、卫生学调查处置和心理援助等卫生应急工作，有效控制和消除危害。

第二十条 国家建立传染病防控制度，制定传染病防治规划并组织实施，加强传染病监测预警，坚持预防为主、防治结合、联防联控、群防群控、源头防控、综合治理，阻断传播途径，保护易感人群，降低传染病的危害。

任何组织和个人应当接受、配合医疗卫生机构为预防、控制、消除传染病危害依法采取的调查、检验、采集样本、隔离治疗、医学观察等措施。

第二十一条 国家实行预防接种制度，加强免疫规划工作。居民有依法接种免疫规划疫苗的权利和义务。政府向居民免费提供免疫规划疫苗。

第二十二条 国家建立慢性非传染性疾病防控与管理制度，对慢性非传染性疾病及其致病危险因素开展监测、调查和综合防控干预，及时发现高危人群，为患者和高危人群提供诊疗、早期干预、随访管理和健康教育等服务。

第二十三条 国家加强职业健康保护。县级以上人民政府应当制定职业病防治规划，建立健全职业健康工作机制，加强职业健康监督管理，提高职业病综合防治能力和水平。

用人单位应当控制职业病危害因素，采取工程技术、个体防护和健康管理等综合治理措施，改善工作环境和劳动条件。

第二十四条 国家发展妇幼保健事业，建立健全妇幼健康服务体系，为妇女、儿童提供保健及常见病防治服务，保障妇女、儿童健康。

国家采取措施，为公民提供婚前保健、孕产期保健等服务，促进生殖健康，预防出生缺陷。

第二十五条 国家发展老年人保健事业。国务院和省、自治区、直辖市人民政府应当将老年人健康管理和常见病预防等纳入基本公共卫生服务项目。

第二十六条 国家发展残疾预防和残疾人康复事业，完善残疾预防和残疾人康复及其保障体系，采取措施为残疾人提供基本康复服务。

县级以上人民政府应当优先开展残疾儿童康复工作，实行康复与教育相结合。

第二十七条 国家建立健全院前急救体系，为急危重症患者提供及时、规范、有效的急救服务。

卫生健康主管部门、红十字会等有关部门、组织应当积极开展急救培训,普及急救知识,鼓励医疗卫生人员、经过急救培训的人员积极参与公共场所急救服务。公共场所应当按照规定配备必要的急救设备、设施。

急救中心(站)不得以未付费为由拒绝或者拖延为急危重症患者提供急救服务。

第二十八条 国家发展精神卫生事业,建设完善精神卫生服务体系,维护和增进公民心理健康,预防、治疗精神障碍。

国家采取措施,加强心理健康服务体系和人才队伍建设,促进心理健康教育、心理评估、心理咨询与心理治疗服务的有效衔接,设立为公众提供公益服务的心理援助热线,加强未成年人、残疾人和老年人等重点人群心理健康服务。

第二十九条 基本医疗服务主要由政府举办的医疗卫生机构提供。鼓励社会力量举办的医疗卫生机构提供基本医疗服务。

第三十条 国家推进基本医疗服务实行分级诊疗制度,引导非急诊患者首先到基层医疗卫生机构就诊,实行首诊负责制和转诊审核责任制,逐步建立基层首诊、双向转诊、急慢分治、上下联动的机制,并与基本医疗保险制度相衔接。

县级以上地方人民政府根据本行政区域医疗卫生需求,整合区域内政府举办的医疗卫生资源,因地制宜建立医疗联合体等协同联动的医疗服务合作机制。鼓励社会力量举办的医疗卫生机构参与医疗服务合作机制。

第三十一条 国家推进基层医疗卫生机构实行家庭医生签约服务,建立家庭医生服务团队,与居民签订协议,根据居民健康状况和医疗需求提供基本医疗卫生服务。

第三十二条 公民接受医疗卫生服务,对病情、诊疗方案、医疗风险、医疗费用等事项依法享有知情同意的权利。

需要实施手术、特殊检查、特殊治疗的,医疗卫生人员应当及时向患者说明医疗风险、替代医疗方案等情况,并取得其同意;不能或者不宜向患者说明的,应当向患者的近亲属说明,并取得其同意。法律另有规定的,依照其规定。

开展药物、医疗器械临床试验和其他医学研究应当遵守医学伦理规范,依法通过伦理审查,取得知情同意。

第三十三条 公民接受医疗卫生服务,应当受到尊重。医疗卫生机构、医疗卫生人员应当关心爱护、平等对待患者,尊重患者人格尊严,保护患者隐私。

公民接受医疗卫生服务,应当遵守诊疗制度和医疗卫生服务秩序,尊重医疗卫生人员。

第三章 医疗卫生机构

第三十四条 国家建立健全由基层医疗卫生机构、医院、专业公共卫生机构等组成的城乡全覆盖、功能互补、连续协同的医疗卫生服务体系。

国家加强县级医院、乡镇卫生院、村卫生室、社区卫生服务中心(站)和专业公共卫生机构等的建设,建立健全农村医疗卫生服务网络和城市社区卫生服务网络。

第三十五条 基层医疗卫生机构主要提供预防、保健、健康教育、疾病管理,为居民建立健康档案，常见病、多发病的诊疗以及部分疾病的康复、护理，接收医院转诊患者，向医院转诊超出自身服务能力的患者等基本医疗卫生服务。

医院主要提供疾病诊治，特别是急危重症和疑难病症的诊疗，突发事件医疗处置和救援以及健康教育等医疗卫生服务，并开展医学教育、医疗卫生人员培训、医学科学研究和对基层医疗卫生机构的业务指导等工作。

专业公共卫生机构主要提供传染病、慢性非传染性疾病、职业病、地方病等疾病预防控制和健康教育、妇幼保健、精神卫生、院前急救、采供血、食品安全风险监测评估、出生缺陷防治等公共卫生服务。

第三十六条 各级各类医疗卫生机构应当分工合作，为公民提供预防、保健、治疗、护理、康复、安宁疗护等全方位全周期的医疗卫生服务。

各级人民政府采取措施支持医疗卫生机构与养老机构、儿童福利机构、社区组织建立协作机制，为老年人、孤残儿童提供安全、便捷的医疗和健康服务。

第三十七条 县级以上人民政府应当制定并落实医疗卫生服务体系规划，科学配置医疗卫生资源，举办医疗卫生机构，为公民获得基本医疗卫生服务提供保障。

政府举办医疗卫生机构，应当考虑本行政区域人口、经济社会发展状况、医疗卫生资源、健康危险因素、发病率、患病率以及紧急救治需求等情况。

第三十八条 举办医疗机构，应当具备下列条件，按照国家有关规定办理审批或者备案手续：

（一）有符合规定的名称、组织机构和场所；
（二）有与其开展的业务相适应的经费、设施、设备和医疗卫生人员；
（三）有相应的规章制度；
（四）能够独立承担民事责任；
（五）法律、行政法规规定的其他条件。

医疗机构依法取得执业许可证。禁止伪造、变造、买卖、出租、出借医疗机构执业许可证。

各级各类医疗卫生机构的具体条件和配置应当符合国务院卫生健康主管部门制定的医疗卫生机构标准。

第三十九条 国家对医疗卫生机构实行分类管理。

医疗卫生服务体系坚持以非营利性医疗卫生机构为主体、营利性医疗卫生机构为补充。政府举办非营利性医疗卫生机构，在基本医疗卫生事业中发挥主导作用，保障基本医疗卫生服务公平可及。

以政府资金、捐赠资产举办或者参与举办的医疗卫生机构不得设立为营利性医疗卫生机构。

医疗卫生机构不得对外出租、承包医疗科室。非营利性医疗卫生机构不得向出资人、举办者分配或者变相分配收益。

第四十条 政府举办的医疗卫生机构应当坚持公益性质，所有收支均纳入预算管理，按照医疗卫生服务体系规划合理设置并控制规模。

国家鼓励政府举办的医疗卫生机构与社会力量合作举办非营利性医疗卫生机构。

政府举办的医疗卫生机构不得与其他组织投资设立非独立法人资格的医疗卫生机构，

不得与社会资本合作举办营利性医疗卫生机构。

第四十一条 国家采取多种措施,鼓励和引导社会力量依法举办医疗卫生机构,支持和规范社会力量举办的医疗卫生机构与政府举办的医疗卫生机构开展多种类型的医疗业务、学科建设、人才培养等合作。

社会力量举办的医疗卫生机构在基本医疗保险定点、重点专科建设、科研教学、等级评审、特定医疗技术准入、医疗卫生人员职称评定等方面享有与政府举办的医疗卫生机构同等的权利。

社会力量可以选择设立非营利性或者营利性医疗卫生机构。社会力量举办的非营利性医疗卫生机构按照规定享受与政府举办的医疗卫生机构同等的税收、财政补助、用地、用水、用电、用气、用热等政策,并依法接受监督管理。

第四十二条 国家以建成的医疗卫生机构为基础,合理规划与设置国家医学中心和国家、省级区域性医疗中心,诊治疑难重症,研究攻克重大医学难题,培养高层次医疗卫生人才。

第四十三条 医疗卫生机构应当遵守法律、法规、规章,建立健全内部质量管理和控制制度,对医疗卫生服务质量负责。

医疗卫生机构应当按照临床诊疗指南、临床技术操作规范和行业标准以及医学伦理规范等有关要求,合理进行检查、用药、诊疗,加强医疗卫生安全风险防范,优化服务流程,持续改进医疗卫生服务质量。

第四十四条 国家对医疗卫生技术的临床应用进行分类管理,对技术难度大、医疗风险高,服务能力、人员专业技术水平要求较高的医疗卫生技术实行严格管理。

医疗卫生机构开展医疗卫生技术临床应用,应当与其功能任务相适应,遵循科学、安全、规范、有效、经济的原则,并符合伦理。

第四十五条 国家建立权责清晰、管理科学、治理完善、运行高效、监督有力的现代医院管理制度。

医院应当制定章程,建立和完善法人治理结构,提高医疗卫生服务能力和运行效率。

第四十六条 医疗卫生机构执业场所是提供医疗卫生服务的公共场所,任何组织或者个人不得扰乱其秩序。

第四十七条 国家完善医疗风险分担机制,鼓励医疗机构参加医疗责任保险或者建立医疗风险基金,鼓励患者参加医疗意外保险。

第四十八条 国家鼓励医疗卫生机构不断改进预防、保健、诊断、治疗、护理和康复的技术、设备与服务,支持开发适合基层和边远地区应用的医疗卫生技术。

第四十九条 国家推进全民健康信息化,推动健康医疗大数据、人工智能等的应用发展,加快医疗卫生信息基础设施建设,制定健康医疗数据采集、存储、分析和应用的技术标准,运用信息技术促进优质医疗卫生资源的普及与共享。

县级以上人民政府及其有关部门应当采取措施,推进信息技术在医疗卫生领域和医学教育中的应用,支持探索发展医疗卫生服务新模式、新业态。

国家采取措施,推进医疗卫生机构建立健全医疗卫生信息交流和信息安全制度,应用信息技术开展远程医疗服务,构建线上线下一体化医疗服务模式。

第五十条 发生自然灾害、事故灾难、公共卫生事件和社会安全事件等严重威胁人民群众生命健康的突发事件时，医疗卫生机构、医疗卫生人员应当服从政府部门的调遣，参与卫生应急处置和医疗救治。对致病、致残、死亡的参与人员，按照规定给予工伤或者抚恤、烈士褒扬等相关待遇。

第四章 医疗卫生人员

第五十一条 医疗卫生人员应当弘扬敬佑生命、救死扶伤、甘于奉献、大爱无疆的崇高职业精神，遵守行业规范，恪守医德，努力提高专业水平和服务质量。

医疗卫生行业组织、医疗卫生机构、医学院校应当加强对医疗卫生人员的医德医风教育。

第五十二条 国家制定医疗卫生人员培养规划，建立适应行业特点和社会需求的医疗卫生人员培养机制和供需平衡机制，完善医学院校教育、毕业后教育和继续教育体系，建立健全住院医师、专科医师规范化培训制度，建立规模适宜、结构合理、分布均衡的医疗卫生队伍。

国家加强全科医生的培养和使用。全科医生主要提供常见病、多发病的诊疗和转诊、预防、保健、康复，以及慢性病管理、健康管理等服务。

第五十三条 国家对医师、护士等医疗卫生人员依法实行执业注册制度。医疗卫生人员应当依法取得相应的职业资格。

第五十四条 医疗卫生人员应当遵循医学科学规律，遵守有关临床诊疗技术规范和各项操作规范以及医学伦理规范，使用适宜技术和药物，合理诊疗，因病施治，不得对患者实施过度医疗。

医疗卫生人员不得利用职务之便索要、非法收受财物或者牟取其他不正当利益。

第五十五条 国家建立健全符合医疗卫生行业特点的人事、薪酬、奖励制度，体现医疗卫生人员职业特点和技术劳动价值。

对从事传染病防治、放射医学和精神卫生工作以及其他在特殊岗位工作的医疗卫生人员，应当按照国家规定给予适当的津贴。津贴标准应当定期调整。

第五十六条 国家建立医疗卫生人员定期到基层和艰苦边远地区从事医疗卫生工作制度。

国家采取定向免费培养、对口支援、退休返聘等措施，加强基层和艰苦边远地区医疗卫生队伍建设。

执业医师晋升为副高级技术职称的，应当有累计一年以上在县级以下或者对口支援的医疗卫生机构提供医疗卫生服务的经历。

对在基层和艰苦边远地区工作的医疗卫生人员，在薪酬津贴、职称评定、职业发展、教育培训和表彰奖励等方面实行优惠待遇。

国家加强乡村医疗卫生队伍建设，建立县乡村上下贯通的职业发展机制，完善对乡村医疗卫生人员的服务收入多渠道补助机制和养老政策。

第五十七条 全社会应当关心、尊重医疗卫生人员，维护良好安全的医疗卫生服务秩序，共同构建和谐医患关系。

医疗卫生人员的人身安全、人格尊严不受侵犯，其合法权益受法律保护。禁止任何组织或者个人威胁、危害医疗卫生人员人身安全，侵犯医疗卫生人员人格尊严。

国家采取措施，保障医疗卫生人员执业环境。

第五章 药品供应保障

第五十八条 国家完善药品供应保障制度，建立工作协调机制，保障药品的安全、有效、可及。

第五十九条 国家实施基本药物制度，遴选适当数量的基本药物品种，满足疾病防治基本用药需求。

国家公布基本药物目录，根据药品临床应用实践、药品标准变化、药品新上市情况等，对基本药物目录进行动态调整。

基本药物按照规定优先纳入基本医疗保险药品目录。

国家提高基本药物的供给能力，强化基本药物质量监管，确保基本药物公平可及、合理使用。

第六十条 国家建立健全以临床需求为导向的药品审评审批制度，支持临床急需药品、儿童用药品和防治罕见病、重大疾病等药品的研制、生产，满足疾病防治需求。

第六十一条 国家建立健全药品研制、生产、流通、使用全过程追溯制度，加强药品管理，保证药品质量。

第六十二条 国家建立健全药品价格监测体系，开展成本价格调查，加强药品价格监督检查，依法查处价格垄断、价格欺诈、不正当竞争等违法行为，维护药品价格秩序。

国家加强药品分类采购管理和指导。参加药品采购投标的投标人不得以低于成本的报价竞标，不得以欺诈、串通投标、滥用市场支配地位等方式竞标。

第六十三条 国家建立中央与地方两级医药储备，用于保障重大灾情、疫情及其他突发事件等应急需要。

第六十四条 国家建立健全药品供求监测体系，及时收集和汇总分析药品供求信息，定期公布药品生产、流通、使用等情况。

第六十五条 国家加强对医疗器械的管理，完善医疗器械的标准和规范，提高医疗器械的安全有效水平。

国务院卫生健康主管部门和省、自治区、直辖市人民政府卫生健康主管部门应当根据技术的先进性、适宜性和可及性，编制大型医用设备配置规划，促进区域内医用设备合理配置、充分共享。

第六十六条 国家加强中药的保护与发展，充分体现中药的特色和优势，发挥其在预防、保健、医疗、康复中的作用。

第六章 健康促进

第六十七条 各级人民政府应当加强健康教育工作及其专业人才培养，建立健康知识和技能核心信息发布制度，普及健康科学知识，向公众提供科学、准确的健康信息。

医疗卫生、教育、体育、宣传等机构、基层群众性自治组织和社会组织应当开展健康知识的宣传和普及。医疗卫生人员在提供医疗卫生服务时，应当对患者开展健康教育。新闻媒体应当开展健康知识的公益宣传。健康知识的宣传应当科学、准确。

第六十八条 国家将健康教育纳入国民教育体系。学校应当利用多种形式实施健康教育，普及健康知识、科学健身知识、急救知识和技能，提高学生主动防病的意识，培养学生良好的卫生习惯和健康的行为习惯，减少、改善学生近视、肥胖等不良健康状况。

学校应当按照规定开设体育与健康课程，组织学生开展广播体操、眼保健操、体能锻炼等活动。

学校按照规定配备校医，建立和完善卫生室、保健室等。

县级以上人民政府教育主管部门应当按照规定将学生体质健康水平纳入学校考核体系。

第六十九条 公民是自己健康的第一责任人，树立和践行对自己健康负责的健康管理理念，主动学习健康知识，提高健康素养，加强健康管理。倡导家庭成员相互关爱，形成符合自身和家庭特点的健康生活方式。

公民应当尊重他人的健康权利和利益，不得损害他人健康和社会公共利益。

第七十条 国家组织居民健康状况调查和统计，开展体质监测，对健康绩效进行评估，并根据评估结果制定、完善与健康相关的法律、法规、政策和规划。

第七十一条 国家建立疾病和健康危险因素监测、调查和风险评估制度。县级以上人民政府及其有关部门针对影响健康的主要问题，组织开展健康危险因素研究，制定综合防治措施。

国家加强影响健康的环境问题预防和治理，组织开展环境质量对健康影响的研究，采取措施预防和控制与环境问题有关的疾病。

第七十二条 国家大力开展爱国卫生运动，鼓励和支持开展爱国卫生月等群众性卫生与健康活动，依靠和动员群众控制和消除健康危险因素，改善环境卫生状况，建设健康城市、健康村镇、健康社区。

第七十三条 国家建立科学、严格的食品、饮用水安全监督管理制度，提高安全水平。

第七十四条 国家建立营养状况监测制度，实施经济欠发达地区、重点人群营养干预计划，开展未成年人和老年人营养改善行动，倡导健康饮食习惯，减少不健康饮食引起的疾病风险。

第七十五条 国家发展全民健身事业，完善覆盖城乡的全民健身公共服务体系，加强公共体育设施建设，组织开展和支持全民健身活动，加强全民健身指导服务，普及科学健身知识和方法。

国家鼓励单位的体育场地设施向公众开放。

第七十六条 国家制定并实施未成年人、妇女、老年人、残疾人等的健康工作计划，加强重点人群健康服务。

国家推动长期护理保障工作，鼓励发展长期护理保险。

第七十七条 国家完善公共场所卫生管理制度。县级以上人民政府卫生健康等主管部门应当加强对公共场所的卫生监督。公共场所卫生监督信息应当依法向社会公开。

公共场所经营单位应当建立健全并严格实施卫生管理制度，保证其经营活动持续符合国家对公共场所的卫生要求。

第七十八条 国家采取措施，减少吸烟对公民健康的危害。

公共场所控制吸烟，强化监督执法。

烟草制品包装应当印制带有说明吸烟危害的警示。

禁止向未成年人出售烟酒。

第七十九条 用人单位应当为职工创造有益于健康的环境和条件，严格执行劳动安全卫生等相关规定，积极组织职工开展健身活动，保护职工健康。

国家鼓励用人单位开展职工健康指导工作。

国家提倡用人单位为职工定期开展健康检查。法律、法规对健康检查有规定的，依照其规定。

第七章 资金保障

第八十条 各级人民政府应当切实履行发展医疗卫生与健康事业的职责，建立与经济社会发展、财政状况和健康指标相适应的医疗卫生与健康事业投入机制，将医疗卫生与健康促进经费纳入本级政府预算，按照规定主要用于保障基本医疗服务、公共卫生服务、基本医疗保障和政府举办的医疗卫生机构建设和运行发展。

第八十一条 县级以上人民政府通过预算、审计、监督执法、社会监督等方式，加强资金的监督管理。

第八十二条 基本医疗服务费用主要由基本医疗保险基金和个人支付。国家依法多渠道筹集基本医疗保险基金，逐步完善基本医疗保险可持续筹资和保障水平调整机制。

公民有依法参加基本医疗保险的权利和义务。用人单位和职工按照国家规定缴纳职工基本医疗保险费。城乡居民按照规定缴纳城乡居民基本医疗保险费。

第八十三条 国家建立以基本医疗保险为主体，商业健康保险、医疗救助、职工互助医疗和医疗慈善服务等为补充的、多层次的医疗保障体系。

国家鼓励发展商业健康保险，满足人民群众多样化健康保障需求。

国家完善医疗救助制度，保障符合条件的困难群众获得基本医疗服务。

第八十四条 国家建立健全基本医疗保险经办机构与协议定点医疗卫生机构之间的协商谈判机制，科学合理确定基本医疗保险基金支付标准和支付方式，引导医疗卫生机构合理诊疗，促进患者有序流动，提高基本医疗保险基金使用效益。

第八十五条 基本医疗保险基金支付范围由国务院医疗保障主管部门组织制定，并应当听取国务院卫生健康主管部门、中医药主管部门、药品监督管理部门、财政部门等的意见。

省、自治区、直辖市人民政府可以按照国家有关规定，补充确定本行政区域基本医疗保险基金支付的具体项目和标准，并报国务院医疗保障主管部门备案。

国务院医疗保障主管部门应当对纳入支付范围的基本医疗保险药品目录、诊疗项目、医疗服务设施标准等组织开展循证医学和经济性评价，并应当听取国务院卫生健康主管部门、中医药主管部门、药品监督管理部门、财政部门等有关方面的意见。评价结果应当作为调整基本医疗保险基金支付范围的依据。

第八章 监督管理

第八十六条 国家建立健全机构自治、行业自律、政府监管、社会监督相结合的医疗卫生综合监督管理体系。

县级以上人民政府卫生健康主管部门对医疗卫生行业实行属地化、全行业监督管理。

第八十七条 县级以上人民政府医疗保障主管部门应当提高医疗保障监管能力和水平，对纳入基本医疗保险基金支付范围的医疗服务行为和医疗费用加强监督管理，确保基本医疗保险基金合理使用、安全可控。

第八十八条 县级以上人民政府应当组织卫生健康、医疗保障、药品监督管理、发展改革、财政等部门建立沟通协商机制，加强制度衔接和工作配合，提高医疗卫生资源使用效率和保障水平。

第八十九条 县级以上人民政府应当定期向本级人民代表大会或者其常务委员会报告基本医疗卫生与健康促进工作，依法接受监督。

第九十条 县级以上人民政府有关部门未履行医疗卫生与健康促进工作相关职责的，本级人民政府或者上级人民政府有关部门应当对其主要负责人进行约谈。

地方人民政府未履行医疗卫生与健康促进工作相关职责的，上级人民政府应当对其主要负责人进行约谈。

被约谈的部门和地方人民政府应当立即采取措施，进行整改。

约谈情况和整改情况应当纳入有关部门和地方人民政府工作评议、考核记录。

第九十一条 县级以上地方人民政府卫生健康主管部门应当建立医疗卫生机构绩效评估制度，组织对医疗卫生机构的服务质量、医疗技术、药品和医用设备使用等情况进行评估。评估应当吸收行业组织和公众参与。评估结果应当以适当方式向社会公开，作为评价医疗卫生机构和卫生监管的重要依据。

第九十二条 国家保护公民个人健康信息，确保公民个人健康信息安全。任何组织或者个人不得非法收集、使用、加工、传输公民个人健康信息，不得非法买卖、提供或者公开公民个人健康信息。

第九十三条 县级以上人民政府卫生健康主管部门、医疗保障主管部门应当建立医疗卫生机构、人员等信用记录制度，纳入全国信用信息共享平台，按照国家规定实施联合惩戒。

第九十四条 县级以上地方人民政府卫生健康主管部门及其委托的卫生健康监督机构，依法开展本行政区域医疗卫生等行政执法工作。

第九十五条 县级以上人民政府卫生健康主管部门应当积极培育医疗卫生行业组织，发挥其在医疗卫生与健康促进工作中的作用，支持其参与行业管理规范、技术标准制定和医疗卫生评价、评估、评审等工作。

第九十六条 国家建立医疗纠纷预防和处理机制，妥善处理医疗纠纷，维护医疗秩序。

第九十七条 国家鼓励公民、法人和其他组织对医疗卫生与健康促进工作进行社会监督。

任何组织和个人对违反本法规定的行为，有权向县级以上人民政府卫生健康主管部门和其他有关部门投诉、举报。

第九章　法律责任

第九十八条　违反本法规定，地方各级人民政府、县级以上人民政府卫生健康主管部门和其他有关部门，滥用职权、玩忽职守、徇私舞弊的，对直接负责的主管人员和其他直接责任人员依法给予处分。

第九十九条　违反本法规定，未取得医疗机构执业许可证擅自执业的，由县级以上人民政府卫生健康主管部门责令停止执业活动，没收违法所得和药品、医疗器械，并处违法所得五倍以上二十倍以下的罚款，违法所得不足一万元的，按一万元计算。

违反本法规定，伪造、变造、买卖、出租、出借医疗机构执业许可证的，由县级以上人民政府卫生健康主管部门责令改正，没收违法所得，并处违法所得五倍以上十五倍以下的罚款，违法所得不足一万元的，按一万元计算；情节严重的，吊销医疗机构执业许可证。

第一百条　违反本法规定，有下列行为之一的，由县级以上人民政府卫生健康主管部门责令改正，没收违法所得，并处违法所得二倍以上十倍以下的罚款，违法所得不足一万元的，按一万元计算；对直接负责的主管人员和其他直接责任人员依法给予处分：

（一）政府举办的医疗卫生机构与其他组织投资设立非独立法人资格的医疗卫生机构；

（二）医疗卫生机构对外出租、承包医疗科室；

（三）非营利性医疗卫生机构向出资人、举办者分配或者变相分配收益。

第一百零一条　违反本法规定，医疗卫生机构等的医疗信息安全制度、保障措施不健全，导致医疗信息泄露，或者医疗质量管理和医疗技术管理制度、安全措施不健全的，由县级以上人民政府卫生健康等主管部门责令改正，给予警告，并处一万元以上五万元以下的罚款；情节严重的，可以责令停止相应执业活动，对直接负责的主管人员和其他直接责任人员依法追究法律责任。

第一百零二条　违反本法规定，医疗卫生人员有下列行为之一的，由县级以上人民政府卫生健康主管部门依照有关执业医师、护士管理和医疗纠纷预防处理等法律、行政法规的规定给予行政处罚：

（一）利用职务之便索要、非法收受财物或者牟取其他不正当利益；

（二）泄露公民个人健康信息；

（三）在开展医学研究或提供医疗卫生服务过程中未按照规定履行告知义务或者违反医学伦理规范。

前款规定的人员属于政府举办的医疗卫生机构中的人员的，依法给予处分。

第一百零三条　违反本法规定，参加药品采购投标的投标人以低于成本的报价竞标，或者以欺诈、串通投标、滥用市场支配地位等方式竞标的，由县级以上人民政府医疗保障主管部门责令改正，没收违法所得；中标的，中标无效，处中标项目金额千分之五以上千分之十以下的罚款，对法定代表人、主要负责人、直接负责的主管人员和其他责任人员处对单位罚款数额百分之五以上百分之十以下的罚款；情节严重的，取消其二年至五年内参加药品采购投标的资格并予以公告。

第一百零四条　违反本法规定，以欺诈、伪造证明材料或者其他手段骗取基本医疗保险待遇，或者基本医疗保险经办机构以及医疗机构、药品经营单位等以欺诈、伪造证明材料或者其他手段骗取基本医疗保险基金支出的，由县级以上人民政府医疗保障主管部门依照有关社会保险的法律、行政法规规定给予行政处罚。

第一百零五条 违反本法规定，扰乱医疗卫生机构执业场所秩序，威胁、危害医疗卫生人员人身安全，侵犯医疗卫生人员人格尊严，非法收集、使用、加工、传输公民个人健康信息，非法买卖、提供或者公开公民个人健康信息等，构成违反治安管理行为的，依法给予治安管理处罚。

第一百零六条 违反本法规定，构成犯罪的，依法追究刑事责任；造成人身、财产损害的，依法承担民事责任。

第十章 附则

第一百零七条 本法中下列用语的含义：

（一）主要健康指标，是指人均预期寿命、孕产妇死亡率、婴儿死亡率、五岁以下儿童死亡率等。

（二）医疗卫生机构，是指基层医疗卫生机构、医院和专业公共卫生机构等。

（三）基层医疗卫生机构，是指乡镇卫生院、社区卫生服务中心(站)、村卫生室、医务室、门诊部和诊所等。

（四）专业公共卫生机构，是指疾病预防控制中心、专科疾病防治机构、健康教育机构、急救中心(站)和血站等。

（五）医疗卫生人员，是指执业医师、执业助理医师、注册护士、药师(士)、检验技师(士)、影像技师(士)和乡村医生等卫生专业人员。

（六）基本药物，是指满足疾病防治基本用药需求，适应现阶段基本国情和保障能力，剂型适宜，价格合理，能够保障供应，可公平获得的药品。

第一百零八条 省、自治区、直辖市和设区的市、自治州可以结合实际，制定本地方发展医疗卫生与健康事业的具体办法。

第一百零九条 中国人民解放军和中国人民武装警察部队的医疗卫生与健康促进工作，由国务院和中央军事委员会依照本法制定管理办法。

第一百一十条 本法自2020年6月1日起施行。

附录十

中华人民共和国母婴保健法实施办法

中文名称	中华人民共和国母婴保健法实施办法
发布机构	国务院
发布日期	2001年6月20日

第一章 总则

第一条 根据《中华人民共和国母婴保健法》(以下简称母婴保健法),制定本办法。

第二条 在中华人民共和国境内从事母婴保健服务活动的机构及其人员应当遵守母婴保健法和本办法。

从事计划生育技术服务的机构开展计划生育技术服务活动,依照《计划生育技术服务管理条例》的规定执行。

第三条 母婴保健技术服务主要包括下列事项:

(一)有关母婴保健的科普宣传、教育和咨询;

(二)婚前医学检查;

(三)产前诊断和遗传病诊断;

(四)助产技术;

(五)实施医学上需要的节育手术;

(六)新生儿疾病筛查;

(七)有关生育、节育、不育的其他生殖保健服务。

第四条 公民享有母婴保健的知情选择权。国家保障公民获得适宜的母婴保健服务的权利。

第五条 母婴保健工作以保健为中心,以保障生殖健康为目的,实行保健和临床相结合,面向群体、面向基层和预防为主的方针。

第六条 各级人民政府应当将母婴保健工作纳入本级国民经济和社会发展计划,为母婴保健事业的发展提供必要的经济、技术和物质条件,并对少数民族地区、贫困地区的母婴保健事业给予特殊支持。

县级以上地方人民政府根据本地区的实际情况和需要,可以设立母婴保健事业发展专项资金。

第七条 国务院卫生行政部门主管全国母婴保健工作,履行下列职责:

(一)制定母婴保健法及本办法的配套规章和技术规范;

(二)按照分级分类指导的原则,制定全国母婴保健工作发展规划和实施步骤;

(三)组织推广母婴保健及其他生殖健康的适宜技术;
(四)对母婴保健工作实施监督。

第八条 县级以上各级人民政府财政、公安、民政、教育、劳动保障、计划生育等部门应当在各自职责范围内,配合同级卫生行政部门做好母婴保健工作。

第二章 婚前保健

第九条 母婴保健法第七条所称婚前卫生指导,包括下列事项:
(一)有关性卫生的保健和教育;
(二)新婚避孕知识及计划生育指导;
(三)受孕前的准备、环境和疾病对后代影响等孕前保健知识;
(四)遗传病的基本知识;
(五)影响婚育的有关疾病的基本知识;
(六)其他生殖健康知识。

医师进行婚前卫生咨询时,应当为服务对象提供科学的信息,对可能产生的后果进行指导,并提出适当的建议。

第十条 在实行婚前医学检查的地区,准备结婚的男女双方在办理结婚登记前,应当到医疗、保健机构进行婚前医学检查。

第十一条 从事婚前医学检查的医疗、保健机构,由其所在地设区的市级人民政府卫生行政部门进行审查;符合条件的,在其《医疗机构执业许可证》上注明。

第十二条 申请从事婚前医学检查的医疗、保健机构应当具备下列条件:
(一)分别设置专用的男、女婚前医学检查室,配备常规检查和专科检查设备;
(二)设置婚前生殖健康宣传教育室;
(三)具有符合条件的进行男、女婚前医学检查的执业医师。

第十三条 婚前医学检查包括询问病史、体格及相关检查。

婚前医学检查应当遵守婚前保健工作规范并按照婚前医学检查项目进行。婚前保健工作规范和婚前医学检查项目由国务院卫生行政部门规定。

第十四条 经婚前医学检查,医疗、保健机构应当向接受婚前医学检查的当事人出具婚前医学检查证明。

婚前医学检查证明应当列明是否发现下列疾病:
(一)在传染期内的指定传染病;
(二)在发病期内的有关精神病;
(三)不宜生育的严重遗传性疾病;
(四)医学上认为不宜结婚的其他疾病。

发现前款第(一)项、第(二)项、第(三)项疾病的,医师应当向当事人说明情况,提出预防、治疗以及采取相应医学措施的建议。当事人依据医生的医学意见,可以暂缓结婚,也可以自愿采用长效避孕措施或者结扎手术;医疗、保健机构应当为其治疗提供医学咨询和医疗服务。

第十五条 经婚前医学检查,医疗、保健机构不能确诊的,应当转到设区的市级以上人民政府卫生行政部门指定的医疗、保健机构确诊。

第十六条　在实行婚前医学检查的地区，婚姻登记机关在办理结婚登记时，应当查验婚前医学检查证明或者母婴保健法第十一条规定的医学鉴定证明。

第三章　孕产期保健

第十七条　医疗、保健机构应当为育龄妇女提供有关避孕、节育、生育、不育和生殖健康的咨询和医疗保健服务。

医师发现或者怀疑育龄夫妻患有严重遗传性疾病的，应当提出医学意见；限于现有医疗技术水平难以确诊的，应当向当事人说明情况。育龄夫妻可以选择避孕、节育、不孕等相应的医学措施。

第十八条　医疗、保健机构应当为孕产妇提供下列医疗保健服务：

(一)为孕产妇建立保健手册(卡)，定期进行产前检查；

(二)为孕产妇提供卫生、营养、心理等方面的医学指导与咨询；

(三)对高危孕妇进行重点监护、随访和医疗保健服务；

(四)为孕产妇提供安全分娩技术服务；

(五)定期进行产后访视，指导产妇科学喂养婴儿；

(六)提供避孕咨询指导和技术服务；

(七)对产妇及其家属进行生殖健康教育和科学育儿知识教育；

(八)其他孕产期保健服务。

第十九条　医疗、保健机构发现孕妇患有下列严重疾病或者接触物理、化学、生物等有毒、有害因素，可能危及孕妇生命安全或者可能严重影响孕妇健康和胎儿正常发育的，应当对孕妇进行医学指导和下列必要的医学检查：

(一)严重的妊娠合并症或者并发症；

(二)严重的精神性疾病；

(三)国务院卫生行政部门规定的严重影响生育的其他疾病。

第二十条　孕妇有下列情形之一的，医师应当对其进行产前诊断：

(一)羊水过多或者过少的；

(二)胎儿发育异常或者胎儿有可疑畸形的；

(三)孕早期接触过可能导致胎儿先天缺陷的物质的；

(四)有遗传病家族史或者曾经分娩过先天性严重缺陷婴儿的；

(五)初产妇年龄超过35周岁的。

第二十一条　母婴保健法第十八条规定的胎儿的严重遗传性疾病、胎儿的严重缺陷、孕妇患继续妊娠可能危及其生命健康和安全的严重疾病目录，由国务院卫生行政部门规定。

第二十二条　生育过严重遗传性疾病或者严重缺陷患儿的，再次妊娠前，夫妻双方应当按照国家有关规定到医疗、保健机构进行医学检查。医疗、保健机构应当向当事人介绍有关遗传性疾病的知识，给予咨询、指导。对诊断患有医学上认为不宜生育的严重遗传性疾病的，医师应当向当事人说明情况，并提出医学意见。

第二十三条 严禁采用技术手段对胎儿进行性别鉴定。

对怀疑胎儿可能为伴性遗传病，需要进行性别鉴定的，由省、自治区、直辖市人民政府卫生行政部门指定的医疗、保健机构按照国务院卫生行政部门的规定进行鉴定。

第二十四条 国家提倡住院分娩。医疗、保健机构应当按照国务院卫生行政部门制定的技术操作规范，实施消毒接生和新生儿复苏，预防产伤及产后出血等产科并发症，降低孕产妇及围产儿发病率、死亡率。

没有条件住院分娩的，应当由经过培训、具备相应接生能力的家庭接生人员接生。

高危孕妇应当在医疗、保健机构住院分娩。

县级人民政府卫生行政部门应当加强对家庭接生人员的培训、技术指导和监督管理。

第四章　婴儿保健

第二十五条 医疗、保健机构应当按照国家有关规定开展新生儿先天性、遗传性代谢病筛查、诊断、治疗和监测。

第二十六条 医疗、保健机构应当按照规定进行新生儿访视，建立儿童保健手册（卡），定期对其进行健康检查，提供有关预防疾病、合理膳食、促进智力发育等科学知识，做好婴儿多发病、常见病防治等医疗保健服务。

第二十七条 医疗、保健机构应当按照规定的程序和项目对婴儿进行预防接种。

婴儿的监护人应当保证婴儿及时接受预防接种。

第二十八条 国家推行母乳喂养。医疗、保健机构应当为实施母乳喂养提供技术指导，为住院分娩的产妇提供必要的母乳喂养条件。

医疗、保健机构不得向孕产妇和婴儿家庭宣传、推荐母乳代用品。

第二十九条 母乳代用品产品包装标签应当在显著位置标明母乳喂养的优越性。

母乳代用品生产者、销售者不得向医疗、保健机构赠送产品样品或者以推销为目的有条件地提供设备、资金和资料。

第三十条 妇女享有国家规定的产假。有不满 1 周岁婴儿的妇女，所在单位应当在劳动时间内为其安排一定的哺乳时间。

第五章　技术鉴定

第三十一条 母婴保健医学技术鉴定委员会分为省、市、县三级。

母婴保健医学技术鉴定委员会成员应当符合下列任职条件：

（一）县级母婴保健医学技术鉴定委员会成员应当具有主治医师以上专业技术职务；

（二）设区的市级和省级母婴保健医学技术鉴定委员会成员应当具有副主任医师以上专业技术职务。

第三十二条 当事人对婚前医学检查、遗传病诊断、产前诊断结果有异议，需要进一步确诊的，可以自接到检查或者诊断结果之日起 15 日内向所在地县级或者设区的市级母婴保健医学技术鉴定委员会提出书面鉴定申请。

母婴保健医学技术鉴定委员会应当自接到鉴定申请之日起 30 日内作出医学技术鉴定

意见，并及时通知当事人。

当事人对鉴定意见有异议的，可以自接到鉴定意见通知书之日起 15 日内向上一级母婴保健医学技术鉴定委员会申请再鉴定。

第三十三条 母婴保健医学技术鉴定委员会进行医学鉴定时须有 5 名以上相关专业医学技术鉴定委员会成员参加。

鉴定委员会成员应当在鉴定结论上署名；不同意见应当如实记录。鉴定委员会根据鉴定结论向当事人出具鉴定意见书。

母婴保健医学技术鉴定管理办法由国务院卫生行政部门制定。

第六章 监督管理

第三十四条 县级以上地方人民政府卫生行政部门负责本行政区域内的母婴保健监督管理工作，履行下列监督管理职责：

（一）依照母婴保健法和本办法以及国务院卫生行政部门规定的条件和技术标准，对从事母婴保健工作的机构和人员实施许可，并核发相应的许可证书；

（二）对母婴保健法和本办法的执行情况进行监督检查；

（三）对违反母婴保健法和本办法的行为，依法给予行政处罚；

（四）负责母婴保健工作监督管理的其他事项。

第三十五条 从事遗传病诊断、产前诊断的医疗、保健机构和人员，须经省、自治区、直辖市人民政府卫生行政部门许可。

从事婚前医学检查的医疗、保健机构和人员，须经设区的市级人民政府卫生行政部门许可。

从事助产技术服务、结扎手术和终止妊娠手术的医疗、保健机构和人员，须经县级人民政府卫生行政部门许可，并取得相应的合格证书。

第三十六条 卫生监督人员在执行职务时，应当出示证件。

卫生监督人员可以向医疗、保健机构了解情况，索取必要的资料，对母婴保健工作进行监督、检查，医疗、保健机构不得拒绝和隐瞒。

卫生监督人员对医疗、保健机构提供的技术资料负有保密的义务。

第三十七条 医疗、保健机构应当根据其从事的业务，配备相应的人员和医疗设备，对从事母婴保健工作的人员加强岗位业务培训和职业道德教育，并定期对其进行检查、考核。

医师和助产人员（包括家庭接生人员）应当严格遵守有关技术操作规范，认真填写各项记录，提高助产技术和服务质量。

助产人员的管理，按照国务院卫生行政部门的规定执行。

从事母婴保健工作的执业医师应当依照母婴保健法的规定取得相应的资格。

第三十八条 医疗、保健机构应当按照国务院卫生行政部门的规定，对托幼园、所卫生保健工作进行业务指导。

第三十九条 国家建立孕产妇死亡、婴儿死亡和新生儿出生缺陷监测、报告制度。

第七章　罚则

第四十条　医疗、保健机构或者人员未取得母婴保健技术许可,擅自从事婚前医学检查、遗传病诊断、产前诊断、终止妊娠手术和医学技术鉴定或者出具有关医学证明的,由卫生行政部门给予警告,责令停止违法行为,没收违法所得;违法所得 5000 元以上的,并处违法所得 3 倍以上 5 倍以下的罚款;没有违法所得或者违法所得不足 5000 元的,并处 5000 元以上 2 万元以下的罚款。

第四十一条　从事母婴保健技术服务的人员出具虚假医学证明文件的,依法给予行政处分;有下列情形之一的,由原发证部门撤销相应的母婴保健技术执业资格或者医师执业证书:

(一)因延误诊治,造成严重后果的;
(二)给当事人身心健康造成严重后果的;
(三)造成其他严重后果的。

第四十二条　违反本办法规定进行胎儿性别鉴定的,由卫生行政部门给予警告,责令停止违法行为;对医疗、保健机构直接负责的主管人员和其他直接责任人员,依法给予行政处分。进行胎儿性别鉴定两次以上的或者以营利为目的进行胎儿性别鉴定的,并由原发证机关撤销相应的母婴保健技术执业资格或者医师执业证书。

第八章　附则

第四十三条　婚前医学检查证明的格式由国务院卫生行政部门规定。

第四十四条　母婴保健法及本办法所称的医疗、保健机构,是指依照《医疗机构管理条例》取得卫生行政部门医疗机构执业许可的各级各类医疗机构。

第四十五条　本办法自公布之日起施行。

附录十一

中华人民共和国人类遗传资源管理条例

中文名称	中华人民共和国人类遗传资源管理条例
发布机构	国务院
发布日期	2019 年 5 月 28 日

第一章 总则

第一条 为了有效保护和合理利用我国人类遗传资源，维护公众健康、国家安全和社会公共利益，制定本条例。

第二条 本条例所称人类遗传资源包括人类遗传资源材料和人类遗传资源信息。

人类遗传资源材料是指含有人体基因组、基因等遗传物质的器官、组织、细胞等遗传材料。

人类遗传资源信息是指利用人类遗传资源材料产生的数据等信息资料。

第三条 采集、保藏、利用、对外提供我国人类遗传资源，应当遵守本条例。

为临床诊疗、采供血服务、查处违法犯罪、兴奋剂检测和殡葬等活动需要，采集、保藏器官、组织、细胞等人体物质及开展相关活动，依照相关法律、行政法规规定执行。

第四条 国务院科学技术行政部门负责全国人类遗传资源管理工作；国务院其他有关部门在各自的职责范围内，负责有关人类遗传资源管理工作。

省、自治区、直辖市人民政府科学技术行政部门负责本行政区域人类遗传资源管理工作；省、自治区、直辖市人民政府其他有关部门在各自的职责范围内，负责本行政区域有关人类遗传资源管理工作。

第五条 国家加强对我国人类遗传资源的保护，开展人类遗传资源调查，对重要遗传家系和特定地区人类遗传资源实行申报登记制度。

国务院科学技术行政部门负责组织我国人类遗传资源调查，制定重要遗传家系和特定地区人类遗传资源申报登记具体办法。

第六条 国家支持合理利用人类遗传资源开展科学研究、发展生物医药产业、提高诊疗技术，提高我国生物安全保障能力，提升人民健康保障水平。

第七条 外国组织、个人及其设立或者实际控制的机构不得在我国境内采集、保藏我国人类遗传资源，不得向境外提供我国人类遗传资源。

第八条 采集、保藏、利用、对外提供我国人类遗传资源，不得危害我国公众健康、国家安全和社会公共利益。

第九条 采集、保藏、利用、对外提供我国人类遗传资源，应当符合伦理原则，并按照国家有关规定进行伦理审查。

采集、保藏、利用、对外提供我国人类遗传资源，应当尊重人类遗传资源提供者的隐私权，取得其事先知情同意，并保护其合法权益。

采集、保藏、利用、对外提供我国人类遗传资源，应当遵守国务院科学技术行政部门制定的技术规范。

第十条 禁止买卖人类遗传资源。

为科学研究依法提供或者使用人类遗传资源并支付或者收取合理成本费用，不视为买卖。

第二章 采集和保藏

第十一条 采集我国重要遗传家系、特定地区人类遗传资源或者采集国务院科学技术行政部门规定种类、数量的人类遗传资源的，应当符合下列条件，并经国务院科学技术行政部门批准：

（一）具有法人资格；
（二）采集目的明确、合法；
（三）采集方案合理；
（四）通过伦理审查；
（五）具有负责人类遗传资源管理的部门和管理制度；
（六）具有与采集活动相适应的场所、设施、设备和人员。

第十二条 采集我国人类遗传资源，应当事先告知人类遗传资源提供者采集目的、采集用途、对健康可能产生的影响、个人隐私保护措施及其享有的自愿参与和随时无条件退出的权利，征得人类遗传资源提供者书面同意。

在告知人类遗传资源提供者前款规定的信息时，必须全面、完整、真实、准确，不得隐瞒、误导、欺骗。

第十三条 国家加强人类遗传资源保藏工作，加快标准化、规范化的人类遗传资源保藏基础平台和人类遗传资源大数据建设，为开展相关研究开发活动提供支撑。

国家鼓励科研机构、高等学校、医疗机构、企业根据自身条件和相关研究开发活动需要开展人类遗传资源保藏工作，并为其他单位开展相关研究开发活动提供便利。

第十四条 保藏我国人类遗传资源、为科学研究提供基础平台的，应当符合下列条件，并经国务院科学技术行政部门批准：

（一）具有法人资格；
（二）保藏目的明确、合法；
（三）保藏方案合理；
（四）拟保藏的人类遗传资源来源合法；
（五）通过伦理审查；
（六）具有负责人类遗传资源管理的部门和保藏管理制度；
（七）具有符合国家人类遗传资源保藏技术规范和要求的场所、设施、设备和人员。

第十五条 保藏单位应当对所保藏的人类遗传资源加强管理和监测，采取安全措施，制定应急预案，确保保藏、使用安全。

保藏单位应当完整记录人类遗传资源保藏情况，妥善保存人类遗传资源的来源信息和使用信息，确保人类遗传资源的合法使用。

保藏单位应当就本单位保藏人类遗传资源情况向国务院科学技术行政部门提交年度报告。

第十六条 国家人类遗传资源保藏基础平台和数据库应当依照国家有关规定向有关科研机构、高等学校、医疗机构、企业开放。

为公众健康、国家安全和社会公共利益需要，国家可以依法使用保藏单位保藏的人类遗传资源。

第三章 利用和对外提供

第十七条 国务院科学技术行政部门和省、自治区、直辖市人民政府科学技术行政部门应当会同本级人民政府有关部门对利用人类遗传资源开展科学研究、发展生物医药产业统筹规划，合理布局，加强创新体系建设，促进生物科技和产业创新、协调发展。

第十八条 科研机构、高等学校、医疗机构、企业利用人类遗传资源开展研究开发活动，对其研究开发活动以及成果的产业化依照法律、行政法规和国家有关规定予以支持。

第十九条 国家鼓励科研机构、高等学校、医疗机构、企业根据自身条件和相关研究开发活动需要，利用我国人类遗传资源开展国际合作科学研究，提升相关研究开发能力和水平。

第二十条 利用我国人类遗传资源开展生物技术研究开发活动或者开展临床试验的，应当遵守有关生物技术研究、临床应用管理法律、行政法规和国家有关规定。

第二十一条 外国组织及外国组织、个人设立或者实际控制的机构（以下称外方单位）需要利用我国人类遗传资源开展科学研究活动的，应当遵守我国法律、行政法规和国家有关规定，并采取与我国科研机构、高等学校、医疗机构、企业（以下称中方单位）合作的方式进行。

第二十二条 利用我国人类遗传资源开展国际合作科学研究的，应当符合下列条件，并由合作双方共同提出申请，经国务院科学技术行政部门批准：

（一）对我国公众健康、国家安全和社会公共利益没有危害；

（二）合作双方为具有法人资格的中方单位、外方单位，并具有开展相关工作的基础和能力；

（三）合作研究目的和内容明确、合法，期限合理；

（四）合作研究方案合理；

（五）拟使用的人类遗传资源来源合法，种类、数量与研究内容相符；

（六）通过合作双方各自所在国（地区）的伦理审查；

（七）研究成果归属明确，有合理明确的利益分配方案。

为获得相关药品和医疗器械在我国上市许可，在临床机构利用我国人类遗传资源开展国际合作临床试验、不涉及人类遗传资源材料出境的，不需要审批。但是，合作双方在开展临床试验前应当将拟使用的人类遗传资源种类、数量及其用途向国务院科学技术行政部门备案。国务院科学技术行政部门和省、自治区、直辖市人民政府科学技术行政部门加强对备案事项的监管。

第二十三条 在利用我国人类遗传资源开展国际合作科学研究过程中,合作方、研究目的、研究内容、合作期限等重大事项发生变更的,应当办理变更审批手续。

第二十四条 利用我国人类遗传资源开展国际合作科学研究,应当保证中方单位及其研究人员在合作期间全过程、实质性地参与研究,研究过程中的所有记录以及数据信息等完全向中方单位开放并向中方单位提供备份。

利用我国人类遗传资源开展国际合作科学研究,产生的成果申请专利的,应当由合作双方共同提出申请,专利权归合作双方共有。研究产生的其他科技成果,其使用权、转让权和利益分享办法由合作双方通过合作协议约定;协议没有约定的,合作双方都有使用的权利,但向第三方转让须经合作双方同意,所获利益按合作双方贡献大小分享。

第二十五条 利用我国人类遗传资源开展国际合作科学研究,合作双方应当按照平等互利、诚实信用、共同参与、共享成果的原则,依法签订合作协议,并依照本条例第二十四条的规定对相关事项作出明确、具体的约定。

第二十六条 利用我国人类遗传资源开展国际合作科学研究,合作双方应当在国际合作活动结束后6个月内共同向国务院科学技术行政部门提交合作研究情况报告。

第二十七条 利用我国人类遗传资源开展国际合作科学研究,或者因其他特殊情况确需将我国人类遗传资源材料运送、邮寄、携带出境的,应当符合下列条件,并取得国务院科学技术行政部门出具的人类遗传资源材料出境证明:

(一)对我国公众健康、国家安全和社会公共利益没有危害;

(二)具有法人资格;

(三)有明确的境外合作方和合理的出境用途;

(四)人类遗传资源材料采集合法或者来自合法的保藏单位;

(五)通过伦理审查。

利用我国人类遗传资源开展国际合作科学研究,需要将我国人类遗传资源材料运送、邮寄、携带出境的,可以单独提出申请,也可以在开展国际合作科学研究申请中列明出境计划一并提出申请,由国务院科学技术行政部门合并审批。

将我国人类遗传资源材料运送、邮寄、携带出境的,凭人类遗传资源材料出境证明办理海关手续。

第二十八条 将人类遗传资源信息向外国组织、个人及其设立或者实际控制的机构提供或者开放使用,不得危害我国公众健康、国家安全和社会公共利益;可能影响我国公众健康、国家安全和社会公共利益的,应当通过国务院科学技术行政部门组织的安全审查。

将人类遗传资源信息向外国组织、个人及其设立或者实际控制的机构提供或者开放使用的,应当向国务院科学技术行政部门备案并提交信息备份。

利用我国人类遗传资源开展国际合作科学研究产生的人类遗传资源信息,合作双方可以使用。

第四章　服务和监督

第二十九条　国务院科学技术行政部门应当加强电子政务建设，方便申请人利用互联网办理审批、备案等事项。

第三十条　国务院科学技术行政部门应当制定并及时发布有关采集、保藏、利用、对外提供我国人类遗传资源的审批指南和示范文本，加强对申请人办理有关审批、备案等事项的指导。

第三十一条　国务院科学技术行政部门应当聘请生物技术、医药、卫生、伦理、法律等方面的专家组成专家评审委员会，对依照本条例规定提出的采集、保藏我国人类遗传资源，开展国际合作科学研究以及将我国人类遗传资源材料运送、邮寄、携带出境的申请进行技术评审。评审意见作为作出审批决定的参考依据。

第三十二条　国务院科学技术行政部门应当自受理依照本条例规定提出的采集、保藏我国人类遗传资源，开展国际合作科学研究以及将我国人类遗传资源材料运送、邮寄、携带出境申请之日起20个工作日内，作出批准或者不予批准的决定；不予批准的，应当说明理由。因特殊原因无法在规定期限内作出审批决定的，经国务院科学技术行政部门负责人批准，可以延长10个工作日。

第三十三条　国务院科学技术行政部门和省、自治区、直辖市人民政府科学技术行政部门应当加强对采集、保藏、利用、对外提供人类遗传资源活动各环节的监督检查，发现违反本条例规定的，及时依法予以处理并向社会公布检查、处理结果。

第三十四条　国务院科学技术行政部门和省、自治区、直辖市人民政府科学技术行政部门进行监督检查，可以采取下列措施：

（一）进入现场检查；

（二）询问相关人员；

（三）查阅、复制有关资料；

（四）查封、扣押有关人类遗传资源。

第三十五条　任何单位和个人对违反本条例规定的行为，有权向国务院科学技术行政部门和省、自治区、直辖市人民政府科学技术行政部门投诉、举报。

国务院科学技术行政部门和省、自治区、直辖市人民政府科学技术行政部门应当公布投诉、举报电话和电子邮件地址，接受相关投诉、举报。对查证属实的，给予举报人奖励。

第五章　法律责任

第三十六条　违反本条例规定，有下列情形之一的，由国务院科学技术行政部门责令停止违法行为，没收违法采集、保藏的人类遗传资源和违法所得，处50万元以上500万元以下罚款，违法所得在100万元以上的，处违法所得5倍以上10倍以下罚款：

（一）未经批准，采集我国重要遗传家系、特定地区人类遗传资源，或者采集国务院科学技术行政部门规定种类、数量的人类遗传资源；

（二）未经批准，保藏我国人类遗传资源；

（三）未经批准，利用我国人类遗传资源开展国际合作科学研究；

（四）未通过安全审查，将可能影响我国公众健康、国家安全和社会公共利益的人类遗传资源信息向外国组织、个人及其设立或者实际控制的机构提供或者开放使用；

（五）开展国际合作临床试验前未将拟使用的人类遗传资源种类、数量及其用途向国务院科学技术行政部门备案。

第三十七条　提供虚假材料或者采取其他欺骗手段取得行政许可的，由国务院科学技术行政部门撤销已经取得的行政许可，处50万元以上500万元以下罚款，5年内不受理相关责任人及单位提出的许可申请。

第三十八条　违反本条例规定，未经批准将我国人类遗传资源材料运送、邮寄、携带出境的，由海关依照法律、行政法规的规定处罚。科学技术行政部门应当配合海关开展鉴定等执法协助工作。海关应当将依法没收的人类遗传资源材料移送省、自治区、直辖市人民政府科学技术行政部门进行处理。

第三十九条　违反本条例规定，有下列情形之一的，由省、自治区、直辖市人民政府科学技术行政部门责令停止开展相关活动，没收违法采集、保藏的人类遗传资源和违法所得，处50万元以上100万元以下罚款，违法所得在100万元以上的，处违法所得5倍以上10倍以下罚款：

（一）采集、保藏、利用、对外提供我国人类遗传资源未通过伦理审查；

（二）采集我国人类遗传资源未经人类遗传资源提供者事先知情同意，或者采取隐瞒、误导、欺骗等手段取得人类遗传资源提供者同意；

（三）采集、保藏、利用、对外提供我国人类遗传资源违反相关技术规范；

（四）将人类遗传资源信息向外国组织、个人及其设立或者实际控制的机构提供或者开放使用，未向国务院科学技术行政部门备案或者提交信息备份。

第四十条　违反本条例规定，有下列情形之一的，由国务院科学技术行政部门责令改正，给予警告，可以处50万元以下罚款：

（一）保藏我国人类遗传资源过程中未完整记录并妥善保存人类遗传资源的来源信息和使用信息；

（二）保藏我国人类遗传资源未提交年度报告；

（三）开展国际合作科学研究未及时提交合作研究情况报告。

第四十一条　外国组织、个人及其设立或者实际控制的机构违反本条例规定，在我国境内采集、保藏我国人类遗传资源，利用我国人类遗传资源开展科学研究，或者向境外提供我国人类遗传资源的，由国务院科学技术行政部门责令停止违法行为，没收违法采集、保藏的人类遗传资源和违法所得，处100万元以上1000万元以下罚款，违法所得在100万元以上的，处违法所得5倍以上10倍以下罚款。

第四十二条　违反本条例规定，买卖人类遗传资源的，由国务院科学技术行政部门责令停止违法行为，没收违法采集、保藏的人类遗传资源和违法所得，处100万元以上1000万元以下罚款，违法所得在100万元以上的，处违法所得5倍以上10倍以下罚款。

第四十三条　对有本条例第三十六条、第三十九条、第四十一条、第四十二条规定违法行为的单位，情节严重的，由国务院科学技术行政部门或者省、自治区、直辖市人民政府科学技术行政部门依据职责禁止其1至5年内从事采集、保藏、利用、对外提供我国人类遗传资源的活动；情节特别严重的，永久禁止其从事采集、保藏、利用、对外提供我国人类遗传资源的活动。

对有本条例第三十六条至第三十九条、第四十一条、第四十二条规定违法行为的单位的法定代表人、主要负责人、直接负责的主管人员以及其他责任人员，依法给予处分，并由国务院科学技术行政部门或者省、自治区、直辖市人民政府科学技术行政部门依据职责没收其违法所得，处50万元以下罚款；情节严重的，禁止其1至5年内从事采集、保藏、利用、对外提供我国人类遗传资源的活动；情节特别严重的，永久禁止其从事采集、保藏、利用、对外提供我国人类遗传资源的活动。

单位和个人有本条例规定违法行为的，记入信用记录，并依照有关法律、行政法规的规定向社会公示。

第四十四条 违反本条例规定，侵害他人合法权益的，依法承担民事责任；构成犯罪的，依法追究刑事责任。

第四十五条 国务院科学技术行政部门和省、自治区、直辖市人民政府科学技术行政部门的工作人员违反本条例规定，不履行职责或者滥用职权、玩忽职守、徇私舞弊的，依法给予处分；构成犯罪的，依法追究刑事责任。

第六章 附则

第四十六条 人类遗传资源相关信息属于国家秘密的，应当依照《中华人民共和国保守国家秘密法》和国家其他有关保密规定实施保密管理。

第四十七条 本条例自2019年7月1日起施行。

附录十二

健康中国行动（2019—2030 年）

基本信息

中文名称	健康中国行动（2019—2030 年）
发布机构	国家卫生健康委员会
发布日期	2019 年 7 月 15 日

引言

人民健康是民族昌盛和国家富强的重要标志。党的十八大以来，我国卫生健康事业取得新的显著成绩，医疗卫生服务水平大幅提高，居民主要健康指标总体优于中高收入国家平均水平。随着工业化、城镇化、人口老龄化发展及生态环境、生活行为方式变化，慢性非传染性疾病（以下简称慢性病）已成为居民的主要死亡原因和疾病负担。心脑血管疾病、癌症、慢性呼吸系统疾病、糖尿病等慢性病导致的负担占总疾病负担的 70% 以上，成为制约健康预期寿命提高的重要因素。同时，肝炎、结核病、艾滋病等重大传染病防控形势仍然严峻，精神卫生、职业健康、地方病等问题不容忽视，重大安全生产事故和交通事故时有发生。党的十九大作出了实施健康中国战略的重大决策部署，充分体现了对维护人民健康的坚定决心。为积极应对当前突出健康问题，必须关口前移，采取有效干预措施，努力使群众不生病、少生病，提高生活质量，延长健康寿命。这是以较低成本取得较高健康绩效的有效策略，是解决当前健康问题的现实途径，是落实健康中国战略的重要举措。为此，特制定《健康中国行动（2019—2030 年）》（以下简称《健康中国行动》）。

一、总体要求

（一）指导思想。

以习近平新时代中国特色社会主义思想为指导，全面贯彻党的十九大和十九届二中、三中全会精神，认真落实党中央、国务院决策部署，坚持以人民为中心的发展思想，牢固树立"大卫生、大健康"理念，坚持预防为主、防治结合的原则，以基层为重点，以改革创新为动力，中西医并重，把健康融入所有政策，针对重大疾病和一些突出问题，聚焦重点人群，实施一批重大行动，政府、社会、个人协同推进，建立健全健康教育体系，引导群众建立正确健康观，形成有利于健康的生活方式、生态环境和社会环境，促进以治病为中心向以健康为中心转变，提高人民健康水平。

（二）基本路径。

——普及健康知识。把提升健康素养作为增进全民健康的前提，根据不同人群特点有针对性地加强健康教育与促进，让健康知识、行为和技能成为全民普遍具备的素质和能力，实现健康素养人人有。

——参与健康行动。倡导每个人是自己健康第一责任人的理念，激发居民热爱健康、追求健康的热情，养成符合自身和家庭特点的健康生活方式，合理膳食、科学运动、戒烟限酒、心理平衡，实现健康生活少生病。

——提供健康服务。推动健康服务供给侧结构性改革，完善防治策略、制度安排和保障政策，加强医疗保障政策与公共卫生政策衔接，提供系统连续的预防、治疗、康复、健康促进一体化服务，提升健康服务的公平性、可及性、有效性，实现早诊早治早康复。

——延长健康寿命。强化跨部门协作，鼓励和引导单位、社区、家庭、居民个人行动起来，对主要健康问题及影响因素采取有效干预，形成政府积极主导、社会广泛参与、个人自主自律的良好局面，持续提高健康预期寿命。

（三）总体目标。

到 2022 年，覆盖经济社会各相关领域的健康促进政策体系基本建立，全民健康素养水平稳步提高，健康生活方式加快推广，心脑血管疾病、癌症、慢性呼吸系统疾病、糖尿病等重大慢性病发病率上升趋势得到遏制，重点传染病、严重精神障碍、地方病、职业病得到有效防控，致残和死亡风险逐步降低，重点人群健康状况显著改善。

到 2030 年，全民健康素养水平大幅提升，健康生活方式基本普及，居民主要健康影响因素得到有效控制，因重大慢性病导致的过早死亡率明显降低，人均健康预期寿命得到较大提高，居民主要健康指标水平进入高收入国家行列，健康公平基本实现，实现《"健康中国 2030"规划纲要》有关目标。

二、主要指标

健康中国行动主要指标

领域	序号	指标	基期水平	2022年目标值	2030年目标值	指标性质
（一）健康知识普及行动		结果性指标				
	1	居民健康素养水平(%)	14.18	≥22	≥30	预期性
		说明：健康素养是指个人获取和理解基本健康信息和服务，并运用这些信息和服务作出正确决策，以维护和促进自身健康的能力。健康素养水平是指具备健康素养的人在监测总人群中所占的比例。 计算方法：具备基本健康素养的人数/监测人群总人数×100%。				
		个人和社会倡导性指标				
	2	个人定期记录身心健康状况				倡导性
	3	个人了解掌握基本中医药健康知识				倡导性
	4	居民掌握基本的急救知识和技能 说明：基本的急救知识和技能包括心肺复苏术、急救包扎和固定搬运、海姆立克急救法（对气管被异物堵塞的患者，通过向其上腹部施压，促进异物排出）等。				倡导性

续表

领域	序号	指标	基期水平	2022年目标值	2030年目标值	指标性质
（一）健康知识普及行动	5	医务人员掌握与岗位相适应的健康科普知识，并在诊疗过程主动提供健康指导。				倡导性
		政府工作指标				
	6	建立并完善健康科普专家库和资源库，构建健康科普知识发布和传播机制	—	实现		约束性
		说明：建立并完善国家和省级健康科普专家库，组织专家开展健康科普活动；建立并完善国家级健康科普资源库，出版、遴选、推介一批健康科普读物和科普材料；构建健康科普知识发布和传播的机制。				
	7	建立医疗机构和医务人员开展健康教育和健康促进的绩效考核机制	—	实现		约束性
	8	中医医院设置治未病科室比例(%)	—	90	100	预期性
（二）合理膳食行动		结果性指标				
	9	成人肥胖增长率(%)	2002—2012年平均每年增长约5.3%	持续减缓		预期性
		说明：体重指数(BMI)为体重(kg)/身高的平方(m^2)，按照中国成人体重判定标准，体重指数≥28 kg/m^2即为肥胖。成人肥胖增长率是指18岁及以上居民肥胖率的年均增长速度。2012年与2002年相比，我国成人肥胖率上升了67.6%。				
	10	居民营养健康知识知晓率(%)	—	比2019年提高10%	比2022年提高10%	预期性
		计算方法：具备基本营养健康知识的人数/监测人群总人数×100%。				
	11	孕妇贫血率(%)	2013年为17.2	<14	<10	预期性
		说明：孕妇血红蛋白<110 g/L诊断为贫血，此指标是衡量营养状况的重要指标。计算方法：监测孕妇贫血人数/监测孕妇总人数×100%。				
	12	5岁以下儿童生长迟缓率(%)	2013年为8.1	<7	<5	预期性
		说明：儿童生长迟缓是指儿童年龄别身高低于标准身高中位数两个标准差。计算方法：某地区当年5岁以下儿童年龄别身高<(中位数-2个标准差)人数/某地区当年5岁以下儿童身高(长)体重检查人数×100%。				
		个人和社会倡导性指标				

续表

领域	序号	指标	基期水平	2022年目标值	2030年目标值	指标性质
（二）合理膳食行动	13	人均每日食盐摄入量(g)	2012年为10.5	≤5		倡导性
		说明：2013年，世界卫生组织建议人均每日食盐摄入量不高于5g。				
	14	成人人均每日食用油摄入量(g)	2012年为42.1	25~30		倡导性
		说明：监测人群的每日食用油总消耗量与监测人群总人数之比。《中国居民膳食指南》建议成人每日食用油摄入量不高于25~30 g。				
	15	人均每日添加糖摄入量(g)	30	≤25		倡导性
		说明：添加糖指人工加入到食品中的、具有甜味特征的糖类，以及单独食用的糖，常见有蔗糖、果糖、葡萄糖等。 计算方法：监测人群的每日添加糖总消耗量/监测人群总人数。				
	16	蔬菜和水果每日摄入量(g)	2012年为296	≥500		倡导性
		说明：《中国居民膳食指南》建议餐餐有蔬菜，保证每天摄入300~500 g蔬菜，深色蔬菜应占1/2；天天吃水果，保证每天摄入200~350 g新鲜水果，果汁不能代替鲜果。				
	17	每日摄入食物种类(种)	—	≥12		倡导性
		说明：《中国居民膳食指南》建议平均每天摄入12种及以上食物，每周25种以上。				
	18	成年人维持健康体重	2012年BMI在正常范围内的比例为52%	18.5≤BMI<24		倡导性
		说明：体重指数(BMI)，2012年成人健康体重指数在正常范围内的比例为52%。				
	政府工作指标					
	19	每万人营养指导员(名)	—	1		预期性
		说明：营养指导员是指可以为居民提供合理膳食、均衡营养指导的人员。合理膳食、均衡营养可以有效减少相关慢性病的发生，还可有效促进患者康复。				
（三）全民健身行动	结果性指标					
	20	城乡居民达到《国民体质测定标准》合格以上的人数比例(%)	2014年为89.6	≥90.86	≥92.17	预期性
		说明：《国民体质测定标准》由国家体育总局等11个部门在2003年发布。				

续表

领域	序号	指标	基期水平	2022年目标值	2030年目标值	指标性质
（三）全民健身行动	21	经常参加体育锻炼人数比例(%)	2014年为33.9	≥37	≥40	预期性
		说明：经常参加体育锻炼是指每周参加体育锻炼频度3次及以上，每次体育锻炼持续时间30分钟及以上，每次体育锻炼的运动强度达到中等及以上。中等运动强度是指在运动时心率达到最大心率的64%~76%的运动强度（最大心率等于220减去年龄）。				
	个人和社会倡导性指标					
	22	机关、企事业单位积极开展工间操				倡导性
	23	鼓励个人至少有1项运动爱好或掌握一项传统运动项目，参加至少1个健身组织，每天进行中等强度运动至少半小时				倡导性
	24	鼓励医疗机构提供运动促进健康的指导服务，鼓励引导社会体育指导员在健身场所等地方为群众提供科学健身指导服务，提高健身效果，预防运动损伤				倡导性
		说明：社会体育指导员是指不以收取报酬为目的，向公众提供传授健身技能、组织健身活动、宣传科学健身知识等全民健身志愿服务，并获得技术等级称号的人员。				
	25	鼓励公共体育场地设施更多更好地提供免费或低收费开放服务，符合条件的企事业单位体育场地设施全部向社会开放				倡导性
	政府工作指标					
	26	城市慢跑步行道绿道的人均长度(m/万人)	—	持续提升		预期性
	27	每千人拥有社会体育指导员(人)	1.6	1.9	2.3	预期性
	28	农村行政村体育设施覆盖率(%)	88	基本实现全覆盖	100	预期性
	结果性指标					
（四）控烟行动	29	15岁以上人群吸烟率(%)	2015年为27.7	<24.5	<20	预期性
	30	全面无烟法规保护的人口比例(%)	10左右	≥30	≥80	预期性
		说明：全面无烟法规保护的人口是指通过无烟立法而受到保护，避免在室内公共场所、室内工作场所和公共交通工具遭受烟草烟雾危害的人群数量。 计算方法：全面无烟法规覆盖人群总数/全国人口人数×100%。				
	个人和社会倡导性指标					
	31	个人戒烟越早越好，什么时候都不晚。创建无烟家庭，保护家人免受二手烟危害				倡导性

续表

领域	序号	指标	基期水平	2022年目标值	2030年目标值	指标性质
（四）控烟行动	32	领导干部、医务人员和教师发挥在控烟方面的引领作用				倡导性
	33	鼓励企业、单位出台室内全面无烟政策，为员工营造无烟工作环境，为吸烟员工戒烟提供必要的帮助				倡导性
		政府工作指标				
	34	建设成无烟党政机关	—	基本实现	持续保持	约束性
		说明：中共中央办公厅、国务院办公厅《关于领导干部带头在公共场所禁烟有关事项的通知》要求把各级党政机关建成无烟机关，各级领导干部模范遵守公共场所禁烟规定，以实际行动作出表率。				
（五）心理健康促进行动		结果性指标				
	35	居民心理健康素养水平(%)	12	20	30	预期性
		说明：根据国家卫生健康委发布的《心理健康素养十条》，居民对心理健康核心知识的知晓情况、认可程度、行为改变等。				
	36	失眠现患率(%)	2016年为15	上升趋势减缓		预期性
		说明：失眠现患率指用反映睡眠情况的相关量表检测出的失眠人数占调查人数的比例。据预测，我国睡眠问题和睡眠障碍患病率将呈上升趋势。 计算方法：通过定期开展专项调查获得相关结果。				
	37	焦虑障碍患病率(%)	2014年为4.98	上升趋势减缓		预期性
		说明：焦虑障碍是以焦虑综合征为主要临床表现的一组精神障碍。焦虑综合征包括精神症状和躯体症状两个方面。精神症状指提心吊胆、恐惧和忧郁的内心体验，常伴有紧张不安；躯体症状指心悸气短、胸闷、口干、出汗、肌紧张性震颤、颤抖或颜面潮红、苍白等。焦虑障碍患病率美国为18.2%(2003年)、澳大利亚为14.4%(2007年)、巴西为19.9%(2007年)。专家预测，我国焦虑障碍患病率将呈上升趋势。				
	38	抑郁症患病率(%)	2014年为2.1	上升趋势减缓		预期性
		说明：抑郁症是一种常见疾病，指情绪低落、兴趣丧失、精力缺乏持续2周以上，有显著情感、认知和自主神经功能改变并在发作间歇期症状缓解。抑郁症患病率美国2003年为6.6%、法国2002年为5.9%、巴西2007年为9.4%、澳大利亚2007年为4.1%。专家预测，我国抑郁症患病率将呈上升趋势。				
		个人和社会倡导性指标				
	39	成人每日平均睡眠时间(小时)	6.5	7~8		倡导性
		说明：长期的睡眠不足会加大患心脑血管疾病、抑郁症、糖尿病和肥胖的风险，损害认知功能、记忆力和免疫系统。				

续表

领域	序号	指标	基期水平	2022年目标值	2030年目标值	指标性质
（五）心理健康促进行动	40	鼓励个人正确认识抑郁和焦虑症状，掌握基本的情绪管理、压力管理等自我心理调适方法				倡导性
	41	各类临床医务人员主动掌握心理健康知识和技能，应用于临床诊疗活动中				倡导性
	\multicolumn{6}{政府工作指标}
	42	精神科执业（助理）医师（名/10万人）	2.55	3.3	4.5	预期性
		说明：2015年，中高收入国家精神科医师6.6名/10万。 计算方法：我国精神科执业（助理）医师人数/人口总数×10万。				
（六）健康环境促进行动	\multicolumn{6}{结果性指标}
	43	居民饮用水水质达标情况	—	明显改善	持续改善	预期性
		说明：指当地居民饮用水的水质达标情况，包括出厂水和末梢水水质达标状况。				
	44	居民环境与健康素养水平（%）	2018年为12.5	≥15	≥25	预期性
		说明：环境与健康素养是指个人获取并理解环境与健康基本知识，同时运用这些知识对常见的环境与健康问题做出正确判断，树立科学观念并具备采取行动保护环境、维护自身健康的能力。 环境与健康素养水平是指具备环境与健康素养的人数占监测人群总数的百分比。 计算方法：具备该素养的人数/监测人群总人数×100%。				
	\multicolumn{6}{个人和社会倡导性指标}
	45	积极实施垃圾分类并及时清理，将固体废弃物主动投放到相应的回收地点及设施中				倡导性
	46	防治室内空气污染，提倡简约绿色装饰，做好室内油烟排风，提高家居环境水平				倡导性
	47	学校、医院、车站、大型商场、电影院等人员密集的地方应定期开展火灾、地震等自然灾害及突发事件的应急演练				倡导性
	48	提高自身健康防护意识和能力，学会识别常见的危险标识、化学品安全标签及环境保护图形标志				倡导性

续表

领域	序号	指标	基期水平	2022年目标值	2030年目标值	指标性质
（七）妇幼健康促进行动		结果性指标				
	49	婴儿死亡率(‰)	6.8	≤7.5	≤5	预期性
	50	5岁以下儿童死亡率(‰)	9.1	≤9.5	≤6	预期性
	51	孕产妇死亡率(1/10万)	19.6	≤18	≤12	预期性
		说明：从国内外经验和发展规律看，我国妇幼健康主要指标下降到较低水平后，下降速率趋缓并进入平台期。今后一段时期，我国孕产妇死亡率、婴儿死亡率和5岁以下儿童死亡率等主要指标将呈现基本平稳态势，省以下范围内可能会出现小幅波动。				
		个人和社会倡导性指标				
	52	主动学习掌握出生缺陷防治和儿童早期发展知识				倡导性
		说明：出生缺陷严重危害儿童生存和生活质量，对家庭带来很大影响。根据2016年调查，全球每33个婴儿就有1个有出生缺陷。学习出生缺陷防治知识可以有效降低出生缺陷的发生概率。同时，学习科学育儿和儿童早期发展知识，有助于提高养育照护能力，充分开发儿童潜能，促进儿童体格、心理、认知、情感和社会适应能力的全面发展。				
	53	主动接受婚前医学检查和孕前优生健康检查				倡导性
	54	倡导0~6个月婴儿纯母乳喂养，为6个月以上婴儿适时合理添加辅食				倡导性
		说明：世界卫生组织认为母乳喂养可以降低儿童的死亡率，对健康带来的益处可以延续到成人期，也有利于母亲防治相关疾病。母乳无法满足6个月以上婴儿的营养需求，需要适时合理添加辅食，达到营养均衡搭配。				
		政府工作指标				
	55	产前筛查率(%)	61.1	≥70	≥80	预期性
	56	新生儿遗传代谢性疾病筛查率(%)	97.5	≥98		预期性
	57	新生儿听力筛查率(%)	—	≥90		预期性
	58	农村适龄妇女宫颈癌和乳腺癌筛查覆盖率(%)	52.6	≥80	≥90	预期性
		说明：覆盖率以县为单位统计。				

续表

领域	序号	指标	基期水平	2022年目标值	2030年目标值	指标性质
（八）中小学健康促进行动		结果性指标				
	59	国家学生体质健康标准达标优良率(%)	31.8	≥50	≥60	预期性
		说明：《国家学生体质健康标准》是测量学生体质健康状况和锻炼效果的评价标准，实施这一评价标准有利于促进学生积极参加体育锻炼，养成良好的锻炼习惯，提高体质健康水平。 计算方法：学年体质综合评定总分80分及以上学生数/参加评定学生总人数×100%。				
	60	全国儿童青少年总体近视率(%)	—	力争每年降低0.5个百分点以上	新发近视率明显下降	约束性
		个人和社会倡导性指标				
	61	中小学生每天在校外接触自然光时间1小时以上				倡导性
	62	小学生、初中生、高中生每天睡眠时间分别不少于10、9、8个小时				倡导性
	63	中小学生非学习目的使用电子屏幕产品单次不宜超过15分钟，每天累计不宜超过1小时				倡导性
	64	学校鼓励引导学生达到《国家学生体质健康标准》良好及以上水平				倡导性
		政府工作指标				
	65	符合要求的中小学体育与健康课程开课率(%)	—		100	约束性
	66	中小学生每天校内体育活动时间(小时)	—		≥1	约束性
	67	学校眼保健操普及率(%)	接近100		100	约束性
	68	寄宿制中小学校或600名学生以上的非寄宿制中小学校配备专职卫生专业技术人员、600名学生以下的非寄宿制中小学校配备专兼职保健教师或卫生专业技术人员的比例(%)	—	≥70	≥90	约束性
	69	配备专兼职心理健康工作人员的中小学校比例(%)	—	80	90	约束性

续表

领域	序号	指标	基期水平	2022年目标值	2030年目标值	指标性质
（九）职业健康保护行动		结果性指标				
	70	工伤保险参保人数（亿人）	2018年为2.36	稳步提升	实现工伤保险法定人群参保全覆盖	预期性
		说明：工伤保险作为社会保险制度的一个组成部分，是国家通过立法强制实施的，是国家对职工履行的社会责任，也是职工应当享受的基本权利。				
	71	接尘工龄不足5年的劳动者新发尘肺病报告例数占年度报告总例数比例（%）	—	明显下降	持续下降	预期性
		说明：该指标提及的尘肺病是指经职业病诊断机构依据《中华人民共和国职业病防治法》和《职业性尘肺病的诊断》（GBZ 70—2015）诊断的职业性尘肺病。				
		个人和社会倡导性指标				
	72	重点行业劳动者对本岗位主要危害及防护知识知晓率（%）	—	≥90	持续保持	倡导性
	73	鼓励各用人单位做好员工健康管理、评选"健康达人"，国家机关、学校、医疗卫生机构、国有企业等用人单位应支持员工率先树立健康形象，并给予奖励				倡导性
	74	对从事长时间、高强度重复用力、快速移动等作业方式以及视屏作业的人员，采取推广先进工艺技术、调整作息时间等措施，预防和控制过度疲劳和工作相关肌肉骨骼系统疾病的发生				倡导性
	75	采取综合措施降低或消除工作压力				倡导性
		政府工作指标				
	76	辖区职业健康检查和职业病诊断服务覆盖率（%）	—	≥80	≥90	预期性
		说明：《职业病防治规划（2016—2020年）》规定，各级政府部门应健全职业病防治服务网络，显著提高职业病防治的服务水平。该指标指设区的市至少有1家医疗卫生机构承担本辖区内职业病诊断工作，县级行政区域原则上至少有1家医疗卫生机构承担本辖区职业健康检查工作，实现"地市能诊断，县区能体检"。				

续表

领域	序号	指标	基期水平	2022年目标值	2030年目标值	指标性质
（十）老年健康促进行动		结果性指标				
	77	65~74岁老年人失能发生率(%)	2015年为18.3	有所下降		预期性
		说明：降低65~74岁老年人失能发生率，将失能的发生尽可能延迟至生命的终末期，维持老年人的功能发挥，是世界卫生组织提倡的健康老龄化目标之一。 计算方法：65~74岁失能老年人数/65~74岁老年总人数×100%。				
	78	65岁及以上人群老年期痴呆患病率(%)	5.56	增速下降		预期性
		说明：据预测，随着老龄化发展，老年痴呆患者绝对数量将呈上升趋势，我国老年期痴呆患病率将略有上升。美国老年期痴呆患病率2012年为11.6%，日本2001年为8.8%，韩国2008年为8.1%。 计算方法：抽样调查65岁及以上人群中，过去一年符合老年期痴呆诊断标准的人数/调查人群总人数×100%。				
		个人和社会倡导性指标				
	79	老年健康核心信息知晓率(%)	—	不断提高		倡导性
		说明：引导老年人掌握正确的健康知识和理念，掌握自我保健和促进健康的基本技能，增强老年群体的健康生活意识，可以强化老年人自身的健康管理意识。				
	80	提倡老年人参加定期体检，经常监测呼吸、脉搏、血压、大小便情况，接受家庭医生团队的健康指导				倡导性
	81	鼓励和支持老年大学、老年活动中心、基层老年协会、有资质的社会组织等为老年人组织开展健康活动				倡导性
	82	鼓励和支持社会力量参与、兴办居家养老服务机构				倡导性
		政府工作指标				
	83	二级以上综合性医院设老年医学科比例(%)	—	≥50	≥90	预期性
		说明：设置老年医学科的二级以上综合性医院比例。 计算方法：设置老年医学科的二级以上综合性医院数/二级以上综合性医院数×100%。				
	84	养老机构以不同形式为入住老年人提供医疗卫生服务比例(%)	93	100	持续改善	预期性
		说明：以不同形式为入住老年人提供医疗卫生服务的养老机构比例。 计算方法：以不同形式为入住老年人提供医疗卫生服务的养老机构数/养老机构数×100%。				
	85	三级中医医院设置康复科比例(%)	—	75	90	约束性

续表

领域	序号	指标	基期水平	2022年目标值	2030年目标值	指标性质
（十一）~（十四）心脑血管疾病、癌症、慢性呼吸系统疾病、糖尿病防治行动		结果性指标				
	86	心脑血管疾病死亡率（1/10万）	2015年为238.4	≤209.7	≤190.7	预期性
	87	总体癌症5年生存率（%）	2015年为40.5	≥43.3	≥46.6	预期性
	88	70岁及以下人群慢性呼吸系统疾病死亡率（1/10万）	2015年为10.2	≤9.0	≤8.1	预期性
	89	30~70岁人群因心脑血管疾病、癌症、慢性呼吸系统疾病和糖尿病导致的过早死亡率（%）	2015年为18.5	≤15.9	≤13.0	预期性
		说明：指30~70岁人群因心脑血管疾病、癌症、慢性呼吸系统疾病和糖尿病死亡的概率。根据世界卫生组织及各国统计数据，美国为14.3%，英国为12%，俄罗斯为29.9%，印度为26.2%。				
		个人和社会倡导性指标				
	90	人群健康体检率（%）	—	持续提高		倡导性
	91	18岁及以上成人定期自我监测血压，血压正常高值人群和其他高危人群经常测量血压				倡导性
		说明：血压正常高值在医学上是指收缩压介于120~139 mmHg之间，和（或）舒张压介于80~89 mmHg之间的情况。				
	92	40岁以下血脂正常人群每2~5年检测1次血脂，40岁及以上人群至少每年检测1次血脂，心脑血管疾病高危人群每6个月检测1次血脂				倡导性
	93	基本实现40岁及以上人群每年至少检测1次空腹血糖，糖尿病前期人群每6个月检测1次空腹或餐后2小时血糖				倡导性
		说明：糖尿病前期人群是指空腹血糖受损或糖耐量异常，但未达到糖尿病诊断标准的人群，血糖轻微升高，无明显症状，但存在糖尿病高患病风险的人群。				
	94	基本实现癌症高危人群定期参加防癌体检				倡导性
	95	40岁及以上人群或慢性呼吸系统疾病高危人群每年检查肺功能1次				倡导性
		政府工作指标				
	96	30岁及以上居民高血压知晓率（%）	2012年为47	≥55	≥65	预期性
		说明：该指标是指调查确定的30岁及以上高血压人群中，在测量血压之前即知道自己患有高血压者（经过有资质的医疗机构或医生诊断）所占比例。				

续表

领域	序号	指标	基期水平	2022年目标值	2030年目标值	指标性质
（十一）～（十四）心脑血管疾病、癌症、慢性呼吸系统疾病、糖尿病防治行动	97	高血压患者规范管理率(%)	2015年为50	≥60	≥70	预期性
		说明：按照国家基本公共卫生服务规范要求进行高血压患者健康管理的人数占年内已管理的高血压患者人数的比例。				
	98	高血压治疗率(%)	2012年为41.1	持续提高		预期性
		说明：调查的18岁及以上高血压人群中，近两周内服用降压药物者所占的比例。				
	99	高血压控制率(%)	2012年为13.8	持续提高		预期性
		说明：调查的18岁及以上高血压人群中，通过治疗将血压水平控制在140/90 mmHg以下者所占的比例。				
	100	静脉溶栓技术开展情况	—	所有二级及以上医院卒中中心均开展		预期性
	101	35岁及以上居民年度血脂检测率(%)	2012年为19.4	≥27	≥35	预期性
		说明：该指标是指35岁及以上居民中每年对自身血液中所含脂类进行定量测定的人群比例。主要是测定血清中的总胆固醇、甘油三酯、低密度脂蛋白胆固醇和高密度脂蛋白胆固醇的水平等。				
	102	18岁及以上居民糖尿病知晓率(%)	2012年为36.1	≥50	≥60	预期性
		说明：该指标是指调查确定的18岁及以上糖尿病人群中，在测量血糖之前即知道自己患有糖尿病者(经过有资质的医疗机构或医生诊断)所占比例。				
	103	糖尿病患者规范管理率(%)	2015年为50	≥60	≥70	预期性
		说明：按照国家基本公共卫生服务规范要求进行糖尿病患者健康管理的人数占年内已管理的糖尿病患者人数的比例。				
	104	糖尿病治疗率(%)	2012年为33.4	持续提高		预期性
		说明：调查的18岁及以上糖尿病人群中，采取控制和治疗措施(包括生活方式改变和(或)药物)者所占的比例。 计算方法：采取控制和治疗措施(包括生活方式改变和(或)药物)者/调查确定的糖尿病人群患者数×100%。				

续表

领域	序号	指标	基期水平	2022年目标值	2030年目标值	指标性质
（十一）~（十四）心脑血管疾病、癌症、慢性呼吸系统疾病、糖尿病防治行动	105	糖尿病控制率(%)	2012年为30.6	持续提高		预期性
		说明：调查的18岁及以上糖尿病人群中，空腹血糖控制在7.0 mmol/L及以下或糖化血红蛋白控制在7%及以下者所占的比例。				
	106	癌症防治核心知识知晓率(%)	66.4	≥70	≥80	预期性
	107	高发地区重点癌种早诊率(%)	2015年为48	≥55	持续提高	预期性
		说明：高发地区主要指癌症早诊早治项目覆盖的项目地区；重点癌种是指肺癌、肝癌、胃癌、食管癌、大肠癌、乳腺癌、宫颈癌；该指标是指发现的癌症患者中患早期癌的比例。 计算方法：高发地区所有重点癌症筛查发现的癌症患者中患早期癌的例数/筛查发现的患者总人数×100%。				
	108	乡镇卫生院、社区卫生服务中心提供中医非药物疗法的比例(%)，村卫生室提供中医非药物疗法的比例(%)	—	100 70	100 80	约束性
	109	鼓励开展群众性应急救护培训，取得培训证书的居民比例(%)	—	≥1	≥3	预期性
		说明：依托红十字会等社会组织和急救中心等医疗机构开展心肺复苏、止血包扎等应急救护培训，合格者颁发相应资格证书。				
	110	40岁及以上居民慢阻肺知晓率(%)	2012年为2.6	≥15	≥30	预期性
		说明：该指标是指调查确定的40岁及以上慢阻肺人群中，在测量肺功能之前即知道自己患有慢阻肺者(经过有资质的医疗机构或医生诊断)所占比例。				
（十五）传染病及地方病防控行动健康水平		结果性指标				
	111	艾滋病全人群感染率(%)	2018年<0.1	<0.15	<0.2	预期性
		说明：基于2018年的感染水平测算。近几年艾滋病新发感染人数基本平稳，随着抗病毒覆盖面的扩大和治疗效果的提升，感染者存活时间延长，病死率降低，一段时间内，感染者总数仍将持续增加，但总体处于低流行水平。 计算方法：估计存活艾滋病感染者数/全国人口数×100%。				

续表

领域	序号	指标	基期水平	2022年目标值	2030年目标值	指标性质
（十五）传染病及地方病防控行动健康水平	112	5岁以下儿童乙型肝炎病毒表面抗原流行率(%)	—	<1	<0.5	预期性
		说明：指5岁以下儿童中乙型肝炎病毒表面抗原携带者的比例。 计算方法：5岁以下儿童中表面抗原阳性的儿童/5岁以下儿童总数×100%。				
	113	肺结核发病率(1/10万)	—	<55	有效控制	预期性
		说明：有效控制是指我国肺结核疫情呈稳定下降趋势。 计算方法：指一定地区、一定人群，在一定时间内（通常为1年）估算新发活动性肺结核患者人数/该地区总人数×10万。				
	114	达到基本控制要求的包虫病流行县比例(%)	—	≥70#	100	预期性
		说明：基本控制包虫病是指流行县人群患病率小于1%，犬及家畜感染率小于5%。				
	115	疟疾本地感染病例数(例)	40	消除#		预期性
		说明：是由疟原虫引起的，以按蚊为媒介传播的全球性急性寄生虫传染病。				
	116	血吸虫病防治	3.76万患者	有效控制和消除危害#	消除	预期性
		说明：由裂体吸虫属血吸虫引起的一种寄生虫病，主要流行于亚、非、拉美73个国家。血吸虫病是全球第二大寄生虫病，2017年感染人数2.3亿人。有效控制和消除血吸虫病危害，即现症晚期血吸虫病人全部得到有效救治，防治措施全面落实，防控体系得到稳固加强。消除血吸虫病，指达到传播阻断要求后，连续5年未发现当地感染的血吸虫病病人、病畜和感染性钉螺。				
	117	燃煤污染型氟砷中毒、大骨节病和克山病危害	—	保持基本消除#		预期性
		说明：保持基本消除燃煤污染型地方性氟砷中毒、大骨节病、克山病危害指全国95%以上的病区县达到控制或消除水平。				
	118	饮水型氟砷中毒、饮茶型地氟病和水源性高碘危害	—	有效控制#		预期性
		说明：有效控制饮水型地方性氟砷中毒危害是指90%以上氟（砷）超标村饮用水氟（砷）含量符合国家卫生标准，70%以上的病区县饮水型氟中毒达到控制水平，90%以上的病区县饮水型砷中毒达到消除水平。有效控制饮茶型地氟病危害是指在内蒙古、四川、西藏、甘肃、青海、宁夏、新疆等7个省（自治区）大力推广氟含量合格的砖茶，逐步降低人群砖茶氟摄入水平。有效控制水源性高碘危害是指水源性高碘病区和地区95%以上的县居民户无碘盐食用率达到90%以上，水源性高碘病区落实改水措施。				

续表

领域	序号	指标	基期水平	2022年目标值	2030年目标值	指标性质
（十五）传染病及地方病防控行动健康水平		个人和社会倡导性指标				
	119	提倡负责任和安全的性行为，鼓励使用安全套				倡导性
	120	咳嗽、打喷嚏时用胳膊或纸巾掩口鼻，正确、文明吐痰				倡导性
	121	充分认识疫苗对预防疾病的重要作用，积极接种疫苗				倡导性
		政府工作指标				
	122	以乡（镇、街道）为单位适龄儿童免疫规划疫苗接种率（%）	90	>90		预期性
		说明：以乡（镇、街道）为单位，免疫规划内适龄儿童的疫苗接种率。计算方法：免疫规划内接种疫苗适龄儿童数/适龄儿童数×100%。				
	123	人均预期寿命（岁）	76.7	77.7	79.0	预期性
		说明：指在一定死亡水平下，预期每个人出生时平均可存活的年数；根据寿命表法计算所得；根据世界银行数据，2016年中高收入国家平均为75岁，高收入国家平均为80岁。				
	124	人均健康预期寿命（岁）	2016年为68.7	提高	显著提高	预期性
		说明：是一个相对数据，估算的是一个人在完全健康状态下生存的平均年数，这一数据是基于现在人口的死亡率和普遍的健康状况。根据《世界卫生统计2018》数据，2016年中国的人均健康预期寿命为68.7岁，高于美国的68.5岁。				

注：（1）本文件中的有关调查数据，未特别说明的，主要为官方抽样调查统计数据；（2）本主要指标表中，未写明年份的基线水平值，均为2017年数值；（3）#为2020年目标值。

三、重大行动

（一）健康知识普及行动。

每个人是自己健康的第一责任人，对家庭和社会都负有健康责任。普及健康知识，提高全民健康素养水平，是提高全民健康水平最根本最经济最有效的措施之一。当前，我国居民健康素养水平总体仍比较低。2017年居民健康素养水平只有14.18%。城乡居民关于预防疾病、早期发现、紧急救援、及时就医、合理用药、应急避险等维护健康的知识和技能比较缺乏，不健康生活行为方式比较普遍。科学普及健康知识，提升健康素养，有助于提高居民自我健康管理能力和健康水平。《中国公民健康素养——基本知识与技能》界定了现阶段健康素养的具体内容，是公民最应掌握的健康知识和技能。

行动目标：

到2022年和2030年，全国居民健康素养水平分别不低于22%和30%，其中：基本知识和理念素养水平、健康生活方式与行为素养水平、基本技能素养水平分别提高到30%、18%、20%及以上和45%、25%、30%及以上，居民基本医疗素养、慢性病防治素养、传染病防治素养水平分别提高到20%、20%、20%及以上和28%、30%、25%及以上；人口献血率分别达到15‰和25‰；建立并完善健康科普专家库和资源库，构建健康科普知识发布和传播机制；中央广电总台对公益性健康节目和栏目，在时段、时长上给予倾斜保障；建立医疗机构和医务人员开展健康教育和健康促进的绩效考核机制；医务人员掌握与岗位相适应的健康科普知识，并在诊疗过程中主动提供健康指导；中医医院设置治未病科室比例分别达到90%和100%。鼓励各主要媒体网站和商业网站开设健康科普栏目。提倡个人定期记录身心健康状况；了解掌握基本中医药健康知识；掌握基本的急救知识和技能。

——个人和家庭：

1. 正确认识健康。健康包括身体健康、心理健康和良好的社会适应能力。遗传因素、环境因素、个人生活方式和医疗卫生服务是影响健康的主要因素。每个人是自己健康的第一责任人，提倡主动学习健康知识，养成健康生活方式，自觉维护和促进自身健康，理解生老病死的自然规律，了解医疗技术的局限性，尊重医学和医务人员，共同应对健康问题。

2. 养成健康文明的生活方式。注重饮食有节、起居有常、动静结合、心态平和。讲究个人卫生、环境卫生、饮食卫生，勤洗手、常洗澡、早晚刷牙、饭后漱口，不共用毛巾和洗漱用品，不随地吐痰，咳嗽、打喷嚏时用胳膊或纸巾遮掩口鼻。没有不良嗜好，不吸烟，吸烟者尽早戒烟，少喝酒，不酗酒，拒绝毒品。积极参加健康有益的文体活动和社会活动。关注并记录自身健康状况，定期健康体检。积极参与无偿献血，健康成人每次献血400 mL不影响健康，还能帮助他人，两次献血间隔不少于6个月。

3. 关注健康信息。学习、了解、掌握、应用《中国公民健康素养——基本知识与技能》和中医养生保健知识。遇到健康问题时，积极主动获取健康相关信息。提高理解、甄别、应用健康信息的能力，优先选择从卫生健康行政部门等政府部门及医疗卫生专业机构等正规途径获取健康知识。

4. 掌握必备的健康技能。会测量体温、脉搏；能够看懂食品、药品、化妆品、保健品的标签和说明书；学会识别常见的危险标识，如高压、易燃、易爆、剧毒、放射性、生物安全等，远离危险物。积极参加逃生与急救培训，学会基本逃生技能与急救技能；需要紧急医疗救助时拨打120急救电话；发生创伤出血量较多时，立即止血、包扎；对怀疑骨折的伤员不要轻易搬动；遇到呼吸、心脏骤停的伤病员，会进行心肺复苏；抢救触电者时，首先切断电源，不能直接接触触电者；发生火灾时，会拨打火警电话119，会隔离烟雾、用湿毛巾捂住口鼻、低姿逃生。应用适宜的中医养生保健技术方法，开展自助式中医健康干预。

5. 科学就医。平时主动与全科医生、家庭医生联系，遇到健康问题时，及时到医疗机构就诊，早诊断、早治疗，避免延误最佳治疗时机。根据病情和医生的建议，选择合适的医疗机构就医，小病诊疗首选基层医疗卫生机构，大病到医院。遵医嘱治疗，不轻信偏方，不相信"神医神药"。

6. 合理用药。遵医嘱按时、按量使用药物，用药过程中如有不适及时咨询医生或药师。每次就诊时向医生或药师主动出示正在使用的药物记录和药物过敏史，避免重复用药或者有害的相互作用等不良事件的发生。服药前检查药品有效期，不使用过期药品，及时清理家庭中的过期药品。妥善存放药品，谨防儿童接触和误食。保健食品不是药品，正确选用保健食品。

7. 营造健康家庭环境。家庭成员主动学习健康知识，树立健康理念，养成良好生活方式，互相提醒定期体检，优生优育，爱老敬老，家庭和谐，崇尚公德，邻里互助，支持公益。有婴幼儿、老人和残疾人的家庭主动参加照护培训，掌握有关护理知识和技能。提倡有经消化道传播疾病的患者家庭实行分餐制。有家族病史的家庭，有针对性地做好预防保健。配备家用急救包（含急救药品、急救设备和急救耗材等）。

——社会和政府：

1. 建立并完善健康科普"两库、一机制"。建立并完善国家和省级健康科普专家库，开展健康科普活动。中央级媒体健康科普活动的专家应从国家科普专家库产生，省级媒体应从省级以上科普专家库产生。建立并完善国家级健康科普资源库，出版、遴选、推介一批健康科普读物和科普材料。针对重点人群、重点健康问题组织编制相关知识和信息指南，由专业机构向社会发布。构建全媒体健康科普知识发布和传播的机制，加强对健康教育内容的指导和监管，依托专业力量，加强电视、报刊健康栏目和健康医疗广告的审核和监管，以及对互联网新媒体平台健康科普信息的监测、评估和通报。对于出现问题较多的健康信息平台要依法依规勒令整改，直至关停。对于科学性强、传播效果好的健康信息，予以推广。对于传播范围广、对公众健康危害大的虚假信息，组织专家予以澄清和纠正。（卫生健康委牵头，中央宣传部、中央网信办、科技部、市场监管总局、广电总局、中医药局、药监局、中国科协按职责分工负责）

2. 医务人员掌握与岗位相适应的健康科普知识，并在诊疗过程中主动提供健康指导。各医疗机构网站要根据本机构特色设置健康科普专栏，为社区居民提供健康讲座和咨询服务，三级医院要组建健康科普队伍，制定健康科普工作计划，建设微博微信新媒体健康科普平台。开发健康教育处方等健康科普材料，定期面向患者举办针对性强的健康知识讲座。完善全科医生、专科医生培养培训课程和教材内容，显著提高家庭医生健康促进与教育必备知识与技能。深入实施中医治未病健康工程，推广普及中医养生保健知识和易于掌握的中医养生保健技术和方法。鼓励健康适龄的公民定期参加无偿献血。（卫生健康委牵头，教育部、中医药局按职责分工负责）

3. 建立鼓励医疗卫生机构和医务人员开展健康促进与教育的激励约束机制，调动医务人员参与健康促进与教育工作的积极性。将健康促进与教育工作纳入各级各类医疗机构绩效考核，纳入医务人员职称评定和绩效考核。完善医保支付政策，鼓励基层医疗机构和家庭签约医生团队开展健康管理服务。鼓励和引导个人践行健康生活方式，加强个人健康管理。（人力资源社会保障部、卫生健康委牵头，医保局按职责负责）

4. 鼓励、扶持中央广电总台和各省级电台、电视台在条件成熟的情况下开办优质健康科普节目。中央广电总台对公益性健康节目和栏目，在时段、时长上给予倾斜保障，继续办好现有数字付费电视健康频道。报刊推出一批健康专栏。运用"两微一端"（指微信、微博、移动客户端）以及短视频等新媒体，推动"互联网+精准健康科普"。（中央宣传部、中央网信办、卫生健康委、广电总局、中央广电总台、中医药局按职责分工负责）

5. 动员更多的社会力量参与健康知识普及工作。鼓励卫生健康行业学会、协会组织专家开展多种形式的、面向公众的健康科普活动和面向机构的培训工作。各社区和单位要将针对居民和职工的健康知识普及作为一项重要工作，结合居民和职工的主要健康问题，组织健康讲座等健康传播活动。加强贫困地区人口的健康素养促进工作。（卫生健康委牵头，中医药局、全国总工会、全国妇联、中国科协按职责分工负责）

6.开发推广健康适宜技术和支持工具。发挥市场机制作用，鼓励研发推广健康管理类人工智能和可穿戴设备，充分利用互联网技术，在保护个人隐私的前提下，对健康状态进行实时、连续监测，实现在线实时管理、预警和行为干预，运用健康大数据提高大众自我健康管理能力。（卫生健康委、科技部、工业和信息化部按职责分工负责）

7.开展健康促进县(区)建设，着力提升居民健康素养。国家每年选择一个与群众密切相关的健康主题开展"健康中国行"宣传教育活动。开展"中医中药中国行"活动，推动中医药健康文化普及，传播中医养生保健知识。推进全民健康生活方式行动，强化家庭和高危个体健康生活方式指导和干预。（卫生健康委、中医药局牵头，中国科协按职责负责）

（二）合理膳食行动。

合理膳食是保证健康的基础。近年来，我国居民营养健康状况明显改善，但仍面临营养不足与过剩并存、营养相关疾病多发等问题。2012 年调查显示，我国居民人均每日食盐摄入量为 10.5 g（世界卫生组织推荐值为 5 g）；居民家庭人均每日食用油摄入量 42.1 g（《中国居民膳食指南》（以下简称《膳食指南》）推荐标准为每天 25~30 g）；居民膳食脂肪提供能量比例达到 32.9%（《膳食指南》推荐值上限为 30.0%）。目前我国人均每日添加糖（主要为蔗糖即"白糖""红糖"等）摄入量约 30 g，其中儿童、青少年摄入量问题值得高度关注。2014 年调查显示，3~17 岁常喝饮料的儿童、青少年，仅从饮料中摄入的添加糖提供的能量就超过总能量的 5%，城市儿童远远高于农村儿童，且呈上升趋势（世界卫生组织推荐人均每日添加糖摄入低于总能量的 10%，并鼓励控制到 5% 以下或不超过 25 g）。与此同时，2010~2012 年，我国成人营养不良率为 6%；2013 年，5 岁以下儿童生长迟缓率为 8.1%，孕妇、儿童、老年人群贫血率仍较高，钙、铁、维生素 A、维生素 D 等微量营养素缺乏依然存在，膳食纤维摄入明显不足。

高盐、高糖、高脂等不健康饮食是引起肥胖、心脑血管疾病、糖尿病及其他代谢性疾病和肿瘤的危险因素。2016 年全球疾病负担研究结果显示，饮食因素导致的疾病负担占到 15.9%，已成为影响人群健康的重要危险因素。2012 年全国 18 岁及以上成人超重率为 30.1%，肥胖率为 11.9%，与 2002 年相比分别增长了 32.0% 和 67.6%；6~17 岁儿童青少年超重率为 9.6%，肥胖率为 6.4%，与 2002 年相比分别增加了 1 倍和 2 倍。合理膳食以及减少每日食用油、盐、糖摄入量，有助于降低肥胖、糖尿病、高血压、脑卒中、冠心病等疾病的患病风险。

行动目标：

到 2022 年和 2030 年，成人肥胖增长率持续减缓；居民营养健康知识知晓率分别在 2019 年基础上提高 10% 和在 2022 年基础上提高 10%；5 岁以下儿童生长迟缓率分别低于 7% 和 5%、贫血率分别低于 12% 和 10%，孕妇贫血率分别低于 14% 和 10%；合格碘盐覆盖率均达到 90% 及以上；成人脂肪供能比下降到 32% 和 30%；每 1 万人配备 1 名营养指导员；实施农村义务教育学生营养改善计划和贫困地区儿童营养改善项目；实施以食品安全为基础的营养健康标准，推进营养标准体系建设。

提倡人均每日食盐摄入量不高于 5 g，成人人均每日食用油摄入量不高于 25~30 g，人均每日添加糖摄入量不高于 25 g，蔬菜和水果每日摄入量不低于 500 g，每日摄入食物种类不少于 12 种，每周不少于 25 种；成年人维持健康体重，将体重指数（BMI）控制在 18.5~24 kg/m²；成人男性腰围小于 85 cm，女性小于 80 cm。

——个人和家庭：

1. 对于一般人群。学习中国居民膳食科学知识，使用中国居民平衡膳食宝塔、平衡膳食餐盘等支持性工具，根据个人特点合理搭配食物。每天的膳食包括谷薯类、蔬菜水果类、畜禽鱼蛋奶类、大豆坚果类等食物，平均每天摄入 12 种以上食物，每周 25 种以上。不能生吃的食材要做熟后食用；生吃蔬菜水果等食品要洗净。生、熟食品要分开存放和加工。日常用餐时宜细嚼慢咽，保持心情平和，食不过量，但也要注意避免因过度节食影响必要营养素摄入。少吃肥肉、烟熏和腌制肉制品，少吃高盐和油炸食品，控制添加糖的摄入量。足量饮水，成年人一般每天 7~8 杯（1500~1700 mL），提倡饮用白开水或茶水，少喝含糖饮料；儿童少年、孕妇、乳母不应饮酒。

2. 对于超重（24 kg/m² ≤ BMI < 28 kg/m²）、肥胖（BMI ≥ 28 kg/m²）的成年人群。减少能量摄入，增加新鲜蔬菜和水果在膳食中的比重，适当选择一些富含优质蛋白质（如瘦肉、鱼、蛋白和豆类）的食物。避免吃油腻食物和油炸食品，少吃零食和甜食，不喝或少喝含糖饮料。进食有规律，不要漏餐，不暴饮暴食，七八分饱即可。

3. 对于贫血、消瘦等营养不良人群。建议要在合理膳食的基础上，适当增加瘦肉类、奶蛋类、大豆和豆制品的摄入，保持膳食的多样性，满足身体对蛋白质、钙、铁、维生素 A、维生素 D、维生素 B_{12}、叶酸等营养素的需求；增加含铁食物的摄入或者在医生指导下补充铁剂来纠正贫血。

4. 对于孕产妇和家有婴幼儿的人群。建议学习了解孕期妇女膳食、哺乳期妇女膳食和婴幼儿喂养等相关知识，特别关注生命早期 1000 天（从怀孕开始到婴儿出生后的 2 周岁）的营养。孕妇常吃含铁丰富的食物，增加富含优质蛋白质及维生素 A 的动物性食物和海产品，选用碘盐，确保怀孕期间铁、碘、叶酸等的足量摄入。尽量纯母乳喂养 6 个月，为 6~24 个月的婴幼儿合理添加辅食。

5. 对于家庭。提倡按需购买食物，合理储存；选择新鲜、卫生、当季的食物，采取适宜的烹调方式；按需备餐，小份量食物；学会选购食品看标签；在外点餐根据人数确定数量，集体用餐时采取分餐、简餐、份饭；倡导在家吃饭，与家人一起分享食物和享受亲情，传承和发扬我国优良饮食文化。

——社会：

1. 推动营养健康科普宣教活动常态化，鼓励全社会共同参与全民营养周、"三减三健"（减盐、减油、减糖、健康口腔、健康体重、健康骨骼）等宣教活动。推广使用健康"小三件"（限量盐勺、限量油壶和健康腰围尺），提高家庭普及率，鼓励专业行业组织指导家庭正确使用。尽快研究制定我国儿童添加蔗糖摄入的限量指导，倡导天然甜味物质和甜味剂饮料替代饮用。

2. 加强对食品企业的营养标签知识指导，指导消费者正确认读营养标签，提高居民营养标签知晓率。鼓励消费者减少蔗糖摄入量。倡导食品生产经营者使用食品安全标准允许使用的天然甜味物质和甜味剂取代蔗糖。科学减少加工食品中的蔗糖含量。提倡城市高糖摄入人群减少食用含蔗糖饮料和甜食，选择天然甜味物质和甜味剂替代蔗糖生产的饮料和食品。

3.鼓励生产、销售低钠盐，并在专家指导下推广使用。做好低钠盐慎用人群（高温作业者、重体力劳动强度工作者、肾功能障碍者及服用降压药物的高血压患者等不适宜高钾摄入人群）提示预警。引导企业在食盐、食用油生产销售中配套用量控制措施（如在盐袋中赠送 2 g 量勺、生产限量油壶和带刻度油壶等），鼓励有条件的地方先行试点。鼓励商店（超市）开设低脂、低盐、低糖食品专柜。

4.鼓励食堂和餐厅配备专兼职营养师，定期对管理和从业人员开展营养、平衡膳食和食品安全相关的技能培训、考核；提前在显著位置公布食谱，标注份量和营养素含量并简要描述营养成分；鼓励为不同营养状况的人群推荐相应食谱。

5.制定实施集体供餐单位营养操作规范，开展示范健康食堂和健康餐厅创建活动。鼓励餐饮业、集体食堂向消费者提供营养标识。鼓励发布适合不同年龄、不同地域人群的平衡膳食指导和食谱。鼓励发展传统食养服务，推进传统食养产品的研发以及产业升级换代。

——政府：

1.全面推动实施《国民营养计划（2017—2030 年）》，因地制宜开展营养和膳食指导。实施贫困地区重点人群营养干预，将营养干预纳入健康扶贫工作。继续推进实施农村义务教育学生营养改善计划和贫困地区儿童营养改善项目。（卫生健康委牵头，教育部、国务院扶贫办按职责分工负责）

2.推动营养立法和政策研究。研究制定实施营养师制度，在幼儿园、学校、养老机构、医院等集体供餐单位配备营养师，在社区配备营养指导员。强化临床营养工作，不断规范营养筛查、评估和治疗。（卫生健康委、民政部、司法部、财政部按职责分工负责）

3.完善食品安全标准体系，制定以食品安全为基础的营养健康标准，推进食品营养标准体系建设。发展营养导向型农业和食品加工业。政府要加快研究制定标准限制高糖食品的生产销售。加大宣传力度，推动低糖或无糖食品的生产与消费。实施食品安全检验检测能力达标工程，加强食品安全抽检和风险监测工作。（卫生健康委、农业农村部、市场监管总局按职责分工负责）

4.加快修订预包装食品营养标签通则，增加蔗糖等糖的强制标识，鼓励企业进行"低糖"或者"无糖"的声称，积极推动在食品包装上使用"包装正面标识（FOP）"信息，帮助消费者快速选择健康食品，加强对预包装食品营养标签的监督管理。研究推进制定特殊人群集体用餐营养操作规范，探索试点在餐饮食品中增加"糖"的标识。研究完善油、盐、糖包装标准，在外包装上标示建议每人每日食用合理量的油盐糖等有关信息。（卫生健康委牵头，市场监管总局、工业和信息化部按职责负责）

（三）全民健身行动。

生命在于运动，运动需要科学。科学的身体活动可以预防疾病，愉悦身心，促进健康。根据国家体育总局 2014 年全民健身活动状况调查，我国城乡居民经常参加体育锻炼的比例为 33.9%，其中 20~69 岁居民经常锻炼率仅为 14.7%，成人经常锻炼率处于较低水平，缺乏身体活动成为多种慢性病发生的重要原因。同时，心肺耐力、柔韧性、肌肉力量、肌肉耐力、身体成分等指标的变化不容乐观，多数居民在参加体育活动时还有很大的盲目性。定期适量进行身体活动有助于预防和改善超重和肥胖及高血压、心脏病、卒中、糖尿病等慢性病，并能促进精神健康、提高生活质量和幸福感，促进社会和谐。

行动目标：

到 2022 年和 2030 年，城乡居民达到《国民体质测定标准》合格以上的人数比例分别不少于 90.86% 和 92.17%；经常参加体育锻炼（每周参加体育锻炼频度 3 次及以上，每次体育锻炼持续时间 30 分钟及以上，每次体育锻炼的运动强度达到中等及以上）人数比例达到 37% 及以上和 40% 及以上；学校体育场地设施开放率超过 70% 和 90%；人均体育场地面积分别达到 1.9 m² 及以上和 2.3 m² 及以上；城市慢跑步行道绿道的人均长度持续提升；每千人拥有社会体育指导员不少于 1.9 名和 2.3 名；农村行政村体育设施覆盖率基本实现全覆盖和覆盖率 100%。

提倡机关、企事业单位开展工间操；鼓励个人至少有 1 项运动爱好或掌握 1 项传统运动项目，参加至少 1 个健身组织，每天进行中等强度运动至少半小时；鼓励医疗机构提供运动促进健康的指导服务，鼓励引导社会体育指导人员在健身场所等地方为群众提供科学健身指导服务，提高健身效果，预防运动损伤；鼓励公共体育场地设施更多更好地提供免费或低收费开放服务，确保符合条件的企事业单位体育场地设施全部向社会开放。

——个人：

1. 了解运动对健康的益处。建议个人提高身体活动意识，培养运动习惯。了解和掌握全民健身、身体活动相关知识，将身体活动融入到日常生活中，掌握运动技能，少静多动，减少久坐，保持健康体重；科学运动避免运动风险。

2. 动则有益，贵在坚持。运动前需了解患病史及家族病史，评估身体状态，鼓励在家庭医生或专业人士指导下制定运动方案，选择适合自己的运动方式、强度和运动量，减少运动风险。鼓励每周进行 3 次以上、每次 30 分钟以上中等强度运动，或者累计 150 分钟中等强度或 75 分钟高强度身体活动。日常生活中要尽量多动，达到每天 6000~10000 步的身体活动量。吃动平衡，让摄入的多余能量通过运动的方式消耗，达到身体各机能的平衡。一次完整的运动包括准备活动、正式运动、整理活动。一周运动健身包括有氧运动、力量练习、柔韧性练习等内容。提倡家庭配备适合家庭成员使用的小型、便携、易操作的健身器材。

3. 老年人运动有助于保持身体功能，减缓认知功能的退化。提倡老年人量力而行，选择与自身体质和健康相适应的运动方式。在重视有氧运动的同时，重视肌肉力量练习和柔韧性锻炼，适当进行平衡能力锻炼，强健骨骼肌肉系统，预防跌倒。提倡老年人参加运动期间定期测量血压和血糖，调整运动量。

4. 特殊人群，如孕妇、慢性病患者、残疾人等，建议在医生和运动专业人士的指导下进行运动。单纯性肥胖患者至少要达到一般成年人的运动推荐量。控制体重每天要进行 45 分钟以上的中低强度的运动。在减低体重过程中，建议强调肌肉力量锻炼，以避免肌肉和骨骼重量的下降。提倡运动与饮食控制相结合来减低体重。

5. 以体力劳动为主的人群，要注意劳逸结合，避免"过劳"，通过运动促进身体的全面发展。可在工作一段时间后换一种放松的运动方式，减轻肌肉的酸痛和僵硬，消除局部的疲劳，但运动量和强度都不宜过大。

——社会：

1. 建立健全群众身边的健身组织，体育总会在地市、县、乡实现全覆盖，单项体育协会延伸到群众身边，让想健身的群众加入到体育组织中。

2. 举办各类全民健身赛事，实施群众冬季运动推广普及计划。发展中国特色健身项目，开展民族、民俗、民间体育活动。推广普及太极拳、健身气功等传统体育项目。推进全民健身进家庭。推广普及广播体操等工间操。推行国家体育锻炼标准和运动水平等级标准。

3. 弘扬群众身边的健身文化，制作体育题材的影视、动漫作品，鼓励开展全民健身志愿服务，普及体育健身文化知识，增强健身意识。

4. 鼓励将国民体质测定纳入健康体检项目。各级医疗卫生机构开展运动风险评估，提供健身方案或运动促进健康的指导服务。

——政府：

1. 推进基本公共体育服务体系建设，统筹建设全民健身场地设施，建设一批体育公园、社区健身中心等全民健身场地设施，推进建设城市慢跑步行道绿道，努力打造百姓身边"15分钟健身圈"，让想健身的群众有适当的场所。完善财政补助、服务收费、社会参与管理运营、安全保障等措施，推行公共体育设施免费或低收费开放，确保公共体育场地设施和符合开放条件的企事业单位体育场地设施全部向社会开放。鼓励社会力量举办或参与管理运营体育场地设施。（体育总局牵头，发展改革委、教育部、财政部、住房城乡建设部按职责分工负责）

2. 构建科学健身体系。建立针对不同人群、不同环境、不同身体状况的运动促进健康指导方法，推动形成"体医结合"的疾病管理与健康服务模式。构建运动伤病预防、治疗与急救体系，提高运动伤病防治能力。鼓励引导社会体育指导人员在健身场所等地方为群众提供科学健身指导服务，提高健身效果，预防运动损伤。（体育总局牵头，卫生健康委按职责负责）

3. 制定实施特殊人群的体质健康干预计划。鼓励和支持新建工作场所建设适当的健身活动场地。强化对高校学生体质健康水平的监测和评估干预，把高校学生体质健康水平纳入对高校的考核评价。确保高校学生体育课时，丰富高校学生体育锻炼的形式和内容。（体育总局牵头，教育部、全国总工会等按职责分工负责）

(四) 控烟行动。

烟草烟雾中含有多种已知的致癌物，有充分证据表明吸烟可以导致多种恶性肿瘤，还会导致呼吸系统和心脑血管系统等多个系统疾病。根据世界卫生组织报告，每3个吸烟者中就有1个死于吸烟相关疾病，吸烟者的平均寿命比非吸烟者缩短10年。烟草对健康的危害已经成为当今世界最严重的公共卫生问题之一。为此，世界卫生组织制定了第一部国际公共卫生条约——《烟草控制框架公约》(以下简称《公约》)。我国 2003 年签署《公约》,2005 年经全国人民代表大会批准,2006 年 1 月在我国正式生效。我国现有吸烟者逾 3 亿,迫切需要对烟草危害加以预防。每年因吸烟相关疾病所致的死亡人数超过 100 万,因二手烟暴露导致的死亡人数超过 10 万。

行动目标:

到 2022 年和 2030 年,15 岁以上人群吸烟率分别低于 24.5% 和 20%;全面无烟法规保护的人口比例分别达到 30% 及以上和 80% 及以上;把各级党政机关建设成无烟机关,逐步在全国范围内实现室内公共场所、室内工作场所和公共交通工具全面禁烟;将违反有关法律法规向未成年人出售烟草的商家、发布烟草广告的企业和商家,纳入社会诚信体系"黑名单",依法依规实施联合惩戒。

提倡个人戒烟越早越好,什么时候都不晚;创建无烟家庭,保护家人免受二手烟危害;领导干部、医生和教师发挥引领作用;鼓励企业、单位出台室内全面无烟政策,为员工营造无烟工作环境,为吸烟员工戒烟提供必要的帮助。

——个人和家庭:

1. 充分了解吸烟和二手烟暴露的严重危害。不吸烟者不去尝试吸烟。吸烟者尽可能戒烟,戒烟越早越好,什么时候都不晚,药物治疗和尼古丁替代疗法可以提高长期戒烟率。不在禁止吸烟场所吸烟。

2. 领导干部、医务人员和教师发挥引领作用。领导干部要按照中共中央办公厅、国务院办公厅《关于领导干部带头在公共场所禁烟有关事项的通知》要求起模范带头作用,公务活动参加人员不得吸烟、敬烟、劝烟;医务人员不允许在工作时间吸烟,并劝导、帮助患者戒烟;教师不得当着学生的面吸烟。

3. 创建无烟家庭,劝导家庭成员不吸烟或主动戒烟,教育未成年人不吸烟,让家人免受二手烟危害。

4. 在禁止吸烟场所劝阻他人吸烟。依法投诉举报在禁止吸烟场所吸烟行为,支持维护无烟环境。

——社会:

1. 提倡无烟文化,提高社会文明程度。积极利用世界无烟日、世界心脏日、国际肺癌日等卫生健康主题日开展控烟宣传;倡导无烟婚礼、无烟家庭。

2. 关注青少年吸烟问题,为青少年营造远离烟草的环境。将烟草危害和二手烟危害等控烟相关知识纳入中小学生健康教育课程。不向未成年人售烟。加强无烟学校建设。

3. 鼓励企业、单位出台室内全面无烟规定,为员工营造无烟工作环境,为员工戒烟提供必要的支持。

4. 充分发挥居(村)委会的作用,协助控烟政策在辖区内得到落实。

5. 鼓励志愿服务组织、其他社会组织和个人通过各种形式参与控烟工作或者为控烟工作提供支持。

——政府:

1. 逐步提高全面无烟法规覆盖人口比例，在全国范围内实现室内公共场所、室内工作场所和公共交通工具全面禁烟。积极推进无烟环境建设，强化公共场所控烟监督执法。把各级党政机关建设成无烟机关。（卫生健康委牵头，中央文明办、烟草局按职责分工负责）

2. 研究推进采取税收、价格调节等综合手段，提高控烟成效。（发展改革委、财政部、税务总局、烟草局按职责分工负责）

3. 加大控烟宣传教育力度，进一步加强卷烟包装标识管理，完善烟草危害警示内容和形式，提高健康危害警示效果，提高公众对烟草危害健康的认知程度。制定完善相关技术标准并监督执行。限制影视作品中的吸烟镜头。（卫生健康委牵头，中央宣传部、工业和信息化部、市场监管总局、广电总局、烟草局按职责分工负责）

4. 逐步建立和完善戒烟服务体系，将询问患者吸烟史纳入到日常的门诊问诊中，推广简短戒烟干预服务和烟草依赖疾病诊治。加强对戒烟服务的宣传和推广，使更多吸烟者了解到其在戒烟过程中能获得的帮助。创建无烟医院，推进医院全面禁烟。（卫生健康委负责）

5. 全面落实《中华人民共和国广告法》，加大烟草广告监督执法力度，严厉查处在大众传播媒介、公共场所、公共交通工具、户外发布烟草广告的违法行为。依法规范烟草促销、赞助等行为。（市场监管总局、交通运输部、国家铁路局、民航局按职责分工负责）

6. 按照烟草控制框架公约履约进度要求，加快研究建立完善的烟草制品成分管制和信息披露制度。强化国家级烟草制品监督监测的独立性和权威性，完善烟草制品安全性检测评估体系，确保公正透明，保障公众知情和监督的权利。（卫生健康委、市场监管总局、烟草局按职责分工负责）

7. 禁止向未成年人销售烟草制品。将违反有关法律法规向未成年人出售烟草的商家、发布烟草广告的企业和商家，纳入社会诚信体系"黑名单"，依法依规实施联合惩戒。（卫生健康委、市场监管总局、烟草局、教育部按职责分工负责）

8. 加强各级专业机构控烟工作，确定专人负责相关工作组织实施，保障经费投入。建立监测评估系统，定期开展烟草流行调查，了解掌握烟草使用情况。（财政部、卫生健康委按职责分工负责）

（五）心理健康促进行动。

心理健康是人在成长和发展过程中，认知合理、情绪稳定、行为适当、人际和谐、适应变化的一种完好状态，是健康的重要组成部分。当前，我国常见精神障碍和心理行为问题人数逐年增多，个人极端情绪引发的恶性案（事）件时有发生。我国抑郁症患病率达到2.1%，焦虑障碍患病率达4.98%。截至2017年底，全国已登记在册的严重精神障碍患者581万人。同时，公众对常见精神障碍和心理行为问题的认知率仍比较低，更缺乏防治知识和主动就医意识，部分患者及家属仍然有病耻感。加强心理健康促进，有助于促进社会稳定和人际关系和谐、提升公众幸福感。

行动目标：

到2022年和2030年，居民心理健康素养水平提升到20%和30%；失眠现患率、焦虑障碍患病率、抑郁症患病率上升趋势减缓；每10万人口精神科执业（助理）医师达到3.3名和4.5名；抑郁症治疗率在现有基础上提高30%和80%；登记在册的精神分裂症治疗率达到80%和85%；登记在册的严重精神障碍患者规范管理率达到80%和85%；建立精神卫生医疗机构、社区康复机构及社会组织、家庭相互衔接的精神障碍社区康复服务体系，建立和完善心理健康教育、心理热线服务、心理评估、心理咨询、心理治疗、精神科治疗等衔接合作的心理危机干预和心理援助服务模式。

提倡成人每日平均睡眠时间为7~8小时；鼓励个人正确认识抑郁和焦虑症状，掌握基本的情绪管理、压力管理等自我心理调适方法；各类临床医务人员主动掌握心理健康知识和技能，应用于临床诊疗活动中。

——个人和家庭：

1. 提高心理健康意识，追求心身共同健康。每个人一生中可能会遇到多种心理健康问题，主动学习和了解心理健康知识，科学认识心理健康与身体健康之间的相互影响，保持积极健康的情绪，避免持续消极情绪对身体健康造成伤害。倡导养德养生理念，保持中和之道，提高心理复原力。在身体疾病的治疗中，要重视心理因素的作用。自我调适不能缓解时，可选择寻求心理咨询与心理治疗，及时疏导情绪，预防心理行为问题和精神障碍发生。

2. 使用科学的方法缓解压力。保持乐观、开朗、豁达的生活态度，合理设定自己的目标。正确认识重大生活、工作变故等事件对人的心理造成的影响，学习基本的减压知识，学会科学有益的心理调适方法。学习并运用健康的减压方式，避免使用吸烟、饮酒、沉迷网络或游戏等不健康的减压方式。学会调整自己的状态，找出不良情绪背后的消极想法，根据客观现实进行调整，减少非理性的认识。建立良好的人际关系，积极寻求人际支持，适当倾诉与求助。保持健康的生活方式，积极参加社会活动，培养健康的兴趣爱好。

3. 重视睡眠健康。每天保证充足的睡眠时间，工作、学习、娱乐、休息都要按作息规律进行，注意起居有常。了解睡眠不足和睡眠问题带来的不良心理影响，出现睡眠不足及时设法弥补，出现睡眠问题及时就医。要在专业指导下用科学的方法改善睡眠，服用药物需遵医嘱。

4. 培养科学运动的习惯。选择并培养适合自己的运动爱好，积极发挥运动对情绪的调节作用，在出现轻度情绪困扰时，可结合运动促进情绪缓解。

5. 正确认识抑郁、焦虑等常见情绪问题。出现心情压抑、愉悦感缺乏、兴趣丧失，伴有精力下降、食欲下降、睡眠障碍、自我评价下降、对未来感到悲观失望等表现，甚至有自伤、自杀的念头或行为，持续存在2周以上，可能患有抑郁障碍；突然或经常莫名其妙地感到紧张、害怕、恐惧，常伴有明显的心慌、出汗、头晕、口干、呼吸急促等躯体症状，严重时有濒死感、失控感，如频繁发生，可能患有焦虑障碍。一过性的或短期的抑郁、焦虑情绪，可通过自我调适或心理咨询予以缓解和消除，不用过分担心。抑郁障碍、焦虑障碍可以通过药物、心理干预或两者相结合的方式治疗。

6. 出现心理行为问题要及时求助。可以向医院的相关科室、专业的心理咨询机构和社会工作服务机构等寻求专业帮助。要认识到求助于专业人员既不等于自己有病，更不等于病情严重，而是负责任、有能力的表现。

7. 精神疾病治疗要遵医嘱。诊断精神疾病，要去精神专科医院或综合医院专科门诊。确诊后应及时接受正规治疗，听从医生的建议选择住院治疗或门诊治疗，主动执行治疗方案，遵照医嘱全程、不间断、按时按量服药，在病情得到有效控制后，不急于减药、停药。门诊按时复诊，及时、如实地向医生反馈治疗情况，听从医生指导。精神类药物必须在医生的指导下使用，不得自行任意服用。

8.关怀和理解精神疾病患者，减少歧视。学习了解精神疾病的基本知识，知道精神疾病是可以预防和治疗的，尊重精神病人，不歧视患者。要认识到精神疾病在得到有效治疗后，可以缓解和康复，可以承担家庭功能与工作职能。要为精神疾病患者及其家属、照护者提供支持性的环境，提高患者心理行为技能，使其获得自我价值感。

9.关注家庭成员心理状况。家庭成员之间要平等沟通交流，尊重家庭成员的不同心理需求。当与家庭成员发生矛盾时，不采用过激的言语或伤害行为，不冷漠回避，而是要积极沟通加以解决。及时疏导不良情绪，营造相互理解、相互信任、相互支持、相互关爱的家庭氛围和融洽的家庭关系。

——社会：

1.各级各类医疗机构和专业心理健康服务机构对发现存在心理行为问题的个体，提供规范的诊疗服务，减轻患者心理痛苦，促进患者康复。医务人员应对身体疾病，特别是癌症、心脑血管疾病、糖尿病、消化系统疾病等患者及其家属适当辅以心理调整。鼓励医疗机构开展睡眠相关诊疗服务，提供科学睡眠指导，减少成年人睡眠问题的发生。专业人员可指导使用运动方案辅助治疗抑郁、焦虑等常见心理行为问题。鼓励相关社会组织、高等院校、科研院所、医疗机构对心理健康从业人员开展服务技能和伦理道德的培训，提升服务能力。

2.发挥精神卫生医疗机构作用，对各类临床科室医务人员开展心理健康知识和技能培训，普及心理咨询和治疗技术在临床诊疗中的应用，提高抑郁、焦虑、认知障碍、孤独症等心理行为问题和常见精神障碍的筛查、识别、处置能力。推广中医心理调摄特色技术方法在临床诊疗中的应用。

3.各机关、企事业单位、高校和其他用人单位把心理健康教育融入员工(学生)思想政治工作，鼓励依托本单位党团、工会、人力资源部门、卫生室等设立心理健康辅导室并建立心理健康服务团队，或通过购买服务形式，为员工(学生)提供健康宣传、心理评估、教育培训、咨询辅导等服务，传授情绪管理、压力管理等自我心理调适方法和抑郁、焦虑等常见心理行为问题的识别方法，为员工(学生)主动寻求心理健康服务创造条件。对处于特定时期、特定岗位，或经历特殊突发事件的员工(学生)，及时进行心理疏导和援助。

4.鼓励老年大学、老年活动中心、基层老年协会、妇女之家、残疾人康复机构及有资质的社会组织等宣传心理健康知识。培训专兼职社会工作者和心理工作者，引入社会力量，为空巢、丧偶、失能、失智老年人，留守妇女儿童，残疾人和计划生育特殊家庭成员提供心理辅导、情绪疏解、悲伤抚慰、家庭关系调适等心理健康服务。

——政府：

1.充分利用广播、电视、书刊、动漫等形式，广泛运用门户网站、微信、微博、移动客户端等平台，组织创作、播出心理健康宣传教育精品和公益广告，传播自尊自信、乐观向上的现代文明理念和心理健康知识。(中央宣传部、中央网信办、卫生健康委、广电总局按

职责分工负责)

2. 依托城乡社区综治中心等综合服务管理机构及设施建立心理咨询(辅导)室或社会工作室(站),配备专兼职心理健康辅导人员或社会工作者,搭建基层心理健康服务平台。整合社会资源,设立市县级未成年人心理健康辅导中心,完善未成年人心理健康辅导网络。培育社会化的心理健康服务机构,鼓励心理咨询专业人员创办社会心理服务机构。通过向社会心理服务机构购买服务等方式,逐步扩大服务覆盖面。(中央政法委、中央文明办、教育部、民政部、卫生健康委按职责分工负责)

3. 加大应用型心理健康工作人员培养力度,推进高等院校开设相关专业。进一步加强心理健康工作人员培养和使用的制度建设,积极设立心理健康服务岗位。支持精神卫生医疗机构能力建设,完善人事薪酬分配制度,体现心理治疗服务的劳务价值。逐步将心理健康工作人员纳入专业技术岗位设置与管理体系,畅通职业发展渠道。(教育部、财政部、人力资源社会保障部、卫生健康委、医保局按职责分工负责)

4. 各级政法、卫生健康部门会同公安、民政、司法行政、残联等单位建立精神卫生综合管理机制,多渠道开展严重精神障碍患者日常发现、登记、随访、危险性评估、服药指导等服务,动员社区组织、患者家属参与居家患者管理服务。建立精神卫生医疗机构、社区康复机构及社会组织、家庭相互衔接的精神障碍社区康复服务体系,加强精神卫生医疗机构对社区康复机构的技术指导。到2030年底,80%以上的县(市、区)开展社区康复服务,在开展精神障碍社区康复的县(市、区),60%以上的居家患者接受社区康复服务。鼓励和引导通过举办精神障碍社区康复机构或通过政府购买服务等方式委托社会组织提供精神卫生社区康复服务。(中央政法委、公安部、民政部、司法部、卫生健康委、中国残联按职责分工负责)

5. 重视并开展心理危机干预和心理援助工作。卫生健康、政法、民政等单位建立和完善心理健康教育、心理热线服务、心理评估、心理咨询、心理治疗、精神科治疗等衔接合作的心理危机干预和心理援助服务模式。将心理危机干预和心理援助纳入各类突发事件应急预案和技术方案,加强心理危机干预和心理援助队伍的专业化、系统化建设。相关部门推动建立为公众提供公益服务的心理援助热线,由专业人员接听,对来电者开展心理健康教育、心理咨询和心理危机干预,降低来电者自杀或自伤的风险。(卫生健康委牵头,中央政法委、公安部、民政部按职责分工负责)

(六)健康环境促进行动。

健康环境是人民群众健康的重要保障。影响健康的环境因素不仅包括物理、化学和生物等自然环境因素,还包括社会环境因素。环境污染已成为不容忽视的健康危险因素,与环境污染相关的心血管疾病、呼吸系统疾病和恶性肿瘤等问题日益凸显。我国每年因伤害死亡人数约68万人,约占死亡总人数的7%。目前最为常见的伤害主要有道路交通事故伤害、跌倒、自杀、溺水、中毒等,其所导致的死亡占全部伤害死亡的84%左右。需要继续发挥爱国卫生运动的组织优势,全社会动员,把健康融入城乡规划、建设、治理的全过程,建立国家环境与健康风险评估制度,推进健康城市和健康村镇建设,打造健康环境。

行动目标:

到2022年和2030年,居民饮用水水质达标情况明显改善并持续改善;居民环境与健康素养水平分别达到15%及以上和25%及以上；大力推进城乡生活垃圾分类处理，重点城市基本建成生活垃圾分类处理系统。

提倡积极实施垃圾分类并及时清理，将固体废弃物主动投放到相应的回收地点及设施中；防治室内空气污染，提倡简约绿色装饰，做好室内油烟排风，提高家居环境水平；学校、医院、车站、大型商场、电影院等人员密集的地方应定期开展火灾、地震等自然灾害及突发事件的应急演练；提高自身健康防护意识和能力，学会识别常见的危险标识、化学品安全标签及环境保护图形标志。

——个人和家庭：

1. 提高环境与健康素养。主动学习掌握环境与健康素养基本理念、基本知识和基本技能，遵守生态环境行为规范，提升生态环境保护意识、健康防护意识和能力。

2. 自觉维护环境卫生，抵制环境污染行为。家庭成员养成良好的环境卫生习惯，及时、主动开展家庭环境卫生清理，做到家庭卫生整洁、光线充足、通风良好、厕所卫生。维护社区、单位等环境卫生，改善生活生产环境。积极实施垃圾分类并及时清理，将固体废弃物（废电池、废日光灯管、废水银温度计、过期药品等）主动投放到相应的回收地点及设施中，减少污染物的扩散及对环境的影响。减少烟尘排放，尽量避免垃圾秸秆焚烧，少放或不放烟花爆竹，重污染天气时禁止露天烧烤；发现污染生态环境的行为，及时劝阻或举报。

3. 倡导简约适度、绿色低碳、益于健康的生活方式。优先选择绿色产品，尽量购买耐用品，少购买使用塑料袋、一次性发泡塑料饭盒、塑料管等易造成污染的用品，少购买使用过度包装产品，不跟风购买更新换代快的电子产品，外出自带购物袋、水杯等。适度使用空调，冬季设置温度不高于20摄氏度，夏季设置温度不低于26摄氏度。及时关闭电器电源，减少待机耗电。坚持低碳出行，优先步行、骑行或公共交通出行，多使用共享交通工具。

4. 关注室（车）内空气污染。尽量购买带有绿色标志的装饰装修材料、家具及节能标识的家电产品。新装修的房间定期通风换气，降低装饰装修材料造成的室内空气污染。烹饪、取暖等提倡使用清洁能源（如气体燃料和电等）。烹饪过程中提倡使用排气扇、抽油烟机等设备。购买和使用符合有害物质限量标准的家用化学品。定期对家中饲养的宠物及宠物用品进行清洁，及时倾倒室内垃圾，避免微生物的滋生。根据天气变化和空气质量适时通风换气，重污染天气时应关闭门窗，减少室外空气污染物进入室内，有条件的建议开启空气净化装置或新风系统。鼓励根据实际需要，选购适宜排量的汽车，不进行非必要的车内装饰，注意通风并及时清洗车用空调系统。

5. 做好户外健康防护。重污染天气时，建议尽量减少户外停留时间，易感人群停止户外活动。如外出，需做好健康防护。

6. 重视道路交通安全。严格遵守交通法规，增强交通出行规则意识、安全意识和文明意识，不疲劳驾驶、超速行驶、酒后驾驶，具备一定的应急处理能力。正确使用安全带，根据儿童年龄、身高和体重合理使用安全座椅，减少交通事故的发生。

7. 预防溺水。建议选择管理规范的游泳场所，不提倡在天然水域游泳，下雨时不宜在室外游泳。建议下水前认真做准备活动，以免下水后发生肌肉痉挛等问题。水中活动时，要避免打闹、跳水等危险行为。避免儿童接近危险水域,儿童游泳时,要有成人带领或有组织地进行。加强看护,不能将儿童单独留在卫生间、浴室、开放的水源边。

——社会:

1. 制定社区健康公约和健康守则等行为规范,大力开展讲卫生、树新风、除陋习活动。加强社区基础设施和生态环境建设,营造设施完备、整洁有序、美丽宜居、安全和谐的社区健康环境。建立固定的健康宣传栏、橱窗等健康教育窗口,设立社区健康自助检测点,配备血压计、血糖仪、腰围尺、体重仪、体重指数(BMI)尺、健康膳食图等,鼓励引导志愿者参与,指导社区居民形成健康生活方式。用人单位充分考虑劳动者健康需要,为劳动者提供健康支持性环境。完善健康家庭标准,将文明健康生活方式以及体重、油、盐、糖、血压、近视等控制情况纳入"五好文明家庭"评选标准,引导家庭成员主动学习掌握必要的健康知识和技能,居家整洁,家庭和睦,提高自我健康管理能力。

2. 企业主动提升环保意识,合理确定环境保护指标目标,建立环保监测制度,并且管理维护好污染治理装置,污染物排放必须符合环保标准。涉及危险化学品的生产、运输、储存、销售、使用、废弃物的处置等,企业要落实安全生产主体责任,强化危险化学品全过程管理。鼓励发展安全、节能、环保的汽车产品。

3. 鼓励企业建立消费品有害物质限量披露及质量安全事故监测和报告制度,提高装饰装修材料、日用化学品、儿童玩具和用品等消费品的安全标准,减少消费品造成的伤害。

4. 公共场所应定期清洗集中空调和新风系统。健身娱乐场所建议安装新风系统或空气净化装置,重污染天气时,应根据人员的情况及时开启净化装置补充新风。公共游泳场所定期消毒、换水,以保证人群在清洁的环境中活动。根据气候、环境在公共场所张贴预防跌倒、触电、溺水等警示标识,减少意外伤害和跌倒致残,预防意外事故所致一氧化碳、氨气、氯气、消毒杀虫剂等中毒。

5. 针对不同人群,编制环境与健康手册,宣传和普及环境与健康基本理念、基本知识和基本技能,分类制定发布环境污染防护指南、公共场所和室内健康环境指南。

6. 经常性对公众进行防灾减灾、突发事件应对知识和技能的传播和培训,提高自救和互救能力。学校、医院等人员密集的地方应定期开展火灾、地震等自然灾害及突发事件的应急演练。

——政府:

1. 制定健康社区、健康单位(企业)、健康学校等健康细胞工程建设规范和评价指标。建立完善健康城乡监测与评价体系,定期组织开展第三方评估,打造卫生城镇升级版。(卫生健康委牵头,教育部、民政部按职责分工负责)

2. 逐步建立环境与健康的调查、监测和风险评估制度。加强与群众健康密切相关的饮用水、空气、土壤等环境健康影响监测与评价,开展环境污染与疾病关系、健康风险预警以及防护干预研究,加强伤害监测网络建设,采取有效措施预防控制环境污染相关疾病。宣传"人与自然和谐共生""人人享有健康环境"理念,普及环境健康知识,营造全社会关心、参与环境健康的良好氛围。(卫生健康委牵头,自然资源部、生态环境部、住房城乡建设部、水利部、农业农村部、市场监管总局、粮食和储备局、林草局等按职责分工负责)

3. 深入开展大气、水、土壤污染防治。修订《中国公民环境与健康素养（试行）》，开展公民环境与健康素养提升和科普宣传工作。（生态环境部牵头，发展改革委、科技部、工业和信息化部、自然资源部、住房城乡建设部、交通运输部、水利部、农业农村部、卫生健康委等按职责分工负责）

4. 加大饮用水工程设施投入、管理和维护，保障饮用水安全。加强城市公共安全基础设施建设，加大固体废弃物回收设施的投入，加强废弃物分类处置管理。加强城乡公共消防设施建设和维护管理，合理规划和建设应急避难场所，加强应急物资储备体系建设。提高企业、医院、学校、大型商场、文体娱乐场所等人员密集区域防灾抗灾及应对突发事件的能力。完善医疗机构无障碍设施。（发展改革委、生态环境部、住房城乡建设部、水利部、文化和旅游部、卫生健康委、应急部、体育总局等按职责分工负责）

5. 组织实施交通安全生命防护工程，提高交通安全技术标准，加强交通安全隐患治理，减少交通伤害事件的发生。（交通运输部牵头，工业和信息化部、公安部、国家铁路局、民航局等按职责分工负责）

6. 加强装饰装修材料、日用化学品、儿童玩具和用品等消费品的安全性评价，完善产品伤害监测体系，提高相关标准，加强消费品绿色安全认证，建立消费品质量安全事故的强制报告制度，加强召回管理力度，强化重点领域质量安全监管。（市场监管总局牵头，工业和信息化部、住房城乡建设部等按职责分工负责）

7. 以复合污染对健康影响和污染健康防护为重点开展攻关研究，着力研发一批关键核心技术，指导公众做好健康防护。

（卫生健康委牵头，科技部、生态环境部、气象局等按职责分工负责）

（七）妇幼健康促进行动。

妇幼健康是全民健康的基础。新时期妇幼健康面临新的挑战。出生缺陷不仅严重影响儿童的生命健康和生活质量，而且影响人口健康素质。随着生育政策调整完善，生育需求逐步释放，高危孕产妇比例有所增加，保障母婴安全压力增大。生育全程服务覆盖不广泛，宫颈癌和乳腺癌高发态势仍未扭转，儿童早期发展亟需加强，妇女儿童健康状况在城乡之间、区域之间还存在差异，妇幼健康服务供给能力有待提高。实施妇幼健康促进行动，是保护妇女儿童健康权益，促进妇女儿童全面发展、维护生殖健康的重要举措，有助于从源头和基础上提高国民健康水平。

行动目标：

到2022年和2030年，婴儿死亡率分别控制在7.5‰及以下和5‰及以下；5岁以下儿童死亡率分别控制在9.5‰及以下和6‰及以下；孕产妇死亡率分别下降到18/10万及以下和12/10万及以下；产前筛查率分别达到70%以上和80%及以上；新生儿遗传代谢性疾病筛查率达到98%及以上；新生儿听力筛查率达到90%及以上；先天性心脏病、唐氏综合征、耳聋、神经管缺陷、地中海贫血等严重出生缺陷得到有效控制；7岁以下儿童健康管理率分别达到85%以上和90%以上；农村适龄妇女宫颈癌和乳腺癌（以下简称"两癌"）筛查覆盖率分别达到80%及以上和90%及以上。

提倡适龄人群主动学习掌握出生缺陷防治和儿童早期发展知识；主动接受婚前医学检查和孕前优生健康检查；倡导0~6个月婴儿纯母乳喂养，为6个月以上婴儿适时合理添加辅食。

——个人和家庭：

1. 积极准备，孕育健康新生命。主动了解妇幼保健和出生缺陷防治知识，充分认识怀孕和分娩是人类繁衍的正常生理过程，建议做到有计划、有准备。积极参加婚前、孕前健康检查，选择最佳的生育年龄，孕前3个月至孕后3个月补充叶酸。预防感染、戒烟戒酒、避免接触有毒有害物质和放射线。

2. 定期产检，保障母婴安全。发现怀孕要尽早到医疗卫生机构建档建册，进行妊娠风险筛查与评估，按照不同风险管理要求主动按时接受孕产期保健服务，掌握孕产期自我保健知识和技能。孕期至少接受5次产前检查(孕早期1次，孕中期2次，孕晚期2次)，有异常情况者建议遵医嘱适当增加检查次数，首次产前检查建议做艾滋病、梅毒和乙肝检查，定期接受产前筛查。35岁以上的孕妇属于高龄孕妇，高龄高危孕妇建议及时到有资质的医疗机构接受产前诊断服务。怀孕期间，如果出现不适情况，建议立即去医疗卫生机构就诊。孕妇宜及时住院分娩，提倡自然分娩，减少非医学需要的剖宫产。孕妇宜保证合理膳食，均衡营养，维持合理体重。保持积极心态，放松心情有助于预防孕期和产后抑郁。产后3~7天和42天主动接受社区医生访视，并结合自身情况，选择合适的避孕措施。

3. 科学养育，促进儿童健康成长。强化儿童家长为儿童健康第一责任人的理念，提高儿童家长健康素养。母乳是婴儿理想的天然食物，孩子出生后尽早开始母乳喂养，尽量纯母乳喂养6个月，6个月后逐渐给婴儿补充富含铁的泥糊状食物，1岁以下婴儿不宜食用鲜奶。了解儿童发展特点，理性看待孩子间的差异，尊重每个孩子自身的发展节奏和特点，理解并尊重孩子的情绪和需求，为儿童提供安全、有益、有趣的成长环境。避免儿童因压力过大、缺乏运动、缺乏社交等因素影响大脑发育，妨碍心理成长。发现儿童心理行为问题，不要过于紧张或过分忽视，建议及时向专业人员咨询、求助。避免儿童发生摔伤、烧烫伤、窒息、中毒、触电、溺水、动物抓咬等意外伤害。

4. 加强保健，预防儿童疾病。做好儿童健康管理，按照免疫规划程序进行预防接种。接受苯丙酮尿症、先天性甲状腺功能减低症和听力障碍等新生儿疾病筛查和视力、听力、智力、肢体残疾及孤独症筛查等0~6岁儿童残疾筛查，筛查阳性者需主动接受随访、确诊、治疗和干预。3岁以下儿童应到乡镇卫生院或社区卫生服务中心接受8次健康检查，4~6岁儿童每年应接受一次健康检查。

5. 关爱女性，促进生殖健康。建议女性提高生殖健康意识和能力，主动获取青春期、生育期、更年期和老年期保健相关知识，注意经期卫生，熟悉生殖道感染、乳腺疾病和宫颈癌等妇女常见疾病的症状和预防知识。建议家属加强对特殊时期妇女的心理关怀。掌握避孕方法知情选择，知晓各种避孕方法，了解自己使用的避孕方法的注意事项。认识到促进生殖健康对个人、家庭和社会的影响，增强性道德、性健康、性安全意识，拒绝不安全性行为，避免意外妊娠、过早生育以及性相关疾病传播。

——社会和政府：

1. 完善妇幼健康服务体系，实施妇幼健康和计划生育服务保障工程，以中西部和贫困地区为重点，加强妇幼保健机构基础设施建设，确保省、市、县三级均有1所标准化妇幼保健机构。加强儿科、产科、助产等急需紧缺人才培养，增强岗位吸引力。（卫生健康委牵头，发展改革委、教育部、财政部、人力资源社会保障部按职责分工负责）

2. 加强婚前、孕前、孕产期、新生儿期和儿童期保健工作，推广使用《母子健康手册》，为妇女儿童提供系统、规范的服务。健全出生缺陷防治网络，提高出生缺陷综合防治服务可及性。（卫生健康委负责）

3. 大力普及妇幼健康科学知识，推广婚姻登记、婚前医学检查和生育指导"一站式"服务模式。做好人工流产后避孕服务，规范产后避孕服务，提高免费避孕药具发放服务可及性。加强女职工劳动保护，避免准备怀孕和孕期、哺乳期妇女接触有毒有害物质和放射线。推动建设孕妇休息室、母婴室等设施。（卫生健康委牵头，民政部、全国总工会、全国妇联按职责分工负责）

4. 为拟生育家庭提供科学备孕及生育力评估指导、孕前优生服务，为生育困难的夫妇提供不孕不育诊治，指导科学备孕。落实国家免费孕前优生健康检查，推动城乡居民全覆盖。广泛开展产前筛查，普及产前筛查适宜技术，规范应用高通量基因测序等技术，逐步实现怀孕妇女孕28周前在自愿情况下至少接受1次产前筛查。在高发省份深入开展地中海贫血防控项目，逐步扩大覆盖范围。对确诊的先天性心脏病、唐氏综合征、神经管缺陷、地中海贫血等严重出生缺陷病例，及时给予医学指导和建议。（卫生健康委牵头，财政部按职责负责）

5. 落实妊娠风险筛查评估、高危专案管理、危急重症救治、孕产妇死亡个案报告和约谈通报5项制度，加强危重孕产妇和新生儿救治保障能力建设，健全救治会诊、转诊等机制。孕产妇和新生儿按规定参加基本医疗保险、大病保险，并按规定享受相关待遇，符合条件的可享受医疗救助补助政策。对早产儿进行专案管理，在贫困地区开展新生儿安全等项目。（卫生健康委牵头，发展改革委、财政部、医保局按职责分工负责）

6. 全面开展新生儿疾病筛查，加强筛查阳性病例的随访、确诊、治疗和干预，提高确诊病例治疗率，逐步扩大新生儿疾病筛查病种范围。继续开展先天性结构畸形和遗传代谢病救助项目，聚焦严重多发、可筛可治、技术成熟、预后良好、费用可控的出生缺陷重点病种，开展筛查、诊断、治疗和贫困救助全程服务试点。建立新生儿及儿童致残性疾病和出生缺陷筛查、诊断、干预一体化工作机制。（卫生健康委牵头，财政部、中国残联按职责分工负责）

7. 做实0~6岁儿童健康管理，规范开展新生儿访视，指导家长做好新生儿喂养、护理和疾病预防。实施婴幼儿喂养策略，创新爱婴医院管理，将贫困地区儿童营养改善项目覆盖到所有贫困县。引导儿童科学均衡饮食，加强体育锻炼，实现儿童肥胖综合预防和干预。加强托幼机构卫生保健业务指导和监督工作。（卫生健康委牵头，发展改革委、教育部按职责分工负责）

8. 加强儿童早期发展服务，结合实施基本公共卫生服务项目，推动儿童早期发展均等化，促进儿童早期发展服务进农村、进社区、进家庭，探索适宜农村儿童早期发展的服务内容和模式。提高婴幼儿照护的可及性。完善残疾儿童康复救助制度。加强残疾人专业康复机构、康复医疗机构和基层医疗康复设施、人才队伍建设，健全衔接协作机制，不断提高康复保障水平。（卫生健康委牵头，发展改革委、教育部、财政部、全国妇联、中国残联按职责分工负责）

9. 以贫困地区为重点,逐步扩大农村妇女"两癌"筛查项目覆盖面,继续实施预防艾滋病、梅毒和乙肝母婴传播项目,尽快实现消除艾滋病母婴传播的目标。以肺炎、腹泻、贫血、哮喘、龋齿、视力不良、心理行为问题等为重点,推广儿童疾病综合管理适宜技术。(卫生健康委牵头,财政部、全国妇联按职责分工负责)

10. 在提供妇幼保健服务的医疗机构积极推广应用中医药适宜技术和方法,开展中成药合理使用和培训。扩大中医药在孕育调养、产后康复等方面应用。充分发挥中医药在儿童医疗保健服务中的作用。加强妇女儿童疾病诊疗中西医临床协作,提高疑难病、急危重症诊疗水平。(中医药局牵头,卫生健康委按职责负责)

(八)中小学健康促进行动。

中小学生处于成长发育的关键阶段。加强中小学健康促进,增强青少年体质,是促进中小学生健康成长和全面发展的需要。根据2014年中国学生体质与健康调研结果,我国7~18岁城市男生和女生的肥胖检出率分别为11.1%和5.8%,农村男生和女生的肥胖检出率分别为7.7%和4.5%。2018年全国儿童青少年总体近视率为53.6%。其中,6岁儿童为14.5%,小学生为36.0%,初中生为71.6%,高中生为81.0%。中小学生肥胖、近视等健康问题突出。

此外,随着成长发育,中小学生自我意识逐渐增强,认知、情感、意志、个性发展逐渐成熟,人生观、世界观、价值观逐渐形成。因此,在此期间有效保护、积极促进其身心健康成长意义重大。

行动目标:

到2022年和2030年,国家学生体质健康标准达标优良率分别达到50%及以上和60%及以上;全国儿童青少年总体近视率力争每年降低0.5个百分点以上和新发近视率明显下降;小学生近视率下降到38%以下;符合要求的中小学体育与健康课程开课率达到100%;中小学生每天校内体育活动时间不少于1小时;学校眼保健操普及率达到100%;寄宿制中小学校或600名学生以上的非寄宿制中小学校配备专职卫生专业技术人员、600名学生以下的非寄宿制中小学校配备专兼职保健教师或卫生专业技术人员的比例分别达到70%及以上和90%及以上;未配齐卫生专业技术人员的学校应由当地政府统一建立基层医疗卫生机构包片制度,实现中小学校全覆盖;配备专兼职心理健康工作人员的中小学校比例分别达到80%以上和90%以上;将学生体质健康情况纳入对学校绩效考核,与学校负责人奖惩挂钩,将高中体育科目纳入高中学业水平测试或高考综合评价体系;鼓励高校探索在特殊类型招生中增设体育科目测试。

提倡中小学生每天在校外接触自然光时间1小时以上;小学生、初中生、高中生每天睡眠时间分别不少于10、9、8个小时;中小学生非学习目的使用电子屏幕产品单次不宜超过15分钟,每天累计不宜超过1小时;学校鼓励引导学生达到《国家学生体质健康标准》良好及以上水平。

——个人:

1. 科学运动。保证充足的体育活动,减少久坐和视屏(观看电视,使用电脑、手机等)时间。课间休息,要离开座位适量活动。每天累计至少1小时中等强度及以上的运动,培养终身运动的习惯。

2. 注意用眼卫生。主动学习掌握科学用眼护眼等健康知识，养成健康用眼习惯。保持正确读写姿势。握笔的指尖离笔尖一寸、胸部离桌子一拳，书本离眼一尺，保持读写坐姿端正。读写要在采光良好、照明充足的环境中进行。白天学习时，充分利用自然光线照明，避免光线直射在桌面上。晚上学习时，同时打开台灯和房间大灯。读写连续用眼时间不宜超过40分钟。自觉减少电子屏幕产品使用。避免不良用眼行为，不在走路、吃饭、躺卧时、晃动的车厢内、光线暗弱或阳光直射下看书或使用电子屏幕产品。自我感觉视力发生明显变化时，及时告知家长和教师，尽早到眼科医疗机构检查和治疗。

3. 保持健康体重。学会选择食物和合理搭配食物的生活技能。每天吃早餐，合理选择零食，在两餐之间可选择适量水果、坚果或酸奶等食物作为零食。足量饮水，首选白开水，少喝或不喝含糖饮料。自我监测身高、体重等生长发育指标，及早发现、科学判断是否出现超重、肥胖等健康问题。

4. 了解传染病防控知识，增强体质，预防传染病，特别是预防常见呼吸道传染病。

5. 掌握科学的应对方法，促进心理健康。保持积极向上的健康心理状态，积极参加文体活动和社会实践。了解不良情绪对健康的影响，掌握调控情绪的基本方法。正确认识心理问题，学会积极暗示，适当宣泄，可以通过深呼吸或找朋友倾诉、写日记、画画、踢球等方式，将心中郁积的不良情绪如痛苦、委屈、愤怒等发泄出去，可向父母、老师、朋友等寻求帮助，还可主动接受心理辅导（心理咨询与治疗等）。

6. 合理、安全使用网络，增强对互联网信息的辨别力，主动控制上网时间，抵制网络成瘾。

7. 保证充足的睡眠，不熬夜。科学用耳、注意保护听力。早晚刷牙、饭后漱口，采用正确的刷牙方法，每次刷牙不少于2分钟。发生龋齿及时提醒家长陪同就医。不吸烟，拒吸二手烟，帮助家长戒烟。增强自身安全防范意识，掌握伤害防范的知识与技能，预防交通伤害、校园暴力伤害、溺水、性骚扰性侵害等。远离不安全性行为。不以任何理由尝试毒品。

——家庭：

1. 通过亲子读书、参与讲座等多种方式给予孩子健康知识，以身作则，带动和帮助孩子形成良好健康行为，合理饮食，规律作息，每天锻炼。

2. 注重教养方式方法，既不溺爱孩子，也不粗暴对待孩子。做孩子的倾听者，帮助孩子正确面对问题、处理问题，关注孩子的心理健康。

3. 保障孩子睡眠时间，确保小学生每天睡眠10个小时、初中生9个小时、高中生8个小时，减少孩子近距离用眼和看电子屏幕时间。

4. 营造良好的家庭体育运动氛围，积极引导孩子进行户外活动或体育锻炼，确保孩子每天在校外接触自然光的时间达到1小时以上。鼓励支持孩子参加校外多种形式的体育活动，督促孩子认真完成寒暑假体育作业，使其掌握1~2项体育运动技能，引导孩子养成终身锻炼习惯。

5. 建议家长陪伴孩子时尽量减少使用电子屏幕产品。有意识地控制孩子特别是学龄前儿童使用电子屏幕产品，非学习目的的电子屏幕产品使用单次不宜超过15分钟，每天累计不宜超过 1 小时，使用电子屏幕产品学习 30~40 分钟后，建议休息远眺放松 10 分钟，年龄越小，连续使用电子屏幕产品的时间应越短。

6. 切实减轻孩子家庭和校外学业负担，不要盲目参加课外培训、跟风报班，建议根据孩子兴趣爱好合理选择。

7. 保障营养质量。鼓励孩子不挑食、不偏食，根据孩子身体发育情况均衡膳食，避免高糖、高盐、高油等食品的摄入。

8. 随时关注孩子健康状况，发现孩子出现疾病早期征象时，及时咨询专业人员或带其到医疗机构检查。

——学校：

1. 严格依据国家课程方案和课程标准组织安排教学活动，小学一二年级不布置书面家庭作业，三至六年级书面家庭作业完成时间不得超过 60 分钟，初中不得超过 90 分钟，高中阶段也要合理安排作业时间。

2. 全面推进义务教育学校免试就近入学全覆盖。坚决控制义务教育阶段校内统一考试次数，小学一二年级每学期不得超过 1 次，其他年级每学期不得超过 2 次。

3. 改善教学设施和条件，为学生提供符合健康要求的学习环境。加快消除"大班额"现象。每月调整学生座位，每学期对学生课桌椅高度进行个性化调整，使其适应学生生长发育变化。

4. 中小学校要严格组织全体学生每天上下午各做 1 次眼保健操。教师要教会学生掌握正确的执笔姿势，督促学生读写时坐姿端正，监督并随时纠正学生不良读写姿势。教师发现学生出现看不清黑板、经常揉眼睛等迹象时，要了解其视力情况。

5. 强化体育课和课外锻炼，确保中小学生在校时每天 1 小时以上体育活动时间。严格落实国家体育与健康课程标准，确保小学一二年级每周 4 课时，三至六年级和初中每周 3 课时，高中阶段每周 2 课时。中小学校每天安排 30 分钟大课间体育活动。有序组织和督促学生在课间时到室外活动或远眺，防止学生持续疲劳用眼。

6. 根据学校教育的不同阶段，设置相应的体育与健康教育课程，向学生教授健康行为与生活方式、疾病防控、心理健康、生长发育与青春期保健、安全应急与避险等知识，提高学生健康素养，积极利用多种形式对学生和家长开展健康教育。培训培养健康教育教师，开发和拓展健康教育课程资源。

7. 指导学生科学规范使用电子屏幕产品，养成信息化环境下良好的学习和用眼卫生习惯。严禁学生将个人手机、平板电脑等电子屏幕产品带入课堂，带入学校的要进行统一保管。使用电子屏幕产品开展教学时长原则上不超过教学总时长的 30%，原则上采用纸质作业。

8. 加强医务室(卫生室、校医院、保健室等)力量，按标准配备校医和必要的设备。加强中小学校重点传染病防治知识宣传和防控工作，严格落实学校入学体检和因病缺勤病因追查及登记制度，减少学校流行性感冒、结核病等传染病聚集性疫情发生。严格落实学生健康体检制度，提醒身体健康状况有问题的学生到医疗机构检查。加强对学生营养管理和营养指导，开展针对学生的营养健康教育，中小学校食堂禁止提供高糖食品，校园内限制销售含糖饮料并避免售卖高盐、高糖及高脂食品，培养健康的饮食行为习惯。

9. 中小学校配备专兼职心理健康工作人员。关心留守儿童、流动儿童心理健康，为学生提供及时的心理干预。

——政府：

1. 研究修订《学校卫生工作条例》和《中小学健康教育指导纲要》等，制定《学校食品安全和营养健康管理规定》等，进一步健全学校体育卫生发展制度和体系。制定健康学校标准，开展健康学校建设。深化学校体育、健康教育教学改革，全国中小学普遍开设体育与健康教育课程。根据学生的成长规律和特点，分阶段确定健康教育内容并纳入评价范围，做到教学计划、教学材料、课时、师资"四到位"，逐步覆盖所有学生。（教育部牵头，卫生健康委等按职责分工负责）

2. 加强现有中小学卫生保健机构建设，按照标准和要求强化人员和设备配备。保障师生在校用餐食品安全和营养健康，加强义务教育学校食堂建设。坚决治理规范校外培训机构，每年对校外培训机构教室采光照明、课桌椅配备、电子屏幕产品等达标情况开展全覆盖专项检查。（教育部牵头，卫生健康委按职责负责）

3. 全面加强全国儿童青少年视力健康及其相关危险因素监测网络、数据收集与信息化建设。组建全国儿童青少年近视防治和视力健康专家队伍，科学指导儿童青少年近视防治和视力健康管理工作。按照采光和照明国家有关标准要求，对学校、托幼机构和校外培训机构教室（教学场所）以"双随机"方式进行抽检、记录并公布。建立基层医疗卫生机构包片联系中小学校制度。（卫生健康委牵头，教育部按职责负责）

4. 积极引导支持社会力量开展各类儿童青少年体育活动，有针对性地开展各类冬（夏）令营、训练营和体育赛事等，吸引儿童青少年广泛参加体育运动。（发展改革委、教育部、体育总局、共青团中央按职责分工负责）

5. 实施网络游戏总量调控，控制新增网络游戏上网运营数量，鼓励研发传播集知识性、教育性、原创性、技能性、趣味性于一体的优秀网络游戏作品，探索符合国情的适龄提示制度，采取措施限制未成年人使用时间。（中央网信办、工业和信息化部、国家新闻出版署按职责分工负责）

6. 完善学生健康体检制度和学生体质健康监测制度。把学校体育工作和学生体质健康状况纳入对地方政府、教育行政部门和学校的考核评价体系，与学校负责人奖惩挂钩。把学生健康知识、急救知识，特别是心肺复苏纳入考试内容，把健康知识、急救知识的掌握程度和体质健康测试情况作为学校学生评优评先、毕业考核和升学的重要指标，将高中体育科目纳入高中学业水平测试或高考综合评价体系，鼓励高校探索在特殊类型招生中增设体育科目测试。（教育部牵头，卫生健康委按职责负责）

（九）职业健康保护行动。

我国是世界上劳动人口最多的国家，2017年我国就业人口7.76亿人，占总人口的55.8%，多数劳动者职业生涯超过其生命周期的二分之一。工作场所接触各类危害因素引发的职业健康问题依然严重，职业病防治形势严峻、复杂，新的职业健康危害因素不断出现，疾病和工作压力导致的生理、心理等问题已成为亟待应对的职业健康新挑战。实施职业健康保护行动，强化政府监管职责，督促用人单位落实主体责任，提升职业健康工作水平，有效预防和控制职业病危害，切实保障劳动者职业健康权益，对维护全体劳动者身体健康、促进经济社会持续健康发展至关重要。

行动目标：到2022年和2030年，劳动工时制度得到全面落实；工伤保险参保人数稳步提升，并于2030年实现工伤保险法定人群参保全覆盖；接尘工龄不足5年的劳动者新发尘肺病报告例数占年度报告总例数的比例实现明显下降并持续下降；辖区职业健康检查和职业病诊断服务覆盖率分别达到80%及以上和90%及以上；重点行业的用人单位职业病危害项目申报率达到90%及以上；工作场所职业病危害因素检测率达到85%及以上，接触职业病危害的劳动者在岗期间职业健康检查率达到90%及以上；职业病诊断机构报告率达到95%及以上。

提倡重点行业劳动者对本岗位主要危害及防护知识知晓率达到90%及以上并持续保持；鼓励各用人单位做好员工健康管理、评选"健康达人"，其中国家机关、学校、医疗卫生机构、国有企业等用人单位应支持员工率先树立健康形象，并给予奖励；对从事长时间、高强度重复用力、快速移动等作业方式以及视屏作业的人员，采取推广先进工艺技术、调整作息时间等措施，预防和控制过度疲劳和工作相关肌肉骨骼系统疾病的发生；采取综合措施降低或消除工作压力。

——劳动者个人：

1. 倡导健康工作方式。积极传播职业健康先进理念和文化。国家机关、学校、医疗卫生机构、国有企业等单位的员工率先树立健康形象，争做"健康达人"。

2. 树立健康意识。积极参加职业健康培训，学习和掌握与职业健康相关的各项制度、标准，了解工作场所存在的危害因素，掌握职业病危害防护知识、岗位操作规程、个人防护用品的正确佩戴和使用方法。

3. 强化法律意识，知法、懂法。遵守职业病防治法律、法规、规章。接触职业病危害的劳动者，定期参加职业健康检查；罹患职业病的劳动者，建议及时诊断、治疗，保护自己的合法权益。

4. 加强劳动过程防护。劳动者在生产环境中长期接触粉尘、化学危害因素、放射性危害因素、物理危害因素、生物危害因素等可能引起相关职业病。建议接触职业病危害因素的劳动者注意各类危害的防护，严格按照操作规程进行作业，并自觉、正确地佩戴个人职业病防护用品。

5. 提升应急处置能力。学习掌握现场急救知识和急性危害的应急处置方法，能够做到正确的自救、互救。

6. 加强防暑降温措施。建议高温作业、高温天气作业等劳动者注意预防中暑。可佩戴隔热面罩和穿着隔热、通风性能良好的防热服，注意使用空调等防暑降温设施进行降温。建议适量补充水、含食盐和水溶性维生素等防暑降温饮料。

7. 长时间伏案低头工作或长期前倾坐姿职业人群的健康保护。应注意通过伸展活动等方式缓解肌肉紧张，避免颈椎病、肩周炎和腰背痛的发生。在伏案工作时，需注意保持正确坐姿，上身挺直；调整椅子的高低，使双脚刚好合适地平踩在地面上。长时间使用电脑的，工作时电脑的仰角应与使用者的视线相对，不宜过分低头或抬头，建议每隔1~2小时休息一段时间，向远处眺望，活动腰部和颈部，做眼保健操和工间操。

8. 教师、交通警察、医生、护士等以站姿作业为主的职业人群的健康保护。站立时，建议两腿重心交替使用，防止静脉曲张，建议通过适当走动等方式保持腰部、膝盖放松，促进血液循环；长时间用嗓的，注意补充水分，常备润喉片，预防咽喉炎。

9. 驾驶员等长时间固定体位作业职业人群的健康保护。建议合理安排作业时间，做到规律饮食，定时定量；保持正确的作业姿势，将座位调整至适当的位置，确保腰椎受力适度，并注意减少震动，避免颈椎病、肩周炎、骨质增生、坐骨神经痛等疾病的发生；作业期间注意间歇性休息，减少憋尿，严禁疲劳作业。

——用人单位：

1. 鼓励用人单位为劳动者提供整洁卫生、绿色环保、舒适优美和人性化的工作环境，采取综合预防措施，尽可能减少各类危害因素对劳动者健康的影响，切实保护劳动者的健康权益。倡导用人单位评选"健康达人"，并给予奖励。

2. 鼓励用人单位在适宜场所设置健康小贴士，为单位职工提供免费测量血压、体重、腰围等健康指标的场所和设施，一般情况下，开会时间超过 2 小时安排休息 10~15 分钟。鼓励建立保护劳动者健康的相关制度，如：工间操制度、健身制度、无烟单位制度等。根据用人单位的职工人数和职业健康风险程度，依据有关标准设置医务室、紧急救援站、有毒气体防护站，配备急救箱等装备。

3. 新建、扩建、改建建设项目和技术改造、技术引进项目可能产生职业病危害的，建设单位应当依法依规履行建设项目职业病防护设施"三同时"（即建设项目的职业病防护设施与主体工程同时设计、同时施工、同时投入生产和使用）制度。鼓励用人单位优先采用有利于防治职业病和保护员工健康的新技术、新工艺、新设备、新材料，不得生产、经营、进口和使用国家明令禁止使用的可能产生职业病危害的设备或材料。对长时间、高强度、重复用力、快速移动等作业方式，采取先进工艺技术、调整作息时间等措施，预防和控制过度疲劳和相关疾病发生。采取综合措施降低或消除工作压力，预防和控制其可能产生的不良健康影响。

4. 产生职业病危害的用人单位应加强职业病危害项目申报、日常监测、定期检测与评价，在醒目位置设置公告栏，公布工作场所职业病危害因素检测结果和职业病危害事故应急救援措施等内容，对产生严重职业病危害的作业岗位，应当在其醒目位置，设置警示标识和中文警示说明。

5. 产生职业病危害的用人单位应建立职业病防治管理责任制，健全岗位责任体系，做到责任到位、投入到位、监管到位、防护到位、应急救援到位。用人单位应当根据存在的危害因素，设置或者指定职业卫生管理机构，配备专兼职的职业卫生管理人员，开展职业病防治、职业健康指导和管理工作。

6. 用人单位应建立完善的职业健康监护制度，依法组织劳动者进行职业健康检查，配合开展职业病诊断与鉴定等工作。对女职工定期进行妇科疾病及乳腺疾病的查治。

7. 用人单位应规范劳动用工管理，依法与劳动者签订劳动合同，合同中应明确劳动保护、劳动条件和职业病危害防护、女职工劳动保护及女职工禁忌劳动岗位等内容。用人单位应当保证劳动者休息时间，依法安排劳动者休假，落实女职工产假、产前检查及哺乳时间，杜绝违法加班；要依法按时足额缴纳工伤保险费。鼓励用人单位组建健康指导人员队伍，开展职工健康指导和管理工作。

——政府：

1. 研究修订《中华人民共和国职业病防治法》等法律法规，制修订职业病防治部门规章。梳理、分析、评估现有职业健康标准，以防尘、防毒、防噪声、防辐射为重点，以强制性标准为核心，研究制定、修订出台更严格、有效的国家职业健康标准和措施，完善职业病防治法规标准体系。加强对新型职业危害的研究识别、评价与控制，组织开展相关调查，研究制定规范标准，提出防范措施，适时纳入法定管理，以应对产业转型、技术进步可能产生的职业健康新问题。（卫生健康委牵头，科技部、司法部、市场监管总局按职责分工负责）

2. 研发、推广有利于保护劳动者健康的新技术、新工艺、新设备和新材料。以职业性尘肺病、噪声聋、化学中毒为重点，在矿山、建材、金属冶炼、化工等行业领域开展专项治理。严格源头控制，引导职业病危害严重的用人单位进行技术改造和转型升级。推动各行业协会制订并实施职业健康守则。（卫生健康委牵头，发展改革委、科技部、工业和信息化部、国务院国资委按职责分工负责）

3. 完善职业病防治技术支撑体系，按照区域覆盖、合理配置的原则，加强职业病防治机构建设，做到布局合理、功能健全。设区的市至少有1家医疗卫生机构承担本辖区内职业病诊断工作，县级行政区域原则上至少有1家医疗卫生机构承担本辖区职业健康检查工作。充分发挥各类职业病防治机构在职业健康检查、职业病诊断和治疗康复、职业病危害监测评价、职业健康风险评估等方面的作用，健全分工协作、上下联动的工作机制。加强专业人才队伍建设，鼓励高等院校扩大职业卫生及相关专业招生规模。推动企业职业健康管理队伍建设，提升企业职业健康管理能力。（卫生健康委牵头，发展改革委、教育部、财政部、人力资源社会保障部按职责分工负责）

4. 加强职业健康监管体系建设，健全职业健康监管执法队伍，重点加强县（区）、乡镇（街道）等基层执法力量，加强执法装备建设。加大用人单位监管力度，督促用人单位切实落实职业病防治主体责任。（卫生健康委牵头，发展改革委、财政部按职责分工负责）

5. 以农民工尘肺病为切入点，进一步加强对劳务派遣用工单位职业病防治工作的监督检查，优化职业病诊断程序和服务流程，提高服务质量。对加入工伤保险的尘肺病患者，加大保障力度；对未参加工伤保险的，按规定通过医疗保险、医疗救助等保障其医疗保障合法权益。加强部门间信息共享利用，及时交流用人单位职业病危害、劳动者职业健康和工伤保险等信息数据。（卫生健康委牵头，发展改革委、民政部、人力资源社会保障部、医保局按职责分工负责）

6. 改进职业病危害项目申报工作，建立统一、高效的监督执法信息管理机制。建立完善工作场所职业病危害因素检测、监测和职业病报告网络。适时开展工作场所职业病危害因素监测和职业病专项调查，系统收集相关信息。开展"互联网+职业健康"信息化建设，建立职业卫生和放射卫生大数据平台，利用信息化提高监管效率。（卫生健康委牵头，发展改革委、财政部按职责分工负责）

7. 将"健康企业"建设作为健康城市建设的重要内容，逐步拓宽丰富职业健康范围，积极研究将工作压力、肌肉骨骼疾病等新职业病危害纳入保护范围。推进企业依法履行职业病防治等相关法定责任和义务,营造企业健康文化,履行企业社会责任,有效保障劳动者的健康和福祉。(卫生健康委牵头,人力资源社会保障部、国务院国资委、全国总工会、全国妇联按职责分工负责)

(十)老年健康促进行动。

我国是世界上老年人口最多的国家。截至2018年底,我国60岁及以上老年人口约2.49亿,占总人口的17.9%;65岁及以上人口约1.67亿,占总人口的11.9%。我国老年人整体健康状况不容乐观,近1.8亿老年人患有慢性病,患有一种及以上慢性病的比例高达75%。失能、部分失能老年人约4000万。开展老年健康促进行动,对于提高老年人的健康水平、改善老年人生活质量、实现健康老龄化具有重要意义。

行动目标:

到2022年和2030年,65~74岁老年人失能发生率有所下降;65岁及以上人群老年期痴呆患病率增速下降;二级以上综合性医院设老年医学科比例分别达到50%及以上和90%及以上;三级中医医院设置康复科比例分别达到75%和90%;养老机构以不同形式为入住老年人提供医疗卫生服务比例、医疗机构为老年人提供挂号就医等便利服务绿色通道比例分别达到100%;加强社区日间照料中心等社区养老机构建设,为居家养老提供依托;逐步建立支持家庭养老的政策体系,支持成年子女和老年父母共同生活,推动夯实居家社区养老服务基础。

提倡老年人知晓健康核心信息;老年人参加定期体检,经常监测呼吸、脉搏、血压、大小便情况,接受家庭医生团队的健康指导;鼓励和支持老年大学、老年活动中心、基层老年协会、有资质的社会组织等为老年人组织开展健康活动;鼓励和支持社会力量参与、兴办居家养老服务机构。

——个人和家庭:

1. 改善营养状况。主动学习老年人膳食知识,精心设计膳食,选择营养食品,保证食物摄入量充足,吃足量的鱼、虾、瘦肉、鸡蛋、牛奶、大豆及豆制品,多晒太阳,适量运动,有意识地预防营养缺乏,延缓肌肉衰减和骨质疏松。老年人的体重指数(BMI)在全人群正常值偏高的一侧为宜,消瘦的老年人可采用多种方法增加食欲和进食量,吃好三餐,合理加餐。消化能力明显降低的老年人宜制作细软食物,少量多餐。

2. 加强体育锻炼。选择与自身体质和健康状况相适应的运动方式,量力而行地进行体育锻炼。在重视有氧运动的同时,重视肌肉力量练习和柔韧性锻炼,适当进行平衡能力锻炼,强健骨骼肌肉系统,预防跌倒。参加运动期间,建议根据身体健康状况及时调整运动量。

3. 参加定期体检。经常监测呼吸、脉搏、血压、大小便情况,发现异常情况及时做好记录,必要时就诊。积极配合家庭医生团队完成健康状况评估、体格检查、辅助检查,了解自身脑、心、肺、胃、肝、肾等主要器官的功能情况,接受家庭医生团队的健康指导。

4. 做好慢病管理。患有慢性病的老年人应树立战胜疾病的信心,配合医生积极治疗,主动向医生咨询慢性病自我管理的知识、技能,并在医生指导下,做好自我管理,延缓病情进展,减少并发症,学习并运用老年人中医饮食调养,改善生活质量。

5. 促进精神健康。了解老年是生命的一个过程，坦然面对老年生活身体和环境的变化。多运动、多用脑、多参与社会交往，通过健康的生活方式延缓衰老、预防精神障碍和心理行为问题。老年人及其家属要了解老年期痴呆等疾病的有关知识，发现可疑症状及时到专业机构检查，做到早发现、早诊断、早治疗。一旦确诊老年人患有精神疾病，家属应注重对患者的关爱和照护，帮助患者积极遵循治疗训练方案。对认知退化严重的老年人，要照顾好其饮食起居，防止走失。

6. 注意安全用药。老年人共病发病率高，且药物代谢、转化、排泄能力下降，容易发生药物不良反应。生病及时就医，在医生指导下用药。主动监测用药情况，记录用药后主观感受和不良反应，复诊时及时向医生反馈。

7. 注重家庭支持。提倡家庭成员学习了解老年人健康维护的相关知识和技能，照顾好其饮食起居，关心关爱老年人心理、身体和行为变化情况，及早发现异常情况，及时安排就诊，并使家居环境保证足够的照明亮度，地面采取防滑措施并保持干燥，在水池旁、马桶旁、浴室安装扶手，预防老年人跌倒。

——社会：

1. 全社会进一步关注和关爱老年人，构建尊老、孝老的社区环境，鼓励老年大学、老年活动中心、基层老年协会、有资质的社会组织等宣传心理健康知识，组织开展有益身心的活动；培训专兼职社会工作者和心理工作者。引入社会力量，为有需要的老年人提供心理辅导、情绪疏解、悲伤抚慰等心理健康服务。

2. 支持社会组织为居家、社区、机构的失能、部分失能老人提供照护和精神慰藉服务。鼓励和支持社会力量参与、兴办居家养老服务。

3. 鼓励和支持科研机构与高新技术企业深度合作，充分运用互联网、物联网、大数据等信息技术手段，开展大型队列研究，研究判定与预测老年健康的指标、标准与方法，研发可穿戴老年人健康支持技术和设备。

4. 鼓励健康服务相关企业结合老年人身心特点，大力开展健康养生、健康体检、咨询管理、体质测定、体育健身、运动康复、健康旅游等多样化服务。

——政府：

1. 开展老年健身、老年保健、老年疾病防治与康复等内容的教育活动。积极宣传适宜老年人的中医养生保健方法。加强老年人自救互救卫生应急技能训练。推广老年期常见疾病的防治适宜技术，开展预防老年人跌倒等干预和健康指导。（卫生健康委牵头，民政部、文化和旅游部、体育总局、中医药局等按职责分工负责）

2. 实施老年人心理健康预防和干预计划，为贫困、空巢、失能、失智、计划生育特殊家庭和高龄独居老年人提供日常关怀和心理支持服务。加强对老年严重精神障碍患者的社区管理和康复治疗，鼓励老年人积极参与社会活动，促进老年人心理健康。（卫生健康委牵头，中医药局按职责负责）

3. 建立和完善老年健康服务体系。优化老年医疗卫生资源配置，鼓励以城市二级医院转型、新建等多种方式，合理布局，积极发展老年医院、康复医院、护理院等医疗机构。推动二级以上综合医院开设老年医学科，增加老年病床位数量，提高老年人医疗卫生服务的

可及性。(发展改革委、卫生健康委按职责分工负责)

4. 强化基层医疗卫生服务网络功能,发挥家庭医生(团队)作用,为老年人提供综合、连续、协同、规范的基本医疗和公共卫生服务。为 65 岁及以上老年人免费建立健康档案,每年免费提供健康体检。为老年人提供家庭医生签约服务。研究制定上门巡诊、家庭病床的服务标准和操作规范。(民政部、卫生健康委、医保局、中医药局按职责分工负责)

5. 扩大中医药健康管理服务项目的覆盖广度和服务深度,根据老年人不同体质和健康状态提供更多中医养生保健、疾病防治等健康指导。推动中医医院与老年护理院、康复疗养机构等开展合作,推动二级以上中医医院开设老年医学科,增加老年服务资源,提供老年健康服务。(中医药局牵头,卫生健康委按职责负责)

6. 完善医养结合政策,推进医疗卫生与养老服务融合发展,推动发展中医药特色医养结合服务。鼓励养老机构与周边的医疗卫生机构开展多种形式的合作,推动医疗卫生服务延伸至社区、家庭。支持社会力量开办非营利性医养结合服务机构。(卫生健康委牵头,民政部、中医药局按职责分工负责)

7. 全面推进老年医学学科基础研究,提高我国老年医学的科研水平。推行多学科协作诊疗,重视老年综合征和老年综合评估。大力推进老年医学研究中心及创新基地建设,促进医研企共同开展创新性和集成性研究,打造高水平的技术创新与成果转化基地。(科技部、卫生健康委按职责分工负责)

8. 支持高等院校和职业院校开设老年医学相关专业或课程,以老年医学、康复、护理、营养、心理和社会工作等为重点,加快培养适应现代老年医学理念的复合型多层次人才。将老年医学、康复、护理人才作为急需紧缺人才纳入卫生人员培训规划,加强专业技能培训。(教育部、卫生健康委按职责分工负责)

9. 加快提出推开长期护理保险制度试点的指导意见。抓紧研究完善照护服务标准体系,建立健全长期照护等级认定标准、项目内涵、服务标准以及质量评价等行业规范和体制机制。(医保局牵头,卫生健康委按职责负责)

10. 逐步建立完善支持家庭养老的政策体系,支持成年子女与老年父母共同生活。从老年人实际需求出发,强化家庭养老功能,从社区层面整合资源,加强社区日间照料中心等居家养老服务机构、场所和相关服务队伍建设,鼓励为老年人提供上门服务,为居家养老提供依托。弘扬敬老、养老、助老的社会风尚。(民政部牵头,文化和旅游部、卫生健康委按职责分工负责)

11. 优化老年人住、行、医、养等环境,营造安全、便利、舒适、无障碍的老年宜居环境。推进老年人社区和居家适老化改造,支持适老住宅建设。(民政部、住房城乡建设部、交通运输部、卫生健康委按职责分工负责)

12. 鼓励专业技术领域人才延长工作年限,各地制定老年人力资源开发利用专项规划,鼓励引导老年人为社会做更多贡献。发挥老年人优良品行传帮带作用,支持老党员、老专家、老军人、老劳模、老干部开展关心教育下一代活动。鼓励老年人参加志愿服务,繁荣老年文化,做到"老有所为"。(中央组织部、民政部、人力资源社会保障部、退役军人部按职责分工负责)

（十一）心脑血管疾病防治行动。

心脑血管疾病具有高患病率、高致残率、高复发率和高死亡率的特点，带来了沉重的社会及经济负担。目前全国现有高血压患者 2.7 亿、脑卒中患者 1300 万、冠心病患者 1100 万。高血压、血脂异常、糖尿病，以及肥胖、吸烟、缺乏体力活动、不健康饮食习惯等是心脑血管疾病主要的且可以改变的危险因素。中国 18 岁及以上居民高血压患病率为 25.2%，血脂异常达到 40.4%，均呈现上升趋势。对这些危险因素采取干预措施不仅能够预防或推迟心脑血管疾病的发生，而且能够和药物治疗协同作用预防心脑血管疾病的复发。

行动目标：

到 2022 年和 2030 年，心脑血管疾病死亡率分别下降到 209.7/10 万及以下和 190.7/10 万及以下；30 岁及以上居民高血压知晓率分别不低于 55% 和 65%；高血压患者规范管理率分别不低于 60% 和 70%；高血压治疗率、控制率持续提高；所有二级及以上医院卒中中心均开展静脉溶栓技术；35 岁及以上居民年度血脂检测率不低于 27% 和 35%；乡镇卫生院、社区卫生服务中心提供 6 类以上中医非药物疗法的比例达到 100%，村卫生室提供 4 类以上中医非药物疗法的比例分别达到 70% 和 80%；鼓励开展群众性应急救护培训，取得培训证书的人员比例分别提高到 1% 及以上和 3% 及以上。

提倡居民定期进行健康体检；18 岁及以上成人定期自我监测血压，血压正常高值人群和其他高危人群经常测量血压；40 岁以下血脂正常人群每 2~5 年检测 1 次血脂，40 岁及以上人群至少每年检测 1 次血脂，心脑血管疾病高危人群每 6 个月检测 1 次血脂。

——个人：

1. 知晓个人血压。18 岁及以上成人定期自我监测血压，关注血压变化，控制高血压危险因素。超重或肥胖、高盐饮食、吸烟、长期饮酒、长期精神紧张、体力活动不足者等是高血压的高危人群。建议血压为正常高值者（120~139 mmHg /80~89 mmHg）及早注意控制以上危险因素。建议血压正常者至少每年测量 1 次血压，高危人群经常测量血压，并接受医务人员的健康指导。

2. 自我血压管理。在未使用降压药物的情况下，非同日 3 次测量收缩压 ≥140 mmHg 和（或）舒张压 ≥90 mmHg，可诊断为高血压。高血压患者要学会自我健康管理，认真遵医嘱服药，经常测量血压和复诊。

3. 注重合理膳食。建议高血压高危人群及患者注意膳食盐的摄入，每日食盐摄入量不超过 5 g，并戒酒，减少摄入富含油脂和高糖的食物，限量食用烹调油。

4. 酌情量力运动。建议心脑血管疾病高危人群（具有心脑血管既往病史或血压异常、血脂异常，或根据世界卫生组织发布的《心血管风险评估和管理指南》判断 10 年心脑血管疾病患病风险 ≥20%）及患者的运动形式根据个人健康和体质确定，考虑进行心脑血管风险评估，全方位考虑运动限度，以大肌肉群参与的有氧耐力运动为主，如健走、慢跑、游泳、太极拳等运动，活动量一般应达到中等强度。

5. 关注并定期进行血脂检测。40 岁以下血脂正常人群，每 2~5 年检测 1 次血脂；40 岁及以上人群至少每年检测 1 次血脂。心脑血管疾病高危人群每 6 个月检测 1 次血脂。

6. 防范脑卒中发生。脑卒中发病率、死亡率的上升与血压升高关系密切，血压越高，脑卒中风险越高。血脂异常与缺血性脑卒中发病率之间存在明显相关性。房颤是引发缺血性脑卒中的重要病因。降低血压，控制血脂，保持健康体重，可降低脑卒中风险。建议房颤患者遵医嘱采用抗凝治疗。

7. 学习掌握心脑血管疾病发病初期正确的自救措施及紧急就医指导。急性心肌梗死疼痛的部位（心前区、胸骨后、剑突下、左肩等）与心绞痛相同，但持续时间较长，程度重，并可伴有恶心、呕吐、出汗等症状，应让病人绝对卧床休息，松解领口，保持室内安静和空气流通。有条件者可立即吸氧，舌下含服硝酸甘油1片，同时立即呼叫急救中心，切忌乘公共汽车或扶病人步行去医院。早期脑卒中发病的特点是突然一侧肢体无力或者麻木，突然说话不清或听不懂别人讲话，突然视物旋转、站立不能、一过性视力障碍、眼前发黑，视物模糊，出现难以忍受的头痛，症状逐渐加重或呈持续性，伴有恶心、呕吐。出现这种情况时，应将患者放平，仰卧位，不要枕枕头，头偏向一侧，注意给病人保暖。同时，立即拨打急救电话，尽量快速到达医院。抓住4小时的黄金抢救时间窗，接受静脉溶栓治疗，可大幅降低致死率和致残率。

——社会和政府：

1. 鼓励、支持红十字会等社会组织和急救中心等医疗机构开展群众性应急救护培训，普及全民应急救护知识，使公众掌握基本必备的心肺复苏等应急自救互救知识与技能。到2022年和2030年取得急救培训证书的人员分别达到1%和3%，按照师生1∶50的比例对中小学教职人员进行急救员公益培训。完善公共场所急救设施设备配备标准，在学校、机关、企事业单位和机场、车站、港口客运站、大型商场、电影院等人员密集场所配备急救药品、器材和设施，配备自动体外除颤器（AED）。每5万人配置1辆救护车，缩短急救反应时间，院前医疗急救机构电话10秒接听率100%，提高救护车接报后5分钟内的发车率。（卫生健康委牵头，教育部、财政部、中国红十字会总会等按职责分工负责）

2. 全面实施35岁以上人群首诊测血压制度。基层医疗卫生机构为辖区35岁及以上常住居民中原发性高血压患者提供规范的健康管理服务。乡镇卫生院和社区卫生服务中心应配备血脂检测仪器，扩大心脑血管疾病高危人群筛查干预覆盖面，在医院就诊人群中开展心脑血管疾病机会性筛查。增加高血压检出的设备与场所。（卫生健康委牵头，财政部等按职责分工负责）

3. 推进"三高"（高血压、高血糖、高血脂）共管，开展超重肥胖、血压血糖增高、血脂异常等高危人群的患病风险评估和干预指导，做好高血压、糖尿病、血脂异常的规范化管理。（卫生健康委、中医药局按职责分工负责）

4. 所有市（地）、县依托现有资源建设胸痛中心，形成急性胸痛协同救治网络。继续推进医院卒中中心建设。强化培训、质量控制和督导考核，推广普及适宜技术。（卫生健康委牵头，发展改革委等按职责分工负责）

5. 强化脑卒中、胸痛诊疗相关院前急救设备设施配备，推进完善并发布脑卒中、胸痛"急救地图"。建设医院急诊脑卒中、胸痛绿色通道，实现院前急救与院内急诊的互联互通和有效衔接，提高救治效率。二级及以上医院卒中中心具备开展静脉溶栓的能力，脑卒中筛查与防治基地医院和三级医院卒中中心具备开展动脉取栓的能力。加强卒中中心与基层医疗卫生机构的协作联动，提高基层医疗卫生机构溶栓知识知晓率和应对能力。（卫生健

康委牵头,发展改革委、财政部按职责分工负责)

(十二)癌症防治行动。

癌症严重危害群众健康。《2017年中国肿瘤登记年报》显示,我国每年新发癌症病例约380万,死亡人数约229万,发病率及死亡率呈现逐年上升趋势。随着我国人口老龄化和工业化、城镇化进程不断加快,加之慢性感染、不健康生活方式的广泛流行和环境污染、职业暴露等因素的逐渐累积,我国癌症防控形势仍将十分严峻。国际经验表明,采取积极预防、早期筛查、规范治疗等措施,对于降低癌症的发病率和死亡率具有显著效果。

行动目标:

到2022年和2030年,总体癌症5年生存率分别不低于43.3%和46.6%;癌症防治核心知识知晓率分别不低于70%和80%;高发地区重点癌种早诊率达到55%及以上并持续提高;基本实现癌症高危人群定期参加防癌体检。

——个人:

1.尽早关注癌症预防。癌症的发生是一个多因素、多阶段、复杂渐进的过程,建议每个人尽早学习掌握《癌症防治核心信息及知识要点》,积极预防癌症发生。

2.践行健康生活方式,戒烟限酒、平衡膳食、科学运动、心情舒畅可以有效降低癌症发生。如:戒烟可降低患肺癌的风险,合理饮食可减少结肠癌、乳腺癌、食管癌、肝癌和胃癌的发生。

3.减少致癌相关感染。癌症是不传染的,但一些与癌症发生密切相关的细菌(如幽门螺杆菌)、病毒(如人乳头瘤病毒、肝炎病毒、EB病毒等)则是会传染的。通过保持个人卫生和健康生活方式、接种疫苗(如肝炎病毒疫苗、人乳头瘤病毒疫苗)可以避免感染相关的细菌和病毒,从而预防癌症的发生。

4.定期防癌体检。规范的防癌体检是发现癌症和癌前病变的重要途径。目前的技术手段可以早期发现大部分的常见癌症,如使用胃肠镜可以发现消化道癌,采用醋酸染色肉眼观察/碘染色肉眼观察(VIA/VILI)、宫颈脱落细胞学检查或高危型人乳头瘤病毒(HPV)DNA检测,可以发现宫颈癌,胸部低剂量螺旋CT可以发现肺癌,超声结合钼靶可以发现乳腺癌。建议高危人群选择专业的体检机构进行定期防癌体检,根据个体年龄、既往检查结果等选择合适的体检间隔时间。

5.密切关注癌症危险信号。如:身体浅表部位出现的异常肿块;体表黑痣和疣等在短期内色泽加深或迅速增大;身体出现哽咽感、疼痛等异常感觉;皮肤或黏膜出现经久不愈的溃疡;持续性消化不良和食欲减退;大便习惯及性状改变或带血;持久性声音嘶哑、干咳、痰中带血;听力异常,流鼻血,头痛;阴道异常出血,特别是接触性出血;无痛性血尿,排尿不畅;不明原因的发热、乏力、进行性体重减轻等。出现上述症状时建议及时就医。

6.接受规范治疗。癌症患者要到正规医院进行规范化治疗,不要轻信偏方或虚假广告,以免贻误治疗时机。

7.重视康复治疗。要正视癌症,积极调整身体免疫力,保持良好心理状态,达到病情长期稳定。疼痛是癌症患者最常见、最主要的症状,可以在医生帮助下通过科学的止痛方法积极处理疼痛。

8. 合理膳食营养。癌症患者的食物摄入可参考《恶性肿瘤患者膳食指导》。保持每天适量的谷类食物、豆制品、蔬菜和水果摄入。在胃肠道功能正常的情况下，注意粗细搭配，适当多吃鱼、禽肉、蛋类，减少红肉摄入，对于胃肠道损伤患者，推荐制作软烂细碎的动物性食品。在抗肿瘤治疗期和康复期膳食摄入不足，且在经膳食指导仍不能满足目标需要量时，可积极接受肠内、肠外营养支持治疗。不吃霉变食物，限制烧烤（火烧、炭烧）、腌制和煎炸的动物性食物的摄入。

——社会和政府：

1. 对发病率高、筛查手段和技术方案比较成熟的胃癌、食管癌、结直肠癌、肺癌、宫颈癌、乳腺癌等重点癌症，制定筛查与早诊早治指南。各地根据本地区癌症流行状况，创造条件普遍开展癌症机会性筛查。（卫生健康委牵头，财政部按职责负责）

2. 制定工作场所防癌抗癌指南，开展工作场所致癌职业病危害因素的定期检测、评价和个体防护管理工作。（卫生健康委牵头，全国总工会按职责负责）

3. 制定并推广应用常见癌症诊疗规范和临床路径，创新中医药与现代技术相结合的中医癌症诊疗模式，提高临床疗效。做好患者康复指导、疼痛管理、长期护理、营养和心理支持，提高癌症患者生存质量。重视对癌症晚期患者的管理，推进安宁疗护试点工作。（卫生健康委、中医药局牵头，科技部、民政部按职责分工负责）

4. 开展癌症筛查、诊断、手术、化疗、放疗、介入等诊疗技术人员培训。推进诊疗新技术应用及管理。通过疑难病症诊治能力提升工程，加强中西部地区及基层能力，提高癌症防治同质化水平。（卫生健康委牵头，发展改革委、财政部按职责分工负责）

5. 促进基本医疗保险、大病保险、医疗救助、应急救助、商业健康保险及慈善救助等制度间的互补联动和有效衔接，形成保障合力，切实降低癌症患者就医负担。（民政部、卫生健康委、医保局、银保监会按职责分工负责）

6. 建立完善抗癌药物临床综合评价体系，针对临床急需的抗癌药物，加快审评审批流程。完善医保目录动态调整机制，按规定将符合条件的抗癌药物纳入医保目录。（财政部、卫生健康委、医保局、药监局按职责分工负责）

7. 加强农村贫困人口癌症筛查，继续开展农村贫困人口大病专项救治，针对农村特困人员和低保对象开展食管癌、胃癌、结肠癌、直肠癌、宫颈癌、乳腺癌和肺癌等重点癌症的集中救治。（卫生健康委牵头，民政部、医保局、国务院扶贫办按职责分工负责）

8. 健全死因监测和肿瘤登记报告制度，所有县区开展死因监测和肿瘤登记工作，定期发布国家和省级肿瘤登记报告。搭建国家癌症大数据平台，建成覆盖全国的癌症病例登记系统，开展癌症临床数据分析研究，为癌症诊治提供决策支持。（卫生健康委牵头，发展改革委按职责负责）

9. 在国家科技计划中进一步针对目前癌症防治攻关中亟需解决的薄弱环节加强科技创新部署。在科技创新2030重大项目中，强化癌症防治的基础前沿研究、诊治技术和应用示范的全链条部署。充分发挥国家临床医学研究中心及其协同网络在临床研究、成果转化、推广应用方面的引领示范带动作用，持续提升我国癌症防治的整体科技水平。（科技部、卫生健康委等按职责分工负责）

(十三)慢性呼吸系统疾病防治行动。

慢性呼吸系统疾病是以慢性阻塞性肺疾病(以下简称慢阻肺)、哮喘等为代表的一系列疾病。我国 40 岁及以上人群慢阻肺患病率为 13.6%,总患病人数近 1 亿。慢阻肺具有高患病率、高致残率、高病死率和高疾病负担的特点,患病周期长、反复急性加重、有多种合并症,严重影响中老年患者的预后和生活质量。我国哮喘患者超过 3000 万人,因病程长、反复发作,导致误工误学,影响儿童生长发育和患者生活质量。慢阻肺最重要的危险因素是吸烟、室内外空气污染物以及职业性粉尘和化学物质的吸入。哮喘的主要危险因素包括遗传性易感因素、环境过敏原的暴露、空气污染、病毒感染等。通过积极控制相关危险因素,可以有效预防慢性呼吸系统疾病的发生发展,显著提高患者预后和生活质量。

行动目标:

到 2022 年和 2030 年,70 岁及以下人群慢性呼吸系统疾病死亡率下降到 9/10 万及以下和 8.1/10 万及以下;40 岁及以上居民慢阻肺知晓率分别达到 15% 及以上和 30% 及以上。40 岁及以上人群或慢性呼吸系统疾病高危人群每年检查肺功能 1 次。

——个人:

1. 关注疾病早期发现。呼吸困难、慢性咳嗽和(或)咳痰是慢阻肺最常见的症状,40 岁及以上人群,长期吸烟、职业粉尘或化学物质暴露等危险因素接触者,有活动后气短或呼吸困难、慢性咳嗽咳痰、反复下呼吸道感染等症状者,建议每年进行 1 次肺功能检测,确认是否已患慢阻肺。哮喘主要表现为反复发作的喘息、气急、胸闷或咳嗽,常在夜间及凌晨发作或加重,建议尽快到医院确诊。

2. 注意危险因素防护。减少烟草暴露,吸烟者尽可能戒烟。加强职业防护,避免与有毒、有害气体及化学物质接触,减少生物燃料(木材、动物粪便、农作物残梗、煤炭等)燃烧所致的室内空气污染,避免大量油烟刺激,室外空气污染严重天气减少外出或做好戴口罩等防护措施。提倡家庭中进行湿式清扫。

3. 注意预防感冒。感冒是慢阻肺、哮喘等慢性呼吸系统疾病急性发作的主要诱因。建议慢性呼吸系统疾病患者和老年人等高危人群主动接种流感疫苗和肺炎球菌疫苗。

4. 加强生活方式干预。建议哮喘和慢阻肺患者注重膳食营养,多吃蔬菜、水果,进行中等量的体力活动,如太极拳、八段锦、走步等,也可以进行腹式呼吸,呼吸操等锻炼,在专业人员指导下积极参与康复治疗。建议积极了解医疗机构提供的"三伏贴"等中医药特色服务。

5. 哮喘患者避免接触过敏原和各种诱发因素。宠物毛发、皮屑是哮喘发病和病情加重的危险因素,建议有哮喘患者的家庭尽量避免饲养宠物。母乳喂养可降低婴幼儿哮喘发病风险。

——社会和政府:

1. 将肺功能检查纳入 40 岁及以上人群常规体检内容。推行高危人群首诊测量肺功能,发现疑似慢阻肺患者及时提供转诊服务。推动各地为社区卫生服务中心和乡镇卫生院配备肺功能检查仪等设备,做好基层专业人员培训。(卫生健康委牵头,发展改革委、财政部按职责分工负责)

2. 研究将慢阻肺患者健康管理纳入国家基本公共卫生服务项目，落实分级诊疗制度，为慢阻肺高危人群和患者提供筛查干预、诊断、治疗、随访管理、功能康复等全程防治管理服务，提高基层慢阻肺的早诊早治率和规范化管理率。（卫生健康委牵头，财政部按职责负责）

3. 着力提升基层慢性呼吸系统疾病防治能力和水平，加强基层医疗机构相关诊治设备（雾化吸入设施、氧疗设备、无创呼吸机等）和长期治疗管理用药的配备。（卫生健康委牵头，发展改革委、财政部按职责分工负责）

4. 加强科技攻关和成果转化，运用临床综合评价、鼓励相关企业部门研发等措施，提高新型疫苗、诊断技术、治疗药物的可及性，降低患者经济负担。（科技部、卫生健康委、医保局按职责分工负责）

（十四）糖尿病防治行动。

糖尿病是一种常见的内分泌代谢疾病。我国18岁以上人群糖尿病患病率从2002年的4.2%迅速上升至2012年的9.7%，据估算，目前我国糖尿病患者超过9700万，糖尿病前期人群约1.5亿。糖尿病并发症累及血管、眼、肾、足等多个器官，致残、致死率高，严重影响患者健康，给个人、家庭和社会带来沉重的负担。2型糖尿病是我国最常见的糖尿病类型。肥胖是2型糖尿病的重要危险因素，糖尿病前期人群接受适当的生活方式干预可延迟或预防糖尿病的发生。

行动目标：

到2022年和2030年，18岁及以上居民糖尿病知晓率分别达到50%及以上和60%及以上；糖尿病患者规范管理率分别达到60%及以上和70%及以上；糖尿病治疗率、糖尿病控制率、糖尿病并发症筛查率持续提高。

提倡40岁及以上人群每年至少检测1次空腹血糖，糖尿病前期人群每6个月检测1次空腹或餐后2小时血糖。

——个人：

1. 全面了解糖尿病知识，关注个人血糖水平。健康人40岁开始每年检测1次空腹血糖。具备以下因素之一，即为糖尿病高危人群：超重与肥胖、高血压、血脂异常、糖尿病家族史、妊娠糖尿病史、巨大儿(出生体重≥4 kg)生育史。6.1 mmol/L≤空腹血糖(FBG)<7.0 mmol/L，或7.8 mmol/L≤糖负荷2小时血糖(2hPG)<11.1 mmol/L，则为糖调节受损，也称糖尿病前期，属于糖尿病的极高危人群。

2. 糖尿病前期人群可通过饮食控制和科学运动降低发病风险，建议每半年检测1次空腹血糖或餐后2小时血糖。同时密切关注其他心脑血管危险因素，并给予适当的干预措施。建议超重或肥胖者使体重指数(BMI)达到或接近24 kg/m^2，或体重至少下降7%，每日饮食总热量至少减少400~500 kcal，饱和脂肪酸摄入占总脂肪酸摄入的30%以下，中等强度体力活动至少保持在150分钟/周。

3. 糖尿病患者加强健康管理。如出现糖尿病典型症状（"三多一少"即多饮、多食、多尿、体重减轻）且随机血糖≥11.1 mmol/L，或空腹血糖≥7.0 mmol/L，或糖负荷2小时血糖≥11.1 mmol/L，可诊断为糖尿病。建议糖尿病患者定期监测血糖和血脂，控制饮食，科学运动,戒烟限酒,遵医嘱用药,定期进行并发症检查。

4.注重膳食营养。糖尿病患者的饮食可参照《中国糖尿病膳食指南》,做到:合理饮食,主食定量(摄入量因人而异),建议选择低血糖生成指数(GI)食物,全谷物、杂豆类占主食摄入量的三分之一;建议餐餐有蔬菜,两餐之间适量选择低 GI 水果;每周不超过 4 个鸡蛋或每两天 1 个鸡蛋,不弃蛋黄;奶类豆类天天有,零食加餐可选择少许坚果;烹调注意少油少盐;推荐饮用白开水,不饮酒;进餐定时定量,控制进餐速度,细嚼慢咽。进餐顺序宜为先吃蔬菜,再吃肉类,最后吃主食。

5.科学运动。糖尿病患者要遵守合适的运动促进健康指导方法并及时作出必要的调整。每周至少有 5 天,每天半小时以上的中等量运动,适合糖尿病患者的运动有走步、游泳、太极拳、广场舞等。运动时需防止低血糖和跌倒摔伤。不建议老年患者参加剧烈运动。血糖控制极差且伴有急性并发症或严重慢性并发症时,不宜采取运动疗法。

——社会和政府:

1.承担国家公共卫生服务项目的基层医疗卫生机构应为辖区内 35 岁及以上常住居民中 2 型糖尿病患者提供规范的健康管理服务,对 2 型糖尿病高危人群进行针对性的健康教育。(卫生健康委牵头,财政部按职责负责)

2.落实糖尿病分级诊疗服务技术规范,鼓励医疗机构为糖尿病患者开展饮食控制指导和运动促进健康指导,对患者开展自我血糖监测和健康管理进行指导。(卫生健康委牵头,体育总局、中医药局按职责分工负责)

3.促进基层糖尿病及并发症筛查标准化,提高医务人员对糖尿病及其并发症的早期发现、规范化诊疗和治疗能力。及早干预治疗糖尿病视网膜病变、糖尿病伴肾脏损害、糖尿病足等并发症,延缓并发症进展,降低致残率和致死率。(卫生健康委牵头,财政部按职责负责)

4.依托区域全民健康信息平台,推进"互联网+公共卫生"服务,充分利用信息技术丰富糖尿病健康管理手段,创新健康服务模式,提高管理效果。(卫生健康委牵头,发展改革委、财政部按职责分工负责)

(十五)传染病及地方病防控行动。

近年来,我国传染病疫情总体形势稳中有降,但防控形势依然严峻。性传播成为艾滋病的主要传播途径,疫情逐步由易感染艾滋病危险行为人群向一般人群传播,波及范围广,影响因素复杂,干预难度大;现有慢性乙肝患者约 2800 万,慢性丙肝患者约 450 万,每年新发结核病患者约 90 万例。包虫病等重点寄生虫病仍然严重威胁流行地区居民的健康。地方病流行区域广、受威胁人口多,40%的县有 1 种地方病,22%的县有 3 种以上的地方病。地方病重点地区与贫困地区高度重合,全国 832 个国家级贫困县中,831 个县有碘缺乏病,584 个县有饮水型氟中毒、饮茶型地氟病、大骨节病、克山病等,因病致贫、返贫现象突出。加大传染病及地方病防治工作力度是维护人民健康的迫切需要,也是健康扶贫的重要举措。

行动目标:

到 2022 年和 2030 年,艾滋病全人群感染率分别控制在 0.15%以下和 0.2%以下;5 岁以下儿童乙型肝炎病毒表面抗原流行率分别控制在1%和0.5%以下；肺结核发病率下降到55/10万以下，并呈持续下降趋势；以乡（镇、街道）为单位，适龄儿童免疫规划疫苗接种率保持在90%以上；法定传染病报告率保持在95%以上；到2020年消除疟疾并持续保持；到2022年有效控制和消除血吸虫病危害，到2030年消除血吸虫病；到2022年70%以上的流行县人群包虫病患病率在1%以下，到2030年所有流行县人群包虫病患病率在1%以下；到2020年持续消除碘缺乏危害；到2022年基本消除燃煤污染型氟砷中毒、大骨节病和克山病危害，有效控制饮水型氟砷中毒、饮茶型地氟病和水源性高碘危害；到2030年保持控制和消除重点地方病，地方病不再成为危害人民健康的重点问题。

提倡负责任和安全的性行为，鼓励使用安全套；咳嗽、打喷嚏时用胳膊或纸巾掩口鼻，正确、文明吐痰；充分认识疫苗对预防疾病的重要作用，积极接种疫苗。

——个人：

1. 提高自我防范意识。主动了解艾滋病、乙肝、丙肝的危害、防治知识和相关政策，抵制卖淫嫖娼、聚众淫乱、吸食毒品等违法犯罪行为，避免和减少易感染艾滋病、乙肝、丙肝的危险行为，不共用针头和针具、剃须刀和牙刷，忠诚于性伴侣，提倡负责任和安全的性行为，鼓励使用安全套。积极参与防治宣传活动，发生易感染危险行为后主动检测，不歧视感染者和患者。

2. 充分认识疫苗对于预防疾病的重要作用。接种乙肝疫苗是预防乙肝最安全有效的措施，医务人员、经常接触血液的人员、托幼机构工作人员、乙肝病毒表面抗原携带者的家庭成员、男性同性恋或有多个性伴侣者和静脉内注射毒品者等，建议接种乙肝疫苗。乙肝病毒表面抗原携带者母亲生育的婴儿，建议在出生24小时内（越早越好）接受乙肝免疫球蛋白和乙肝疫苗联合免疫，阻断母婴传播。注意饮食和饮水卫生，可预防甲肝和戊肝病毒感染。

3. 养成良好的卫生习惯。咳嗽、打喷嚏时用胳膊或纸巾掩口鼻，正确、文明吐痰。出现咳嗽、咳痰2周以上，或痰中带血等可疑症状时要及时到结核病定点医疗机构就诊。结核病患者要遵医嘱，坚持规律、全程、按时服药，坚持规范治疗后大多数可以治愈。家中有传染性肺结核患者时应采取适当的隔离措施。传染期肺结核患者应尽量避免去公共场所，外出时必须佩戴口罩，避免乘坐密闭交通工具。与传染性肺结核患者接触或出入有较高传染风险的场所（如医院、结核科门诊等）时，建议佩戴医用防护口罩。

4. 儿童、老年人、慢性病患者的免疫力低、抵抗力弱，是流感的高危人群，建议在流感流行季节前在医生的指导下接种流感疫苗。

5. 饲养者应为犬、猫接种兽用狂犬病疫苗，带犬外出时，要使用犬链或给犬戴上笼嘴，防止咬伤他人。被犬、猫抓伤或咬伤后，应当立即冲洗伤口，并在医生的指导下尽快注射抗狂犬病免疫球蛋白（或血清）和人用狂犬病疫苗。

6. 接触禽畜后要洗手。不与病畜、病禽接触。不加工、不食用病死禽畜，或未经卫生检疫合格的禽畜肉。动物源性传染病病区内不吃生的或未煮熟煮透的禽畜肉，不食用野生动物。发现病死禽畜要及时向畜牧部门报告，并按照要求妥善处理。

7. 讲究个人卫生，做好防护。包虫病流行区居民要做到饭前洗手，家犬定期驱虫，犬粪深埋或焚烧进行无害化处理，染病牲畜内脏深埋不随意丢弃，防止其他动物进食；屠宰人员不随意丢弃牲畜内脏、不用生鲜内脏喂犬。血吸虫病流行区居民避免接触疫水，渔船民下水前做好防护措施；肝吸虫病流行区居民不生食或半生食鱼类、螺类和肉类，不用未经无害化处理的粪便喂鱼和施肥。钩虫病流行区居民避免赤足下水下田，加强防护。黑热病流行区居民使用药浸或长效蚊帐，安装纱门纱窗，减少人蛉接触，防止被叮咬。

8.远离疾病。建议大骨节病病区居民尽量购买商品粮，不食用自产粮。建议克山病病区居民养成平衡膳食习惯，碘缺乏地区居民食用碘盐，牧区居民饮用低氟砖茶。建议饮水型氟砷中毒地区居民饮用改水后的合格水，做好自家管道维护；燃煤污染型氟砷中毒地区居民要尽量使用清洁能源或改良炉灶。

——社会和政府：

1.动员社会各界参与艾滋病防治工作，支持社会团体、企业、基金会、有关组织和志愿者开展艾滋病防治宣传、感染者扶贫救助等公益活动，鼓励和支持对易感艾滋病危险行为人群开展动员检测和综合干预、感染者关怀救助等工作。（卫生健康委牵头，中央宣传部、民政部、财政部、中医药局、全国总工会、共青团中央、全国妇联、中国红十字会总会、全国工商联等按职责分工负责）

2.落实血站血液艾滋病病毒、乙肝病毒、丙肝病毒核酸检测全覆盖，落实预防艾滋病、梅毒和乙肝母婴传播措施全覆盖，落实感染者救治救助政策。综合提高预防艾滋病宣传教育的针对性，提高综合干预的实效性，提高检测咨询的可及性和随访服务的规范性。（卫生健康委牵头，中央宣传部、中央政法委、中央网信办、发展改革委、教育部、工业和信息化部、公安部、民政部、司法部、财政部、交通运输部、农业农村部、文化和旅游部、海关总署、广电总局、药监局等按职责分工负责）

3.全面实施病毒性肝炎各项防治措施，控制病毒性肝炎及其相关肝癌、肝硬化死亡上升趋势。鼓励有条件的地区对医务人员、经常接触血液的人员、托幼机构工作人员、乙型肝炎病毒表面抗原携带者家庭成员等高风险人群开展乙型肝炎疫苗接种，为食品生产经营从业人员、托幼机构工作人员、集体生活人员等易传播甲型肝炎病毒的重点人群接种甲型肝炎疫苗。（卫生健康委牵头，市场监管总局、药监局按职责负责）

4.加大重点地区以及学生、老年人、贫困人口等重点人群的筛查力度，强化耐药筛查工作，及时发现结核病患者。实施结核病规范化治疗，提高诊疗水平。加强基层医疗卫生机构结核病患者全疗程健康管理服务。落实结核病救治保障政策。（卫生健康委牵头，教育部、医保局、国务院扶贫办按职责分工负责）

5.持续开展流感监测和疫情研判，掌握流感病毒活动水平及流行动态，及时发布预警信息。鼓励有条件地区为60岁及以上户籍老人、托幼机构幼儿、在校中小学生和中等专业学校学生免费接种流感疫苗。保障流感疫苗供应。（卫生健康委牵头，教育部、工业和信息化部、药监局按职责分工负责）

6.开展寄生虫病综合防控工作，加强环境卫生治理，降低农村寄生虫病流行区域人群感染率。在血吸虫病流行区坚持以控制传染源为主的防治策略，强化传染源管控关键措施，落实有螺环境禁牧，在血吸虫病流行区推广、建设无害化厕所和船舶粪便收容器，统筹综合治理阻断措施，压缩钉螺面积，结合河长制湖长制工作严控涉河湖畜禽养殖污染。（卫生健康委牵头，自然资源部、水利部、农业农村部、林草局按职责分工负责）

7.完善犬只登记管理,加强对宠物饲养者责任约束,提升兽用狂犬病疫苗注射覆盖率。在包虫病流行区域,全面推行家犬拴养,定期开展犬驱虫,做好犬粪深埋、焚烧等无害化处理。开展包虫病人群筛查,对患者给予药物或手术治疗。逐步实行牲畜定点屠宰,加强对屠宰场(点)屠宰家畜的检验检疫,做好病变脏器的无害化处理。(公安部、住房城乡建设部、农业农村部、卫生健康委按职责分工负责)

8.对饮水型氟砷中毒高发地区,完成改水工程建设;对居住分散、改水成本高的,可结合脱贫攻坚进行搬迁。对饮茶型地氟病高发地区,支持地方政府采取定点生产、财政补贴等措施,降低低氟砖茶价格,推广低氟砖茶。对燃煤型氟砷中毒高发地区,在有条件的地方推广清洁能源,不燃用高氟(砷)的煤,引导群众进行改炉改灶并使用改良炉灶。(国家民委、生态环境部、水利部、卫生健康委、市场监管总局等按职责分工负责)

9.对大骨节病高发地区,制定针对病区2~6岁儿童的专项营养及换粮政策,确保儿童食用非病区粮食。在尊重群众意愿的基础上,将仍有新发病例的病区村进行整体搬迁。(发展改革委、农业农村部、粮食和储备局、国务院扶贫办按职责分工负责)

10.做好大骨节病、氟骨症等重症患者的救治帮扶,对于符合农村贫困人口条件的患者,按照健康扶贫有关政策要求,加强综合防治和分类救治。对大骨节病、氟骨症等患者进行残疾评定,将符合条件的纳入残疾保障范围和最低生活保障范围。(卫生健康委牵头,民政部、医保局、国务院扶贫办等按职责分工负责)

四、保障措施

(一)加强组织领导。健康中国行动推进委员会(以下简称推进委员会)负责《健康中国行动》的组织实施,统筹政府、社会、个人参与健康中国行动,协调全局性工作,指导各地根据本地实际情况研究制定具体行动方案,研究确定年度工作重点并协调落实,组织开展行动监测评估和考核评价,下设专项行动工作组负责推动落实有关任务。各相关部门通力合作、各负其责。各省(区、市)要将落实本行动纳入重要议事日程,健全领导体制和工作机制,针对本地区威胁居民健康的主要健康问题,研究制定具体行动方案,分阶段、分步骤组织实施,确保各项工作目标如期实现。推动将健康融入所有政策,巩固提升卫生城镇创建,推进健康城市、健康村镇建设,并建成一批示范市(乡村),开展全民运动健身模范市(县)评选,有效整合资源,形成工作合力,确保行动实效。(卫生健康委牵头,教育部、体育总局等按职责分工负责,各省级人民政府分别负责)

(二)开展监测评估。监测评估工作由推进委员会统筹领导,各专项行动工作组负责具体组织实施。在推进委员会的领导下,各专项行动工作组围绕行动提出的目标指标和行动举措,健全指标体系,制定监测评估工作方案。以现有统计数据为基础,完善监测评估体系,依托互联网和大数据,发挥第三方组织作用,对主要倡导性指标和预期性指标、重点任务的实施进度和效果进行年度监测评估。各专项行动工作组根据监测情况每年形成各专项行动实施进展专题报告,推进委员会办公室发挥第三方组织作用,形成总体监测评估报告,经推进委员会同意后上报国务院并通报各有关部门和各省(区、市)党委、政府。在监测评估基础上,适时发布监测评估报告。各省(区、市)按要求开展本地区监测评估。(卫生健康委牵头,财政部、统计局等按职责分工负责,各省级人民政府分别负责)

(三)建立绩效考核评价机制。把《健康中国行动》实施情况作为健康中国建设国家总体考核评价的重要内容,强化各地党委、政府和各有关部门的落实责任。建立督导制度,每年开展一次专项督导。针对主要指标和重要任务,制定考核评价办法,强化对约束性指标的年度考核。建立考核问责机制,对各地区、各部门、各单位等的落实情况进行考核评价,把考评结果作为对各地区、各相关部门绩效考核的重要依据。对考评结果好的地区和部门,予以通报表扬并按照有关规定给予适当奖励;对进度滞后、工作不力的地区和部门,及时约谈并督促整改。各相关责任部门每半年向推进委员会报告工作进展。充分调动社会组织、企业的积极性,发挥行业协(学)会作用,做好专项调查,探索建立第三方考核评价机制。(中央组织部、财政部、卫生健康委等按职责分工负责,各省级人民政府分别负责)

(四)健全支撑体系。在推进委员会的领导下,从相关领域遴选专家,成立国家专家咨询委员会,各省(区、市)成立省级专家咨询委员会,为行动实施提供技术支撑,及时提出行动调整建议,并完善相关指南和技术规范。医疗保障制度要坚持保基本原则,合理确定基本医保待遇标准,使保障水平与经济社会发展水平相适应。从治疗方案标准、评估指标明确的慢性病入手,开展特殊慢性病按人头付费,鼓励医疗机构做好健康管理。促进"互联网+医疗健康"发展,创新服务模式。加大政府投入力度,强化支持引导,确保行动落实到位。依托社会力量依法成立健康中国行动基金会,为行动重点工作实施提供支持。鼓励金融机构创新产品和服务,推动形成资金来源多元化的保障机制。针对行动实施中的关键技术,结合国家科技重大专项、重点研发计划,加强科技攻关,对各项行动给予支持;同步开展卫生技术评估,不断增强行动的科学性、有效性和经济性。完善相关法律法规体系,以法治保障健康中国建设任务落实和目标实现。(卫生健康委牵头,发展改革委、科技部、民政部、财政部、人民银行、医保局、银保监会、证监会等按职责分工负责,各省级人民政府分别负责)

(五)加强宣传引导。设立健康中国行动专题网站,大力宣传实施行动、促进全民健康的重大意义、目标任务和重大举措。各有关责任部门要根据本行动要求,编制群众喜闻乐见的解读材料和文艺作品,并以有效方式引导群众了解和掌握,推动个人践行健康生活方式。设立健康形象大使,评选一批"健康达人",发挥形象大使和"健康达人"的示范引领作用。加强正面宣传、科学引导和典型报道,增强社会的普遍认知,营造良好的社会氛围。高度重视医疗卫生机构和医务人员在行动实施中的重要作用,完善培养培训、服务标准、绩效考核等制度,鼓励引导广大医务人员践行"大卫生、大健康"理念,做好健康促进与教育工作。(卫生健康委牵头,中央宣传部、中央网信办、广电总局、全国总工会、共青团中央、全国妇联等按职责分工负责)

附录十三

国务院关于建立残疾儿童康复救助制度的意见

中文名称	国务院关于建立残疾儿童康复救助制度的意见
发布机构	国务院
发布日期	2018 年 7 月 10 日

基本信息

各省、自治区、直辖市人民政府，国务院各部委、各直属机构：

党和政府高度重视残疾儿童康复工作，制定了一系列法规政策措施，实施了一系列残疾儿童康复项目，残疾儿童康复状况得到显著改善。同时，也有一些残疾儿童因家庭经济困难，未能得到及时康复，还有一些残疾儿童家庭因残致贫、陷入困境，成为全面建成小康社会亟待解决的突出问题。做好残疾儿童康复救助工作，关系残疾儿童切身利益和健康成长，关系千家万户安居乐业和美满幸福，关系社会稳定和文明进步，关系健康中国建设和全面建成小康社会大局。

为全面贯彻落实党的十九大关于"发展残疾人事业，加强残疾康复服务"的重要部署，改善残疾儿童康复状况、促进残疾儿童全面发展、减轻残疾儿童家庭负担，完善社会保障体系，根据《残疾预防和残疾人康复条例》，国务院决定建立残疾儿童康复救助制度。

一、总体要求

（一）指导思想。

以习近平新时代中国特色社会主义思想为指导，全面深入贯彻党的十九大和十九届二中、三中全会精神，认真落实党中央、国务院决策部署，统筹推进"五位一体"总体布局和协调推进"四个全面"战略布局，坚持以人民为中心的发展思想，牢固树立新发展理念，按照兜底线、织密网、建机制的要求，着力保障残疾儿童基本康复服务需求，努力实现残疾儿童"人人享有康复服务"，使残疾儿童家庭获得感、幸福感、安全感更加充实、更有保障、更可持续。

（二）基本原则。

坚持制度衔接、应救尽救。加强与基本医疗、临时救助等社会保障制度的有效衔接，确保残疾儿童家庭求助有门、救助及时。

坚持尽力而为、量力而行。坚守底线、突出重点、完善制度、引导预期，着力满足残疾儿童基本康复服务需求。

坚持规范有序、公开公正。建立科学规范、便民高效的运行机制，主动接受群众和社会监督，做到公开透明、结果公正。

坚持政府主导、社会参与。更好发挥政府"保基本"作用，不断推进基本康复服务均等化；更好发挥社会力量作用，不断扩大康复服务供给，提高康复服务质量。

(三) 总体目标。

到2020年，建立与全面建成小康社会目标相适应的残疾儿童康复救助制度体系，形成党委领导、政府主导、残联牵头、部门配合、社会参与的残疾儿童康复救助工作格局，基本实现残疾儿童应救尽救。

到2025年，残疾儿童康复救助制度体系更加健全完善，残疾儿童康复服务供给能力显著增强，服务质量和保障水平明显提高，残疾儿童普遍享有基本康复服务，健康成长、全面发展权益得到有效保障。

二、制度内容

(一) 救助对象。

救助对象为符合条件的0—6岁视力、听力、言语、肢体、智力等残疾儿童和孤独症儿童。包括城乡最低生活保障家庭、建档立卡贫困户家庭的残疾儿童和儿童福利机构收留抚养的残疾儿童；残疾孤儿、纳入特困人员供养范围的残疾儿童；其他经济困难家庭的残疾儿童。其他经济困难家庭的具体认定办法，由县级以上地方人民政府制定。

有条件的地区，可扩大残疾儿童康复救助年龄范围，也可放宽对救助对象家庭经济条件的限制。

(二) 救助内容和标准。

县级以上地方人民政府根据本地实际确定残疾儿童康复救助基本服务项目和内容，包括以减轻功能障碍、改善功能状况、增强生活自理和社会参与能力为主要目的的手术、辅助器具配置和康复训练等。

县级以上地方人民政府依据本地财力状况、保障对象数量、残疾类别等，分类确定康复救助基本服务项目的经费保障标准，并建立动态调整机制。

(三) 工作流程。

申请。残疾儿童监护人向残疾儿童户籍所在地(居住证发放地)县级残联组织提出申请。监护人也可委托他人、社会组织、社会救助经办机构等代为申请。

审核。对于城乡最低生活保障家庭、建档立卡贫困户家庭的残疾儿童和儿童福利机构收留抚养的残疾儿童的救助申请，以及残疾孤儿、纳入特困人员供养范围的残疾儿童的救助申请，由县级残联组织与民政、扶贫部门进行相关信息比对后作出决定；其他经济困难家庭的残疾儿童的救助申请的审核程序，由县级以上地方人民政府规定。

救助。经审核符合条件的，由残疾儿童监护人自主选择定点康复机构接受康复服务。必要时，由地级以上地方残联组织和卫生健康等部门指定的医疗、康复机构做进一步诊断、康复需求评估。定点康复机构由县级以上地方残联组织会同卫生健康、教育、民政等部门按照公开择优原则选择确定。

结算。在定点康复机构接受康复服务发生的费用，经县级残联组织审核后，由同级财政部门与定点康复机构直接结算，结算周期由县级残联组织商同级财政部门确定。经县级残联组织审核同意在非定点康复机构接受康复服务发生的费用，由县级残联组织商同级财政部门明确结算办法。

(四)经费保障。

县级以上地方人民政府应将残疾儿童康复救助资金纳入政府预算。中央财政对各地给予适当补助。

三、组织实施

(一)加强组织领导。

残疾儿童康复救助工作实行地方人民政府负责制。地方各级人民政府要将残疾儿童康复救助工作列入重要议事日程，作为政府目标管理和绩效考核重要内容，对不作为、慢作为、乱作为的单位和个人加大行政问责力度，对违纪违法的严肃追究责任。残联组织和教育、民政、人力资源社会保障、卫生健康、市场监管等有关部门要履职尽责、协作配合，加强工作衔接和信息共享，深化"放管服"改革，努力实现"最多跑一次""一站式结算"，切实提高便民服务水平。

(二)加强能力建设。

县级以上人民政府根据本行政区域残疾人数量、分布状况、康复需求等情况，制定康复机构设置规划，举办公益性康复机构，将康复机构设置纳入基本公共服务体系规划，支持社会力量投资康复机构建设，鼓励多种形式举办康复机构。社会力量举办的康复机构和政府举办的康复机构在准入、执业、专业技术人员职称评定、非营利组织财税扶持、政府购买服务等方面执行相同的政策。加强康复人才教育培训培养，不断提高康复服务从业人员能力素质。切实加强残疾儿童康复救助工作经办能力，确保事有人做、责有人负。推动建设残疾儿童康复救助服务管理综合信息平台。充分发挥村(居)民委员会、基层医疗卫生机构、公益慈善组织和残疾人专职委员、社会工作者、志愿服务人员等社会力量作用，做好发现告知、协助申请、志愿服务等工作。健全多渠道筹资机制，鼓励、引导社会捐赠。

(三)加强综合监管。

教育、民政、卫生健康、市场监管等有关部门要商残联组织完善残疾儿童康复机构管理相关政策，共同做好康复机构监督管理。残联组织要会同有关部门加强定点康复机构准入、退出等监管，建立定期检查、综合评估机制，指导定点康复机构规范内部管理、改善服务质量、加强风险防控，及时查处违法违规行为和安全责任事故，确保残疾儿童人身安全；探索建立科学合理的康复服务定价机制，加强价格监管；建立覆盖康复机构、从业人员和救助对象家庭的诚信评价和失信行为联合惩戒机制，建立黑名单制度，做好公共信用信息记录和归集，加强与全国信用信息共享平台、国家企业信用信息公示系统的信息交换共享；积极培育和发展康复服务行业协会，发挥行业自律作用。财政、审计等部门要加强对残疾儿童康复救助资金管理使用情况的监督检查，防止发生挤占、挪用、套取等违法违规现象。残疾儿童康复救助实施和资金筹集使用情况要定期向社会公开，接受社会监督。

(四)加强宣传动员。

地方各级人民政府及有关部门要充分运用传统媒体、新媒体等多种手段大力开展残疾儿童康复救助制度政策解读和宣传，使社会各界广泛了解党和政府的爱民之心、惠民之举，帮助残疾儿童监护人准确知晓残疾儿童康复救助制度相关内容，了解基本申请程序和要求。积极引导全社会强化残疾预防和康复意识，关心、支持残疾儿童康复工作，营造良好社会环境。

残疾儿童康复救助制度自2018年10月1日起全面实施。各省级人民政府要在2018年9月底前制定出台本地残疾儿童康复救助制度和配套政策措施。中国残联要会同相关部门督促指导各地做好贯彻落实各项工作，及时研究解决工作中发现的问题，重大情况向国务院报告。国务院将适时组织专项督查。

国务院

2018年6月21日

（此件公开发布）

附录十四

新生儿疾病筛查管理办法

中文名称	新生儿疾病筛查管理办法
发布机构	卫生部
发布日期	2008年12月1日

基本信息

第一条 为规范新生儿疾病筛查的管理，保证新生儿疾病筛查工作质量，依据《中华人民共和国母婴保健法》和《中华人民共和国母婴保健法实施办法》，制定本办法。

第二条 本办法所称新生儿疾病筛查是指在新生儿期对严重危害新生儿健康的先天性、遗传性疾病施行专项检查，提供早期诊断和治疗的母婴保健技术。

第三条 本办法规定的全国新生儿疾病筛查病种包括先天性甲状腺功能减低症、苯丙酮尿症等新生儿遗传代谢病和听力障碍。

卫生部根据需要对全国新生儿疾病筛查病种进行调整。

省、自治区、直辖市人民政府卫生行政部门可以根据本行政区域的医疗资源、群众需求、疾病发生率等实际情况，增加本行政区域内新生儿疾病筛查病种，并报卫生部备案。

第四条 新生儿遗传代谢病筛查程序包括血片采集、送检、实验室检测、阳性病例确诊和治疗。

新生儿听力筛查程序包括初筛、复筛、阳性病例确诊和治疗。

第五条 新生儿疾病筛查是提高出生人口素质，减少出生缺陷的预防措施之一。各级各类医疗机构和医务人员应当在工作中开展新生儿疾病筛查的宣传教育工作。

第六条 卫生部负责全国新生儿疾病筛查的监督管理工作，根据医疗需求、技术发展状况、组织与管理的需要等实际情况制定全国新生儿疾病筛查工作规划和技术规范。

省、自治区、直辖市人民政府卫生行政部门负责本行政区域新生儿疾病筛查的监督管理工作，建立新生儿疾病筛查管理网络，组织医疗机构开展新生儿疾病筛查工作。

第七条 省、自治区、直辖市人民政府卫生行政部门应当根据本行政区域的实际情况，制定本地区新生儿遗传代谢病筛查中心和新生儿听力筛查中心（以下简称新生儿疾病筛查中心）设置规划，指定具备能力的医疗机构为本行政区域新生儿疾病筛查中心。

新生儿疾病筛查中心应当开展以下工作：

（一）开展新生儿遗传代谢疾病筛查的实验室检测、阳性病例确诊和治疗或者听力筛查阳性病例确诊、治疗；

（二）掌握本地区新生儿疾病筛查、诊断、治疗、转诊情况；

(三)负责本地区新生儿疾病筛查人员培训、技术指导、质量管理和相关的健康宣传教育;

(四)承担本地区新生儿疾病筛查有关信息的收集、统计、分析、上报和反馈工作。

开展新生儿疾病筛查的医疗机构应当及时提供病例信息,协助新生儿疾病筛查中心做好前款工作。

第八条 诊疗科目中设有产科或者儿科的医疗机构,应当按照《新生儿疾病筛查技术规范》的要求,开展新生儿遗传代谢病血片采集及送检、新生儿听力初筛及复筛工作。

不具备开展新生儿疾病筛查血片采集、新生儿听力初筛和复筛服务条件的医疗机构,应当告知新生儿监护人到有条件的医疗机构进行新生儿疾病筛查血片采集及听力筛查。

第九条 新生儿遗传代谢病筛查实验室设在新生儿疾病筛查中心,并应当具备下列条件:

(一)具有与所开展工作相适应的卫生专业技术人员,具有与所开展工作相适应的技术和设备;

(二)符合《医疗机构临床实验室管理办法》的规定;

(三)符合《新生儿疾病筛查技术规范》的要求。

第十条 新生儿遗传代谢病筛查中心发现新生儿遗传代谢病阳性病例时,应当及时通知新生儿监护人进行确诊。

开展新生儿听力初筛、复筛的医疗机构发现新生儿疑似听力障碍的,应当及时通知新生儿监护人到新生儿听力筛查中心进行听力确诊。

第十一条 新生儿疾病筛查遵循自愿和知情选择的原则。医疗机构在实施新生儿疾病筛查前,应当将新生儿疾病筛查的项目、条件、方式、灵敏度和费用等情况如实告知新生儿的监护人,并取得签字同意。

第十二条 从事新生儿疾病筛查的医疗机构和人员,应当严格执行新生儿疾病筛查技术规范,保证筛查质量。

医疗机构发现新生儿患有遗传代谢病和听力障碍的,应当及时告知其监护人,并提出治疗和随诊建议。

第十三条 省、自治区、直辖市人民政府卫生行政部门根据本行政区域的具体情况,协调有关部门,采取措施,为患有遗传代谢病和听力障碍的新生儿提供治疗方面的便利条件。

有条件的医疗机构应当开展新生儿遗传代谢病的治疗工作。

第十四条 卫生部组织专家定期对新生儿疾病筛查中心进行抽查评估。经评估不合格的,省级人民政府卫生行政部门应当及时撤销其资格。

新生儿遗传代谢病筛查实验室应当接受卫生部临床检验中心的质量监测和检查。

第十五条 县级以上地方人民政府卫生行政部门应当对本行政区域内开展新生儿疾病筛查工作的医疗机构进行监督检查。

第十六条 医疗机构未经省、自治区、直辖市人民政府卫生行政部门指定擅自开展新生儿遗传代谢病筛查实验室检测的,按照《医疗机构管理条例》第四十七条的规定予以处罚。

第十七条 开展新生儿疾病筛查的医疗机构违反本办法规定,有下列行为之一的,由

县级以上地方人民政府卫生行政部门责令改正,通报批评,给予警告:

(一)违反《新生儿疾病筛查技术规范》的;

(二)未履行告知程序擅自进行新生儿疾病筛查的;

(三)未按规定进行实验室质量监测、检查的;

(四)违反本办法其他规定的。

第十八条　省、自治区、直辖市人民政府卫生行政部门可以依据本办法和当地实际制定实施细则。

第十九条　本办法公布后6个月内,省、自治区、直辖市人民政府卫生行政部门应当组织专家对开展新生儿疾病筛查的医疗机构进行评估考核,指定新生儿疾病筛查中心。

第二十条　本办法自2009年6月1日起施行。

附录十五

母婴保健专项技术服务许可及人员资格管理办法

基本信息

中文名称	母婴保健专项技术服务许可及人员资格管理办法
发布机构	国家卫生健康委员会
发布日期	1995年8月7日
修订日期	2021年1月8日

第一条 根据《中华人民共和国母婴保健法》第三十二条、第三十三条和《中华人民共和国母婴保健法实施办法》第三十五条的规定制定本办法。

第二条 凡开展《中华人民共和国母婴保健法》及其实施办法规定的婚前医学检查、遗传病诊断、产前诊断、施行助产技术、结扎手术和终止妊娠手术技术服务的医疗保健机构，必须符合本办法规定的条件，经卫生健康主管部门审查批准，取得《母婴保健技术服务执业许可证》。

第三条 施行助产技术、结扎手术、终止妊娠手术的机构和人员的审批，由县级卫生健康主管部门负责；开展婚前医学检查的机构和人员的审批，由设区的市级卫生健康主管部门负责；开展遗传病诊断、产前诊断的机构和人员的审批，由省级卫生健康主管部门负责。

第四条 申请开展婚前医学检查、遗传病诊断、产前诊断以及施行助产技术、结扎手术、终止妊娠手术的医疗保健机构，必须同时具备下列条件：

（一）符合当地医疗保健机构设置规划；

（二）取得《医疗机构执业许可证》；

（三）符合母婴保健专项技术服务基本标准；

（四）法律法规规章规定的其他条件。

第五条 申请婚前医学检查、遗传病诊断、产前诊断以及施行助产技术、结扎手术、终止妊娠手术许可的医疗保健机构，必须向审批机关提交《母婴保健技术服务执业许可申请登记书》并交验下列材料：

（一）《医疗机构执业许可证》及其副本；

（二）有关医师的《母婴保健技术考核合格证书》或者加注母婴保健技术考核合格及技术类别的《医师执业证书》；

（三）可行性报告；

(四)与拟开展母婴保健专项技术相应的技术、设备条件及人员配备情况;

(五)开展母婴保健专项技术的规章制度;

(六)法律法规规章规定的其他材料。

第六条 审批机关受理申请后,应当在45日内,按照本办法规定的条件及母婴保健专项技术服务基本标准进行审查和核实。经审核合格的,发给《母婴保健技术服务执业许可证》;审核不合格的,将审核结果和理由以书面形式通知申请人。

第七条 《母婴保健技术服务执业许可证》每3年校验1次,校验由原登记机关办理。

第八条 申请变更《母婴保健技术服务执业许可证》的许可项目的,应当依照本办法规定的程序重新报批。

第九条 医疗保健机构应当把《母婴保健技术服务执业许可证》悬挂在明显处所。

第十条 凡从事《中华人民共和国母婴保健法》及其实施办法规定的婚前医学检查、遗传病诊断、产前诊断以及施行助产技术、结扎手术、终止妊娠手术技术服务的人员,必须符合母婴保健专项技术服务基本标准的有关规定,经考核合格,取得《母婴保健技术考核合格证书》或者在《医师执业证书》上加注母婴保健技术考核合格及技术类别。

第十一条 从事遗传病诊断、产前诊断技术服务人员的资格考核,由省级卫生健康主管部门负责;从事婚前医学检查技术服务人员的资格考核,由设区的市级卫生健康主管部门负责;从事助产技术、结扎手术和终止妊娠手术技术服务人员的资格考核,由县级卫生健康主管部门负责。

母婴保健技术人员资格考核内容由国家卫生健康委规定。

第十二条 母婴保健技术人员资格考核办法由各省、自治区、直辖市卫生健康主管部门规定。

第十三条 经考核合格,具备母婴保健技术服务相应资格的卫生技术人员,不得私自或者在未取得《母婴保健技术服务执业许可证》的机构中开展母婴保健专项技术服务。

第十四条 《母婴保健技术服务执业许可证》和《母婴保健技术考核合格证书》应当妥善保管,不得出借或者涂改,禁止伪造、变造、盗用以及买卖。

第十五条 《母婴保健技术服务执业许可证》和《母婴保健技术考核合格证书》遗失后,应当及时报告原发证机关,并申请办理补发证书的手续。

第十六条 本办法实施前已经开展婚前医学检查、遗传病诊断、产前诊断以及施行结扎手术和终止妊娠手术的医疗保健机构,应当在本办法施行后的6个月内,按照本办法的规定补办审批手续。

第十七条 《母婴保健技术服务执业许可证》和《母婴保健技术考核合格证书》由国家卫生健康委统一印制。

第十八条 本办法由国家卫生健康委负责解释。

第十九条 本办法自发布之日起施行。

附录十六

国家卫生计生委办公厅关于规范有序开展孕妇外周血胎儿游离 DNA 产前筛查与诊断工作的通知

基本信息

中文名称	国家卫生计生委办公厅关于规范有序开展孕妇外周血胎儿游离 DNA 产前筛查与诊断工作的通知
发布机构	妇幼健康服务司
发布日期	2016 年 11 月 9 日

各省、自治区、直辖市卫生计生委，新疆生产建设兵团卫生局：

为推动落实全面两孩政策，满足广大孕妇对产前筛查与诊断分子遗传新技术服务的需求，规范有序开展以胎儿 21 三体综合征、18 三体综合征和 13 三体综合征为目标疾病的孕妇外周血胎儿游离 DNA 产前筛查与诊断工作，预防出生缺陷，提高出生人口素质，现就有关事项通知如下。

一、合理规划布局，完善服务网络

各级卫生计生行政部门要按照《产前诊断技术管理办法》要求，将孕妇外周血胎儿游离 DNA 产前筛查与诊断纳入辖区内产前诊断技术统一管理。省级卫生计生行政部门要根据当地实际合理规划，建立以产前诊断机构为核心、以产前筛查机构为采血点、以具备能力的医学检验所和其他医疗机构为技术支撑的孕妇外周血胎儿游离 DNA 产前筛查与诊断网络，优化服务流程，建立转诊机制，满足群众需求。产前诊断机构可独立或与具备相应检测能力的医学检验所和其他医疗机构合作开展孕妇外周血胎儿游离 DNA 产前筛查与诊断服务。产前筛查机构应当在产前诊断机构指导下承担采血服务，并与其建立合作机制，落实后续检测与产前诊断服务。

二、规范技术服务，提高服务质量

我委在总结前期产前诊断机构开展高通量基因测序产前筛查与诊断临床应用试点工作经验的基础上，组织制定了《孕妇外周血胎儿游离 DNA 产前筛查与诊断技术规范》（以下简称《技术规范》，见附件1，可从国家卫生计生委网站下载），指导全国规范有序开展相关工作。医疗机构要严格按照《技术规范》要求，完善规章制度，做好筛查、诊断和随访等环节的有效衔接，规范提供孕妇外周血胎儿游离 DNA 产前筛查与诊断服务。医务人员要按照医学伦理原则，全面、准确告知孕妇相关服务内容，尊重孕妇知情权和选择权，保护孕妇隐私，维护孕妇权益。各地要积极开展专业技术人员规范化培训，加强相关工作质量评估。按要求定期报送相关工作信息(见附件2),并做好信息分析与利用,不断提高产前筛查与诊断服务质量。

三、加强监督管理,确保有序开展

各级卫生计生行政部门要将孕妇外周血胎儿游离DNA产前筛查与诊断作为母婴保健专项技术监督管理的重要内容,纳入卫生计生综合监督执法。强化日常监管,加强校验检查,设立黑名单,建立退出机制。对于非医疗机构和非医务人员开展孕妇外周血胎儿游离DNA采血或检测的,按照非法行医进行查处;对不具备资质开展孕妇外周血胎儿游离DNA检测或采血的,按照《医疗机构管理条例》第四十七条、《产前诊断技术管理办法》第三十条等规定进行处罚。同时,采取设置意见箱、12320热线电话以及与新闻媒体合作等形式,鼓励群众和社会媒体举报或曝光违法违规机构与违法行为,切实保障广大孕妇权益。

本文自印发之日起施行。此前《国家卫生计生委妇幼司关于产前诊断机构开展高通量基因测序产前筛查与诊断临床应用试点工作的通知》(国卫妇幼妇卫便函〔2015〕4号)和《国家卫生计生委医政医管局关于开展高通量基因测序技术临床应用试点工作的通知》(国卫医医护便函〔2014〕407号)中涉及产前筛查与诊断专业试点机构的有关规定同时废止。

附录十七

国家卫生健康委办公厅关于加强孕妇外周血胎儿游离 DNA 产前筛查与诊断监督管理的通知

基本信息

中文名称	国家卫生健康委办公厅关于加强孕妇外周血胎儿游离 DNA 产前筛查与诊断监督管理的通知
发布机构	妇幼健康司
发布日期	2019 年 11 月 25 日

各省、自治区、直辖市及新疆生产建设兵团卫生健康委：

为推动落实《国家卫生计生委办公厅关于规范有序开展孕妇外周血胎儿游离 DNA 产前筛查与诊断工作的通知》（国卫办妇幼发〔2016〕45 号），进一步加强孕妇外周血胎儿游离 DNA 产前筛查与诊断监督管理，提高出生缺陷防治服务能力和质量，维护群众健康权益，现就有关要求通知如下。

一、明确责任主体，健全以产前诊断机构为核心的服务网络

产前诊断机构是孕妇外周血胎儿游离 DNA 产前筛查与诊断全程服务的责任主体，负责确定产前筛查与诊断方案、检测前咨询、检测申请、临床报告出具、后续咨询、产前诊断以及妊娠结局随访等临床服务。申请开展采血等相关服务的产前筛查机构，须与产前诊断机构建立合作关系，在其指导下配合做好检测前咨询、标本采集、妊娠结局随访等工作。医学检验实验室受产前诊断机构委托，提供实验室检测并对检测结果的客观性、真实性负责。鼓励产前诊断机构加强能力建设，独立开展相关实验室检测。

二、严格机构准入，加强信息公示

申请开展孕妇外周血胎儿游离 DNA 产前筛查与诊断的医疗机构应当具备法定的机构、人员资质及符合要求的设备、试剂。产前诊断机构及与其合作的产前筛查机构、医学检验实验室应当签订合作协议，在开展合作之日起 15 个工作日内，由产前诊断机构报省级卫生健康行政部门并主动公示。各地要及时将收到的产前诊断机构、产前筛查机构和医学检验实验室名单在卫生健康行政部门官网上公示，并通过 App、微信公众号等途径向社会告知，引导群众到有资质的医疗机构接受服务。

三、加强知情告知，维护孕妇权益

各地要在《孕妇外周血胎儿游离 DNA 产前筛查与诊断技术规范》提供的参考模板基础上，形成本省（区、市）统一的知情同意书、检测申请单、临床报告单。医疗机构要遵循医

学伦理学原则，尊重孕妇知情权和选择权，做好检测前咨询及知情同意。要将知情同意书的内容逐条、全面、准确、严谨地向孕妇及其家属进行说明和解释，包括该检测的目标疾病、适用人群、慎用人群、不适用人群、技术局限、检测风险及其他筛查与诊断方案等。要科学告知该检测为筛查技术，存在一定的假阳性率和假阴性率，不能替代介入性产前诊断等重要信息，不得夸大技术效果、擅自扩大适用范围和误导宣传，不得向孕妇推荐未经药品监督管理部门批准注册的相关检测设备、试剂等。孕妇或其家属签署知情同意书后，方可填写检测申请单。

四、规范全程服务，加强质量控制

各医疗机构要各尽其责，规范开展孕妇外周血胎儿游离 DNA 产前筛查与诊断全程服务。产前筛查机构要及时将标本送至合作的产前诊断机构，由产前诊断机构安排后续检测。产前诊断机构要在综合评估检测信息、检测结果及其他相关检验和医学影像检查结果的基础上，向孕妇出具临床报告并提供后续咨询及处置。产前筛查机构及其他不具备产前诊断技术服务资质的医疗机构不得出具临床报告。医学检验实验室向产前诊断机构提供检测结果和技术支持，要严格室内质量控制，接受省级以上卫生健康行政部门组织开展的室间质量评价和监督检查。加强信息安全管理，严格保护孕妇隐私。

五、加强监督检查，严格行业监管

各级卫生健康行政部门要严格孕妇外周血胎儿游离 DNA 产前筛查与诊断的行业监管，切实加强资质审查和日常监督检查。对不具备相应资质和条件、服务不规范、存在严重质量问题或安全隐患的医疗机构，应当责令其暂停有关服务，限期整改。对非医疗机构和非医务人员开展标本采集、检测的，不具备资质擅自出具临床报告的，以及夸大宣传、擅自扩大技术适用范围或推荐未经药品监督管理部门批准注册的设备、试剂的，依据《母婴保健法》《执业医师法》《医疗机构管理条例》《产前诊断技术管理办法》等法律法规的有关规定进行处理。要充分发挥行业自律、群众和社会监督作用，加强对失信行为的记录、公示和预警，及时向社会通报违法违规机构和行为。

六、强化责任意识，积极防范化解社会风险

各地要强化医疗安全和风险意识，加强本业务领域的矛盾纠纷排查和风险防控预警，完善风险防范措施，加强监督检查，及时发现和研究解决存在的突出问题，消除安全隐患，防范和化解社会风险。本着对群众合法权益高度负责的态度，按照"属地管理、分级负责，谁主管、谁负责，依法、及时、就地解决问题与疏导教育相结合"的工作原则，及时妥善处理矛盾纠纷，积极回应群众诉求，维护群众合法权益。

国家卫生健康委办公厅
2019 年 11 月 19 日

附录十八

关于加强婚前保健工作的通知

基本信息

中文名称	关于加强婚前保健工作的通知
发布机构	妇幼保健司
发布日期	2020年5月19日

各省、自治区、直辖市及新疆生产建设兵团卫生健康委、民政厅(局)、妇儿工委办公室、团委、妇联：

为贯彻落实《基本医疗卫生与健康促进法》《国务院关于实施健康中国行动的意见》和《健康中国行动(2019-2030年)》，不断提高婚育质量和出生人口素质，现就加强婚前保健工作通知如下。

一、提高思想认识，强化责任担当

婚前保健是对准备结婚的男女双方，在结婚登记前进行的婚前医学检查、婚育健康指导和咨询服务，是母婴保健服务和生育全程服务的重要内容，也是被实践证明促进生殖健康、预防出生缺陷、提高出生人口素质行之有效的重要措施。通过婚前医学检查能及早发现影响婚育的疾病，维护男女双方健康权益，保障母婴健康，促进家庭幸福和谐。各地要从保障男女双方健康权益、提高婚育质量和出生人口素质的高度，充分认识加强婚前保健工作的积极作用和重要意义，树立服务意识、强化责任担当，有力有效推进婚前保健和出生缺陷防治工作深入开展。

二、强化宣传教育，引导广泛参与

各地各部门要结合自身职责，广泛开展宣传倡导和健康教育，丰富载体形式，普及健康知识技能，宣传健康惠民政策，倡导健康文明婚育观念和行为，引导群众树立"每个人是自己健康第一责任人"的理念，强化父母健康关乎后代健康的意识。卫生健康部门会同民政部门，结合实际在婚姻登记场所设立婚育健康宣传教育便民服务平台或婚姻家庭健康咨询室，向婚育人群开展针对性宣传教育和咨询指导，指导群众科学孕育健康新生命。婚前医学检查服务机构要向服务对象宣讲婚育相关法律法规及政策知识，告知孕前优生健康检查、生育登记服务等相关信息。探索利用"互联网+"服务平台，结合婚前医学检查在线预约、热线咨询、智能终端等服务，开展在线婚育健康宣传告知，推动宣传教育关口前移。

三、推广便民举措，规范服务供给

各地要指导婚前医学检查服务机构科学优化婚前医学检查场所布局及服务流程，为群众接受服务提供便利，让群众"少跑腿"。大力推行"互联网+妇幼健康"，主动公开婚前医学检查服务机构名单,广泛提供婚前医学检查在线预约、检查结果提醒查询等便民惠民服务,改善服务体验,让群众"更便捷"。依法规范开展优质服务,逐步完善服务项目,健全服务网络,优化服务模式,拓展服务内涵,不断扩大服务覆盖面,提高服务可及性,让群众"得实惠"。要着力强化质量控制与管理,指导婚前医学检查服务机构建立健全质量管理制度和控制体系,围绕健康教育、咨询指导、临床检验等关键环节,定期组织开展人员培训、业务指导、质量控制和监督检查,不断提高服务能力和质量效率,让群众"更放心"。

四、优化全程服务,促进服务可及

各地要规范和加强人性化服务、精细化管理,将婚前保健与孕前优生健康检查、增补叶酸、避孕药具发放、优生咨询指导等服务有机结合,着力加强婚前孕前保健咨询与指导,统筹推进生育全程服务有效落实。要坚持需求导向和分类指导原则,针对不同婚育阶段服务对象,提供优质高效、系统连续的精准化服务,增强群众获得感。对于准备结婚、暂无怀孕计划的男女双方,提供婚前保健和避孕节育服务;对于新婚计划怀孕夫妇,给予孕前优生健康检查、科学备孕指导和增补叶酸服务,发放母子健康手册;对于高龄、有遗传病家族史的计划怀孕夫妇,要进行针对性生育咨询指导或遗传咨询,指导其在怀孕后按时接受产前筛查、产前诊断等服务,推进孕前保健与孕期保健有效衔接。

五、加强组织领导,密切部门合作

各地要加强组织领导,密切部门协作,完善政策措施,确保《健康中国行动(2019-2030年)》《中长期青年发展规划(2016-2025年)》和中国妇女发展纲要、中国儿童发展纲要(简称"两纲")相关目标任务落实。卫生健康部门要履行主体责任,加大统筹协调和服务监管力度,狠抓机制完善和能力建设,积极倡导各地结合实际推行免费婚前检查,确保婚前保健、孕前优生健康检查等服务和政策落实。民政部门要配合卫生健康部门做好婚前保健宣传教育等工作,切实保障婚姻当事人合法权益。妇儿工委办公室要聚焦"两纲"相关目标任务,协调督促相关部门发挥职能作用,协同推进婚前保健和出生缺陷防治工作。共青团、妇联组织要积极发挥自身优势,强化宣传教育和组织发动,引导动员目标人群主动接受婚前孕前保健等服务,全力维护和保障育龄人群健康权益。各地要积极探索实践、加强督导检查,善于总结经验、注重示范引领,及时宣传推广好做法好经验,协力推进婚前保健和出生缺陷防治工作深入开展、取得实效。

国家卫生健康委　民政部
国务院妇儿工委办公室　共青团中央
全国妇联
2020年5月6日

附录十九

国家卫生健康委关于印发健康儿童行动提升计划(2021—2025 年)的通知

基本信息

中文名称	国家卫生健康委关于印发健康儿童行动提升计划(2021—2025 年)的通知
发布机构	妇幼健康司
发布日期	2021 年 11 月 5 日

各省、自治区、直辖市及新疆生产建设兵团卫生健康委:

为贯彻落实党中央、国务院决策部署,保障实施优化生育政策,进一步提高优生优育服务水平,促进儿童健康,我委在总结 2018-2020 年健康儿童行动计划实施情况和有效经验做法的基础上,制定了《健康儿童行动提升计划(2021—2025 年)》。现印发给你们,请结合实际,认真贯彻执行。

国家卫生健康委
2021 年 10 月 29 日

(信息公开形式:主动公开)

健康儿童行动提升计划(2021—2025 年)

儿童是国家的未来、民族的希望,儿童健康是经济社会可持续发展的重要保障。为深入贯彻《中共中央 国务院关于优化生育政策促进人口长期均衡发展的决定》,落实《"健康中国 2030"规划纲要》和《健康中国行动(2019—2030 年)》,进一步提高儿童健康水平,制定本计划。

一、基本原则

坚持儿童优先,共建共享。遵循儿童优先发展理念,动员全社会力量,共同保障儿童健康,为经济社会可持续发展提供健康人力资源。

坚持预防为主,防治结合。推动以治病为中心向以健康为中心转变,保生存向促发展转变,构建整合型儿童健康服务体系,推进儿童健康事业高质量发展。

坚持公平可及，促进均衡。加强农村地区儿童健康工作，夯实基层儿童健康服务基础，缩小城乡、地区之间差距，助力乡村振兴，推动儿童健康服务均等化。

坚持守正创新，持续发展。坚持保健与临床相结合、个体与群体相结合、中医与西医相结合，因地制宜，改革创新，走出具有中国特色的儿童健康事业可持续发展道路。

二、主要目标

到 2025 年，覆盖城乡的儿童健康服务体系更加完善，基层儿童健康服务网络进一步加强，儿童医疗保健服务能力明显增强，儿童健康水平进一步提高。具体目标如下：

——新生儿死亡率、婴儿死亡率和 5 岁以下儿童死亡率分别控制在 3.1‰、5.2‰ 和 6.6‰ 以下。

——6 个月内婴儿纯母乳喂养率达到 50% 以上；5 岁以下儿童生长迟缓率控制在 5% 以下。

——适龄儿童免疫规划疫苗接种率以乡（镇、街道）为单位保持在 90% 以上。

——儿童肥胖、贫血、视力不良、心理行为发育异常等健康问题得到积极干预。

——儿童常见疾病和恶性肿瘤等严重危害儿童健康的疾病得到有效防治。

——儿童健康生活方式进一步普及，儿童及其照护人健康素养提升。

三、重点行动

（一）新生儿安全提升行动。

1. 加强危重新生儿救治网络建设。完善省、市、县三级危重新生儿救治网络，健全上下联动、应对有序、运转高效的危重新生儿救治、会诊、转诊网络。重点加强中西部危重新生儿救治中心和转运体系建设。提升助产机构危重新生儿救治能力，强化产科与新生儿科医护团队产前、产时及产后密切合作。开展危重新生儿救治网络建设质量评估，每个县域内均有 1 家符合质量评估要求标准化的危重新生儿救治中心。

2. 提升新生儿医疗救治服务能力。加强新生儿科医师培训，每个危重新生儿救治中心新生儿科医师均经过系统培训。每个危重新生儿救治中心每季度开展至少 1 次专项技能培训和快速反应团队急救演练，提升新生儿救治快速反应和处置能力。全面推广新生儿复苏技术，每个分娩现场均有 1 名经过培训的新生儿复苏专业人员。规范开展新生儿死亡评审，抓好问题整改落实，减少新生儿死亡。探索新生儿重症监护病房家庭参与式看护运行模式。

3. 强化新生儿生命早期基本保健。强化新生命围孕期、产时和分娩后连续健康监测与保健服务，保障胎儿和新生儿健康。加强新生儿规范化访视，指导家长做好新生儿喂养、保健护理和疾病预防，早期发现异常和疾病，及时处理和就诊。新生儿访视率保持在 90% 以上。强化早产儿专案管理，推广早产儿母乳喂养、袋鼠式护理和早期发展促进，不断提高早产儿专案管理率。

（二）出生缺陷防治提升行动。

4. 完善出生缺陷防治网络。加强省级出生缺陷防治机构能力建设和全省域业务指导作用发挥。规范婚前孕前保健门诊、产前筛查机构、产前诊断机构设置和管理，健全新生儿疾病筛查、诊断、治疗网络，开展相关特色专科建设。加强临床遗传咨询、产前超声诊断、遗传病诊治等出生缺陷防治紧缺人才培养。针对唐氏综合征、先天性心脏病、先天性耳聋、重型地中海贫血等重点出生缺陷疾病，建立健全县级能筛查、地市能诊断、省级能指导、区域能辐射的出生缺陷防治网络。

5. 推进出生缺陷防治服务。一是强化一级预防。推广婚姻登记、婚前医学检查、生育指导"一站式"服务,统筹推进婚育健康教育、婚前保健、孕前优生健康检查、增补叶酸工作,免费孕前优生健康检查目标人群覆盖率达到80%以上。二是完善二级预防。开展产前筛查和产前诊断补助试点,针对先天性心脏病、遗传病等重点疾病推动围孕期、产前产后一体化管理服务和多学科诊疗协作。三是推进三级预防。扩大新生儿疾病筛查范围,逐步将先天性髋关节脱位等疾病纳入筛查病种,新生儿遗传代谢病筛查率和新生儿听力障碍筛查率分别达到98%和90%以上。新生儿先天性心脏病筛查覆盖所有区县,筛查率达到60%以上。实施出生缺陷干预救助项目。

(三)儿童保健服务提升行动。

6. 加强儿童健康管理。以儿童体格生长监测、营养与喂养指导、心理和行为发育评估、眼保健和口腔保健、听力障碍评估为重点,积极推进国家基本公共卫生服务0~6岁儿童健康管理项目。3岁以下儿童系统管理率和7岁以下儿童健康管理率分别保持在85%以上和90%以上。将儿童健康管理纳入家庭医生签约服务,鼓励设立多种类服务包,提供多元化、多层次、个性化儿童保健服务。建立健全高危儿转诊服务网络和机制,规范高危儿管理。加强对幼儿园、托育机构卫生保健业务指导。

7. 强化儿童营养喂养与运动指导。强化孕前、孕产期营养评价与膳食指导,提高母婴营养水平。实施母乳喂养促进行动,加强爱婴医院管理,倡导6个月内婴儿纯母乳喂养。强化婴幼儿辅食添加咨询指导,降低儿童贫血患病率和生长迟缓率。在脱贫地区继续实施儿童营养改善项目。加强儿童运动指导,普及学龄前儿童每日不同强度的运动时间不少于180分钟,中等强度及以上的运动时间不少于60分钟等科普知识,减少久坐时间,促进吃动平衡,预防和减少儿童超重和肥胖。推进妇幼保健机构儿童营养、运动医学门诊建设,加强儿童营养喂养咨询、运动指导科学专业队伍建设,提高营养喂养咨询和运动指导能力。

8. 促进儿童心理健康。加强儿童心理行为发育监测与评估,探索建立以儿童孤独症等发育异常为重点,在社区可初筛、县级能复筛、专业医疗机构诊断和康复的服务网络。推动妇幼保健机构、儿童医院、二级以上综合医院、精神专科医院开设儿童精神心理科或儿童心理保健门诊,加强儿童精神心理专科建设,促进儿童心理学科发展。加强社会宣传健康促进,营造心理健康从娃娃抓起的社会氛围。针对孕产妇及家庭成员、儿童家长、幼儿园和托育机构工作人员、学校教师,普及儿童心理行为发育健康知识,开展生命教育和性教育,培养儿童珍爱生命意识和情绪管理与心理调适能力。

9. 推进儿童眼保健服务。实施儿童眼健康"启明行动",加强科普知识宣传教育。聚焦新生儿期、婴幼儿期和学龄前期,开展早产儿视网膜病变、先天性白内障等致盲性眼病以及屈光不正、斜视、弱视、上睑下垂等儿童常见眼病的筛查、诊断和干预。普及儿童屈光筛查,监测远视储备量,防控近视发生。开展儿童青少年近视防控中医适宜技术试点。扎实开展0~6岁儿童眼保健和视力检查服务,人群覆盖率达到90%以上。加强基层医疗卫生机构、妇幼保健机构眼保健服务能力建设,与儿童医院和综合医院眼科建立协同机制,实现儿童眼健康异常情况早发现、早诊断和早干预。

10. 加强儿童重点疾病防控。以肺炎、腹泻、手足口病等儿童常见疾病为重点,推广儿童疾病防治适宜技术。提高儿童血液病、恶性肿瘤等重病诊疗和医疗保障能力。实施国家免疫规划,规范开展儿童预防接种,维持较高水平的国家免疫规划疫苗接种率。坚持常规和应急结合,加强突发公共卫生事件中儿童医疗救治,保障儿童必要应急物资储备。做好新型冠状病毒肺炎等新发传染病疫情防控中儿童健康评估与干预。加强儿童碘缺乏病的防控工作,开展定期监测,消除碘缺乏危害并保障儿童碘营养水平适宜。做好农村地区儿童氟斑牙和大骨节病的筛查与防控,保护儿童牙齿、骨骼健康发育。

(四)儿童早期发展服务提升行动。

11. 加强婴幼儿养育照护指导。聚焦0~3岁婴幼儿期,在强化儿童保健服务基础上,通过家长课堂、养育照护小组活动、入户指导等方式,普及科学育儿知识和技能,增强家庭的科学育儿能力,促进儿童体格、认知、心理、情感、运动和社会适应能力全面发展。以留守儿童等弱势群体为重点,实施农村儿童早期发展项目,促进儿童早期发展服务均等化。

12. 加强儿童早期发展服务阵地建设。关注生命早期1000天,建立适应儿童早期发展需求的儿童保健、儿童营养与运动、心理与社会适应等多学科协作机制。规范和加强儿童早期发展服务,提升儿童早期发展服务质量,力争每个县域内至少有1家标准化建设和规范化管理的儿童早期发展服务阵地,推动儿童早期发展服务进社区、进家庭、进农村。开展儿童早期发展适宜技术培训,提高基层人员服务能力和技术水平。

(五)儿童中医药保健提升行动。

13. 加强儿童中医药服务。在全国县级以上公立中医院普遍设立儿科,有条件的地市级以上中医院应当开设儿科病房。县级以上妇幼保健机构能够提供儿科中医药服务,省级和市级妇幼保健机构设置中医儿科。儿童医院能够提供儿科中医药服务,三级儿童医院和有条件的二级儿童医院应当设置中医儿科。在基层医疗卫生机构运用中医药技术方法开展儿童基本医疗和预防保健。各级妇幼保健机构要建立儿科中西医协作诊疗制度,将中医纳入多学科协作诊疗会诊体系。加强儿科中医药人才培养,通过师带徒等形式,培训儿科中医药业务骨干。积极推广应用小儿推拿等中医药适宜技术,强化中医药在儿童医疗保健中的重要作用。建设一批中医儿科特色专科。

14. 推进儿童中医保健进社区进家庭。鼓励中医医疗机构或有条件的妇幼保健机构牵头成立妇幼(儿科)中医药联盟,通过项目合作、联合病房、学科帮扶等形式加强合作,积极推进中医优质资源下沉。各级中医医疗机构要加强对基层医疗卫生机构的业务指导,提高基层医疗卫生机构中医师的儿童保健和儿科诊疗服务能力。鼓励家庭医生开展中医治未病服务。基层医疗卫生机构和各级妇幼保健机构要推广中医治未病理念和方法,普及儿童中医药保健知识,提升群众中医药保健意识。0~36个月儿童中医药健康管理服务率达到85%以上。

(六)儿童健康服务体系提升行动。

15. 完善儿童医疗卫生服务体系。健全以妇幼保健机构、儿童医院和综合医院儿科为核心,以基层医疗卫生机构为基础,以大中型综合医院和相关科研教学机构为支撑的儿童医疗卫生服务体系。强化国家儿童医学中心和国家儿童区域医疗中心示范引领和辐射带动作用。推进儿科分级诊疗体系建设,以医疗联合体为载体整合区域医疗资源,促进优质儿童医疗资源上下贯通,通过对口帮扶、远程医疗等方式提升县级医院儿童医疗卫生服务水平。鼓励社会力量举办儿童专科医疗机构。

16. 强化基层儿童保健服务网络。加强以县级妇幼保健机构为龙头，乡镇卫生院和社区卫生服务中心为枢纽，社区卫生服务站和村卫生室为基础的基层儿童保健服务网络建设。开展儿童保健门诊标准化建设，提升儿童保健服务质量。探索将基层医疗卫生机构的儿童保健科、儿科门诊、儿童预防接种门诊有机整合，优化功能布局，丰富内涵，推进儿童健康全过程管理和服务。开展基层儿童保健人员培训，加强基层儿童保健服务队伍建设。

17. 加强儿童保健服务质量管理。健全儿童保健服务质量管理制度，完善儿童保健工作规范。医疗机构要强化儿童保健服务质量管理，落实主体责任，实行院、科两级质量管理，推动儿童保健服务质量的持续改进。各级妇幼保健机构加强对辖区儿童保健服务质量管理。将儿童保健服务质量改进纳入改善医疗服务行动和优质服务基层行活动。

18. 开展儿童友好医院建设。以环境设施符合儿童心理特点和安全需要、医疗保健服务优质高效为重点，以妇幼保健机构、儿童医院、综合医院儿科、基层医疗卫生机构为主体，开展儿童友好医院建设。促进儿童保健与儿科临床高质量融合发展，加强儿童康复服务供给和儿童伤害监测干预，畅通儿童危急重症抢救绿色通道。医疗机构构建符合儿童身心特点、呵护儿童健康全过程的温馨服务环境和友善服务氛围，努力为儿童提供有情感、有温度、有人文的优质医疗保健服务。

(七)智慧儿童健康服务提升行动。

19. 健全儿童健康服务信息化平台。加强区域妇幼健康信息平台建设，完善儿童健康信息标准，推进儿童健康信息互联共享。提高基层医疗卫生机构信息化水平，鼓励有条件的地区为基层医务人员配备智能化移动服务终端设备，提高服务质量，减轻基层负担。积极推进母子健康手册信息化，加强实时动态儿童健康管理。

20. 推广"云上妇幼"服务。充分利用各种互联网交流平台，开展线上儿童健康评估和指导。推进预约诊疗、诊间结算、移动支付、检验检查结果线上推送与查询等智慧服务，提高就医体验。广泛开展远程会诊、线上转诊、远程培训和指导，促进优质医疗资源下沉。推动利用5G技术、可穿戴设备、人工智能等新技术开展儿童健康监测与管理，创新儿童医疗保健服务模式。

21. 推进"出生一件事"多证联办。利用可信身份认证信息系统和人脸识别技术，推动出生医学证明"刷脸识别、在线核验、机构审核、预约取证"，规范出生医学证明签发，方便群众办事。利用各级政务服务平台，会同公安、人力资源社会保障、医保等部门，优化完善政务服务事项办理流程，推进线上线下深度融合，促进出生医学证明、预防接种证、户口登记、医保参保、社保卡申领等"出生一件事"跨部门、跨地区办理，逐步实现"网上办""掌上办"。

22. 加强儿童健康科学研究和应用推广。围绕儿童肥胖和遗传代谢性疾病防控、儿童心理行为发育异常筛查和干预、出生缺陷三级预防、儿童危急重症综合救治和重大疾病综合防治等重点领域，大力发展具有自主知识产权和符合国情的儿童医疗保健技术。加强儿童保健适宜技术应用和推广。鼓励和支持儿童用药品和适宜剂型、罕见病专用药和医疗器械的研发，大力推动高质量科技成果在儿童健康领域的转化和应用。

四、组织实施

(一)加强组织领导。各省级卫生健康行政部门要结合实际制定健康儿童行动实施方案,细化任务分工,列入督办台账,夯实工作责任。积极开展"儿童健康综合发展示范县"创建活动,提升儿童健康服务水平。加强督促指导和监测评估,深入查找分析问题,及时补短板强弱项。每年至少召开1次健康儿童行动协调推进会,总结部署儿童健康工作,推动各项重点任务落地落实。

(二)加大保障力度。各级卫生健康行政部门在推进健康中国建设、落实中国妇女儿童发展纲要进程中,要加强统筹协调,为健康儿童行动提供更加有力的政策投入保障、组织管理保障和体系建设保障,不断健全儿童健康服务网络,加强儿童健康专业人才队伍建设和学科发展,促进儿童健康事业高质量发展。

(三)强化宣传引导。加大健康儿童行动宣传力度,做好行业内和面向公众的政策宣传,总结各地经验做法,及时通报进展成效,宣传表扬典型机构、人员和事例,增强儿童健康战线使命感、荣誉感,提升人民群众获得感、满意度,为促进儿童健康事业发展营造更加良好的舆论氛围和社会支持环境。

参考文献

(一) 英文文献

[1] ASCH A. Disability, equality and prenatal testing: contradictory or compatible? [J]. Fla State Univ Law Rev, 2003(30): 315-342, 336-337.

[2] ABRAHAM E, ANDREWS P, ANTONELLI M, et al. Year in review in intensive care medicine—2003 Part 3: Intensive care unit organization, scoring, quality of life, ethics, neonatal and pediatrics, and experimental [J]. Intensive Care Medicine, 2004, 30(8): 1514-1525.

[3] ABRAMS D, HOGG M A. Metatheory: lessons from social identity research[J]. Personality and Social Psychology Review, 2004(8): 98-106.

[4] AINSWORTH M D S, BLEHAR M C, WATERS E, et al. Patterns of attachment: a psychological study of the strange situation[M]. Patterns Attach, 2015: 1-417.

[5] ALMAGHAIREH D F, ABDULLAH K L, CHAN C M, et al. Systematic review of qualitative studies exploring parental experiences in the neonatal intensive care unit[J]. J Clin Nurs, 2016(25): 2745-2756.

[6] ANDORNO R. Human dignity and human rights[M]. Springer Netherlands, 2014.

[7] ANDORNO R, LAURIE G. The right not to know: an autonomy based approach[J]. Journal of Medical Ethics, 2004, 30(5): 435-440.

[8] ANOMALY J. Defending eugenics: from cryptic choice to conscious selection[J]. Monash Bioeth Rev, 2018, 35(1-4): 24-35.

[9] ARASAR T, GANESH J, PADMANABAN S. Newborn screening for congenital hypothyroidism in a tertiary care centre[J]. International Journal of Contemporary Pediatrics, 2016.

[10] AUDREY, TLUCZEK, CHRISTINA, et al. A tailored approach to family-centered genetic counseling for cystic fibrosis newborn screening: the wisconsin model[J]. Journal of Genetic Counseling, 2011.

[11] BARRERA L A, GALINDO G C. Ethical aspects on rare diseases. [J]. Oxygen Transport to Tissue XXXIII, 2010, 686: 493-511.

[12] BIDONDO M P, GROISMAN B, BARBERO P, et al. Public health approach to birth defects: the Argentine experience[J]. J Community Genet, 2015, 6(2): 147-156.

[13] BINDER H. To be different: how medicine contributes to social integration of the disabled in the era of globalization[M]. In: Kelso, J. (eds) Learning To Live Together: Promoting Social Harmony. Springer, Cham, 2019.

[14] BISCHOFBERGER E. A fetus is a person with a right to exist[J]. Lakartidningen, 1990, 86(52): 4585-4586.

[15] BOYLE R J, DE CRESPIGNY L, SAVULESCU J. An ethical approach to giving couples information about

their fetus[J]. Hum Reprod, 2003, 18(11): 2253-2256.

[16] BUCKLEY S. Why bioethics needs a theory of dignity[C]. Canadian Bioethics Society Conference, 2013.

[17] CANNIANO D A. Ethical issues in the management of neonatal surgical anomalyes[J]. Sem in Perinatol, 2004, 28(3): 240-245.

[18] CHADWICK R F. What counts as success in genetic counselling? [J]. Journal of Medical Ethics, 1993 (19): 43-46.

[19] CHERVENAK F A, MCCULLOUGH L B, SKUPSKI D, et al. Ethical issues in the management of pregnancies complicated by fetal anomalies[J]. Obstet Gynecol Surv, 2003, 58(7): 473-483.

[20] CHILDRESS J, et al. Public health ethics: mapping the terrain[J]. J Law Med Ethics, 2002, 30: 170-178.

[21] GONZÁLEZ C M, ISOLINA RIAO GALÁN, JACOB M S, et al. Prevención cuaternaria: La contención como imperativo ético[J]. Anales de Pediatría: Publicación Oficial de la Asociación Española de Pediatría (AEP), 2014, 81(6): 396.e1-396.e8.

[22] COUCE M L. Fifty years of neonatal screening for congenital diseases in Spain[J]. Anales de Pediatría (English Edition), 2019, 90(4).

[23] CROWE, JONATHAN, TOOHEY, et al. From good intentions to ethical outcomes: the paramountcy of children's interests in the family law act. [J]. Melbourne University Law Review, 2009, 33(2): 391-414.

[24] SCHMITZ D. A new era in prenatal testing: are we prepared? [J]. Med Health Care and Philos, 2013 (16): 357-364.

[25] DAVIDSON J E, ASLAKSON R A, LONG A C, et al. Guidelines for family-centered care in the neonatal, pediatric, and adult ICU[J]. Crit Care Med, 2017, 45(1): 103-128.

[26] DE JONG A, DE WERT G M. Prenatal screening: an ethical agenda for the near future[J]. Bioethics, 2015, 29(1): 46-55.

[27] DE JONG A, et al. Advances in prenatal screening: the ethical dimension[J]. Nat Rev Genet, 2011(12): 657-663, 657.

[28] DE JONG A, DONDORP W J, FRINTS S G, et al. Advances in prenatal screening: the ethical dimension [J]. Nature Reviews Genetics, 2011(12): 657-663.

[29] DIVER A. Blood-tie preservation as paramount: best interests of the child outweighed? [J]. Springer International Publishing, 2014.

[30] DOLK H, LEKE A Z, WHITFIELD P, et al. Global birth defects app: an innovative tool for describing and coding congenital anomalies at birth in low resource settings[J]. Birth Defects Res, 2021, 113(14): 1057-1073.

[31] DOWNS J, JACOBY P, LEONARD H, et al. Psychometric properties of the quality of life inventory-disability (QI-Disability) measure[J]. Qual Life Res, 2019(28): 783-794.

[32] EDMONDS B T, MCKENZIE F, PANOCH J E, et al. A pilot study of neonatologists' decision-making roles in delivery room resuscitation counseling for periviable births[J]. AJOB Primary Research, 2016, 7(3): 175-182.

[33] ESKES T K. Possible basis for primary prevention of birth defects with folic acid[J]. Fetal Diagn Ther, 1994, 9(3): 149-154.

[34] EVANS R, THOMAS F. Emotional interactions and an ethics of care: caring relations in families affected by HIV and AIDS[J]. Emotion Space & Society, 2009, 2(2): 111-119.

[35] FARRANT W. Who's for amniocentesis? The politics of prenatal screening[M]//The Sexual Politics of Reproduction (Edited by H Homans). Gower Publishing Comp. Ltd., Hants, 1985: 96-122.

[36] FARRIAUX J P, VIDAILHET M, BRIARD M L, et al. Neonatal screening for cystic fibrosis: France rises to the challenge[J]. Journal of Inherited Metabolic Disease, 2003, 26(8): 729-744.

[37] FERNÁNDEZ MEDINA I M, GRANERO-MOLINA J, FERNÁNDEZ-SOLA C, et al. Bonding in neonatal intensive care units: experiences of extremely preterm infants' mothers[J]. Women Birth, 2018, 31(4): 325-330.

[38] FERREIRA F R, RUSSO AKIBA H R, ARAUJO JUNIOR E, et al. Prevention of birth defects in the pre-conception period: knowledge and practice of health care professionals (nurses and doctors) in a city of Southern Brazil[J]. Iran J Reprod Med, 2015, 13(10): 657-664.

[39] FORMAN J, COYLE F, LEVY-FISCH J, et al. Screening criteria: the need to deal with new developments and ethical issues in newborn metabolic screening[J]. J Community Genet, 2013(4): 59-67.

[40] GAILLE M, VIOT G. Prenatal diagnosis as a tool and support for eugenics: myth or reality in contemporary French society? [J]. Med Health Care and Philos, 2013, 16: 83-91.

[41] GARGANTA C L, RASMUSSEN S A, THOMPSON L A. Newborn screening—what parents need to know about their infant's first tests[J]. JAMA Pediatrics, 2021.

[42] GREGG B M. The invention of health law[J]. Columbia Law Review, 2003, (91): 271.

[43] GROISMAN B, LIASCOVICH R, BIDONDO M P, et al. Birth defects surveillance: experiences in Argentina and Colombia[J]. J Community Genet, 2019, 10(3): 385-393.

[44] HEYDARPOUR S, KESHAVARZ Z, BAKHTIARI M. Factors affecting adaptation to the role of motherhood in mothers of preterm infants admitted to the neonatal intensive care unit: a qualitative study[J]. J Adv Nurs, 2017, 73(1): 138-148.

[45] HOEDEMAEKERS R, HAVE H, CHADWICK R. Genetic screening: a comparative analysis of three recent reports[J]. Journal of Medical Ethics, 1991(23): 135-141.

[46] HURST S A, BAROFFIO A, UMMEL M, et al. Helping medical students to acquire a deeper understanding of truth-telling[J]. Med Educ Online. 2015(20): 28133.

[47] JANSSENS S, CHOKOSHVILI D, VEARS D, et al. Attitudes of European geneticists regarding expanded carrier screening[J]. Journal of Obstetric Gynecologic & Neonatal Nursing Jognn, 2017, 46(1): 63.

[48] JIN J, WANG J, MA X, et al. Equality of medical health resource allocation in China based on the gini coefficient method[J]. Iran J Public Health, 2015, 44(4): 445-457.

[49] STASIŪNIEN J, JUSTICKIS V, JASULAITIS A. Newborn murder and its legal prevention[J]. 2015.

[50] JUTH N, MUNTHE C. Why screening? [M]//The Ethics of Screening in Health Care and Medicine. International Library of Ethics, Law, and the New Medicine. Springer, Dordrecht, 2012: 13-29.

[51] KANCHERLA V, OAKLEY G P, J R, et al. Urgent global opportunities to prevent birth defects [J]. Seminars in Fetal & Neonatal Medicine, 2014, 19(3): 153-160.

[52] KEVLES D J. In the name of eugenics[M]. Los Angeles: University of California Press, 1985: ix.

[53] KIRBY R S, BROWNE M L. Birth defects surveillance: an essential public health function for primary prevention and health promotion[J]. Birth Defects Res A Clin Mol Teratol, 2012, 94(12): 963-964.

[54] KIRBY R S. The prevalence of selected major birth defects in the United States[J]. Semin Perinatol, 2017, 41(6): 338-344.

[55] KOVACS A H, DIPCHAND A I, GREUTMANN M, et al. End-of-life care in pediatric and congenital heart disease[M]. Springer London, 2015.

[56] LAM C L K, TSE E Y Y, GANDEK B. Is the standard SF-12 health survey valid and equivalent for a Chinese population? [J]. Quality of Life Research, 2005, 14(2): 539-547.

[57] LENA, GOLDNAGL, WOLFGANG, et al. Attitudes among the general Austrian population towards

neonatal euthanasia: a survey[J]. Bmc Medical Ethics, 2014.

[58] LEWIS C, CHITTY L S. Societal aspects: ethics[M]. Springer Netherlands, 2015.

[59] LI Q, WEI J, JIANG F, et al. Equity and efficiency of health care resource allocation in Jiangsu Province, China[J]. Int J Equity Health, 2020, 19(1): 211.

[60] LIU R, WU S, HAO Y, et al. The Chinese version of the world health organization quality of life instrument -older adults module: psychometric evaluation [J]. Health Qual Life Out-comes, 2013(11).

[61] LOVE-KOH J, GRIFFIN S, KATAIKA E, et al. Methods to promote equity in health resource allocation in low- and middle-income countries: an overview[J]. Global Health, 2020, 6(1): 6.

[62] LUCKASSON R A. Consensus and conflict of parent and child interests: surrogate parent appointment and other interventions[J]. Exceptional Education Quarterly, 1982, 3: 9-16.

[63] MAI C T, ISENBURG J L, CANFIELD M A, et al. National birth defects prevention network. National population-based estimates for major birth defects, 2010-2014[J]. Birth Defects Res, 2019, 111(18): 1420-1435.

[64] ANGE M, EINAUDI, CATHERINE, et al. How do physicians perceive quality of life? Ethical questioning in neonatology[J]. Bmc Medical Ethics, 2015.

[65] MARIN A C. Informed consent in pediatric research: a review[J]. Early Human Development, 2000(60): 89-100.

[66] MARKUS, ROTHHAAR. Human dignity and human rights in bioethics: the Kantian approach [J]. Medicine Health Care & Philosophy, 2010.

[67] MIHARA H. The integration of handicapped and normal children in Germany[J]. Kawasaki Medical Welfare Journal, 1992(2): 49-57.

[68] MILUNSKY. A genetic disorders and the fetus [M]. New York: Plenum Publishing Corporation, 1986: 819.

[69] NICHOLLS S G. Proceduralisation, choice and parental reflections on decisions to accept newborn bloodspot screening[J]. Journal of Medical Ethics, 2012, 38(5): 299.

[70] NIJSINGH N, JUTH N, MUNTHE C. Ethics of screening-science direct[J]. International Encyclopedia of Public Health (Second Edition), 2017: 28-35.

[71] NRGAARD-PEDERSEN B. Towards acceptable practices for antenatal and neonatal screening for disease or disease risk[J]. Clinical Genetics, 2010, 46(1 Spec No): 152-159.

[72] OERLEMANS A, KLUIJTMANS L, SIMONE V D B. The moral life of professionals in newborn screening in the Netherlands: a qualitative study[J]. Public Health Ethics, 2017(1): 1.

[73] PINCH W J, SPIELMAN M L. The parents' perspective: ethical decision-making in neonatal intensive care [J]. Journal of Advanced Nursing, 2010, 15(6): 712-719.

[74] PORTER R. The malformed child: medical and ethical aspects[J]. Medical Education, 2010, 10(5): 415-416.

[75] PU L. Fairness of the distribution of public medical and health resources[J]. Front Public Health, 2021, 10(9).

[76] PULLMAN D. Human dignity and the ethics and aesthetics of pain and suffering[J]. Theoretical Medicine & Bioethics, 2002, 23(1): 75.

[77] RAMEZANI T, HADIAN SHIRAZI Z, SABET SARVESTANI R, et al. Family-centered care in neonatal intensive care unit: a concept analysis[J]. Int J Commun Based Nurs Midwif, 2014, 2(4): 268-278.

[78] RAMEZANI T, HADIAN SHIRAZI Z, SABET SARVESTANI R, et al. Family-centered care in neonatal intensive care unit: a concept analysis[J]. Int J Commun Based Nurs Midwif, 2014, 2(4): 268-278.

[79] SCHWEERS R L. Newborn screening programs: how do we best protect privacy rights while ensuring optimal newborn health[J]. Depaul L. rev, 2014.

[80] MUNSON R. Intervention and reflection: basic issues in medical ethics[M]. Wadsworth Publishing Company, 1992: 108.

[81] ROQUE A T F, LASIUK G C, RADUNZ V, et al. Scoping review of the mental health of parents of infants in the NICU[J]. J Obstet Gynecol Neonatal Nurs, 2017, 46(4): 576-587.

[82] Royal College of Physicians (RCP), Royal College of Pathologists (RCPath), British Society for Human Genetics (BSHG). Consent and confidentiality in clinical genetic practice: guidance on genetic testing and sharing genetic information[M]. 2nd ed. Report of the Joint Committee on Medical Genetics. London: RCP, RCPath, 2011.

[83] RUSSO C A, ELIXHAUSER A. Hospitalizations for birth defects, 2004[M]. Healthcare Cost and Utilization Project (HCUP) Statistical Briefs[Internet]. Agency for Healthcare Research and Quality (US), 2007.

[84] SAKAMOTO N S. Ethical problems in neonatal intensive care unit medical decision making on the neonate with poor prognosis[J]. Early Human Development, 1992.

[85] SAVULESCU J, KAHANE G. The moral obligation to create children with the best chance of the best life[J]. Bioethics, 2009, 23(5): 274-290.

[86] SAWISCH L P, FITZGERALD H E. Shed preconceived ideas look, listen: a response to Sheridan's position on the spontaneous play of handicapped children[J]. Child Care Health & Development, 2010, 2(4): 171-179.

[87] SELGELID M J. Moderate eugenics and human enhancement[J]. Med Health Care Philos, 2014, 17(1): 3-12.

[88] SHAO F, XIAOYAN W U, ZHANG Z, et al. Guardianship of welfare institution in the treatment of handicapped children[J]. Chinese Medical Ethics, 2015.

[89] SIERAWSKA A K. Prenatal diagnosis: do prospective parents have the right not to know?[J]. Med Health Care Philos, 2015, 18(2): 279-286.

[90] SIMONDS A K. Respiratory support for the severely handicapped child with neuromuscular disease: ethics and practicality[J]. Seminars in Respiratory & Critical Care Medicine, 2007, 28(3): 342-354.

[91] SURI M, MCKNEALLY M, DEVON K. Tragic knowledge: truth telling and the maintenance of hope in surgery[J]. World J Surg, 2014(38): 1626-1630.

[92] TATE T. Philosophical investigations into the essence of pediatric suffering[J]. Theor Med Bioeth, 2020(41): 137-142.

[93] TAIB F, RAHIM N A, ZAIN M M, et al. Should parental decision override best interest of a handicapped child? —A case illustration in a Malaysian child with Down Syndrome[J]. Education in Medicine Journal, 2015, 7(1).

[94] TAJFEL H. Differentiation between social groups: studies in the social psychology of intergroup relations[M]. London: Academic Press, 1978: Chapters 1-3.

[95] TAPON D. Prenatal testing for Down Syndrome: comparison of screening practices in the UK and USA[J]. Journal of Genetic Counseling, 2010.

[96] TARUSCIO D, CARBONE P, GRANATA O, et al. Folic acid and primary prevention of birth defects[J]. Biofactors, 2011, 37(4): 280-284.

[97] American court cases of education for handicapped children(1): establishment and development of right to treatment[J]. Japanese Journal of Special Education, 2017.

[98] TONG F, WANG J, XIAO R, et al. Application of next generation sequencing in the screening of monogenic diseases in China, 2021: a consensus among Chinese newborn screening experts[J]. World J Pediatr, 2022(18): 235-242.

[99] WANG H, SCHOOL L, UNIVERSITY Y. On the capacity of civil rights and the realization mechanism of fetus[J]. Legal Forum, 2017.

[100] WARE J E, KOSINSKI M, KELLER S D. SF-12: How to score SF-12 physical mental health summary scales[M]. Boston, MA: The Health Institute, New England Medical Center, 1995.

[101] WEISS A R, BINNS H J, COLLINS J W, et al. Decision-making in the delivery room: a survey of neonatologists.[J]. Journal of Perinatology Official Journal of the California Perinatal Association, 2007, 27(12): 754.

[102] WILKINSON S. Choosing tomorrow's children: the ethics of selective reproduction[M]. Clarendon Press, 2010.

[103] WILKINSON S. Prenatal screening, reproductive choice, and public health[J]. Bioethics, 2015, 29(1): 26-35.

[104] World Health Organization (WHO). Mental Health: World Mental Health Day[J]. Dignity and Mental Health, 2015.

[105] XIE D, YANG T, LIU Z, et al. Epidemiology of birth defects based on a birth defect surveillance system from 2005 to 2014 in Hunan Province, China[J]. Plos One, 2016, 11(1).

[106] YAO H, ZHAN C, SHA X. Current situation and distribution equality of public health resource in China[J]. Arch Public Health, 2020, 22, 78: 86.

[107] YE Z B. On the policy to protect the handicapped children's right to have pre-school education in China[J]. Education and Teaching Research, 2014.

[108] YI M, PENG J, ZHANG L, et al. Is the allocation of medical and health resources effective? Characteristic facts from regional heterogeneity in China[J]. Int J Equity Health, 2020, 19(1).

[109] ZAGARELLA R M, MANCINI E. Ethical aspects of rare diseases research: best practices for expert patient engagement[J]. Notizie di Politeia, 2020, 2020(14).

[110] ZHANG Y, WANG Q, JIANG T, et al. Equity and efficiency of primary health care resource allocation in mainland China[J]. Int J Equity Health, 2018, 17(1).

[111] ZHU Z, CHENG Y, YANG W, et al. Who should be targeted for the prevention of birth defects? A latent class analysis based on a large, population-based, cross-sectional study in Shaanxi Province, Western China[J]. PLoS One, 2016, 16, 11(5): e0155587.

(二) 著作图书

[112] 柏拉图. 柏拉图全集: 国家篇: 第一卷[M]. 王晓朝, 译. 北京: 人民出版社, 2002.

[113] 霍普. 个人主义时代之共同体重建[M]. 沈毅, 译. 杭州: 浙江大学出版社, 2010.

[114] 辛格. 实践伦理学[M]. 刘莘, 译. 北京: 东方出版社, 2005.

[115] 邓晓芒. 康德哲学诸问题[M]. 北京: 生活·读书·新知三联书店, 2006.

[116] 方积乾. 生存质量测定方法及应用学[M]. 北京: 北京医科大学出版社, 2000.

[117] 弗莱德兰德. 从"安乐死"到最终解决[M]. 赵永前, 译. 北京: 北京出版社, 2000.

[118] 傅华. 健康教育学[M]. 第3版. 北京: 人民卫生出版社, 2017.

[119] 顾学范. 新生儿疾病筛查[M]. 上海: 上海科学文献出版社, 2003.

[120] 海德格尔. 同一与差异[M]. 孙周兴, 陈小文, 等译. 北京: 商务印书馆, 2011.

[121] 康德. 道德形而上学基础[M]. 孙少伟, 译. 北京: 九州出版社, 2006.

[122] 康德. 实践理性批判[M]. 邓晓芒, 译. 北京: 人民出版社, 2003.
[123] 阿皮亚. 认同伦理学[M]. 张容南, 译. 南京: 译林出版社, 2013.
[124] 李景源, 陈威. 中国公共文化服务发展报告 2007[M]. 北京: 社会科学文献出版社, 2007.
[125] 刘权章. 遗传咨询[M]. 哈尔滨: 黑龙江科学技术出版社, 1999.
[126] 马克思, 恩格斯. 马克思恩格斯选集: 第 1 卷[M]. 北京: 人民出版社, 1995.
[127] 舍勒. 伦理学中的形式与质料[M]. 倪梁康, 译. 北京: 生活·读书·新知三联书店, 2004.
[128] 桑德尔. 反对完美: 科技与人性的正义之战[M]. 黄慧慧, 译. 北京: 中信出版社, 2013.
[129] 穆尔. 有限性的悲剧: 狄尔泰的生命释义学[M]. 吕和应, 译. 上海: 上海三联书店, 2013.
[130] 邱仁宗. 生命伦理学[M]. 上海: 上海人民出版社, 1987.
[131] 习近平. 青年要自觉践行社会主义核心价值观——在北京大学师生座谈会上的讲话(2014 年 5 月 4 日)[M]. 北京: 人民出版社, 2014.
[132] 徐宗良, 刘学礼, 瞿晓敏. 生命伦理学: 理论与实践探索[M]. 上海: 上海人民出版社, 2002.
[133] 严仁英. 实用优生学[M]. 北京: 人民出版社, 1986.
[134] 医学名词审定委员会全科医学与社区卫生名词审定分委员会. 全科医学与社区卫生名词[M]. 北京: 科学出版社, 2014.

(三) 期刊、学术论文及其他

[135] 安笑兰. 环境优生学在我国的提出与发展[J]. 中国优生与遗传杂志, 2003, (S1).
[136] 白天成, 徐宝鲁. 从伦理角度看医疗卫生资源分配机制[J]. 长春工程学院学报(社会科学版), 2015, 16(01).
[137] 曾艳婷, 张爱玲. 免费孕前优生健康检查联合护理健康教育降低出生缺陷发生的作用分析[J]. 中外医疗, 2020, 39(21).
[138] 陈成文, 孙嘉悦. 社会融入: 一个概念的社会学意义[J]. 湖南师范大学社会科学学报, 2012, 41(06).
[139] 陈金林. 刑法意义上的"人"的起点——多维度的综合分析[J]. 政治与法律, 2015, (03).
[140] 陈仁彪. 医学伦理学(7)——医学遗传服务中的伦理准则[J]. 诊断学理论与实践, 2006, (04).
[141] 陈英耀. 我国主要出生缺陷的疾病负担和预防措施的经济学评价研究[D]. 上海: 复旦大学, 2006.
[142] 从静, 浦丹华, 谭容容, 等. 不同叶酸补充剂预防出生缺陷的效果评价——一项江苏地区横断面研究[J]. 中国妇幼健康研究, 2020, 31(07).
[143] 崔丽洋. 社会工作视角的困境儿童救助路径研究[J]. 现代交际, 2021(10).
[144] 丁凤琴, 景娟娟. 生态移民初中生文化融入与社会支持和学校适应的相关分析[J]. 中国学校卫生, 2015, 36(6).
[145] 丁煌. 政府的职责: "服务"而非"掌舵"——《新公共服务: 服务, 而不是掌舵》评介[J]. 中国人民大学学报, 2006.
[146] 都永浩, 左岫仙. 国内外文化认同研究综述及分析[J]. 黑龙江民族丛刊, 2020, (05).
[147] 杜治政. 从知情同意走向医患同心合力: 兼论知情不同意[J]. 医学与哲学, 2019, 40(20).
[148] 额尔登高娃. 农村困境儿童社会救助问题研究[J]. 青年与社会, 2020(29).
[149] 2020 年我国卫生健康事业发展统计公报[J]. 中国病毒病杂志, 2021, 11(05).
[150] 封志纯, 王艳. 我国出生缺陷防控研究与应用进展[J]. 中国儿童保健杂志, 2019, 27(08).
[151] 冯泽永. 人类胚胎的道德地位[J]. 医学与哲学(A), 2013, 34(11).
[152] 甘绍平. 作为一项权利的人的尊严[J]. 哲学研究, 2008(6).
[153] 高春辉, 戴付敏, 卢沛. 健康信念模式在护理中的应用现状及改进策略[J]. 全科护理, 2016, (35).
[154] 龚颖. 从《朝日新闻》的一次讨论看产前诊断中的伦理问题[J]. 道德与文明, 2000, (05).

[155] 关晶, 高立. 济宁农村地区常见出生缺陷患儿致家庭经济负担的调查研究[J]. 中国优生与遗传杂志, 2013, 21(06).

[156] 管健, 郭倩琳. 国家认同概念边界与结构维度的心理学路径[J]. 西南民族大学学报(人文社科版), 2019, 40(03).

[157] 管丽, 薛东, 梁琳. 初次孕检女性出生缺陷一级预防认知现状调查分析[J]. 中国妇幼保健, 2014, 29(31).

[158] 国家卫生健康委员会. 全国出生缺陷综合防治方案[Z]. 2018-08-20.

[159] 国家卫生健康委员会. 产前诊断技术管理办法(2019修订)[Z]. 2019-02-28.

[160] 国家卫生健康委员会. 开展产前筛查技术医疗机构基本标准[Z]. 2019-12-25日.

[161] 国务院. "健康中国2030"规划纲要[Z]. 2016-10-25.

[162] 国务院. 国民经济和社会发展"十三五"规划纲要[Z]. 2016-03-16.

[163] 国务院. 健康中国行动(2019—2030年)[Z]. 2019-07-15.

[164] 韩丹. 新生儿筛查: 医学、伦理与管理的三重挑战——第三届组学与生命伦理研讨会会议综述[J]. 医学与哲学(A), 2016, 37(08).

[165] 韩跃红, 孙书行. 人的尊严和生命的尊严释义[J]. 哲学研究, 2006(3).

[166] 何晓蓉. 叶酸补充在出生缺陷一级预防措施中的应用[J]. 求医问药(下半月), 2013, 11(06).

[167] 何源莹, 朱丽萍. 出生缺陷的一级预防[J]. 中国妇幼保健, 2010, 25(07).

[168] 贺静, 卢光琇. 辅助生殖与遗传咨询若干伦理原则实施之探讨[J]. 医学与哲学(人文社会医学版), 2010, 31(12).

[169] 贺艳菊. 伦理认同: 基于道德与伦理的差异[J]. 湖北大学学报(哲学社会科学版), 2019, 46(01): 23-28.

[170] 湖南省卫生健康委员会. 2020年湖南省卫生健康事业发展统计公报[R]. 长沙: 湖南省卫生健康委员会, 2021.

[171] 黄钢, 章小雷. 严重缺陷新生儿处理的伦理思考[J]. 中国卫生事业管理, 2002(12).

[172] 黄小燕, 王艳. 尊严伦理问题研究综述[J]. 昆明理工大学学报(社会科学版), 2019, 19(06).

[173] 纪颖, 郑晓瑛. 出生缺陷疾病经济负担的评价[J]. 人口与经济, 2006, (05).

[174] 江苏省出生缺陷防治办法[J]. 江苏省人民政府公报, 2021(02).

[175] 姜大朋, 李昭铸, 张玉波. 严重缺陷新生儿不同处理态度引发的思考[J]. 中国优生与遗传杂志, 2007(12).

[176] 姜兰姝. 出生缺陷干预的伦理思考——观念更新与措施跟进[J]. 医学与哲学(人文社会医学版), 2009, 30(04).

[177] 姜兰姝. 出生缺陷干预的伦理思考——观念更新与措施跟进[J]. 医学与哲学(人文社会医学版), 2009, 30(04).

[178] 姜文婧, 陈雨晴, 杨佳汇, 等. 新生儿出生缺陷现状及干预措施实施进展[J]. 中国儿童保健杂志, 2021, 29(12).

[179] 蒋功成. 伪科学, 坏科学?——优生学所受到的批判及其分析[J]. 科学技术与辩证法, 2007(05).

[180] 雷瑞鹏, 冯君妍, 邱仁宗. 对优生学和优生实践的批判性分析[J]. 医学与哲学, 2019, 40(01).

[181] 李本富. 对病人讲真话与保密的伦理思考[J]. 中国医学伦理学, 2003(01).

[182] 李成福. 出生缺陷一级预防效果评价研究[J]. 人口与计划生育, 2014(01).

[183] 李汉福, 唐翠云, 刘秀婵. 免费孕前优生健康检查对降低神经管畸形、指(趾)畸形、唇腭裂、先天性心脏病、重型地中海贫血出生缺陷发生的影响研究[J]. 中外医疗, 2021, 40(36).

[184] 李惠. 安乐死合法化的生命伦理探析[J]. 法治论丛(上海政法学院学报), 2008(03).

[185] 李杰, 高红艳. 医疗资源的分配正义: 谁之正义? 如何分配?[J]. 医学与哲学(A), 2015, 36(11).

[186] 李铭臻, 王奇玲, 李飞成, 等. 孕前优生健康检查的伦理思考[J]. 中国医学伦理学, 2013, 26(03).

[187] 李素华. 对认同概念的理论述评[J]. 兰州学刊, 2005(04).

[188] 李武, 李孙. 12115例住院分娩儿严重出生缺陷监测的结果分析[J]. 中国优生与遗传杂志, 2004, (02).

[189] 李笑天. 孕前保健与出生缺陷一级预防策略[J]. 中华妇幼临床医学杂志(电子版), 2010, 6(02).

[190] 李亚明. 论生命伦理学中的人的尊严概念[J]. 医学与哲学, 2020, 41(05).

[191] 李长健, 杨永海. 胎儿权利实现：选择权与生命权冲突的利益衡量——从罗伊诉韦德案谈起[J]. 河南教育学院学报(哲学社会科学版), 2019, 38(04).

[192] 梁爱光, 黄玉秀, 杨希. 国家免费孕前优生健康检查对出生缺陷一级预防的临床意义[J]. 世界最新医学信息文摘, 2017, 17(27).

[193] 梁馨文. 浅析胎儿的民事法律地位——兼议《民法总则》有关胎儿权益之规定[J]. 法制博览, 2017, (21).

[194] 林丹华, 方晓义, 李晓铭. 健康行为改变理论述评[J]. 心理发展与教育, 2012(05).

[195] 刘朵. 公共卫生领域中医疗资源分配的伦理思考[J]. 南方论刊, 2021(12).

[196] 刘娟, 程琳, 等. 产前诊断中的伦理问题[J]. 中国医学伦理学, 2018, 31(12).

[197] 刘兰英. 关于产前诊断的伦理学研究[J]. 内蒙古民族大学学报, 2008, 14(06).

[198] 刘丽娟. 农村留守儿童生命教育的伦理视角[J]. 学理论, 2016(07).

[199] 刘仁贵. 认同概念发展的三条线索[J]. 齐鲁学刊, 2014(01).

[200] 刘蓉, 窦海达, 陈方尧, 等. 孕期心理等因素对出生缺陷影响[J]. 中国公共卫生, 2018, 34(07).

[201] 刘帅妹, 张瑞金, 周青, 等. 精准医学与出生缺陷预防[J]. 实用预防医学, 2019, 26(02).

[202] 刘湘红, 韦朋海, 丘小霞, 等. 广西出生缺陷高危育龄妇女的出生缺陷预防知识、态度和行为现状调查[J]. 广西医学, 2021, 43(05).

[203] 刘艳艳, 杨言军, 张文玲, 等. 婚前检查变化与兰州市出生缺陷检出的关联研究[J]. 中国优生与遗传杂志, 2021, 29(07).

[204] 刘洋, 赵娜, 席巍. 探讨孕前出生缺陷健康教育的干预效果[J]. 全科口腔医学电子杂志, 2020, 7(05).

[205] 刘珍, 周阳文, 李小洪, 等. 出生缺陷防控健康教育专家共识[J]. 中国妇幼保健, 2022, 37(05).

[206] 卢庆彬, 王志萍, 宫蕊, 等. 孕育神经管缺陷儿的育龄妇女生命质量及相关因素[J]. 中国心理卫生杂志, 2011, 25(03).

[207] 陆小溦. 非严重遗传病产前诊断及PGT的伦理思考[J]. 医学与哲学, 2020, 41(20).

[208] 罗志鹏. 民族认同的概念、路径及其影响探析[J]. 哈尔滨学院学报, 2019, 40(01).

[209] 吕行, 吴艳乔. 四川省孕妇出生缺陷一级预防知识、态度和行为调查[J]. 现代预防医学, 2014, 41(06).

[210] 马小川, 王建光. 中国传统医疗家长主义的伦理意蕴及价值[J]. 中国医学伦理学. 2020 33(02).

[211] 《全国出生缺陷综合防治方案》文件解读[J]. 健康中国观察, 2019(12).

[212] 邱仁宗, 张迪. 《纽伦堡法典》对生育伦理的人文启示[J]. 健康管理, 2016(11).

[213] 石晶, 郝思涵. 来华留学生多元社会认同与学校适应：社会支持感的中介作用[J]. 太原城市职业技术学院学报, 2022(04): 103-105.

[214] 宋志娇, 王海青, 罗铭忠. 山西省出生缺陷人群监测地区全面二孩政策实施后出生人口及出生缺陷发生情况分析[J]. 中国生育健康杂志, 2022, 33(03).

[215] 睢素利. 关于遗传咨询及其相关伦理问题探讨[J]. 中国医学伦理学, 2012, 25(02).

[216] 孙宏亮, 唐沛妍, 姜兰姝, 等. 从关怀伦理的视角审视出生缺陷干预[J]. 中国医学伦理学, 2017, 30

(04).
[217] 孙宏亮,唐沛妍,等.从关怀伦理的视角审视出生缺陷干预[J].中国医学伦理学,2017,30(04).
[218] 唐凯麟,龙兴海.简论生育控制和人的生命价值[J].湖南师范大学社会科学学报,1989(03).
[219] 唐悦.农村留守儿童生活救助问题及对策研究[J].当代农机,2022(03).
[220] 王博识,张立明.出生缺陷一级预防工作模式的实践与思考[J].中国计划生育学杂志,2010,18(06).
[221] 王汉亮.医生的职责与病人的权利义务——兼与邱仁宗同志商榷[J].医学与哲学,1988(03).
[222] 王巧梅.妇幼健康促进与出生缺陷防治策略[J].中国妇幼健康研究,2020,31(09).
[223] 王小艳,周启昌.产前超声检查的相关伦理学思考[J].医学与哲学(临床决策论坛版),2007(02).
[224] 王延光.人工流产的伦理辩护和应用问题探讨[J].哲学动态,2009(6).
[225] 王延光.优生学与克隆技术研究的伦理争议[J].哲学动态,2000(08).
[226] 王艳霞,肖罗茜,张舒惟,等.东南亚南亚贫困先心病儿童救助项目风险案例分析[J].重庆医学,2022,51(03).
[227] 吴迪.优先性、伦理原则与稀缺医疗资源分配[J].自然辩证法研究,2021,37(11).
[228] 吴菁.生命权利平等的伦理诠释[J].医学与哲学(人文社会医学版),2008,29(12).
[229] 吴晓丽,方乐,张晓辉,等.应用德尔菲法优化浙江省出生缺陷一级预防策略[J].预防医学,2020,32(09).
[230] 肖立,厉碧荣.关于出生缺陷临床干预的决策与思考[J].医学与哲学(临床决策论坛版),2007(03).
[231] 邢兰瑛,薛翔,卢兴苗.关于产前诊断中性别选择的伦理学研究[J].中国医学伦理学,2004(05).
[232] 徐国栋.出生与权利——权力冲突[J].东方法学,2009(02).
[233] 徐丽敏."社会融入"概念辨析[J].学术界,2014(07).
[234] 徐艳乐,朱聪.社会工作参与事实无人抚养儿童的救助模式与路径[J].青少年研究与实践,2022,37(01).
[235] 徐艳岩,安郁宽.关于遗传咨询的伦理探讨[J].中国医学伦理学,2003(05).
[236] 杨兰,白苏婷.认同概念多学科释义与整合[J].人民论坛,2014(34).
[237] 杨颖虹.亲子阅读与学前儿童自我认同构建的关联性研究[J].教育观察,2022,11(06):43-47+51.
[238] 余杨,韦慧,左梦玲,等.出生缺陷研究现状及预防模式研究进展[J].中国优生与遗传杂志,2017,25(05).
[239] 袁利平,张薇.英国贫困儿童社会救助法律机制探赜[J].河北师范大学学报(教育科学版),2021,23(02):80-88.
[240] 袁其波.政治认同的概念与特征初探[J].太原师范学院学报(社会科学版),2008(01).
[241] 袁永飞,田林杰."医学伦理学"生命三论审视、反省与融贯[J].中国医学伦理学,2021,34(08).
[242] 张碧雯.叶酸补充在出生缺陷一级预防措施中的应用[J].中国社区医师,2020,36(08).
[243] 张迪.优生学的伦理反思[M].北京:中国社会科学出版社,2018:11.
[244] 张冬冬.胎儿出生缺陷产前筛查超声诊断的研究进展[J].继续医学教育,2022,36(01).
[245] 张涵.孕晚期妇女不良妊娠结局风险评估及防控策略研究[D].长春:吉林大学,2019.
[246] 张慧.中西方生命观比较研究[J].大学,2021(29).
[247] 张敬旭.环境优生学的发展与展望[J].中国优生与遗传杂志,2019,27(09).
[248] 张军吉,张新贺.类家庭儿童抚育模式在西藏福利机构儿童救助中的应用——以拉萨H儿童福利机构为例[J].社会福利(理论版),2021(12).
[249] 张力,刘兴会.产前诊断的相关伦理学问题[J].中国实用妇科与产科杂志,2008(02).

[250] 张苏辉.儿童优先视角下困境儿童救助创新研究——以湖南省为例[J].岳阳职业技术学院学报,2021,36(04):83-87.

[251] 张咸宁.发展中的我国基础优生学[J].中国优生与遗传杂志,2019,27(07).

[252] 张雪娟,宋志娇,黄晶,等.山西省神经管缺陷一级预防效果评价[J].中国妇幼保健,2016,31(09).

[253] 张迅,赵小文.产前诊断中的法律与伦理问题[J].实用妇产科杂志,2008(01).

[254] 张悦.婴幼儿养育照护中早期学习机会:概念与内涵的探析[J/OL].中国儿童保健杂志:1-3[2022-04-26].http://kns.cnki.net/kcms/detail/61.1346.R.20220307.0918.019.html.

[255] 赵娜.我国残障儿童社会救助现状与对策[J].社会与公益,2020,11(11):56-57.

[256] 赵素锦.伦理认同与道德认同之辨[J].南昌大学学报(人文社会科学版),2018,49(06):27-34.

[257] 赵艳芳.孕前优生检查筛查对出生缺陷发生率的影响[J].辽宁医学杂志,2021,35(03).

[258] 赵振东,等.新生儿疾病筛查中存在的伦理学问题及对策探讨[J].海南医学,2013,24(09).

[259] 郑晓瑛,宋新明,陈功,等.中国出生缺陷高发地区出生缺陷的发生水平和流行病学特征[J].中华流行病学杂志,2007(01).

[260] 郑晓瑛.出生缺陷研究的再思考[J].国际生殖健康/计划生育杂志,2011,30(03).

[261] 中华人民共和国卫生部.中国出生缺陷防治报告(2012)[R].北京:中华人民共和国卫生部,2012.

[262] 钟筱华.中国优生学的伦理困惑和伦理准则[J].中医药管理杂志,2010,18(08).

[263] 钟新娥.孕期保健与出生缺陷相关性研究[J].中国社区医师,2021,37(04).

[264] 周桂芳,赫连慧紫.医学遗传与优生的伦理教育[J].中国误诊学杂志,2007(09).

[265] 周显志,李小卫.生命质量低劣新生儿"优死"探讨[J].人口研究,1995(03).

[266] 周芸."选择权"与"生命权"之争的法理学思考[J].黑河学刊,2013(05).

[267] 周泽文,陶丽华,唐霄.生命哲学视角下姑息治疗的追问与反思[J].医学与哲学,2020,41(11).

[268] 朱久兵.论残疾儿童人身权的保护[J].宁夏社会科学,2014(04).

[269] 朱伟翔,柯丹红.出生缺陷监测结果及相关危险因素分析[J].按摩与康复医学,2019,10(20).

[270] 朱彦明.哈贝马斯对自由优生学的批判及其局限[J].自然辩证法通讯,2022,44(01).

[271] 朱长聪,李青华.安徽省出生缺陷发生趋势预测[J].中国妇幼保健,2022,37(01).

[272] 祝文静,霍增辉,乔荣,等.出生缺陷的医疗损害责任研究[J].医学与社会,2020,33(11).

[273] 庄丹燕.新生儿疾病筛查生物样本管理专家共识[J].临床检验杂志,2020,38(07).

(四)在线文献

[274] World Health Organization. Birth Defects [EB/OL].(2022-02-28)[2022-05-05].https://www.who.int/news-room/fact-sheets/detail/birth-defects.

[275] 北京市人民政府.北京市"十四五"时期妇女儿童发展规划[EB/OL].(2021-11-24)[2022-05-19].http://www.beijing.gov.cn/zhengce/zhengcefagui/202112/t20211215_2561570.html.

[276] 德宏傣族景颇族自治州人民检察院.生命[EB/OL].(2021-12-09)[2022-06-11].http://www.dehong.jcy.gov.cn/flfg/202112/t20211209_3466642.shtml.

[277] 发展改革委网站.关于推进儿童友好城市建设的指导意见[EB/OL].(2021-09-30)[2022-05-05].http://www.gov.cn/zhengce/zhengceku/2021-10/21/content_5643976.htm.

[278] 福建省卫生健康委员会.福建省免费孕前优生健康检查项目实施方案[EB/OL].(2011-02-28)[2022-05-27].http://wjw.fujian.gov.cn/xxgk/zfxxgkzl/zfxxgkml/qtzdxx/201102/t20110228_2335021.htm.

[279] 妇幼健康服务司.国家卫生计生委办公厅关于规范有序开展孕妇外周血胎儿游离DNA产前筛查与诊断工作的通知[EB/OL].(2016-11-09)[2022-06-10].http://www.nhc.gov.cn/cms-search/

xxgk/getManuscriptXxgk. htm? id=0e6fe5bac1664ebda8bc28ad0ed68389.

[280] 妇幼健康司. 关于加强婚前保健工作的通知[EB/OL]. (2020-05-19)[2022-05-05]. http://www.nhc. gov. cn/fys/s3589/202005/0cbc8d5fa18c4710a864e6f0f6ca4d5f. shtml.

[281] 妇幼健康司. 关于印发全国出生缺陷综合防治方案的通知[EB/OL]. (2018-09-01)[2022-06-10]. http://www. nhc. gov. cn/cms-search/xxgk/getManuscriptXxgk. htm? id=9644ce7d265342779099d54b6962a4e0.

[282] 妇幼健康司. 国家卫生健康委关于印发健康儿童行动提升计划(2021—2025年)的通知[EB/OL]. (2021-11-05)[2022-05-05]. http://www. nhc. gov. cn/fys/s3585/202111/554a64ff0eff4971a37db413a00083a6. shtml.

[283] 妇幼健康司. 国家卫生健康委关于印发开展产前筛查技术医疗机构基本标准和开展产前诊断技术医疗机构基本标准的通知[EB/OL]. (2020-01-03)[2022-06-10]. http://www. nhc. gov. cn/fys/s3589/202001/7db164d969474463bba34bebffcc8305. shtml.

[284] 甘肃省卫生健康委员会. 甘肃省出生缺陷防治办法[EB/OL]. (2019-12-27)[2022-06-02]. http://wsjk. gansu. gov. cn/wsjk/c113462/201912/1269903. shtml.

[285] 甘肃省卫生健康委员会. 关于开展孕育神经管畸形高危人群干预的通知[EB/OL]. (2017-04-26)[2022-04-17]. http://wsjk. gansu. gov. cn/wsjk/c113837/202106/d0381391618543a7801fa005e53087d6. shtml.

[286] 广东省卫生健康委员会. 广东省出生缺陷综合防控项目管理方案(2021-2023年)[EB/OL]. (2001-01-05)[2022-05-28]. http://wsjkw. gd. gov. cn/zwgk_bmwj/content/post_3166299. html.

[287] 广西壮族自治区卫生健康委员会. 2020年广西出生缺陷防控相关工作实施方案[EB/OL]. (2020-05-09)[2022-06-01]. http://wsjkw. gxzf. gov. cn/xwdt_49370/mtgz/t5701202. shtml.

[288] 国家卫生健康委.《关于做好2019年基本公共卫生服务项目工作的通知》的解读[EB/OL]. (2019-09-05)[2022-04-17]. http://www. gov. cn:8080/zhengce/2019-09-05/content_5427465. htm.

[289] 国家卫生健康委. 国家卫生健康委办公厅关于做好妇幼健康领域"证照分离"改革工作的通知[EB/OL]. (2021-07-02)[2022-06-08]. http://www. nhc. gov. cn/fys/s3581/202107/565f1f22b71047fd82cc1580f18d045c. shtml.

[290] 国家卫生健康委. 国家卫生健康委关于贯彻2021-2030年中国妇女儿童发展纲要的实施方案[EB/OL]. (2022-04-09)[2022-06-05]. http://www. gov. cn/zhengce/2022-04-09/content_5684259. htm.

[291] 国家卫生健康委. 健康中国行动(2019—2030年)[EB/OL]. (2019-07-15)[2022-04-18]. http://www. gov. cn/xinwen/2019-07-15/content_5409694. htm.

[292] 国家卫生健康委. 全国妇联关于加强婚前保健工作的通知[EB/OL]. (2020-05-22)[2022-04-11]. http://www. gov. cn/zhengce/zhengceku/2020-05-22/content_5513902. htm.

[293] 国家卫生健康委员会. 2020年我国卫生健康事业发展统计公报[EB/OL]. (2021-07-22)[2022-06-11]. http://www. gov. cn/guoqing/2021-07-22/content_5626526. htm.

[294] 国家卫生健康委员会. 产前诊断技术管理办法[EB/OL]. (2022-01-07)[2022-6-10]. http://www. nhc. gov. cn/wjw/c100022/202201/cc1b3e0cfc0c4e138b2fe4cb986eecc9. shtml.

[295] 国家卫生健康委员会. 国家卫生健康委办公厅关于统筹推进婚前孕前保健工作的通知[EB/OL]. (2021-01-19)[2022-03-18]. http://www. nhc. gov. cn/fys/s3589/202101/c98e1d8ff4b74e02866835c61c2649e9. shtml.

[296] 国家卫生健康委员会. 国家卫生健康委办公厅关于印发出生缺陷防治健康教育核心信息的通知[EB/OL]. (2019-09-10)[2022-04-13]. http://www. nhc. gov. cn/fys/s3589/201909/2fbd5a17986c4f3ba6c8f4e0d1527411. shtml.

[297] 国家卫生健康委员会. 健康中国行动(2019—2030年)[EB/OL]. (2019-07-15)[2022-04-15].

http://www.gov.cn/xinwen/2019-07/15/content_5409694.htm.

[298] 国家卫生健康委员会.全国出生缺陷综合防治方案[EB/OL].(2018-09-01)[2022-04-13].http://www.nhc.gov.cn/jnr/gfxwjm/201809/9644ce7d265342779099d54b6962a4e0.shtml.

[299] 国家卫生健康委员会.新生儿疾病筛查管理办法[EB/OL].(2009-06-01)(2022-01-10).http://www.nhc.gov.cn/cms-search/xxgk/getManuscriptXxgk.htm?id=6b5542599a3d493fbdd8c66969ade8ec.

[300] 国务院."健康中国2030"规划纲要[EB/OL].(2016-10-25)[2022-04-13].http://www.gov.cn/xinwen/2016-10/25/content_5124174.htm.

[301] 国务院.关于做好2019年基本公共卫生服务项目工作的通知[EB/OL].(2019-11-15)[2022-04-17].http://www.gov.cn/zhengce/zhengceku/2019-11/15/content_5452431.htm.

[302] 国务院.国民经济和社会发展"十三五"规划纲要[EB/OL].(2016-03-17)[2022-04-13].http://www.gov.cn/xinwen/2016-03/17/content_5054992.htm.

[303] 国务院.国民经济和社会发展第十二个五年规划纲要[EB/OL].(2001-03-16)[2022-04-18].http://www.gov.cn/2011lh/content_1825838_9.htm.

[304] 国务院.国务院关于印发中国妇女发展纲要和中国儿童发展纲要的通知[EB/OL].(2021-09-27)[2022-06-08].http://www.gov.cn/zhengce/zhengceku/2021-09/27/content_5639412.htm.

[305] 国务院.婚前保健工作规范(修订)[EB/OL].(2001-08-23)[2022-04-11].http://www.gov.cn/banshi/2005-08/23/content_25506.htm.

[306] 国务院.健康中国行动(2019-2030年)[EB/OL].(2019-07-15)[2022-04-13].http://www.gov.cn/xinwen/2019-07/15/content_5409694.htm.

[307] 国务院.医药卫生体制改革近期重点实施方案(2009-2011)[EB/OL].(2009-04-08)[2022-04-17].http://www.gov.cn/test/2009-04/08/content_1280057.htm.

[308] 国务院.中共中央 国务院关于优化生育政策促进人口长期均衡发展的决定[EB/OL].(2021-07-20)[2022-04-13].http://www.gov.cn/zhengce/2021-07/20/content_5626190.htm.

[309] 国务院.中华人民共和国国民经济和社会发展第十个五年计划纲要[EB/OL].(2001-03-15)[2022-04-18].http://www.gov.cn/gongbao/content/2001/content_60699.htm.

[310] 国务院.中华人民共和国国民经济和社会发展第十三个五年规划纲要[EB/OL].(2016-03-17)[2022-04-13].http://www.gov.cn/xinwen/2016-03/17/content_5054992.htm.

[311] 国务院.中华人民共和国国民经济和社会发展第十三个五年规划纲要[EB/OL].(2016-03-17)[2022-04-13].http://www.gov.cn/xinwen/2016-03/17/content_5054992.htm.

[312] 国务院.中华人民共和国国民经济和社会发展第十四个五年规划和2035年远景目标纲要[EB/OL].(2021-03-13)[2022-04-13].http://www.gov.cn/xinwen/2021-03/13/content_5592681.htm.

[313] 国务院.中华人民共和国母婴保健法[EB/OL].(2021-10-29)[2022-06-10].http://www.gov.cn/guoqing/2021-10/29/content_5647619.htm.

[314] 国务院.中华人民共和国母婴保健法实施办法[EB/OL].(2001-08-01)[2022-05-16].http://www.gov.cn/banshi/2005-08/01/content_19126.htm.

[315] 国务院.中华人民共和国人口与计划生育法[EB/OL].(2018-08-30)[2022-6-10].http://www.nhc.gov.cn/fzs/s3576/201808/0779015e232d4860a2867439e52018a1.shtml.

[316] 河南省卫生计生委.河南省妇幼健康服务能力提升计划(2018-2020年)[EB/OL].(2018-05-07)[2022-05-20].https://wsjkw.henan.gov.cn/2018/05-07/1278656.html.

[317] 湖南省卫生健康委员会.湖南省出生缺陷防治办法[EB/OL].(2015-11-19)[2022-06-02].http://wjw.hunan.gov.cn/wjw/xxgk/zcfg/dfxfg/201706/t20170606_4248027.html.

[318] 宁夏回族自治区人民政府.宁夏回族自治区妇女发展规划(2021-2030年)[EB/OL].(2022-04-

06)[2022-05-22]. https://www.nx.gov.cn/zwxx_11337/zcjd/zcjd/202204/t20220406_3431275.html.

[319] 全国人大常委会. 中华人民共和国妇女权益保障法[EB/OL]. (2021-10-29)[2022-06-15]. http://www.gov.cn/guoqing/2021/10/29/content_5647634.htm.

[320] 上海市卫生健康委员会. 2021年上海市妇幼健康工作要点[EB/OL]. (2021-03-16)[2022-05-19]. http://wsjkw.sh.gov.cn/zxghjh/20210316/9ac9c64628b94efd92769fea74b9febc.html.

[321] 搜狐网. 什么是照护(Care)[EB/OL]. (2021-12-23)[2022.07.03]. https://www.sohu.com/a/510881689_139908.

[322] 卫生部. 卫生部办公厅关于印发《2010年增补叶酸预防神经管缺陷项目管理方案》的通知[EB/OL]. (2010-06-28)[2022-04-17]. http://www.gov.cn/zwgk/2010-06/28/content_1639533.htm.

[323] 卫生部. 中国出生缺陷防治报告(2012)[EB/OL]. (2012-09-12)[2022-05-05]. http://www.gov.cn/gzdt/2012-09/12/content_2223373.htm.

[324] 中国妇幼健康监测. 出生缺陷监测表卡及项目数标注[EB/OL]. (2021-11-30)[2022-05-05]. http://www.mchscn.cn/BirthDefectMonitoring-25/656.html.

[325] 中国人大网. 中华人民共和国妇女权益保障法[EB/OL]. (2021-10-29)[2022-06-15]. http://www.gov.cn/guoqing/2021/10/29/content_5647634.htm.

[326] 中国政府网. 禁止非医学需要的胎儿性别鉴定和选择性别人工终止妊娠的规定[EB/OL]. (2016-04-20)[2022-06-10]. http://www.nhc.gov.cn/fzs/s3576/201604/53498882be944bf4a51926f059403ac0.shtml.

[327] 中华人民共和国中央人民政府. 中华人民共和国民法典[EB/OL]. (2020-06-01)[2022.07.03]. http://www.gov.cn/xinwen/2020-06/01/content_5516649.htm.